DVD inside!

최신 멀리건 도수치료
예술과 과학

Mobilisation with Movement
The Art and the Science

Bill Vicenzino, Wayne Hing, Darren Rivett, Toby Hall 지음
김동환, 황적원, 박돈목, 김기열, 정경희, 안진호, 이재훈, 장원석, 홍준혁, 안선아 옮김

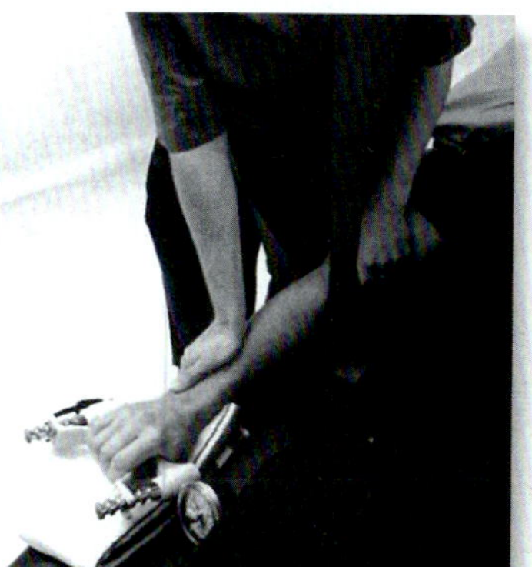

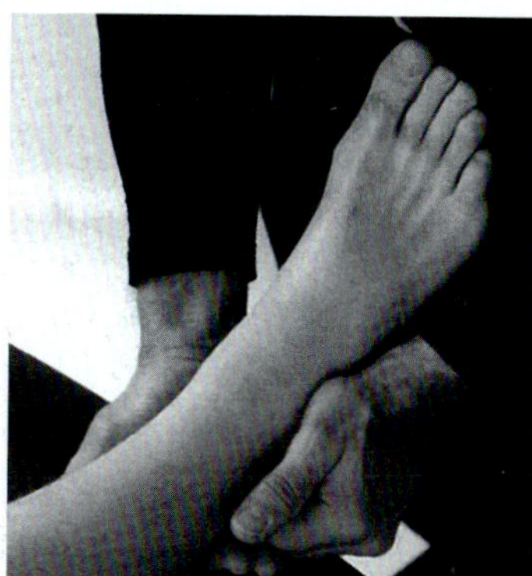

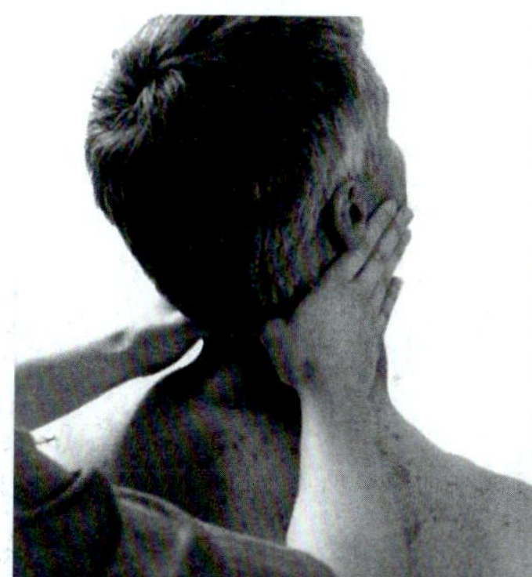

추천사 : 브라이언 멀리건, 괜돌린 쥴 교수

CHURCHILL LIVINGSTONE
ELSEVIER

군자출판사

최신 멀리건 도수치료

첫째판 1쇄 발행 2013년 11월 20일
첫째판 1쇄 인쇄 2013년 11월 25일

지 은 이 Bill Vicenzino, Wayne Hing, Darren Rivett, Toby Hall
대표역자 김동환
발 행 인 장주연
표지디자인 김민경
발 행 처 군자출판사
등록 제 4-139호(1991. 6. 24)
본사 (110-717) 서울특별시 종로구 인의동 112-1 동원회관 BD 6층
전화 (02) 762-9194/5 팩스 (02) 764-0209
홈페이지 | www.koonja.co.kr

This edition of Mobilisation with Movement, 1e by Bill Vicenzino, Wayne Hing, Darren Rivett, Toby Hall is published by arrangement with Elsevier Australia.

Original version ISBN : 978-0-7295-3895-4
Translated version ISBN : 978-89-6278-812-9
Publication Date in Korea : 2014. 7. 21

Translated by KoonJa Publishing Inc.
Printed in Korea

ISBN 978-89-6278-812-9
정 가 40,000원

서문 PREFACE

저자들은 MWM(움직임을 통한 모빌리제이션 : mobilization with movement)을 도수치료의 새로운 형태(new form of manual theraloy)로 종합적이고 최신의 과학적인 근거에 의한 유일한 설명서로 이 책을 출간하게 되었다. 브라이언 멀리건은 1984년에 처음으로 MWM에 대하여 설명한 유일한 증거의 기초는 그의 임상전문의견과 소수의 사례보고서였다. 임상 경험에 근거를 둔 과도기에서 점차 무작위 통제 실험과 체계적 문헌고찰등의 연구가 꾸준히 증가했다. 또한 MWM의 생물학적 이해는 멀리간의 "위치결함 가설'이라는 단순한 자기-인정에서부터 MRI와 통제된 실험실 조건을 포함한 정밀한 연구를 통한 과학적인 가설 검사로 발전시켰다. 따라서 지난 25년간의 MWM의 모든 형태에 대한 과학적 근거를 검토하고 제시하는 것은 지금이 적절한 시점이다(척추의 지속적인 자연 관절 활주를 포함).

MWM의 과학적 기반 뿐 만 아니라 본문에서는 성공적인 치료를 위한 "치료기술(the art)"을 설명한다. 기본원칙을 설명하고 임상적용과 도수물리치료 전문가의 견해, 치료 정황지침(guidcline on dosage)과 문제해결(Trousle shooting)을 포함했다. 가장 중요한 MWM의 임상 실체치료술을 실제 생활에서 나타나는 여러 임상 사례들을 통해 보여준다. 임상 근거에 의한 추론을 통해 효율적인 임상적용방법 즉, 선택된 치료술의 자세한 설명과 집에서 할 수 있는 운동처방(home exercise)을 포함하여 과학적 근거에 의한 추론을 통해 묘사한다. 이러한 생생한 사례들은 과학과 분리된 여러가지 치료술을 통합해주는 가교 역할을 도수치료에서 한다. 책의 중요한 초점은 MWM 이지만, 그 내용은 일반적으로 수기치료에 적용된다. 특히 이 장에서 수기치료의 임상적 이점을 설명하는 현대 이론에 대한 요약을 제공하여 잠재적인 원리의 최신 이해를 설명한다.

마찬가지로 사례보고는 근골격계질환의 치료와 관련된 임상 추론의 역량발달의 자원을 길러 독립적인 분야로 자리를 잡아간다.

이 책은 기본적으로 다섯 부분이다. 첫 번째 부분은 MWM의 개념과원리의 적용을 소개한다. 두 번째 부분은 효능에 대한 증거의 체계적 문헌고찰을 제공한다. 세 번째 부분은 가능한 기본동작이 메커니즘 잠재적은 감각과 운동 효과를 검사하고 멀리건의 위치 결함 가설의 평가에 초점을 맞춘다. 네 번째 부분은 다양한 변화의 근골격계 장애의 광범위한 MWM 적용을 설명한 저자와 다른 기고자들의 전문적 사례 20개 보고서로 구성된다. 독자는 임상적 지침 사례 논의의 통합된 과학적 증거의 설명과 환자의 특별한 상태에 대한 관계의 설명으로 이 사례보고서로부터 앞서서 여러 장의 첫 번째 내용이 소화되었다면 최고의 가치를 얻을 것이다. 이 책은 다섯 부분으로 마친다 ; 문제해결 부분은 MWM을 적합하게 적용하는 사람들이 되도록 안내하는 것을 목표로 한다.

이 책은 최신 도수치료, 특히 MWM의 발전에 대한 최신 과학적 지식과 물리치료에 관심있는 임상가와 교수, 물리치료 대학원학생들을 위해 쓰여졌다. 멀리건의 책을 대신하지 않았고 기술목록이 안되도록 만들어졌다. 우리는 또한 수기치료와 근골격계 질환의 증거중심의 치료에 대한 학업에 도움이 될 정보를 대학생에게 제공한다.

Professor Bill Vicenzino
Brisbane, Australia, 2010

Associate Professor Wayne Hing
Auckland, New Zealand, 2010

Professor Darren Rivett
Newcastle, Australia, 2010

Dr Toby Hall
Perth, Australia, 2010

감사의 글

ACKNOWLEDGMENTS

나의 아내 도로시와 아이들 미쉘, 루이스와 셀리나에게,

나의 아버지 로메오 학문의 혜택을 믿어 준 메리 비센지노와 도로시-메이 리트쉬의 아낌없는 지지에 감사한다.

– Bill Vicenzino –

우선 내 세상의 중심이고 내 인생의 사랑인 내 쌍둥이 동생 매튜와 필립이 있습니다. 또한 항상 저를 지지해준 부모님과 가족에게 감사드립니다. 나의 수기치료에 막대한 영향을 준 브라이언 멀리건과 멀리건 개념 지도자 협회의 나의 오랜 친구들 및 동료에게 특별히 감사의 말을 전합니다. 나의 발전을 이끌어준 AUT대학과 뉴질랜드 물리치료계의 많은 친구 및 직장 동료들에게 마지막으로 큰 감사를 드립니다.

– Wayne Hing –

내 아이 카메론과 카리나 그리고 수기치료의 나의 멘토이자 아버지인 하워드 리벳박사에게

– Darren Rivett –

결과적으로 나도 모르는 사이에 이 책을 쓸 수 있도록 많은 사람들이 나의 경력을 이끌고 도와주었습니다. 유명한 밥 엘베이, 킴 로빈슨, 브라이언 멀리건과 케이트 쉬이히 그 밖에도 많은 다른 사람들도 있었습니다. 크리스킨과 더글러스 아내 리즈, 아들 샘과 글 쓰는 과정을 잘 참아준 딸 에이미, 나의가족 전원의 지원은 정말 다른 어떤 것보다 나에게 큰 보물이었습니다.

– Toby Hall –

브라이언 멀리건 DVD를 위한 촬영을 관장하며, 실제 치료요술 시범을 많이 보여주기도 했다. 그의 MWM기법의 올바른 적용에 대한 창조적인 작업을 계속하고 있습니다.

마크 올리버 자신의 전문적 영역인 SIJ 및 TMJ에 관한 MWM기술을 수행했습니다.

DVD촬영을 위한 모델 자원봉사 참가: 사이먼 베글리, 나디아 브랜든–블랙, 울리 밴 덴 호른, 크리스토퍼 뉴먼 벤 순과 제프리 스제토.

MWM 기술을 보여주는 인물에 대한 사진세션에 참여한 자원봉사 모델 : 한스 기에벨러, 호니 맨셀, 카트리 머서과 캐서린 테일러

다음에 기술된 사람들의 지원도 크게 감사했습니다; 르네 비갈로, 토니 브렘너, 메리언 두에르, 로빈 주 하스 킨 에선 및 케리 멜리폰트.

우리는 제3장에서 체계적인 문헌고찰과 질적분석(qualidy analysis)에서 나탈리 콜린스박사가 제공한 전문가의 도움에 대단히 감사드립니다.

차례 Contents

제4편 케이스 연구

Mobilization with Movement

제 1 편

MWM의 적용

Maitland, McKenzie, Kaltenborn, Paris, Jull 과 Elvey등은 임상에서의 관찰이나 촉진, 추론 같은 평가를 하는데 있어 그들의 뛰어난 기술을 치료영역과 전문적인 직업영역을 개척하는데 선구적인 역할을 한 사람들이다.

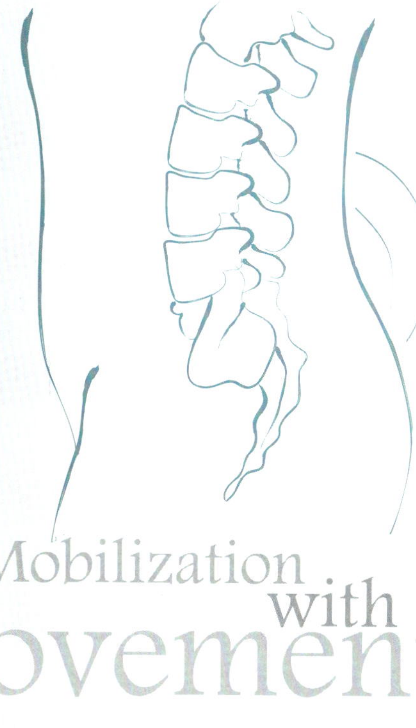

Mobilization with Movement

chapter 01 서론
Introduction

수기치료(manual therapy)는 가끔씩 임상치료 역사에서 일대변혁을 일으키곤 한다. 이러한 충격적인 변화에 대한 반응들은 새로운 수기치료에 대한 접근이나 치료방법에 대해 근본적인 이해의 변화를 이끄는데 기여하게 되었다. Maitland, McKenzie, Kaltenborn, Paris, Jull 과 Elvey등은 임상에서의 관찰이나 촉진, 추론 같은 평가를 하는데 있어 그들의 뛰어난 기술을 치료영역과 전문적인 직업영역을 개척하는데 선구적인 역할을 한 사람들이다. 더불어 그들의 이름은 수기치료의 이름과 같은 뜻으로 쓰이게 되었다. 이들을 제외한 다른 치료사들은 서로의 생각과 기술, 그리고 경험들을 공유하며, 명맥을 이어오는 정도였다. 브라이언 멀리건(Brian Mulligan)(그림 1.1)은 '움직임을 통한 가동술(MWM ; mobilization with movement)'이라는 독특한 개념을 가지고 근래 20년간 세계에 알려져 있는 기존의 수기치료 선구자들과 같은 입신의 경지에 오르게 되었다.

제2장에서 MWM의 미묘한 차이에 대해 보다 상세하게 설명하겠지만, 간략히 설명하면 MWM은 능동(active) 혹은 기능적 움직임(functional movement)을 병합한 지속적 수동 종속 관절가동술(sustained passive accessory joint mobilization)이라고 할 수 있다.

이 책에서는 멀리건의 MWM기법의 적용과 잠재적인 근본기전, 그리고 근거중심(evidence base)의 원리에 대해 가능한 완벽하게 포괄적으로 제시하고 탐구하고자 한다. 1990년대 초 이후 MWM이라는 이름이 처음 알려졌을 때, 임상 치료방법은 각기 다른 치료기술들의 빠른 팽창이 있었으며, 질적 · 양적인 연구 논문들의 꾸준한 증가가 있었다. 실제로 뉴질랜드의 치료실에서 환자를 치료했던 초기 멀리건의 연구와 동영상을 보면, MWM의 과학적 연구는 점차적으로 발전되어 고급기술을 사용한다는 것을 알렸을 뿐만 아니라 전문가들이 평가하는 명망있는 국제학술지에도 실려 있음을 볼 수 있다(3장 참조). 마찬가지로 그의 기술을 이용한 임상관찰에 역학적 기초를 둔 비교적 단순한 '위치적 결함(positional fault)이라는 가설을 보면, 이 가설에 대해 최첨단 이미지와 다른 몇 가지 도구를 이용한 최근의 몇 년간 연구실험이 있었다는 것도 알 수 있다. 이러한 결과는 시기적절하게 최근 생겨난 과학으로 MWM의 임상기술과 연계되게 되었으며, 임상실습으로 이어지게 되었다.

복덕(Bogduk)과 머서(Mercer)는 어떠한 형태의 치료든지 세 가지의 뚜렷한 차이와 상호의존적인 증거에 의해 평가되는데, 그것은 관습과 생물학적 기전(biological basis), 그리고 경험적 실증(empirical proof)이라고 하였다. 이와 같은 내용이 언급되어 있는 많은 문서에서 생물학적 기전과 경험적 실증에 관한 것으로, 생물학적 기전이 임상가들의 보고에 의해 MWM의 효과가 알려져 왔고, 그 효과에 대한 실증적 실험들이 점차적으로 증가하고 있다는 것이 관찰되었다. 관습적인 것은 평가의 근거로는 약한 면은 있지만 치료사들에 의해 MWM의 광범위한 영역에 분명하게 사용되고 있다고 할 수 있다. 초보자용의 전문 서적(Petty 등과 같은)을 포함한 많은 전문 서적에서 이 기술을 묘사하고 있고, 세계 25개국에서 멀리건기법이 해가 갈수록 교육과정이 늘어나고 있다(www.b멀리건.com 참조). 뿐만 아니라 대학에서 학부생과 대학원생들의 교육과정으로도 많이 개설되고 있다. 게다가 요즘은 멀리건 개념에 대한 국제학회가 정기적으로 열리고 있으며, 단계적인 치료 자격증에 의한 국제강사 연합회도 생겼다. MWM을 더 이상 논하지 전에, 그리고 그 개념을 진정으로 이해하기 전에 먼저 꼭 알아야 할 것은 수기치료(manual therapy)의 원래 모습이 누구에 의해 시작되고 발전 되었는가를 아는 것인데, 그것은 바로 Braian 멀리건 그 자신이라는 것이다.

Braian Mulligan

아래에 언급되는 역사에 관한 내용은 Braian 멀리건의 면담에 의해 기술되었다. 브라이언 멀리건은 그의 물리치료사 경력을 1951년 초 대학에서 일했던 이후부터 언급했다. 한 친구가 뉴질랜드의 남섬(South Island)의 Dunedin에서 물리치료를 공부하는 것에 대해 얘기했고, 이 생활은 멀리건의 인생을 완전히 바꾸는 큰 계기가 되어 수기치료에 대한 생각을 갖게 하는 계기가 되었다. 멀리건이 Dunedin의 Otago학교 물리치료과를 졸업한 때는 20대 초반인 1954년이었다. 이때는 잘 알려진 Robin McKenzie와 Stanley Paris도 Dunedin을 졸업한 같은 시간대이기도 하다. 멀리건의 첫 번째 직장은 뉴질랜드의 남섬(South Island)의 Wellington 병원이었으나 곧바로 공공 의료시설을 벗어나 개인치료실로 이동하였다. 그의 첫 번째 개인치료실 경험은 Robin McKenzie를 대신한 2주간의 대리 치료사를 할 때였다. 그 시기에 Wellington에는 5개의 개인치료실만 있었을 뿐이다. 멀리건은 많은 경험들을 즐기면서 그의 물리치료 임상 경험들이 장차 그의 경력에 중요한 요소가 될 것이라고 믿었다. 그에 따라서 그는 Wellington에 자신의 개인 치료실을 개원하여 다른 치료사들의 본보기가 되기 위해 노력하였다.

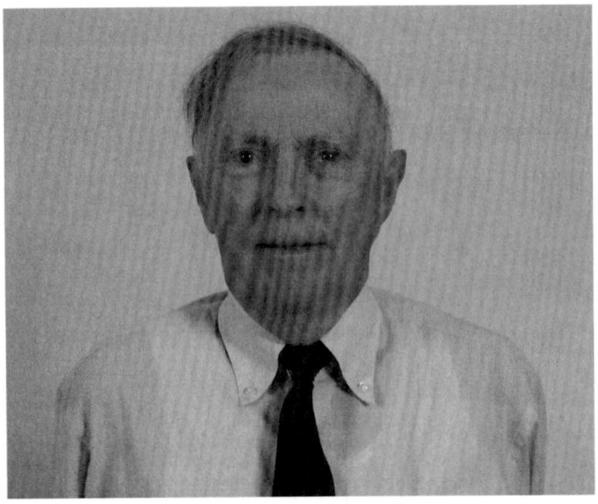

그림 1.1 브라이언 멀리건, MWM 창시자

멀리건은 뉴질랜드의 물리치료사협회(NZSP)계에서 매우 열성적으로 활동하였다. 졸업 후 NZSP에 가입하여 첫해에는 Wellington 지역 분회에서 총무를 담당하였으며, 곧이어 회장직을 수행 하였다. 초기 몇 년 동안은 많은 모임을 임상지식과 숙련된 기술을 연마하는데 심혈을 기울였는데, 이는 그 당시에는 근골격계의 문제가 있는 환자관리를 이해하는데 부족함이 많다는 것을 절실히 깨달았기 때문이다.

1950년대 후반기에는 런던에서 온 Jennifer Hickling이 정형의학에 대한 Dr. James Cyriax접근법의 척추수기기법(spinal manipulation ; 빠른 밀기 high velocity thrust)과 수동관절가동술(passive joint mobilization)을 가지고 뉴질랜드에서 세미나를 열었다. 멀리건은 Hickling의 지식을 통해 전문적인 지식에 대해 깊은 감명을 받았다. 멀리건의 수기치료에 대한 흥미는 이러한 세미나에서 큰 자극을 받았다. Paris와 McKenzie도 비슷하게 수기치료에 대한 관심을 가지기 시작하였다. 두 사람은 유럽으로 건너가서 Freddy Kaltenborn과 공부하여 뉴질랜드로 돌아와 멀리건을 비롯한 여러 물리치료사들에게 교육을 실시하였다. 이러한 것은 꿈 많은 젊은 물리치료사들에게는 아주 관심 있는 시간이었지만, 임상에서 환자를 치료하기 위해서는 많은 시간을 투자해서 배워야 하는 불만도 따랐다.

그 시대의 상황에서 물리치료계의 이러한 발전의 중요성은 고려되어야 한다. 1950년대에

Otago 학교를 비롯한 대부분의 학부과정에서는 어떠한 형태의 수기치료 교육과정도 없었다. 치료과정은 대부분 운동치료와 마사지뿐만 아니라 자외선광선 같은 모달리티(modality)위주의 교육만 있었다. 감응전류(faradism)나 극초단파(micro-wave), 초단파(short-wave)치료기 등이 공통적인 치료방법이었다. 초음파(ultrasound)는 늦게 나온 치료기구로 뉴질랜드에서는 특수 면허가 요구되는 치료기구였다. 이러한 시절에서의 수기치료는 새롭고 흥미로운 보다 진보된 치료기술이었다.

멀리건은 수기치료에 대한 자신의 지식이 점점 넓어져간다는 것을 알았고, 이는 말초관절가동술(peripheral joint mobilization)에 대해 배우고 싶은 열망을 이끌게 되었다. 1970년에 멀리건은 WCPT(세계물리치료사연맹, World Confederation for Physical Therapy)의 뉴질랜드 대표가 되었다. 이로 인해 그는 Kaltenborn의 말초관절가동술 과정에 참여하기 위해 헬싱키(Helsinki)로 여행을 가게 되었다. 이것이 그가 사지관절가동술을 처음 경험한 계기가 되었다. 뉴질랜드에 돌아 온지 얼마 안 되어 개인치료실을 운영하는 치료사들을 대상으로 이 새로운 기술을 전수해야겠다고 생각하고 1970년에 한주에 걸쳐 처음으로 Kaltenborn의 말초관절가동술을 가르치게 되었다. 곧바로 1972년에 호주의 Perth와 Sydney에서 이와 유사한 교육을 하게 되었으며, 특히 Melbourne에서 15년간 연속으로 실시하였다.

1984년에 멀리건은 MWM을 이용하여 처음으로 치료에 성공하였는데, 이는 그의 수기치료적 접근법을 완전히 바꾼 것이었다. 그 환자는 가끔씩 치료해왔던 환자로 그의 상태는 전혀 나아지는 기색이 없던 환자였다. 그 환자는 손가락에 운동손상을 입은 환자로 부종과 함께 통증이 심했으며, 굽힘(flexion)과 폄(extension)의 제한이 있는 상태였다. 멀리건은 그 당시의 주 치료방법이었던 초음파치료와 견인(traction)뿐만 아니라 내.외측(medial and lateral)으로의 활주 관절가동술(glide mobilization)을 사용하였다. 하지만 나아지는 기색이 전혀 없었다.

멀리건은 내측으로의 활주방법을 다시 하였지만 환자는 통증을 호소하였다. 그래서 그는 외측으로의 활주를 하였고, 환자는 아프지 않다고 하였다. 외측이라는 생각이 드는 순간 멀리건은 외측활주를 통해 통증이 없게 하여 환자에게 아픈 손가락을 굽혀보라고 하였다(그림 1.2). 이 치료방법은 즉시 성공하였으며, 굽힘과 폄 모두 통증 없이 완전가동범위를 유지하게 할 수 있었다. 이뿐만이 아니라 이 한 번의 성공적인 치료로 환자의 증상이 완화되는 결과를 얻었다. 이후 이 MWM에 의한 몇 번의 치료 적용으로 통증은 더 이상 나타나지 않고 부종도 감소되었다는 연락이 이후에도 여러 번 왔다. 멀리건은 이것을 루이파스퇴르 요소(Louis Pasteur moment)라 불렀는데 바로'준비된 자에게 기회가 온다"는 것이었다.

MWM은 이와 같이 다루기 힘든 임상문제에서 한 개인의 관심으로부터 발전하게 되었다. 멀리건은 이러한 환자를 다루는데 있어 자세적 문제와 MWM의 전체적 개념에 대해 깨닫게 되었다. 그는 손가락 관절뿐만 아니라 다른 관절에도 문제가 있는 환자들에게 같은 방법을 적용하고 싶은 생각을 가지게 되었다. 움직임을 통한 내측과 외측 활주, 그리고 회전(rotation)을 적용하여 손가락에서 먼저 확인한 후, 곧이어 손목을 실시하였다. MWM의 개념은 빠르게 발전하였다. 지속적 자연 골돌기 유동술(SNAGs, Sustained Natural Apophyseal Glides) 또한 척주(spine)를 통해 같은 시간대에 발전하였다. 멀리건이 말초관절에서 MWM의 효과를 깨닫게 된 것과 유사하게 척주에서의 SNAGs 효과도 알게 되었다. 이러한 기술들은 근본적으로 생리적 움직임을 동반한 지속적 종속 관절활주(sustained accessory joint glides)를 포함하고 있다. 그는 합리적인 치료기술이란 손상이나 근 불균형으로 인한 자세의 문제는 어떠한 것을 사용하든지간에 회복할 수 있는 것이어야 한다고 하였다.

MWM을 시작하자 빠르게 탄력이 생기게 되었다. 이와 같이 수기치료계의 거물로 거듭난 것은 멀리건를 흥분시켰고, 그는 이 지식을 다른 물리치료사들과 공유해야겠다고 생각하였다. 그는 뉴질랜드 수기물리치료학회(NZMTA, New Zealand Manipulative Therapists Association)로 알려진 NZSP에서 수기치료에 특별히 흥미를 가지고 있는 그룹을 대상으로 뉴질랜드에서 이 새로운 치료기술을 가르치기 시작했다. 동시에 멀리건은 Geoff Maitland와 Kaltenborn 같은 다른 치료개념도 같이 가르쳤으나 서서히 다른 치료개념에 대해 자신의 치료기술을 각인 시켰다. 멀리건 치료의 첫 번째 개념 과정은 1986년에 종료 되었다.

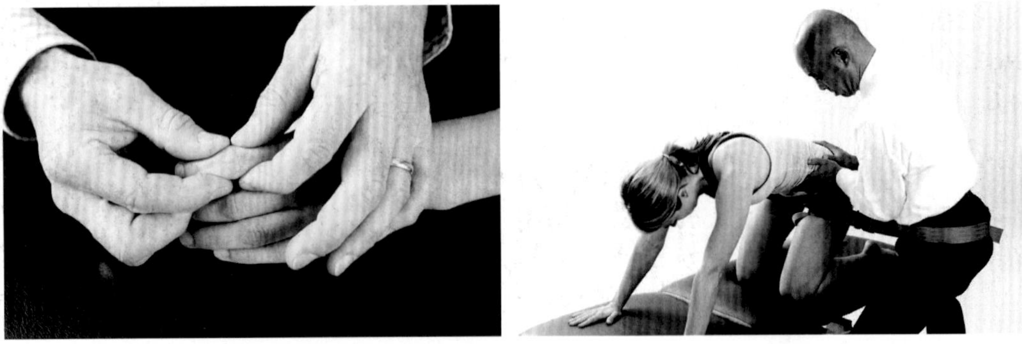

그림 1.2 (a) 인지의 근위지절관절(proximal inter-phalangeal joint)에 굽힘 제한이 있는 환자에 대한 MWM 외측활주 적용
(b) 엉덩관절 굽힘에 제한이 있는 환자에 대해 치료용 벨트를 이용한 MWM 외측활주 적용

멀리건은 1989년 그의 첫 번째 저서에서 수기치료에 대한 그의 개념을 기술하였다. 이후 몇 년간 지속적으로 보다 진보된 치료기술들을 수정 보완 하였다. 현재는 이 책이 6판이 나오고 있으며, 전 세계적으로 75,000부나 팔렸다. 또한 중국어를 비롯한 폴란드, 한국, 포르투갈, 스페인 등 10여개 국어로 번역되었다. 더 나아가 2003년에는 자가치료 기술에 근거한「허

리와 목, 그리고 사지의 자가치료(Self treatment for the back, neck and limbs)」라는 제목의 저서가 출간되어 현재는 2판이 나오고 있다. 멀리건에 의한 치료기술의 개념은 CDROM과 DVD로 제작되어 판매되고 있다(www.b멀리건.com 참조). 멀리건은 호주와 미국을 시작으로 다른 여러 나라에 그의 치료기술을 보급하기 시작하였다. 교육과정을 실시할 때 실제 환자를 직접치료하며, 이 치료개념의 효과를 직접적으로 보여주는 것이 이 과정의 핵심이었다.

1990년에 멀리건은 서호주의 Perth에 있는 커틴기술대학교(Curtin University of Technology)에서 강의를 하였다. Toby Hall, Linda Exelby 그리고 Sarah Counsel이라는 세 영국 물리치료사가 그때 그 대학의 대학원과정으로 참여하여 멀리건 접근방법에 깊은 감명을 받았다. 세 치료사는 영국으로 돌아가 그들의 대학에서 멀리건 기술을 가르치기 시작했다. 이와 같은 관심이 멀리건을 영국으로 초청하는 계기가 되었고, 곧이어 유럽으로 전파되어 1998년 영국의 Stevenage에서 멀리건치료국제강사협의회(MCTA, 멀리건 Concept Taechers Association)가 발족되었다. 이 지도자 그룹들이 세계를 아울러 멀리건 개념에 대한 표준교육을 마련하였다. 지금은 47명 이상의 MCTA 강사들이 있어 전 세계 물리치료사를 대상으로 교육과정을 진행하고 있다. 더불어 미국에서 의사들의 교육 요청이 있고나서, 숙련된 멀리건 개념 치료사가 필요하다는 관점에서 공인멀리건치료사(CMP, Certified 멀리건 Practitioner) 인증시험이 시작되었다. 지금까지 이 자격증을 취득한 임상의는 전세계에 걸쳐 300명 이상이나 된다.

수기치료와 물리치료 전문 분야에 대한 현저한 기여도를 인정받아 멀리건은 여러 번의 상을 받았다. 연대순으로 나열해 보면, NZMTA의 종신회원(life-membership, 1988), 커틴기술대학교에서 명예 강사직(honorary teaching fellowship, 1991), 뉴질랜드 스포츠물리치료 명예회원(honorary fellowship of the NZSP, 1996), 뉴질랜드 물리치료대학(New Zealand Collage of Physiotherapy)의 종신회원(1998), NZSP의 종신회원(1999), Otago대학교에서 명예 강사(2003), WCPT 국제물리치료봉사분야상 수여(2007) 등이다. 멀리건개념은 임상실기에서 더 영향력을 미치게 되었는데, 이는 미국물리치료사협회(APTA) 회원들에 의한 '정형수기치료(OMT)계의 가장 권위있는 7인' 중 1명으로 선정된 것이 계기가 되었다.

움직임을 통한 가동술 MWM

MWM 치료기술의 기본적인 구성요소는 1984년 어떤 환자의 손가락 지절간관절(interphalangeal joint)을 가동술을 통해 외측으로 활주하면서 환자에게 직접 굽힘과 폄을 지시하여 통증을 즉시 완화시켰던 그 방법 그대로가 유지되고 있다. 뿐만 아니라 그는 첫 번째 MWM 치료기간 동안 실시한 것이 그 효과가 오랫동안 유지되면서 변화를 야기한다는 것도 알았다. 이것이 특히 인상 깊었던 것은 손가락 관절에는 그 당시의 물리치료로는 여러번 치료를 해도 별 반응이 없던 시절이었기 때문이다. 통증 완화에 대한 즉각적이고 오래 지속되는 효과는 오늘날 MWM적용 원리의 지침이 되었다.

MWM은 문제점이 확인된 경우 환자가 능동적인 활동을 수행하는 동안 관절에 지속적인 수동 종속힘(sustained passive accessory force)을 적용함으로써 그 효과가 입증된다. MWM의 단점은 통증이 심하거나 관절 강직으로 인해 환자가 능동적인 동작을 완전하게 수행하기 힘든 경우이다(제2장에서 상세히 설명). 이 움직임의 문제점은 대개 자주 움직이는 것이거나 통증에 의해 근육이 수축해 있는 경우, 또는 관절가동범위(RoM)의 끝 범위, 최대로 근수축 상태에 있는 경우이다. 이 책의 본문에 환자특이장애측정(Client Specific Impairment Measure, CSIM ; 제2장에 상세 설명)에 대해 언급하기로 한다. 수동종속힘(passive accessory force)은 관절에 병진(translatory) 혹은 회전력(rotatory)을 이용한 활주를 적용하는데, 이때 관절의 불필요한 움직임을 방지하기 위하여 관절이 닫히도록 적용하여야 한다. 이러한 동작은 대개 도수로 혹은 가끔 치료용 벨트를 이용하여 적용한다(그림 1.2b).

종속 움직임의 방향은 CSIM에서 가장 큰 효과를 얻기 위해 사용되는 것이다. 이것은 참으로 놀라운 것으로 외측활주는 말초관절에 가장 공통적으로 사용되고 있는 효과적인 치료기술이지만, 다른 방향에 비해 효과적이지 않다면 따로 검사가 시행되어야 한다. 교대적인 활주는 관절의 볼록-오목법칙(convex-concave law)을 따르지만, 일부의 경우는 손상 움직임 기전에 대해 반대 방향으로 하는 경우도 있다. 때로 약간의 실험과 착오를 통해 바른 치료방향이 밝혀지기도 했다. SNAGs를 겸한 척추에서의 MWM의 탁월한 효과는 척추후관절(facet joint)면의 방향에 따른 활주운동이라는 것이다. 멀리건은 MWM을 할 때 일반적으로 3세트(set)에 10회 정도의 반복(repetition)을 하거나 1 세트의 MWM을 시행 후 재검사에서 손상부위에 통증이 나타나지 않는 경우는 그 보다 더 적은 회수를 권장한다. 혹은 SNAGs를 사용하여 척추에 민감하거나 급성기 증상이 나타나는 경우 마찬가지로 회수를 줄인다. MWM의 성공적인 적용을 하는데 있어 여러 가지 미묘한 차이가 있는데, 이에 대한 깊이 있는 내용은

제2장에서 다루기로 한다.

MWM은 평가(evaluation)를 하는데 있어 일반적인 수기물리치료 검사와 통합될 수 있다. 매끄러운 통합은 일부의 경우 능동/기능적 움직임(active/functional movement)이나 정적 근육검사(static muscles test)나 수동종속운동 검사 후에 사용될 수가 있다. 그래서 치료시 검사나 치료시행에 손쉽게 사용할 수 있었다. 재검사(reassessment)는 일반적으로 치료사가 환자에게 손을 대지 않고 환자의 자세변화 없이 움직이도록 지시하는 것으로 흔히 치료와 그 재검사는 하지와 요골반(lumbo-pelvic) 문제의 체중부하 자세에서 적용될 수 있다. 멀리건은 첫 재검사에서 눈에 띄는 변화가 나타나지 않으면 치료방법을 바로 바꿀 것을 권고하였다.

물리적인 검사와 치료에 있어 MWM의 적응증은 부적응증과 마찬가지로 손을 이용하여 치료하는 다른 수기치료 방법과 같다. 이것에 관해서는 제2장에 폭넓게 언급되어 있다. 일반적으로 MWM을 포함한 가동술(mobilisation)은 관절의 통증과 RoM을 제한하는 뻣뻣함(stiffness)을 감소시키는데 개념을 두고 있다. 그러나 멀리건은 MWM이 팔굽관절의 가쪽위관절융기통(외측상과통, lateral epicondylalgia)이나 가쪽 발목관절 염좌(lateral ankle sprain) 같은 연부조직의 상태에 따라 효과가 있다고 하였으며, 이를 뒷받침하는 증거들이 점점 늘어나고 있다(제3장 참조). 다양한 MWM의 잠재적인 기전에 의한 효과에 대해서 제4장에서 7장까지에 언급되어 있다.

혁신과 전통고수의 갈림길에서 MWM은 경험 많은 치료사들에 의해 채택되어 전통적인 주류 수기치료방법들과 어깨를 나란히 하면서 발전하였다. 예를 들면, 관절기전에 대한 MWM의 일부 치료기술은 Kaltenborn접근방법과 유사한 부분이 있으며, 반복적인 움직임을 통해 자가관리(self-management)를 많이 강조 하는 것은 McKenzie 치료방법과 유사하다. 멀리건은 이 두 치료사로부터 일찍부터 직접적으로 조언을 듣고 크게 영향을 받았다. 통증반응 변화에 대한 Maitland와 McKenzie방법의 공통점은 통증이 유발되거나 자극이 증가되더라도 교정기술(correct technique)을 적용하는 것이 우선인 반면, MWM은 통증을 즉시에 완전하게 해소하는 것이 목적이다. 반면, Maitland방법과 다른 치료방법에는 관절가동술을 할 때 등급(grades)을 나누어 실시하지만 MWM은 등급을 적용하지 않는다. 그리고 다른 치료방법에서는 주로 한 가지 운동[예를 들면 Kaltenborn에서의 수동관절운동(passive joint movement)]에 초점을 맞추지만 MWM은 수동과 능동요소 두 가지를 결합하여 사용한다. 움직임을 결합하여 사용하는 방법은 관절위치를 통증이 없는 자세에 위치하게 하여 끝범위(end-range)에서 수동 가동술을 가하는 Brain Edwards에 의한 방법과 유사하다. 이 외에 흥미 있는 사실은 요통환자에 있어 McKenzie의 도움 없이 요추 폄을 통한 치료적 가치를 어떻게 알고 개발하였느냐는 것이다. 수기치료계의 이러한 문외한은 그의 창조적인 임상 능력과 틀에서 벗어난 사고를 공유하기 위해 나타났다.

MWM과 임상적 추론 MWM and clinical reasoning

수기치료에 대한 일부 치료방법은 임상실습 비법책(recipe book) 양산에 대해 비판을 받기도 한다. 이것은 독자적인 치료사들이 임상추론에 의한 숙련된 치료기술을 획득하게 하는 것보다 일부 치료방법들은 치료적 활동과정을 간결하게 함으로써 치료사로서의 수기치료 역할을 제한하고 있다. MWM 개념의 피상적인 면은 몇 가지 기본적인 치료 규칙에 대해 공통적으로 사용하는 것(예를 들면, 치료면의 규칙인 볼록-오목 법칙 등)이 있으며, 따라서 숙련된 임상추론의 발전 가능성이 있을 것이다. 그러나 가까이에서 살펴보면 MWM은 실제로 이 시대에서 모범적인 임상추론을 가지고 있는 것만은 분명하다. 특히, 이것은 건강관리와 관련하여 환자 중심의 접근방법으로 치료사들의 임상 치료기술 발전에 지속적인 공헌을 하였다.

MWM은 환자중심 추론을 이끌어 내다 MWM promotes patient-centred reasoning

Jones와 Rivett은 수기치료에서 환자를 임상접촉의 중심에 세우고 임상추론 진전과 연계시키는 임상추론모델을 향상시키는데 기여하였다. 그들의 모델은 Sackett 등이 제안한 근거중심의학(evidence-based medicine)으로 환자중심 접근(patient-centred approach)으로 구성된 모델이다. 근거중심의학은 Sackett(p71) 등이 '개별적 환자관리에 관해서 현재의 최상 근거를 결정하기 위해 양심적(conscientious)이고, 분명한(explicit), 그리고 신중함(judicious)을 사용한다' 고 정의 하였다. 이들 저자들은 근거중심의학이 가장 외적 임상조사 근거(external clinical research evidence)와 환자 관리에 대한 결정에 환자의 선호도를 포함시키는 것 둘 다와 치료사의 임상적 전문지식을 통합하는 것에 더 역점을 두고 있다. 근거에 대한 '금본위제(gold standard)' 치료를 하는 동안 무작위 임상검사나 이 검사의 체계 검토는 제한이 있거나 유용하지 못할 수도 있기 때문에 연구결과나 기초과학에 상관없이 다음 가장 나은 외적 근거를 사용하여야 한다(제3장. 표3.1 다양한 근거 단계 참조). 그래서 우리는 '근거정보 실기(evidence-informed practice)'라는 용어를 더 선호하며, 특히 임상추론 틀 내에서 그리고 환자의 개별적인 특성의 상실 없이 전문 임상의가 MWM에 대한 외적조사근거(external research evidence)를 어떻게 서술할 것인가 애쓰는 경우처럼 본문의 후반에 언급되어 있는 사례연구(case studies)에 사용된다. 그 환자는 임상적 문제해결 연습에서 그들 스스로 임상여정(clinical journey)을 펼칠 수 있게 믿음과 이해, 기대(expectation), 그리고 경험(experience)을 가져올 수 있는 능동적이고 동등한 동반자가 고려된다. 더불어 건강관리의 생물심리사회학(biopsychosocial)모델에 일치하게 하기 위해선 전통적인 수기치료 방법에서처럼 환자가 절대적으로 '손에 맡기는(laying on of hands)' 수동적인 자세가 아니라 적극적으로 자신들의 치료와 관리에 대해 관심을 가지는 것이 필요하다.

MWM 개념은 여러 방면에서 환자중심 임상추론을 이끌어 내는 것이라고 말할 수 있다.

- Jones와 Rivett에 의해 알려진 치료에서의 협력적 공동작업 임상추론(collaborative clinical reasoning)은 MWM이 중심이다. 첫째, 환자가 이 치료기술이 완전하게 통증을 없앨 수 있다는 믿음이 필요하고 어떤 통증이라도 치료사한테 즉시 알려주는 것이 필요하다. 두 번째는 대부분의 MWM 적용에서 환자는 문제가 있거나 치료를 필요로 하는 능동적 움직임을 수행하거나 기능적인 일을 수행할 것을 요구한다(예, 통증이나 제한이 있는 움직임). 세 번째, 여러 MWM 치료기술은 환자에게 끝범위(end range)에서 밀어넣기(over pressure)를 적용하는 것을 포함하며, 멀리건도 최상의 반응을 이끌어 내기 위해선 이 방법을 고려해볼만하다고 평가 하였다. 마지막으로, 이 장에서 가장 중요하다고 생각되는 것은 일부 MWM 방법들은 가정에서 환자가 직접 할 수가 있으며, 종속운동(혹은 가동술)에 테이프를 이용해서 할 수도 있다는 것이다. 물론, 모든 MWM의 기술들은 그 원리에 대한 환자들의 이해가 필요하며, 자신들의 관리에 적극적으로 참여하는 의지가 필요하다 : 그렇게 함으로써 환자가 성공적인 MWM 치료의 중심이 되며, 필요한 요소로 만드는 것이다. 성공적인 MWM을 위한 공동작업(collaboration)과 환자협조(cooperation)의 중요성은 멀리건이 그의 교육에서 선호하는 CROCKS라는 약어로 강조되고 있다.

- 어떠한 수기치료든지 금기증(Contraindications)이 있다.
- 반복적인(Repetitions) 치료기술 적용이 필요하지만, 처음 시작할 때와 급성기 손상에 대한 치료시는 세 번 내지 여섯 번 정도의 반복이 권장 됨.
- 지속적인 개선을 이끌어 낼 수 있는 밀어넣기(Over-pressure)를 할 것
- MWM 적용의 안전과 효과를 위해서는 대화(Communication)와 협조가 반드시 필요하며, 치료사는 예상되는 효과에 대해 환자에게 설명을 하고 환자는 불편함이나 통증 발생에 관해 치료사에게 얘기할 것
- 생체역학과 해부학 같은 근골격계의 의학적 지식(Knowledge)을 갖출 것

• 반복을 하는 내내 지속적인 활주(Sustain glide)를 할 것. S는 또한 MWM의 물리적 적용을 위해 손으로 핸들링(handling)하는 것의 숙련(Skill), 움직임에 대한 확인과 MWM의 정확한 힘을 감지하기 위한 손끝 감각의 감수성(Sensibility)의 필요, 활주방향에서의 미묘한(Subtle) 변화의 필요, 그리고 감각(Sense) 등에 사용.

– 치료사는 치료를 통해 환자의 요구사항도 파악할 수 있으며, 특히 환자의 잘못된 움직임이나 활동으로 인한 통증을 MWM으로 바로 억제할 수 있는 방법을 시연하여 자가관리를 할 수 있는 능력을 만들어 줄 수도 있다. 더불어, 이러한 효과적인 반응은 환자가 임상조우로 가져올 수 있는 부정적인 신념이나 기대를 완전히 바꿀 수 있는 잠재력을 가지고 있다. 멀리건이 MWM 교육에서 사용하는 또 다른 약어로 PILL이 있다(개별적 소통, 2009, personal communication, 2009).

• 가동술(mobilsation)과 움직임 요소에서 통증완화(Pain-free) 적용
• 적용시 즉각적인(Instant) 결과 도출
• 치료기술 적용 뒤엔 오래 지속(Long Lasting)되는 효과가 있을 것

– 효과적인 소통(effective communication)은 MWM의 효과적인 적용의 중심축이다. 환자는 가동술이나 움직임시 어떠한 통증이 나타나면 즉시에 말해야 하며, 치료효과가 없는 경우에도 말을 하게해야 한다. 마찬가지로, 치료사 또한 환자에게 이전 지점에 명시된 바와 마찬가지로 어떠한 것이 기대되는지에 대한 분명한 대화가 있어야 한다. 효과적인 소통은 분명 협력적 공동작업 임상추론(collaborative clinical reasoning) 효과의 토대이다.

– MWM개념의 중심은 각 환자는 개별적이며, 그들의 임상증상 역시 특별할 뿐만 아니라 다른 사람들과의 공통적인 특성도 같이 가지고 있다는 것이다. 이러한 개별적 특성과 독창성(uniqueness)의 고려는 각 환자의 질병이나 통증경험이 그들 자신의 삶의 경험과 당면한 맥락의 주변상황에 의해 영향을 받고, 따라서 그들의 임상 증상이 다른 환자처럼 정확히 일치하지 않을 수 있다고 제기된 성숙한 유기체 모델(mature organism model)로 구성된다. MWM의 움직임(movement) 요소는 그들의 생활에 현저한 영향을 주는 가장 통증이 심하고 제한을 많이 준다고 확인된 움직임이나 기능적 활동이 요구된다. 이 움직임은 또한 Maitland 등이 언급한 '비교징후(comparable sign, 예를 들면, 기능제한과 통증과 관련된 임상 징후)'를 사용한다. 유사하게, MWM과 관련된 CSIM의 사용도 각 개별 환자의 독특한 임상현상을 인정하고 있다.

– 분명히 MWM은 관리나 치료를 제외하고 임상추론 가설의 다양한 형태로 검사되어질 수 있다는 의미를 부여하고 있다.

MWM은 지식구성을 이끌어 낸다
MWM promotes knowledge organisation

잘 형성된 지식 기반이 있어야 임상 전문지식을 통한 검증이 가능하다. 이것은 단지 세 가지 주요 형태의 지식등급만은 아니다–명제의(propositional ; 본질적으로 기초 및 응용 과학), 비명제의(non–propositional ; 실기 및 전문적 기술 포함), 개인적인(personal ; 어떤 개인적인 삶의 경험)– 이것은 임상추론에서는 중요하지만, 이것을 어떻게 이해하고 임상패턴을 유지하면서 함께 유지할 것인가도 중요하다. 잘 형성된 지식 기반은 향상된 임상추론과정의 적용을 이끌어 낼 것이다. 특히, 수기치료 진단에서 가설연역적 과정(hypothetico–deductive processes) 보다 더 정확하다고 알려져 왔으며, 전문가들에 의해 일반적으로 사용되어 왔던 패턴인식(pattern recognition)이 그렇다.

MWM 개념은 아래와 같이 지식구조를 조장한다고 말할 수 있다 :

– 지도원리(guide)와 임상추론 정보습득에 도움을 주는데 사용되어질 수 있는 연구자극과 근거중심(evidence base) 발달을 조장. 뒷 장에 언급했듯이 MWM에 대한 생물학적 그리고 실증적인(empirical)것 둘 다 근거중심으로 급성장하고 있다.

– 핵심적인 물리적 검사 판정의 강조(highlighting)와 통합(integrating), 능동적/기능적 움직임 확인(움직임)과 비교되는 가장 현저한 종속운동 확인(가동술).

– MWM 적용에 대한 즉각적인 반응을 통한 임상패턴 촉진. 실질적으로 이것은 임상결정과 관련된 정확성을 치료사에게 되먹임(feedback)해주고, 임상활동의 교정과 함께 핵심 임상확인을 결합하는데 더 많은 도움을 준다.

– 지속적으로 환자의 초기와 변화하는 반응을 기반으로 MWM 적용에 적응할 필요성을 통해 인지변화(metacognitive) 기술의 발전을 육성. 인지변화 기술은 자체 모니터링(self–monitoring) 및 자신 추론(own reasoning)의 반사 평가(reflective appraisal)의 높은 순서 사고력(higher order thinking skills)이며, 임상 전문기술의 잘 알려진 특징이다.

MWM와 관련된 멀리건 개념이 임상 추론의 기술개발을 촉진할 수도 있지만, 경계하지 않으면 고정관념을 가질 수 있는 단점도 있다.

멀리건의 저서는 특정한 환자에 대해 필요한 기술을 사용할 것을 권장하고 있으며, 이해와 사소한 기술적 요소에 대해 격렬한 논쟁이 일어나는 것에 대한 신념이 다루어지지 않았다. 수기치료의 역사는 종교적 열정을 가지고 있는 추종자가 많은 종교 지도자 같은 선구자들이 많았으며, 주창자들의 독창성과 기술 발전에 대한 수정을 거듭하여 골격을 세우고 미래 치료사들의 앞길을 열어주면서 창시자들의 근본적인 개념을 떠난 접근방법을 주장하기도 하였다.

이책의 목적과 구성
aims and structure of this book

이 책의 주요 목적은 근골격계(musculoskeletal) 통증, 손상 및 장애에 대한 멀리건의 MWM 관리 접근 방법에 관한 포괄적이고 현대적인 담론을 제시하는 것이다. 특히, 임상실기에서 임상추론에 기반한 강조와 함께 MWM에 대해 근거중심(evidence base)을 통합하려고 애쓰고 있다.

이 책은 MWM 접근방법에 대한 다음과 같은 범위의 내용을 다룰 것이다 : (a) 임상효과, 임상과 실험에 근거한 결과에 대한 근거중심과 근본적 기전 (b) MWM 치료 선택 및 적용에 대한 최고의 근거 지침 (c) 멀리건의 '위치적 결함(positional fault)'이라는 가설을 고려한 추세뿐만 아니라 기타 통증, 감각, 운동감각(sensorymotor), 그리고 운동계(motor system) 등에서 손상(impairment)이나 결함(deficits)이 그럴듯하게 MWM 접근법에 의해 해결될 수 있음 ; (d) 이전의 고려 사항이 임상적 추론 과정에서 어떻게 활용될 수 있는지 사례 연구 시리즈(제8장-19장)를 통해 보여준다. 뒷장에서는 주로 치료사가 설계하고 구현할 수 있는 일부 저명한 멀리건개념을 가지고 있는 치료사가 언급한 각 개별 환자에 대한 MWM 기술의 골격에 대해 설명할 것이다. 임상추론 범위 내에서 이러한 경우에 의해 MWM의 사용이 개별적인 환자의 현상에 의존하고 치료사가 가지고 있는 높은 수준의 사고를 통해 증명된다고 할 것이다. 이것은 치료에 대한 비법책은 아니다. 주요 MWM 기법, 특히 근거가 가미되어 자세히 설명하고 묘사될 것이다. 치료사가 MWM 기술로 치료하는 동작(putting)에서 문제에 직면하는 경우, 이러한 문제에 전략과 해결책을 개발하기 위해 치료사는 자기 반영(self-reflecting)과 평가

(appraising)를 하게 되는데, 이에 대한 문제해결 방법은 20장에서 소개된다.

이 책은 수기치료를 배우는 학생들에게 편의를 제공하고 이 분야에서 임상적으로 일하는 다양한 보건 전문가를 위해서도 도움이 될 것이며, 그것은 강사 및 연구자들에게 귀중한 자원을 제공할 것이다. 이것은 멀리건의 치료기술적인 저서를 대체하기 위한 것이 아니라 보완적인 것이다. 이 책의 대부분을 이해하려면 독자는 먼저 원칙과 근거 기반(evidence underpinning)의 MWM을 이해하기 위해 노력하고, 열린 마음으로 건전하게 회의적인 마음으로 대해야 한다. 각 장의 대부분은 사례연구 형태로 구성되어 초보자인 치료사들에게는 MWM 개념에 대한 확신을 심어줄 것이며, 경험이 많은 치료사들에게는 자신의 추론과 Mullign개념을 사용하는 치료사들의 그것과 비교함으로써 임상추론을 발전시키는 기회를 제공할 것이다.

[참고문헌]

1. Bogduk N.; Mercer S.. Selection and application of treatment. In: (editors: Refshauge K.M.; Gass E.M..) Musculoskeletal Physiotherapy: Clinical Science and Evidence-Based Practice. (1995) Butterworth-Heinemann: Oxford.
2. Petty N.. Neuromusculoskeletal Examination and Assessment. (2005) Churchill Livingstone: Edinburgh.
3. Cyriax J.. Cyriax's Illustrated Manual of Orthopaedic Medicine. 2nd edn (1993) Butterworth-Heinemann: Oxford.
4. 멀리건 B.. Manual Therapy — 'NAGS', 'SNAGS', 'PRPS' etc. (1989) Plane View Services: Wellington.
5. 멀리건 B.. Manual Therapy – 'NAGS', 'SNAGS', 'MWMS' etc. 6th edn (2010) Plane View Services: Wellington.
6. Kaltenborn F.. Manual Mobilisation of the Extremity Joints. Basic Examination and Treatment Techniques. Norway: Olaf Norlis Bokhandel (1989).
7. 멀리건 B.. Manual Therapy – 'NAGS', 'SNAGS', 'MWMS' etc. 5th edn (2003) Plane View Services: Wellington.
8. McKenzie R.; May S.. The Lumbar Spine Mechanical Diagnosis and Therapy. 2nd edn (2003) Spinal Publications: New Zealand.
9. Maitland G.D.; Hengeveld E.; Banks K.; English K.. Maitland's Vertebral Manipulation. 6th edn (2001) Butterworth-Heinemann: Oxford.

10. Boyling J.; Jull G.. Grieve's Modern Manual Therapy: The Vertebral Column. 3rd edn (2004) Churchill Livingstone: Edinburgh.
11. Edwards B.. Manual of Combined Movements: Their Use in the Examination and Treatment of Mechanical Vertebral Column Disorders. (1992) Churchill Livingstone: Edinburgh.
12. Jones M.; Rivett D.. Introduction to clinical reasoning. In: (editors: Jones M.; Rivett D..) Clinical Reasoning for Manual Therapists.. (2004) Butterworth-Heinemann: Edinburgh, pp. 3–24.
13. Sackett D.; Straus S.; Richardson W.; Rosenberg W.; Haynes R.. Evidence-based Medicine: How to Practice and Teach EBM. 2nd edn (2000) Churchill Livingstone: Edinburgh.
14. Sackett D.L.; Rosenberg W.M.; Gray J.A.; Haynes R.B.; Richardson W.S.. Evidence-based Medicine: What it is and what it isn't. BMJ 312 (1996) 71–72.
15. Gifford L.. Pain, the tissues and the nervous system: a conceptual model. Physiotherapy 84 (1998) 27–36.
16. Miller P.. Pattern Recognition is a Clinical Reasoning Process in Musculoskeletal Physiotherapy (Masters Thesis). (2009) The University of Newcastle: Newcastle. Australia.
17. Rivett D.. Manual therapy cults (editorial). Manual Therapy 4 (1999) 125–126.

chapter

02 움직임을 통한 가동술 : 그 적용의 기술과 과학

Mobilisation with Movement : the art and science of its application

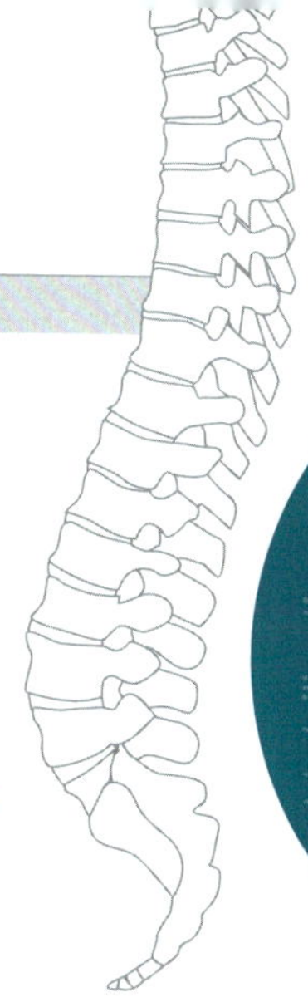

Bill Vicenzino, Wayne Hing, Toby Hall, Darren Rivett

이 장에서는 MWM의 기술 용어를 정의하고 임상적으로 유익한 결과를 이끌어 내기 위해 어떻게 수기로 조작할 것인가에 대해 언급하고자 한다.

MWM은 기본적으로 환자가 이전에 갖고 있던 장애상태의 신체적 작업을 수행하는 동안 지속되게 관절에 힘의 특정량(specific vector)을 적용(가동술 혹은 MWM의 M에 해당)하는 것이다. MWM의 성공적인 사용의 핵심은 통증의 즉각적인 억제와 오랫동안 통증이 완화될 수 있도록 가동술의 힘을 기술적이고 효율적으로 적용하는 것이다. MWM의 가동 요소가 적용하는 힘의 양, 방향, 크기뿐만 아니라 위치, 적용하는 힘의 형태 등의 매개변수에 따라 적절하게 표현될 수 있다고 생각한다. 이러한 매개 변수의 지식, 의식 및 숙련된 기술에 의하여 MWM의 성공적 적용을 위한 기회를 최적화하는 능력을 치료사에게 제공한다.

이러한 가동술 매개변수를 이해해야 하는 중요성에도 불구하고, 움직임(movement) 혹은 MWM의 두 번째로 'M'인 MWM의 핵심적 특징을 파악하는 것이 중요하다. CSIM은 환자특이장애측정(Client Specific Impairment Measure)으로 부르기로 한다.특히, MWM을 성공적으로 적용하는 방법을 이해하는 열쇠는 치료 선택 문제의 범위에서 치료사들이 CSIM의 역할을 이해하는 것이다. 예를 들면, 최적의 힘 크기를 결정하는데 있다. MWM 가동술 힘의 변수를 자세히 설명하기 전에 이 장에서는 먼저 세부 MWM의 움직임 요소를 정의하고 다른 장들을 통해 이것이 가장 중요한 요소임을 보여준다.

이 장에서는 두 부분으로 나눈다 : 첫 번째 부분은 MWM의 CSIM이나 움직임 요소에 관한 것인 반면, 두 번째 부분은 MWM의 가동술 요소에 관한 것이다.

CSIM 1부 : MWM의 움직임 요소
PART 1 CSIM : THE MOVEMENT ELEMENT OF MWM

환자에게 문제가 되고 있는 신체적인 작업수행에서 의미 있는 임상 평가가 있다면 MWM이 적용될 수 있다. 평가는 환자 중심이 되어야 하고 개별 환자에 대한 의미 있는 것이어야 하므로 결과적으로 우리는 이것을 환자특이장애측정(CSIM)로 부른다. 약간 다른 방식으로 이 부분을 강조하기 위해서, CSIM을 확립하는 것은 충족해야 할 첫 번째 기준이다. CSIM를 확인할 수 없으면 MWM도 사용할 수 없다.

환자의 문제 The patient's problem

CSIM은 치료사가 할 수 있으며, 여러 방법에서 Maitland의 방법과 비교되는 환자에게 나타나는 문제를 비교하는 신체적 작업수행 또는 기능적 활동이다. 즉, CSIM은 핵심 요소는 환자의 주요 관심사들을 반영해야한다는 것이다. 임상에서 평가되는 CSIM은 일의 수행 자체가 될 수 있다. 예를 들어, 어깨 문제를 평가하기 위해 등 뒤로 손을 셔츠에 집어넣는다던지 또는 무릎 문제에 대한 계단 내려가기 등을 들 수 있다. 그것은 임상에서 쉽게 재현할 수 있는 신체적 활동 혹은 작업으로 MWM에 직접적으로 통합될 수 있는 것이 있는 반면, 다른 하나는 임상에서 쉽게 재현할 수 없는 약간 다른 방식으로 접근해야 한다. 이것을 설명하기 위해 주된 문제가 공을 던지는 것인 남성 환자의 예를 들어 본다. 이것은 분명 환자가 공을 던지는 동안 어깨에 수기치료를 한다는 것은 어렵다. 따라서 이러한 경우 치료사는 장해의 신체적 증상을 확인하기 위해 임상적으로 재현이 가능한 신체적 검사를 해야 하며, MWM 적용이 가능한 것이어야 한다. 이 경우 어깨뼈(견갑골, scapula) 올림(거상 elevation)에서 견갑면으로 90°회전해서 시행해야 될 것이다. 즉, 더 복잡하거나 까다로운 작업은 임상적 맥락에서 배제하는 것이 필요하다.

일부의 경우 CSIM가 임상에서 재현할 수 있는 움직임이지만 MWM의 적용에 꼭 지켜할 사항은 아니다. 예를 들어, 어떤 환자가 완전히 쪼그려앉기나 계단을 내려갈 때 심한 통증 문제를 가지고 있다고 가정하자. 이 경우는 완전히 쪼그려앉기나 계단을 내려가는 것으로 재현하는 것은 바람직하지 않을 수도 있기 때문에 치료사는 보다 스트레스가 덜 가고 통증이 덜한 다른 방법으로 해야 한다. 그래서 이 경우는 체중부하 자세보다 부분적 무릎굽힘 자세에서 비체중 부하의 쪼그려앉기를 하여 실시하는 것이 바람직하며, 이 자세가 치료의 시작점이 될 수 있다. 체중부하 없는 무릎굽힘자세가 약간의 통증만 나타난다면, 네발기기자세나 걷기에서 발을 떼듯이 부분적인 체중부하를 하거나 또는 작은 의자가 합리적이고 적당한 출발점이 될 수 있다. 요약하면, 환자의 주된 문제를 반영하는 CSIM의 선택은 완전한 관절부하 자세에서 심한 통증문제의 유발 없이 안전한 MWM를 적용할 수 있다.

CSIM을 적절히 하려면 치료사는 먼저 문진(interview)을 통해 환자가 가지고 있는 문제점(대개 통증의 문제)을 일반적인 증세나 신체적 활동 또는 작업수행을 통해 확인하여야 한다. 그럼으로써 치료사는 신체적인 작업수행이 환자의 일상적인 기능뿐만 아니라 상태의 심각도 및 과민성을 방해하는 정도를 문서화하여 확인해야 한다. 그런 다음 신체검사에서 치료사는 CSIM의 범위를 정할 것이다. 이 범위가 문제 확인에 다소 변수가 될 수 있는데, 통증 상태에 대한 딱딱함(stiffness)이나 약증(weakness) 문제에 따라 달라질 수 있다.

통증이 있는 상태에서의 CSIM의 범위
Quantifying the CSIM in painful conditions

통증 같은 문제가 나타나는 경우 CSIM의 끝점(endpoint)은 근본적으로 통증의 시작점이다(또는 통증 임계값 끝점(pain threshold endpoint)이라고도 함). 움직임이나 근육 수축 같은 물리적인 작업수행도 통증 발생에서는 정지가 된다(표 2.1). CSIM의 사용범위는 신체적 활동이나 작업수행의 양을 정하게 되고 이것은 통증 발생을 만들고, 이것은 다시 통증의 양이나 정도를 제한하게 된다. 예를 들어, 신체적인 문제가 통증이 발생되는 움직임이라면, 환자들은 움직임 중에 먼저 통증을 느낄 때 이것을 말할 수 있고, 이것을 통해 관절각도기(goniometer), 경사계(inclinometer), 줄자 또는 다른 기준점으로 측정할 수 있을 것이다(예를 들면, 벽에 지점을 정하여..). 통증이 발생되는 근육 수축이 CSIM되는 경우에는 근력계(dynamometer)로 측정될 수 있고, 그래서 통증의 첫 번째 인식에 이르게 만든 힘의 양이 환자의 문제를 정량화하는데 사용된다〔예, 제13장에서 설명하는 사례 연구에서 그림과 같이 테니스 엘보(tennis elbow)의 쥐기 검사(grip testing)〕.이러한 모든 측정들은 근골격계 건강관리 실행의 표준이며, 관례적인 것이다.

검사의 끝점(통증 임계치, pain threshold)에서와 같이 통증 유발의 사용은 둔감(non-irritable) 발생과 통증악화를 최소화 한다는 것에 대해 중요한 의미가 있기도 하거니와 이후 급성통증 치료에 가장 적합하다. 그것은 어떤 통증 악화의 잠재성을 평가하기 위해 CSIM의 시행 후 나타날 수 있는 과민성 관리에 사용되어져야 한다.

관절가동의 끝 범위나 완전한 근수축에서 통증이 있는 경우의 CSIM 범위

CSIM quantification where pain is at end of range or at full strength contraction

환자가 통증이 시작되는 지점에서 완전관절가동범위(ROM) 또는 정상적인 근육 강도(대개 반대측과 비교하여)를 보여줄 때 통증발생 문제가 어디에 있던지 앞서 언급된 지침을 적용하지 않을 수 있는 유일한 경우이다. 그러한 경우 CSIM은 가시적통증유추척도(VAS, pain visual analogue scale), 또는 수치평가척도(NRS, numerical rating scale) 같은 평가에 의해 나타난 통증의 수준이나 정도로 측정될 수 있다(표2.1).

통증이 나타나지 않는 경우의 CSIM 범위 (예, 약증, 뻣뻣함)

CSIM quantification where pain is not the problem (e.g. weakness, stiffness)

앞서 언급하는 것은 문제가 되는 치료기간에 따른 통증의 악화가 치료 계획을 지속하기위한 실질적인 행동을 억제하는 신체 활동에 통증을 가진 환자에 대한 것이다. 그러나 통증이 없이 작업 수행에 제한이 있어 도움이 필요한 경우– 예를 들면, 근육이 단단(tight)하거나 관절강직 혹은 근약증이 있는 경우–는 불편함과 ROM 획득 또는 생성된 근력과 함께 관리될 수 있다. 다리 들어올리기(SLR) 견인과 발목올리기 MWM은(제5장 그림 5.3 참조) 어디에 통증이 있는가가 주된 문제가 아니라 ROM을 개선하기 위해 보고된 치료방법의 예이다.

표 2-1. 끝점(endpoint) 관점에서의 손상 정의, 측정 방법과 MWM의 대상

손상 Impairment	끝점 endpoint	측정 혹은 양 Measurement or quantity	MWM 대상 MWM target(s)
통증제한 동작	통증 시작	동작의 등급[2]	동작(통증 없이)
통증 호	통증 시작과 끝[3]	동작의 등급	시작점에서 동작 호와 동작(통증 없이)
관절가동 끝지점에서의 통증	정상ROM의 끝	통증(NRS 혹은 VAS)4	통증(ROM없이)
통증없는 LOM	ROM	동작의 등급	동작
통증으로 인한 정상보다 적은 힘 생산	통증 시작	힘 배출	통증없이 힘 발생6
근력 감소 없이 통증 있는 수축	정상 힘의 배출	통증(NRS 혹은 VAS)	힘 발생없는 통증
통증 없는 약증	힘 배출	힘 배출	힘 발생

1. 동작은 관절, 근육이나 신경에 의해 좌우된다. 이것은 이 표의 모든 동작 기능에 적용된다.
2. 일부 예에서 차이는 없지만, 직선거리에는 도달 됨(예, 등 뒤로 손을 대고 몇 mm 되는지, 허리를 숙여 손가락이 바닥에 닿는지 측정)
3. 더 많은 움직임을 방지하기 위해서는 움직임이 증가될 때 통증 시작시 통증 경험이 증가되지 않아야 한다.
4. VAS(시각적 유추척도), NRS(수치평가척도)
5. 이것은 또한 환자가 통증을 호소하지 않아도 스트레칭과 불편함을 인지하는 것을 포함할 수있다.
6. 재현성 측정을 위해, 힘 발생은 일반적으로 등척성을 하지만, 이것은 통증이 포함되고 통증이 끝점일 때 만 관련된다.

MWM 적용시 CSIM을 어떻게 사용하는가?

How to use a CSIM when applying MWM

CSIM의 중요한 측면은 치료 과정 중에 MWM의 적용을 바로 잘하는 것뿐만 아니라 적용 후 MWM의 수정도 바로 하는 것일 것이다. 그것은 치료과정 중의 기간(session)과 기간사이에서 실시된 MWM의 효과를 판단하는데 사용된다. MWM 적용시 CSIM 사용은 뻣뻣함(stiffness)이 있거나 약증이 있을 때 보다 현저한 통증이 있을 때 약간의 차이를 두어야 한다.

이 단락에서는 통증으로 인해 동작 혹은 근수축의 제한이 있는 환자이거나 관절가동의 끝부분에서 또는 특별한 제한 없이 최대 근수축을 할 때 통증이 나타나는 환자뿐만 아니라 관절의 구축이 있어도 통증이 나타나지 않거나 최소한으로 나타나는 환자 등 일반적인 환자의 차이에 따른 CSIM의 개요에 대해 설명할 것이다.

통증이 있는 상태에서 MWM이 사용되는 경우
When the MWM is being used in a painful condition

CSIM 동안 MWM에 요구되는 통증억제와 즉각적인 효과는 통증발생 지점에서 측정되는 양에 따라 실질적이고 즉각적인 진전을 통해 판단된다. 예를 들어, ROM이 160 °이상 되는 어떤 관절에서 60 °부터 통증이 나타난다면, 통증이 나타나기 전 60° ~ 120 ° (100 %)에서 나타나는 진전은 상당한 개선으로 볼 수 있다. 약 50~100%의 개선은 가끔 이런 점(예, 무릎뼈 넙다리관절(슬개대퇴관절,patellofemoral joint))에 대한 McConnell'의 활주와 경사 테이핑(tilt taping)은 환자의 통증을 약 50% 정도 감소시키는 MWM과 매우 유사함)에서 도달해야 할 목표로서 언급되지만, MWM 존재에 대한 확실한 옹호 근거는 되지 못한다. 논리적으로 MWM 방법으로 관리하는 경우 성공 가능성이 더 크고 치료프로그램에서 MWM의 사용을 추구하는 것이 치료의 효과적인 과정이다.

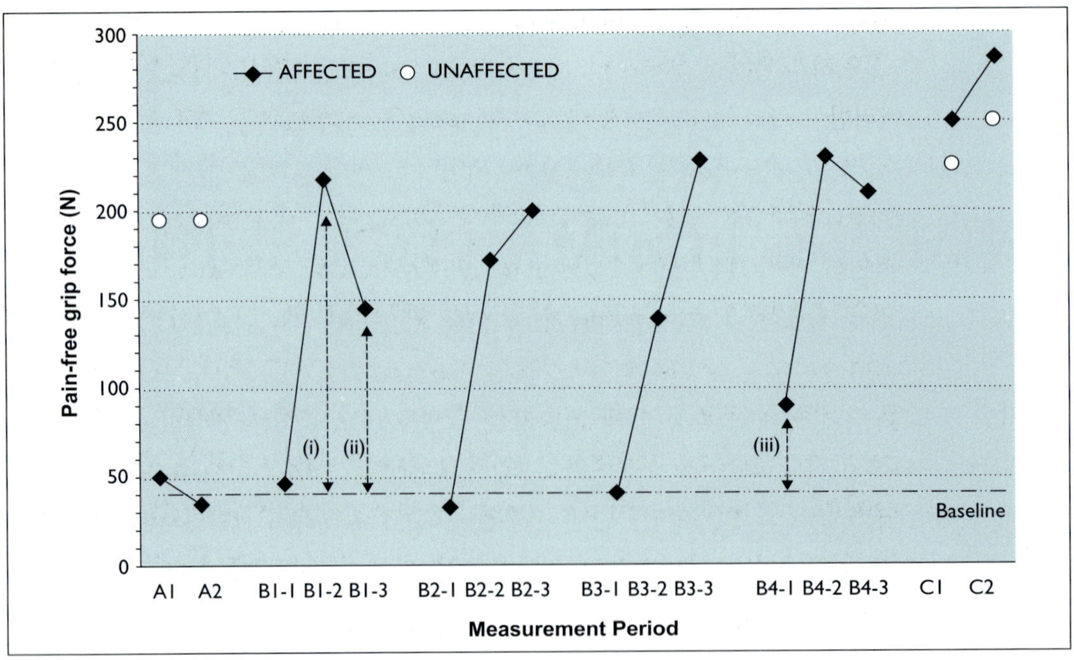

그림 2.1 기준치 단계에서 8번(sessions)에 걸쳐 통증 없이 쥐는 힘 측정(A) 치료 단계(B) 및 치료 후 단계(C)

동그라미는 정상측을 나타내고 마름모는 환측을 나타냄. 환측에서, 각 치료 단계마다 3중 측정(B1에서 B4) MWM 치료전(–1), 치료 중(–2), 그리고 치료 후(–3) 측정. 관심있게 보아야 할 핵심 포인트는 MWM적용 동안의 쥐는 힘(i)이며, 같은 기간에 대해 적용 후(ii)와 적용 전의 비교뿐만 아니라 다음 치료 기간에서의 적용 전 쥐는 힘(iii)도 기준치와 비교되어 있다(A 와 B1–1). 이 그림에서, B4–1은 첫 번 째 치료기간에서 MWM 적용 전 쥐는 힘이 기준치보다 상당히 높게 나타나 있으며(iii), 우리가 제안하는 것은 치료사와 환자에 의해 시행된 MWM과 테이핑, 운동 등 충분한 양의 표시다. 그림은 Vicenzino & Wright 1995.[8]에 의해 인가된 것임.

흥미롭게도 다른 사람들도 기간(session) 사이의 변화가 기간변화로부터 예견된다는 것을 보여주고 있다. 예를 들어 Tuttle은 경추 수기치료에서 ROM, 통증 강도 그리고 통증의 중앙화(pain centralisation)가 이러한 평가에서 71 – 83%의 예측 이내에서 기간사이의 변화가 높게 예측되는 것을 보여주고 있다. 이것은 MWM, 또는 기타 수기치료의 치료 선택에서 임상 결정에 대한 안내로 CSIM 사용의 개념에 대한 신빙성을 더해주는 것으로 고려된다. 이것은 어느 정도 개선이 아주 중요하다는 것을 결정하는 천정효과(ceiling effect)의 개념을 이해하는 것이 중요하다. 예를 들어, 양측 사이에 10% 정도의 ROM 부족이 있는 경우(혹은 이전 단락의 16° 경우처럼), 이 약간 차이의 운동범위를 통증 없는 방법으로 되찾는 것은 또한 실질적인 효과이다. 따라서 현재 상태와 잠재해 있는 진전 가능성 또한 어떤 것이 실질적인 것인가를 판단하는데 영향을 미친다.

Vicenzino와 Wright는 사례 연구에서 MWM 적용 중에 원하는 반응의 개략적인 부분을 보여주었다(그림 2.1). 그 환자는 39세의 여성으로 가쪽위관절융기염(외과상염, tennis elbow)을 가지고 있으며, 일반적인 치료(심부조직 마사지, 횡마찰 마사지, 전기치료 등)에는 반응이 없었다. 가쪽위관절융기염에 대한 MWM 외측활주(lateral glide) 적용은 평가를 기본적으로 하고 3 · 4회 치료를 하는 동안 통증이 없이 강한 주먹을 쥘 수 있는 상당한 변화를 나타내었다(그림 2.1(i)). 이러한 것에는 치료사가 MWM을 적극적으로 적용해야 하는 반면에 기본적인 CSIM 측정의 상당한 변화가 있어야 한다. 그림 2.1(ii)에서 나타난바와 같이 MWM 적용에 따른 즉각적인 CSIM의 활용은 또한 CSIM의 사전치료 측정과 상당한 관련이 있다.

앞서 MWM 적용시와 적용 후 즉시의 CSIM에 대해 언급하였다. 거기에는 MWM이 적용되기 전에 성공 여부를 예측하는데 CSIM이 유용하게 사용될 수 있다는 것을 증명 할 수 있는 예비 근거(preliminary evidence)가 있다. 또한 MWM을 통한 성공의 예측변수 문제 해결을 인식하게 하는 어떤 연구도 있다. 이러한 최근의 연구에서 예비 임상예측규칙 (preliminary clinical prediction rule, CPR)은 평균 다섯 주기(session)의 MWM과 3주 이상의 운동치료를 받은 가쪽위관절융기염(외과상염, tennis elbow)이 있는 64명의 환자의 사후 분석(post-hoc analysis)을 통해 개발되었다. 이 분석에서 확인된 일변량(univariate) 예측 변수(predictor variables) 중 하나는 사전 MWM 적용에 비해 팔꿈치 MWM 외측활주의 적용 중에 통증이 없는 주먹쥐기 힘(CSIM)에서 25% 이상의 개선이 있었다. 그러나, 이것은 최종 다변량 임상예측규칙(CPR) 모델에 포함되지 않았고, 그것은 단지 79%에서 85% 정도 개선된 미세한 증가로 보이는 작은 효과 정도(양성 공산비율, positive likelihood ratio)을 1.5 [LR] (95% CI 0.78–2.9))를 나타내었다.

흥미롭게도, 최종 CPR 모델에서, 치료 전 CSIM는(통증 없는 쥐기 힘은) 3주 정도에서 테니스 엘보 개선의 주요 결정인자로 작용했다. 즉, 다음과 같은 경우 두 가지가 환자에 존재할 때 치료와 더불어 진전의 확률이 93% (LR 3.7 [1.0–13.6 CI 95%]) 증진된다 : (a) 환측에 확연히 통증 없이 쥐는 힘을 유지할 때(〉112N), (b) 정상측에 통증 없이 쥐는 힘이 약할 때(〈336N), (c) 49세보다 젊은 층. 이러한 사전 판정은 더욱 모두 임상과 연구를 통해 탐색해야 한다. 이러한 예비 결과는 보다 더 임상과 연구를 통해 조사해야 한다. 그럼에도 불구하고, 결과는 치료사가 효과적인 MWM 치료를 선택할 수 있는 자신감에 충만해 있는 첫 치료 적용에서 CSIM의 역할을 위한 지원을 제공(및 CSIM에서 변경 가능한)한다.

MWM의 중요한 것은 움직임의 끝지점에서 CSIM에 대해 밀기기법(과압력, overpressure)을 적용하는 것인데, 단 통증이 없을 때 이어야 한다. 멀리건도 강조한 이 밀기기법은 강하게 하며, 치료효과를 최적화하기 위해서도 필요한 것으로 간주된다. 환자나 치료사 다 밀기기법을 적용할 수 있다. 어떤 경우는 치료사는 MWM을 하기 위해 양손을 사용하고 있기 때문에 환자가 밀기기법을 적용해야 할 때도 있다. 이러한 상황에서 환자는 사전에 MWM의 적용 과정에 대해 설명을 들어야 하며, 밀기기법을 이해하고 수행 할 수 있는 능력이 있어야한다. 더불어, 체중 부하 활동(16장 참조)이나 중력효과(15장 참조)를 포함한 특정 기술도 효과적인 밀기기법의 구성요소로 수기치료 적용 없이도 할 수 있는 자가 MWM으로 수행 할 수 있는 환자들에 대한 소중한 기술이다.

개괄적으로 설명하면, 통증이 있는 상태에 대한 MWM의 기본적인 법칙은 RoM이나 근력증가 기간에 실시 할 때 혹은 실시 후 즉시 통증을 발생(표 2.1) 시키는 CSIM의 변화가 있을 필요가 있다는 것이다. 이 점에서 중요한 문제는 CSIM에서 통증의 첫 번째 인식에서 얻은 ROM 또는 힘의 양에 대해 유념해야 된다는 것이다.

관절가동의 끝범위나 강한 근수축에서 통증이 있는 경우의 MWM

For the MWM where there is pain at end of range or on full strength contraction

생성 된 ROM 또는 힘의 양 대신에, 이런 상황에서 환자가 통증의가시적유추척도(VAS)나 수치평가척도(NRS)를 사용하여 통증 인식을 확인할 수 있으며, MWM이 다른 어떤 치료보다 통증을 억제하거나 적게 감소시킬 것이다(표 2.1).

통증이 문제가 아닐 때 MWM을 사용하는 경우
When the MWM is being used in cases where pain is not the problem

CSIM은 통증이 있을 때와 거의 같은 방법으로 사용하지만, CSIM의 끝점(endpoint)은 ROM 또는 힘 생성 같은 양의 문제일 때 사용될 수 있다(표 2.1).

제1부 요약 Summary of Part 1

환자의 특정 문제에 대한 치료 효과와 관련 있기 때문에 CSIM은 근본적으로 MWM의 가장 중요한 요소이다. 그래서 그것은 치료사의 선택, 수정 및 치료기술의 다양한 매개 변수가 있는 진행 관점에서 MWM의 지침이 된다. 이러한 점에서 치료사가 다른 임상 발표에 대한 CSIM과 그 끝점의 개념을 이해하는 것은 매우 중요하다(예, 통증제한 기능). 이 장의 다음 부분은 적용되는 힘이나 MWM의 가동술 요소에 초점을 맞추고 있다.

제2부 : MWM의 가동술 요소
Part 2: The mobilisation element of MWM

MWM의 가동술 요소에서 가해진 힘 벡터(force vector)의 매개 변수가 힘 적용 방향의 별도 범주에 따라 여기서 논의 될 예정이며, 적용되는 힘의 양, 힘의 방향과 양 사이의 상호 관련성, 힘 적용의 위치, 그리고 적용되는 힘의 방식(예, 수기, 테이프 사용, 치료용 벨트 사용 여부 등)과 전반적인 양(volume) 등이 논의 될 예정이다. 전반적인 양은 치료사와 환자에 의해 반복 실시된 MWM의 총 합을 말한다. 이런 적용하는 힘의 양, 방향 및 적용의 위치 같은 가동술 매개변수의 조작이 효과에 즉시로 직접적인 영향을 미친다고 생각한다. 매개변수의 양이 변하더라도 시간이 지남에 따라 지속적인 효과가 있어야 된다는 것을 고려하여야 한다. 이러한 요소는 MWM의 가동술 부분(MWM의 첫 번째 'M')의 매개변수(parameters)/변수(variables)로 간주 될 수 있다(그림 2.2).

이러한 매개변수에는 두가지 기준점이 있다(그림 2.2). 하나는 힘의 양(N)과 방향(각도) 같은 입력 매개변수의 설명을 참조하는 것이다. 다른 참조 사항은 CSIM이며, 특히 결과에서 나타난 변화가 어떻게 CSIM에 매개변수로 영향을 미쳤느냐 이다. 이 두 기준점 사이의 상호 관계는 그림 2.3에서 제시된 알고리즘(algorithm)에 강조되어 있다.

힘 적용의 방향 Direction of force application

힘 적용의 방향은 치료 기간 내에서 적용할 때와 첫 적용 후에 CSIM의 최선의 결과에 근거를 두고 있다. 힘 적용 방향은 치료사가 관절에 가하는 종속동작(accessory motion)이나 수동 생리적 동작(passive physiological motion)의 방향과 관련된다. 예를 들어, 종속동작은 일부 관절에서의 생리적 동작을 비롯한 내, 외, 전, 후의 활주와 관절의 견인 그리고 회전을 포함한다. 굽힘과 폄, 벌림과 모음은 관절가동술에서 드물게 사용된다. 환자가 CSIM을 받는 동안 이러한 수동적인 힘은 계속 유지되게 된다. 멀리건 저서(제4판)가 특별히 표현한 말초관절의 25가지 기술에 대해 유의하는 것은 흥미로운 일이며, 거기에는 외측활주가 11번이나 언급되어 있고(전체 언급된 관절가동술의 44%) 가장 선호하는 방향으로 나타나 있다. 일반적으로 다른 수기치료에 비해 MWM의 특징은 횡단면(transverse plane) 활주(56%)가 시상면(sagittal plane) 활주보다(28%) 더 권장되는 특징이 있다. 이것은 멀리건의 치료과정을 통한 그의 임상 관찰의 기록을 통해 볼 수 있어야하지만, 그것은 여전히 각 개별 환자에게 적용되는 MWM의 시작지점에 관한 전문가의 의견(기술의 혁신에서)과 더불어 초보 치료사들에게 제공되고 있는 실정이다. 이는 MWM 적용시 힘의 방향에 대한 특별한 다른 지침이 없기 때문이기도 하다.

멀리건에 의해 설명 된 특정 MWM의 권장되는 힘의 방향 적용 외에도 치료사는 MWM을 처음 적용 할 때 관절가동술의 오목–볼록법칙이나 손상 기전에 역행하는 치료 같은 다른 기본적인 원칙을 따라야 한다. 어떠한 관절에 활주를 하고자 할 때 치료사는 관절의 오목면의 중앙에 대한 볼목면의 회전축에서 그어진 선에 대해 직각으로 놓여지는 치료면으로 해야 된다는 기본적인 개념을 인식하고 있어야 한다. 치료면에 대한 한 예는 그림 2.4에 예시되어 있다. 이것은 효과가 있다고 알려지고 있으며, 모든 MWM은 치료면에 대해 평행 또는 수직으로 적용된다.

이러한 힘의 방향 적용에는 두가지 중요한 측면이 있다 : 총체적인 것(앞에 언급된 항목들)과 일부분적인 것. 예를 들어, 치료사가 경골대퇴관절(tibiofemoral joint)의 통증으로 쪼그려앉기의 제한이 있는(쪼그려앉기 3/1의 제한) 환자의 개선을 위해 외측활주를 적용하는 것을 그려본다. 먼저 활주를 시행하는 환자의 경우 더 할 수 있더라도 무리한 범위를 넘지 않도록 해야 한다(예를 들어, MWM 시행 전에 3/1 정도 쪼그려 앉을 수 있는 환자가 시행 후 절반 정도 가능한 경우). 더 큰 효과를 추구하기 위해, 치료사는 약간 뒤로 기울여 측면 활주의 경사를 이용한 미세조정을 하여 더 나은 결과를 달성하기 위해 활주 방향을 수정 할 수 있다(관상면(frontal plane)으로 약 10° 후방 ; 예를 위해 그림 2.4(b)에 나타냄). 그렇지만, 측면 활주의 초기 적용에서 아무런 변화가 없었을 경우에는 설령 큰 효과를 보지 못하더라도 치료사는 총체적인 힘의 방향 변경을 고려해 보아야 한다(예 : 내측이나 후방 활주, 또는 내측 회전을 수행). MWM이 혁신적이기는 하나 CSIM 향상을 위한 힘 적용 방향과 관련된 문헌은 그리 많지 않다. Abbot 등은 테니스 엘보(tennis elbow)가 있는 25명의 환자 연구에서, 9명은 순수하게 외측활주를 하고, 10명의 환자에서 가볍게(5° 미만으로) 외측 후방(posterior of lateral direction)으로, 6명의 대상자는 그 반대로 가볍게 전방 혹은 외측 꼬리방향으로 MWM 외측활주를 실시하여 19명의 환자에서 강한 쥐기를 할 때 통증이 크게 감소하는 반응을 보였다고 하였다. Teys 등은 어깨 올림(elevation)시 통증이 있는 24명의 환자에 대한 MWM의 효과에 대해 평가 하였는데, 위팔뼈(상완골, humerus)를 엉터리로 전방으로 하였을 때 보다는 후방으로 활주 하였을 때 어깨올림의 현저한 진전(~10 %)이 있다고 하였다. 흥미롭게도, 위팔뼈머리(상완골두)를 이용한 치료 방향이 치료 후 RoM과 통증 감소에 상당한 영향이 있다는 어깨 수기치료(MWM이 아닌 치료)에 대한 눈에 띄는 근거가 있다.

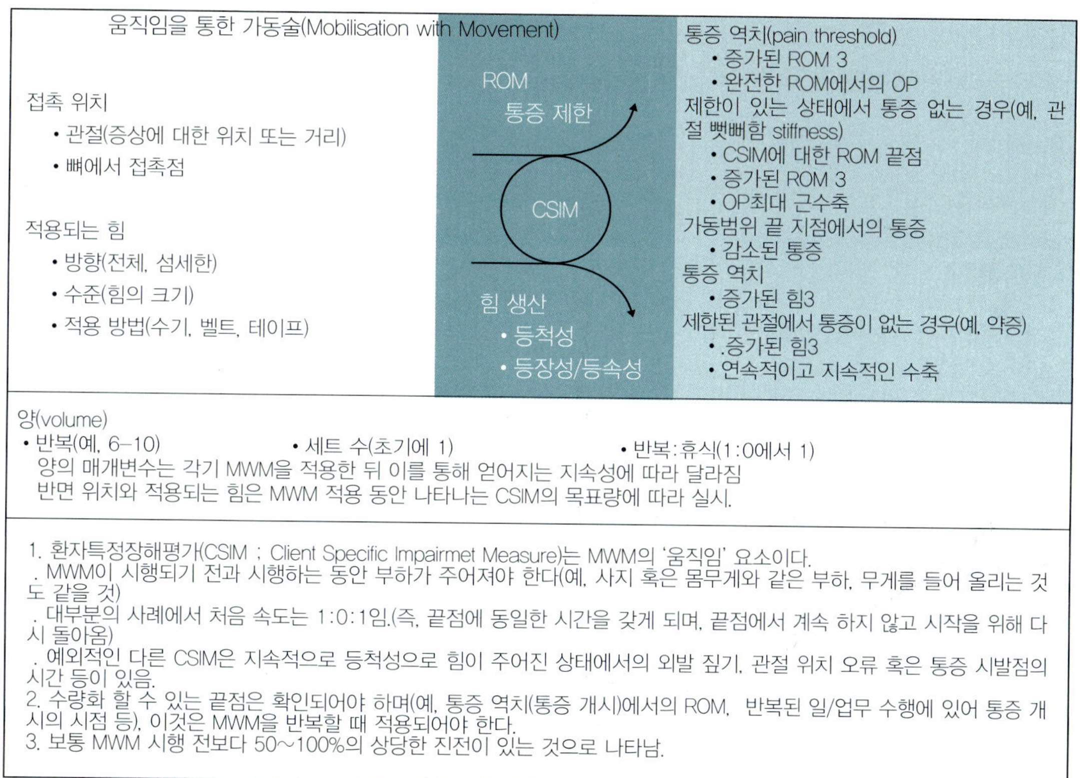

그림 2.2 주요점이 CSIM 혹은 MWM의 움직임 요소이며, 이의 배출 척도(오른쪽 열)라는 것에 대한 도식화된 MWM의 정의의 개요
MWM의 '가동술' 요소의 입력 매개 변수는 왼쪽 열에 나열되어 있다. 통증 역치는 환자가 처음 통증을 느낄 때 ROM 또는 생성된 힘 같은 통증 이외의 일의 양의 한계와 관련된다. 즉, 통증이 변수가 아니라 ROM 또는 힘 생성은 배출 척도(output criteria)의 핵심이다. 환자의 문제를 주로 제한하는 특징은 통증이 아니라, 통증, ROM, 및 생성된 힘의 측정이 가능한 배출 척도가 된다. 이러한 척도에서 가동술(MWM에서 첫 번째 'M')의 입력 매개 변수를 조절하기 위한 결정이 지어질 수 있다(왼쪽 세로 열에는 위치와 힘이, 각주 위의 중간 열에는 양(volume)임). 이 일의 흐름도(flow chart)의 암시가 MWM 적용의 특성을 반복한다.

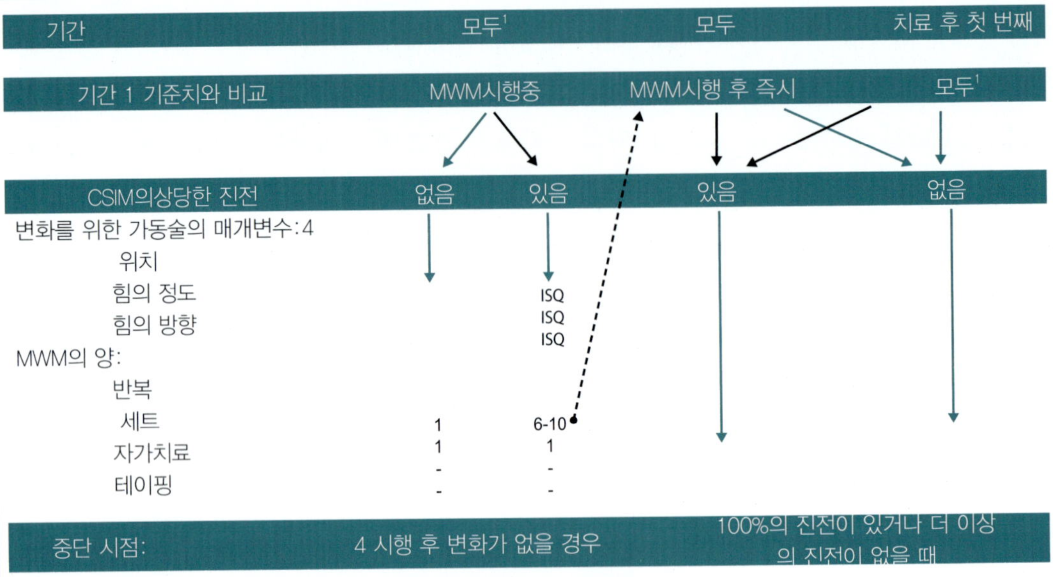

1. 한 세트의 MWM 반복을 끝낸 뒤에는 MWM 적용과 함께 가동운동을 통해 점차적으로 통증이 덜어진다. 환자가 첫 번째 움직임에서 통증 악화가 있으면, 일반적인 이런 결과에서 잘못된 것이다.
2. 만약 환자가 MWM의 한 가지 기술로만 100% 회복되지 않는다면(그들의 상태에 따른 가능한 범위에서) 새로운 기술로 적용해 봄을 고려하거나 다른 관절에 적용하는 것도 고려할 것(예, 말초 문제의 경우 척추에 하거나 인근 관절에 적용)
3. 나쁜 효과가 일반적으로 나타나는 경우(대개 24시간에서 48시간 동안 계속 나쁜 상태가 나타날 때) 첫 번째 기간(session)에 연습이 되어야 하며, 양(volume)이 지나친 경우 나타날 수 있음.
4. 끝점(endpoint) 기준에서 ROM을 위한 모든 MWM에 과압력(overpressure)이 적용되었음. 이 과압력은 ROM제한이 있는 통증에는 수동적으로 하게 되거나 ROM제한이 있는 딱딱함(stiffness)이나 약증이 있는 경우는 최대의 수축을 야기 할 것이다.
5 이것은 첫 번째 기간(session)에 항상 그렇지는 않지만, 성공적인 MWM을 위해 어떻게 해야 하고 환자는 자가치료를 어떻게 하며, 테이핑은 가능한 어떻게 해야 하는지를 배우는데 달려있다. 첫 번째 기간 후 환자가 많이 좋아진다면(몇 가지 나타나는 경우) 자가치료와 테이핑은 더 이상 필요치 않는다.

그림 2.3 하나의 세션(기간, session)에서 여러 세션에 걸친 MWM의 적용과 진행에 대한 임상추론 과정이 포함되어 있는 제안결정 개요 모형.
적용과 진행에서 세션 결정을 하는 경우 임상추론 과정은 적용 전 CSIM에 비해 MWM을 적용하고 난 후 즉시와 적용시의 반응에 크게 의존하는 반면, 적용 전 CSIM 다음 세션은 첫 번째 세션의 기준 CSIM(적용 전)에 비교하게 된다. 어쨌든 CSIM은 상당한 진전이 있었든지 아니면 영향이 없을 수도 있지만 MWM의 변수와 요구도에 따라 변화를 줄 수 있는 것만은 분명하다. 힘의 위치, 수준, 방향 같은 매개변수들은 적용하는 동안 효과를 변화시키는데 조절되고 반면, 양적인 매개변수는 각각의 치료기간에나 치료기간 내에서 MWM 후의 CSIM을 유지하거나 진전시키는데 대개 이용된다. 일반적으로 성공적인 MWM의 치료기간은 10회 반복의 1에서 3세트에서 대개 나타나지만, 각 개인에 대한 정확한 치료의 양은 적용 후 CSIM 반응에 의해 확실하게 확인할 수 있다.

멀리건에 의해 오랫동안 제기된 MWM 시행동안 전체 힘의 방향과 그 미묘한 변화는 MWM의 성공적인 적용에 대단히 중요하게 나타난다. 치료사들은 치료결과의 진전에 이러한 매개변수의 변화를 고려하여야 한다.

힘 적용의 양Amount of force application

CSIM의 초기 변화는 MWM 실시동안 적용되는 힘의 양에 의해 어느 정도 결정된다. CSIM의 결과를 제어하는 힘 적용의 역치(threshold)가 있을 수 있다는 예비 근거가 있다. McLean 등은 여섯 명의 테니스 엘보 환자에서 통증 없이 힘주어 쥘 때 네 단계로 힘을 증가하여 적용할 때의 효과를 평가했다(그림 2.5). 그들은 팔꿈치에 MWM의 측면 활주를 하는 동안 치료사에 의해 적용된 힘을 측정 할 수 있게 유연성이 있는 매트를 사용하였다. 치료사는 세단계의 힘(자신의 최대 힘 적용의 ⅓, ½, ⅔)을 어림하여 무작위 순서에서 이러한 최대 힘을 적용하였다. 데이터에서 보면 낮은 단계의 힘(37 N)보다 높은 두 단계의 힘(약 30 % 이상)에서 실질적으로 거의 통증 없이 쥐는 힘을 나타내는 것을 보여 주었다. 재미있는 것은 통증 없이 쥐는 힘을 나타내는데 최대 힘(평균 113N)과 최대의 3분의 2 힘(75N) 사이에 아주 약간의 차이가 있었다. 이러한 지식이 MWM 효과에 영향하는 힘 적용 양의 변화를 평가 할 수 있는 유일한 연구이다. 이것은 작은 예비 연구에 불과하지만 MWM 적용시 CSIM 효과가 크지 않다면 치료사는 충분한 힘을 가하였는지 생각해야 하고, MWM을 할 때 적절한 힘을 적용하는 것이 필요하다는 경각심을 일깨워 주고 있다. 환자가 비교적 크거나 매우 딱딱한 결합 조직을 가지고 있으며, 치료사가 상대적으로 작고 (작은 손을 가졌거나) 또는 근력이 충분하지 않은 경우 치료용 벨트를 사용함으로서 힘을 보조하여 치료효과를 높일 수 있을 것이다(예시, 그림 1.2b, 5.3, 13.4 와 17.2).

반면, CSIM의 효과가 상당한 경우 치료사는 더 적은 힘으로도 효과를 달성할 수 있는지 고려하여야 한다. 실제로 적은 힘은 연부조직에 영향을 미치는 치료의 부작용 위험을 줄일 수 있다. 이러한 것으로 볼 때 특히 손상 뒤 바로 치료하는 경우나 통증이 높은 경우에 MWM를 시작하기 위해 항상 낮은 단계의 힘을 적용해야 한다는 것을 알 수 있다. 그것은 CSIM에서 원하는 효과를 달성하기 위해 필요한 최소한의 힘이 목적이어야 한다. (이러한 개념적 틀에 대한 것은 다음 단락을 참조)

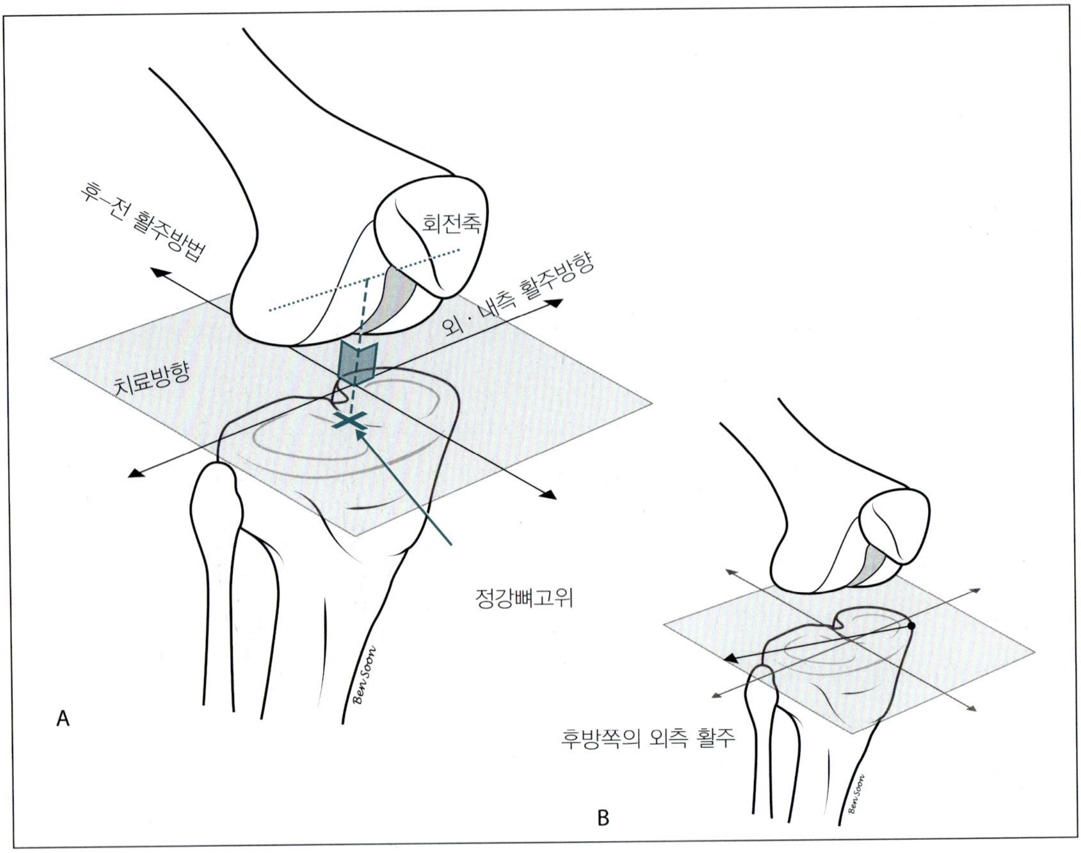

그림 2.4 치료면(treatment plane)

(a) 치료계획은 정강넓다리관절(tibiofemoral joint)의 예를 기준으로 정해진다. 치료계획은 넓다리뼈 융기(femoral condyle ; 볼록 부위)의 회전 중심에서 정강뼈 고위(tibial plateau ; 오목 부위)의 중심으로 수직으로 그은 선을 긋게 된다. 이 면에서 일어나는 활주와 회전(rotation)은 역학적으로 가장 효과적인 것으로 생각된다.

(b) 접점과 화살표 방향에서 나타내고 있는 원 안에서 약간의 후방 경사의 외측 활주를 통한 미세 조정을 보여주고 있다.

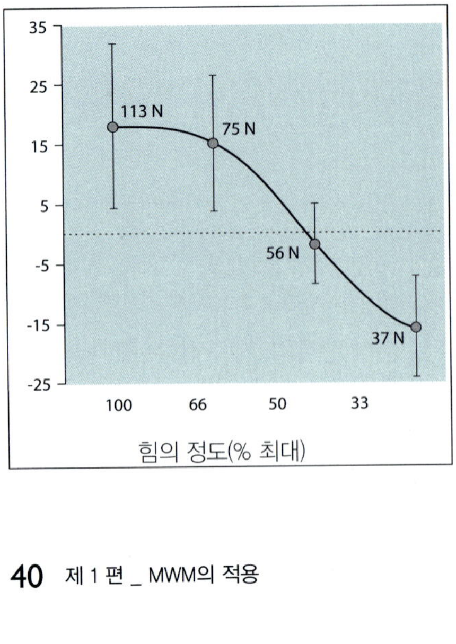

그림 2.5 적용된 MWM의 수기 힘(manual force)과 통증이 없는 상태에서의 쥐는 힘 비율(% PFGS ; percentage change in pain-free grip strength) 변화와의 관계를 근사하게 적용한 높은 순서 Bezier 곡선. McLean 등에 의해 적용됨.

힘의 방향과 힘 적용의 양 사이의 관계 Relationship between direction of force and amount of force applied

MWM 기술 설정에서 치료사들은 환자에게 CSIM를 시도하기 전에 종속관절활주(accessory joint glide)를 시도할 때 느껴지는 종속관절놀이(accessory joint play)의 느낌을 확신하여야 한다. 이것은 치료사가 관절가동술(joint mobilisation)을 시행 할 때 즉시 되먹임(feedback)이 되어 관절가동술 효과에 대한 확신을 가질 수 있게 한다. 다음은 치료사가 MWM을 적용하는 동안 종속관절놀이를 최적화 할 수 방법을 보여주는 개념적 틀(그림 2.6)이다.

이 장의 이전 단락에서 우리는 따로 MWM 기술 효과의 최적화에 중요한 힘의 방향과 양에 대해 언급하였다. 그러나, 힘 적용의 양은 활주의 위치(orientation)/방향(direction)의 영향을 받지 않는 것 같다. 명성을 얻고 있는 수기치료사는 MWM 기술에 적용된 힘의 방향과 양 사이의 상호 의존적인 관계에 감사해야 한다. 이전에 기하학적으로 치료 계획에 대해 설명하였지만, 치료사를 위해 실제로 임상에 유용한 것은 최소의 힘으로 대부분의 관절동작에 MWM 활주의 효과를 줄 수 있는 치료계획을 그려보는 것이다. 이 개략적인 도식은 그림 2.6에서 볼 수 있는데 치료계획을 떠나 힘을 치료사가 점진적으로 증가시켜 기하급수적으로 증가시키는 것으로 설정되어 있다. 부가적인 측면이 McLean 등에 의해 보고된 임계 곡선(threshold curve)의 통합으로 볼 수 있는데(그림 2.5), 활주의 어떤 위치 / 방향에는 적용되는 힘의 양에 따라 CSIM 결과에 차이가 있다는 것을 보여주고 있다.

적용되는 힘의 위치 Location of applied force

MWM에 가해지는 힘의 위치는 힘이 가장 적절한 위치에 적용되는 경우 치료효과가 최적이라는 개념을 갖고 있는 다른 수기치료 방법과 같다. 마찬가지로, 일반적으로 좋다고하는 대부분의 관절수기치료 기술은 최적의 효과를 위해 MWM 적용시 요구되는 그것들과 같다 ; 예를 들어, 관절선(joint line) 가까이에 도수 접촉점을 사용하고 있음. 적절하게 MWM을 적용하기 위해 고려해야 할 필요가 있는 다른 측면 중 일부는 다음과 같다.

- 가동시킬 관절의 위치선정(localisation)/인지(identification), 예를 들어, 몸쪽팔(proximal arm) 의 통증을 위해 목이나 어깨를 치료해야 하거나, 손목관절의 기능적 목표가 필요한 경우 손에 있는 각각의 뼈 중 대립동작을 위해 손배뼈(주상골, scaphoid) 같은 개개의 뼈에 대한 가동

- 뼈가 안정화 되고 가동될 수 있게 결정
- 활주 방향에 따라 접촉 지점이 달라짐
- 접촉지점에서의 민감한 정도가 약간씩 차이가 나는 접촉지점에 따라 사용되지만, 고무패드 등이 접촉지점의 민감도를 감소시키는데 사용될 수도 있음
- 적절하고 총체적(gross)인 접촉지점이 되어야 함

근골격(musculoskeletal) 건강관리의 여러 접근방법에 관해서 치료사는 첫 번째 MWM치료를 결정하기 전 환자 검사를 하고 임상적인 재검사와 추론을 바탕으로 해결 방법을 모색한다(참조, Jones 등의 연구와 8~19장). 정형의학에서 일반적인 법칙은 환자가 아프다고 하는 위아래 관절에 검사가 되어야 하고 치료하기 가능한 위치에 적용되어야 한다. 수기치료에서는 또한 말초에 위치한 증상의 일반적인 근원으로 척추를 고려하는 것이 일반적이다. 예를 들어, MWM으로 테니스엘보 환자를 관리하는 치료사는 MWM으로 환자의 문제를 완전하게 해결하게 위해서는 팔꿈치뿐만 아니라 관련통이 나타날 수 있는 잠재적인 위치인 목을 고려 할 필요가 있다. 일단 어떤 관절과 가동술의 방향이 정해지면, MWM이 한번 시행되고 CSIM의 반응에 근거하여 적용된다(그림 2.3의 algorithm에 해당). CSIM에서 개선이 별로 없을 경우 MWM을 계속 수행 하거나 최적의 상태를 만들기 위해 더 나은 위치를 선정하여야 한다. 접촉지점의 위치 변경도 가동 방향의 변화에 근거하여 해야 하고(그림 2.4b 참조), 방향에서의 크기나 질의 변화에 따라 다양한 변화를 유도할 수 있다.

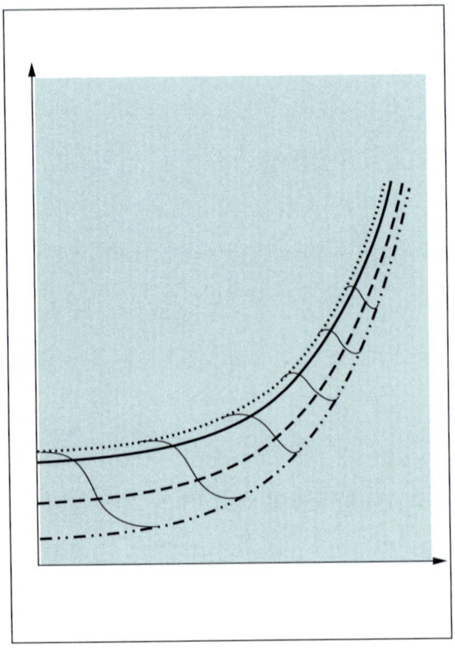

그림 2.6 치료사에 의해 적용된 뉴턴의 힘의 양과 모빌라이세이션의 종속 활주 방향 간의 가상의 관계를 나타내는 네 개의 곡선(치료면 내에서부터 치료면 밖까지). 적용된 힘은 요구되는 최소의 힘이 어느 정도인지 알기 위해 치료사가 시행하게 되는(비틀기 'tweak') 활주 위치나 방향 같은 것이 치료사가 지시하는 기술의 치료면 이상으로 바깥으로 점차 증가시킴.
더불어, 어떤 MWM의 적용에서 적용된 힘과 결과와의 관계(그림 2.5 참조)와 특성 방식의 변화. 6개의 힘 결과를 나타내는 Bëezier 곡선 같은 순위는 CSIM에서 서로 차이가 나는 결과에 따른 힘의 정도를 치료사가 치료시 적용 할 수 있게 알려 주고 있다(부정적인 결과부터 최적의 결과까지).
즉, 치료사는 관절의 과부하나 효과가 없는 것 빼고는 최적의 결과를 얻을 수 있는 종속 활주 방향이 있다는 것을 알게 될 것이다.

앞서 언급한 대부분은 임상추론 및 생물학적으로는 그럴듯하지만 간접적인 근거에 기반을두고 있다. 그럼에도 불구하고 수기치료 기술의 위치선정은 유발효과 등의 측면에서 중요한 개념이라는 것을 말해주는 예비 보고서가 있다. 테니스 엘보에 대한 외측 활주MWM의 효과를 연구한 이것는 13장에서 언급된 것과 유사하다. MWM의 외측 활주는 24명의 모의 환자와 중재되어 비교되었다. 모의 중재 방법은 MWM에 적용된 힘을 모방하여 팔꿈치에 견고한 압력으로 구성되지만, 양측 내외측 자뼈(ulna)와 노뼈(radius) 그리고 위팔뼈(humerus)에 접촉되는 지점은 MWM의 외측활주에서는 특별한 접촉지점에 차이가 있다. 특별히 적용되는 MWM의 외측활주는 모의 치료보다 다섯 배보다 큰 효과를 나타낸다.

척추 MWM 용어에서(SNAG), MWM 힘을 정확하게 또는 최소한 가장 적절한 척추 부위에 적용하는 것이 필수적이지는 않지만 중요한 것으로 간주된다. 우리는 MWM의 이러한 면에 대해 직접적으로 연구한 조사에 대해서 인식하지 못했지만, 다른 후전방(PA) 관절가동술에 대한 여러 연구를 주시하고 있다. Chiradejnant 등은 두명의 수기치료사에 의해 허리 통증이 있는 140명의 환자에게 상.하 척추에 종속활주 관절가동을 실시한[척추 중앙부 후전방 압박(CPA) & 척추 측부 후전방 압박(UPA), 척추 횡방 압박(TVP)] 구체적인 연구결과를 발표하였다. 이 조사는 환자의 결과에 나타난 효과가 무작위로 선택한 경우보다 치료사가 척추 위치를 선택한 것이 결코 좋지 않았다고 했지만, 하부 요추(L4 - L5)에 관절가동을 실시한 경우에는 큰 통증 경감 효과가 있었다고 하였다. 여기에서 통증 부위와 질, 그리고 특성 등은 도수검사에서 보다 환자와의 문진을 통해 더 잘 알 수 있으며, MWM의 목표가 되어야 하는 척추의 부위선택에 중요한 지침이 된다. 임상적 적용에 있어 문진 후 치료사는 가장 적당한 지점일 것 같은 척추 부위를 확인하게 되고(즉, 2~3가지 동작 분절이 가능한 범위로 좁혀짐), 그림 2.3에 있는 것처럼 반복적인 접근방법이 가장 효과적인 MWM 적용을 결정하기 위해 사용된다(이러한 관점에서 다양한 위치 중 한곳이 치료부위로 선택 됨).즉, MWM 기술 자체는 힘이 가장 효과적으로 적용 될 수 있는 분절의 위치 확인을 조정하는 데 사용할 수 있다.

MWM은 얼마나 필요한가?
How much MWM is required?

적용되는 MWM의 총량(amount)은 환자가 체험한 모든 MWM의 총합으로 여겨지는 전체 분량(volume)으로 정의된다. MWM의 분량은 치료사뿐만 아니라 환자 스스로에 의해 수행된 것도 포함된 MWM으로 구성된다. 이것은 일정 기간 동안 수행된 특정 MWM 세트의 수에 세트 당 반복의 수를 곱하여 수량화 하므로 간단하다. 환자에 의해 경험된 테이프의 적용 또한 MWM의 총량과 분량을 계산하는데 확대 적용 할 수 있지만, 상대적으로 덜 객관적이며, 대부분의 경우 한번 적용 했을 때 하루, 이틀정도 착용하고 있다.

CSIM의 수준과 힘 적용의 방향에 대한 초기 효과의 연구와는 대조적으로 MWM의 도수조작 양과 관련된 효과에 대한 연구는 아직 없다. MWM의 총량 또는 분량과 초기 효과 사이의 관계의 의미를 얻기 위해, 우리는 제 3 장에서 포괄적인 검색을 통해 논문을 선택하여 모든 관련 논문의 분석을 실시하였다 ; (1) 초기 효과의 연구, (2) 변화 비율 수치를 계산하기에 충분한 데이터, (3) MWM의 분량(전체 반복 수)이 결정될 수 있는 충분한 정보 제공. 이 분석에서 나타난 자료는 그림 2.7에 나와 있다. 그림2.7의 정점은 테니스엘보와 발목, 그리고 어깨뿐만 아니라 힘과 RoM 둘 다의 데이터[18, 25−27, 29]를 축약 할 때 MWM 분량과 초기효과 사이에 관련이 없다는 것이다(R2 = 0.063). 가장 높은 등급은 단지 테니스엘보의 힘에 대한 데이터 검사에서 관찰(R2 = 0.12)되었지만, 이것은 큰 의미는 없다. 우리는 적용되는 MWM의 분량이 초기 효과와 관련이 없다고 주장한 것을 뒷받침 한다고 해석 하였다.

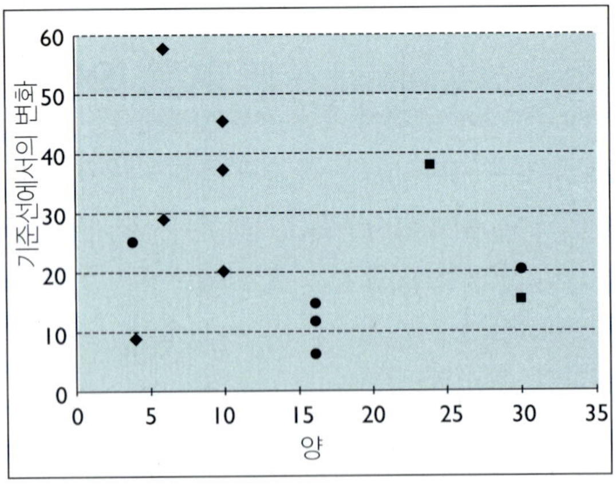

그림 2.7 테니스엘보(마름모형 ; 통증 없이 쥐는 힘), 발목(원 ; 발목 관절가동범위)과 어깨 병변(사각형 ; 어깨 관절가동범위)의 치료 양(volume, x−축 ; 총 반복 횟수)에 따른 초기효과(y 축)로 치료 기간 동안 적용된 MWM의 양과 즉각적인 효과 크기 사이의 관계 부족을 강조.

우리의 임상 경험과 위의 데이터와의 대조를 통해 적용되는 힘의 매개변수인 크기와 방향, 그리고 위치 등이 잘 조절된 MWM 분량(volume)은 초기 효과보다 효과의 지속성(즉, 2 혹은 그 이상의 기간(sessions))과 더 관련이 있다는 가설을 세우게 되었다. 즉, 수기치료의 분량은 MWM의 치료효과의 크기에 영향을 미치는 것이 아니라 치료효과의 지속성을 유지시키는 것으로 보여진다(그림 2.3).

우리는 치료사가 시행하는 방식인 도수조작의 분량(반복회수와 세트)을 MWM 시행 전후로

부터 나타나는 CSIM의 변화를 주로 참작하여 결정할 것을 제안한다(그림 2.3). 예를 들어, 그림 2.1에서는 MWM 시행 전 50N의 통증 없이 쥐는 힘(정상측은 ~200N)에 비해 외측활주 후 처음으로 상당한 변화(150N까지 향상)를 보여주고 있는데, 우리는 치료사들한테 치료기간 동안 충분한 MWM 분량을 실시하도록 권장한다. 그러나,6~10회 반복하는 한 세트가 MWM 적용 동안 CSIM에서 상당한 개선을 이끌어 냈다고 하지만, 이것은 MWM 적용 후 즉시 유지되지 않는다는 것을 가정해 본다 ; 예를 들어, MWM 적용 후 75N였음. 이 상황에서 MWM을 더 적용할 이유 즉, 효과를 유지하기 위해 2, 3세트의 MWM을 반복하는 분량을 높일 이유가 생기기도 한다. 최근의 보고서는 MWM의 가장 적절한 분량에 대한 체계적인 평가가 없었다는 것을 강조하지만, 사례 연구와 MWM의 임상 실험에 게시된 논문의 86%는 멀리건의 초기 권고 방법을 따라 대략 10회 반복의 3 세트(일부 연구에서는 1 세트와 4 세트를 적용)의 연구결과를 보고하였다. MWM 테이핑 기술과 더불어 MWM 자가 치료 프로그램의 실행도 이 문제와 관련하여 고려되어야 한다.

언급되었던 방식에서 분량을 증가시키는 것에는 한가지 주의할 점이 있다. 첫 번째 치료기간 후 24~48 시간 이내에 반등효과(rebound effect)를 경험한 환자가 드물지 않을 뿐만 아니라, 일부환자는 상당한 진전을 경험하기도 하였다. 이것은 자주 반복되는 주의해야 할 메시지이다[1] . 한 예로 그림 2.8의 통증의 가시적유추척도(VAS)에서 치료전 기준선에서 반등하는 B2-1 구역의 측정치가 그것을 보여주고 있다. 두 번째 치료기간에서(B2) 환자는 치료가 지속되면서 불만족을 나타냈는데, 치료에 따라 일반적인 결과를 도출하려면 치료가 지속될 때 안심시키는 말을 많이 해주어야 한다. 이 경우는 환자가 실제로 그러한 정서를 표현하는 것은 좋은 현상이라 할 수 있는데, 그럼으로써 쉽게 문제해결에 접근할 수 있다. 환자에게 MWM 치료프로그램을 적용했을 때 점차적으로 훌륭한 반응을 나타낸 만큼 치료를 중단하게 되면 역효과가 나타난다는 것이 첫 번째 치료기간에 다소 신중하고 아주 활발하게 하지 않아서 나타낸 예시가 나와 있다. 치료사에게 이것은 악화의 가능성이 있다는 것을 의미하며, 만약 이러한 것이 나타난다면 그것은 일시적이라는 것을 환자에게 신중하게 주지시켜야 한다. 이것은 첫 번째 치료기간 후 갑자기 나타날 수 있다는 것을 고려하는 것이 중요하며, 다음 치료기간에서 MWM의 적절한 운동량을 제공하는 것은 더욱 중요한데 대부분의 경우 6~10회 이상의 반복을 요구한다.

치료 적용 후 CSIM의 변화가 MWM의 필요한 양을 결정하는 지침으로 사용될 수 있고, CSIM의 기준선이 다음 치료기간과 비교하여 MWM에서 얻은 효과의 지속 가능성을 모니터링하는데 사용할 수 있는데, 자가치료나 테이핑 치료의 효과에도 사용될 수 있다. 우리는 치료기간에 대한 CSIM 기준이 첫 번째 기간의 기준에서 변화가 있을 때 MWM의 적절한 양이 결정될 것을 제안한다. 예를 들어, 이것은 그림 2.1(iii)에서 볼 수 있는데, 첫 번째에서 네 번째 기준 측정에서 통증없는 주먹쥐기의 상당한 호전이 있다(~50－100%)는 것을 보여주고 있다. 이 사례 연구에서 주목할 점은 두 번째 및 세 번째 기간에서 CSIM 기준의 변화 결핍이 나타난다는 것이다. 이 반응에 따라 치료사는 MWM 자가치료와 팔꿈치 테이핑을 곁들인 MWM 치료의 양을 점차 증가 시켰다(제13장 치료기술 참조). 본질적인 것은, 차후의 치료기간에서 CSIM 기준이 지속가능한 형태로 개선되지 않으면, MWM의 양은 반복적인 치료와 치료 세트를 증가시켜 진행하지만, MWM이 적용 중에나 적용 후 즉시 상당한 변화를 초래하는 경우에만 적용한다는 것을 알아야 한다. 추가적인 검토가 환자의 자가치료와 테이핑에 더해져야 한다. 일반적으로 4~6회의 치료기간에는 점차적으로 MWM의 양을 증가시키지만, 환자에 따라 다를 수 있다. 이러한 치료기간 동안 CSIM 기준의 향상이 잘 안되는 경우 MWM이 계속되지 않아야한다는 것을 가리킨다.

첫 번째 CSIM 기준에 다음 기간 기준을 비교한 것에서는 MWM 치료프로그램 내에 없는 기타 요인에 유의하는 것이 중요하다. 예를 들어,신체 전체 활동 수준이나 무의식적인 상황(예 : 통증 자극하는 작업의 예상치 못한 증가 등)뿐만 아니라, 자가치료에 대한 집착이나 수행 등. 이러한 것은 개별간의 사안으로 고려할 필요가 있으며, MWM 치료 결정에 영향을 미칠 뿐만 아니라 다양한 변수를 결정하는데도 관여한다.

자가치료 문제 Self-treatment issues

대부분의 환자에게 요구되는 MWM 적용의 또 다른 요소(즉, 치료사에 의해 1~2회 치료 후 완전하게 회복되지 않은 환자. 그림 2.3 참조)는 완전하게 지속적으로 해결하기 위한 자가치료이다. 위에서 설명했듯이, 환자에 의해 경험된 MWM의 양은 MWM 효과의 지속가능성을 조절하는 것과 같이 MWM의 반복은 가끔 환자에게 협력이 필요로 하는 자가치료가 요구될 것이다. 환자는 여러 가지 방법으로 협력할 필요가 있으며, 가장 근본적으로는 효과적으로 MWM을 적용하여야 되고, 치료사와 공동으로 결정된 적용량을 열심히 반복하는 것이다.

효과적인 MWM의 자가치료 적용을 위한 환자의 평가 능력은 치료사에 의해 직접 평가되거나 이전 장에서 언급된 방법과 같은 방법에 의해 평가될 수 있다 ; CSIM을 이용하여 자가 MWM의 효과를 정량화 하는 것. 이것은 치료사가 하는 만큼 환자가 같은 크기의 효과를 다시 만들어내기에 실행가능하거나 현실적인 것이 아닌 만큼, 어떤 방법으로든지 효과적인 CSIM

의 변화가 없는 한 큰 의미가 없다.

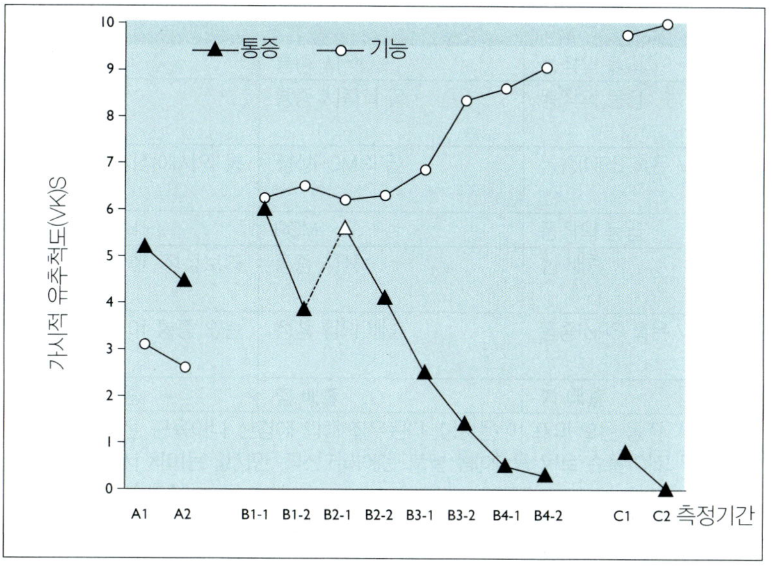

그림 2.8 치료 48 시간 이내의 반발(rebound)효과 (B2-1에서 빈 삼각형 점선)의 예.

테니스 엘보의 단일 건에 대한 통증(삼각형 ; 10이 최고 통증, 0은 통증 없음)과 기능 (원 ; 10은 정상기능, 0은 슬링 상태의 팔)에 대한 VAS. B는 4번의 치료기간에서 2주간의 반응(B는 치료기간 횟수 이후 즉시 번호)을 나타내고 있으며, B의 끝 번호는 B기간의 MWM치료전(-1) 혹은 치료 후(-2)각각 나타내고 있다. A와 C는 비치료(기준선을 나타냄)와 치료 후 단계를 각각 나타냄.

그림은 Vicenzino & Wright의 1995년 연구결과에서 허가 후 그린 그림. [8]

수동으로 MWM을 적용하는 것과 같은 형태를 유도하기 위한 테이핑 방법은(예 : 관절가동술에 직접 적용하는것과 비슷한) 치료사들이 치료효과의 연속을 위해 자주 사용하는 또 다른 방법이다. 테이핑은 대부분의 경우에 가장 좋은 성취경험의 경우를 들어 치료사가 아닌 환자에 의해 수행된다는 생각으로 알레르기 반응 없이 사용할 수 있는 환자에게 적용하여야 한다. 이 치료 계획의 일부로 사용되는 경우 자가 MWM 치료와 마찬가지로, 테이프가 CSIM에 대한 몇 가지 논증 할 수 있는 효과가 있어야 한다.

치료사가 제공하는 자가치료 과정에 준수해야 할 것을 따르는 것은 성공적인 치료를 위해 필수적이다. 이것은 MWM에만 고유한 것이 아니라 높은 수준의 촉진하는 데 사용할 수 있는 MWM의 일부 고유한 특징들이 있다. 고유 한 특징중 하나는 MWM에는 되먹임기전(feedback mechanism)(예 : CSIM에 있는 경우)가 있다는 것으로 환자와 치료사가 특정 MWM의 효과적인 자가 적용 수행에 환자의 준수여부를 판단할 수 있다는 것이다. CSIM와 효과의 크기에 대한 MWM수행에 있어 되먹임의 신속성은 환자에 의해 얻어지는 매우 강력한 매개체이며, 자가치료에 대한 긍정적인 사고를 불러일으키는 요소가 된다. 자가 MWM 규칙의 준수는 환자로 하여금 자가치료의 중요성을 인식하게 하여 돌발상황에 대한 대처능력을 만들어 준다. 예를 들어, MWM이 환자에게 제공된 후 다음 단계에서, 치료사에 의해 먼저 검사되어져야 할 일은 환자의 자가 MWM 수행능력이다. 일반적으로 이것은 자가 MWM이후 CSIM 기준 테스트를 수행하는 환자를 포함한다. 치료사는 치료기간을 위한 기초 확립에 정보의 두 가지 핵심정보를 갖게 될 것이다. 하나는 첫 번째 기간에 대한 기준측정 비교이며, 다른 것은 이전 기간에 배웠던 효과적으로 자가 MWM을 반복할 수 있는 환자의 능력을 나타내는 것이다.

다른 치료와 기능과의 융화
Integration with other treatments and function

여러 물리적 치료의 경우와 같이, 일단 환자가 이동능력의 개선이 있으면, 통증 완화, ROM 증가, 근력의 향상 또는 그 조합의 구조로 인해, 그것은 종종 운동을 포함한 다른 치료를 수용하기에 유용하다(예, 근력, 지구력, 기능 등). MWM의 다른 치료와의 통합은 평가와 재평가 등의 반복을 통해 MWM 적용과 같은 방식으로 사용될 수 있다.

[요약 Summary]

이 장에서 우리는 매개 변수의 관점에서 MWM을 정의하고 이러한 매개 변수를 치료효과를 최적화 할 수 있도록 조작할 수 있는 방법에 대한 지침을 독자들에게 제공하였다. 우리는 치료사가 그들의 임상추론 기술과 일부 기본적인 규칙을 사용하게 될 운동에서 일반적으로 MWM을 언제, 어떤 타입으로, 그리고 얼마나 사용하게 될지를 아는 것을 이 장에서 강조 하였다. 다음 장에서는 MWM의 임상효능에 관한 문헌의 포괄적인 검토를 할 것을 제시한다.

[키포인트 Key point]

- 대상자의 특이장애측정(CSIM ; Client Specific Impairment Measure)은 MWM의 핵심이며, 중심적인 기능이다.
- 명확한 인지와 CSIM의 사양(ROM, 통증 발병 또는 수준, 근육 강도 등)이 가장 효과적인 MWM 기술을 결정하는 기준으로 요구된다.
- CSIM 끝점(endpoint)이 통증의 시발점(통증역치)이라할 수 있는 통증제한기능(예,

ROM, 근 혹은 근그룹의 수축)이 있는 환자에 대한 MWM의 성공 임계점이다. 이것은 평가척도(rating scale)에서 통증발생 혹은 발생하지 않은 근육의 ROM이나 힘의 양을 다 측정한 CSIM일 것이다.

- 적용되는 힘의 위치(location), 힘의 정도, 그리고 힘의 방향(direction) 같은 도수 힘 적용의 변수는 CSIM에 의해 정량화되어 결과를 개선하기 위해 수정되어질 수 있고, 가장 효과적인 MWM의 선택에 반복적인 방법으로 사용되어지기도 한다.
- 임상에서 치료사가 하거나 환자가 자가치료로 MWM을 적용하게 되는 크기나 양은 다음과 같은 경우는 대개 수정하여 적용하여야 한다(주로 증가 시킴) :

– 치료기간 내에서 얻어진 어떤 성공적인 MWM의 CSIM 효과가 치료기간을 넘어서까지 유지되는 경우

– 이후 치료기간에서 치료전 CSIM의 상당한 진전이 있는 경우

- 현재 성공적인 MWM치료 프로그램에 필요한 만큼의 근거중심 자료를 제공하기 어려운 부분이 있지만, 그것은 일반적으로 10회 반복의 여러 세트가 오래 지속되는 효과를 얻기 위해 임상에서 필요하다는 인식을 가지게 된다.
- MWM을 적용하여 실패하는 경우 4번 이상 하지 말 것. 이 경우의 실패한 MWM은 적용시점에서의 CSIM에 진전이 상당히 부족한 것으로 확인되고 있다. 이것은 만약 MWM을 바로 중단하더라도 상태를 더 이상 악화시키지 않는다는 것이 확인되었다고 할 수 있다.

[References]

1. 멀리건 B. Manual Therapy–'NAGS', 'SNAGS', 'MWMS' etc. (5th edn). Wellington: Plane View Services1999.
2. Maitland G, Hengeveld E, Banks K, English K. Maitland's Vertebral Manipulation (7th edn). Sydney : Butterworths–Heinemann 2007.
3. Hall T, Beherlein C, Hansson U, Teck Lim H, Odermark M, Sainsbury D. 멀리건 Traction SLR: A pilot study to investigate effects on range of motion in patients with low back pain. Journal of Manual and Manipulative Therapy. 2006 Jul 22;14(2):95–100.
4. Vicenzino B, Martin D, Prangley I. The initial effect of two 멀리건 mobilisation with movement treatment techniques on ankle dorsifl exion. In: Goodman C (ed.) 2001: A Sports Medicine Odyssey: Challenges, Controversies & Change, Australian Conference of Science and Medicine in Sport, 2001; Perth: Australia:

Sports Medicine Australia; 2001. Online. Available: http : // fulltext . ausport . gov . au / fulltext / 2001 / acsms / default . asp (accessed 21 April 2010).

5. Crossley K, Cowan SM, Bennell KL, McConnell J. Patellar taping: is clinical success supported by scientifi c evidence? Manual Therapy. 2000;5(3):142 – 50.
6. Hahne AJ, Keating JL, Wilson SC. Do within-session changes in pain intensity and range of motion predict between-session changes in patients with low back pain? Australian Journal of Physiotherapy. 2004 Jan 1; 50(1):17 – 23.
7. Tuttle N. Do changes within a manual therapy treatment session predict between-session changes for patients? Australian Journal of Physiotherapy. 2005 Jan 1.
8. Vicenzino B, Wright A. Effects of a novel manipulative physiotherapy technique on tennis elbow: a single case study. Manual Therapy. 1995;1(1):30 – 5.
9. Vicenzino B, Smith D, Cleland J, Bisset L. Development of a clinical prediction rule to identify initial responders to mobilisation with movement and exercise for lateral epicondylalgia. Manual Therapy. 2008 Sep 30;10.1016/j.math.2008.08.004.
10. Kaltenborn F. Manual Mobilisation of the Extremity Joints, Basic Examination and Treatment Techniques. Norway: Olaf Norlis Bokhandel 1989.
11. Prentice W. Joint Mobilization and Traction Techniques in Rehabilitation. In: Prentice W, Voight M, (eds.) Techniques in musculoskeletal rehabilitation . New York: McCraw-Hill 2001:235 – 58.
12. Abbott JH, Patla CE, Jensen RH. The initial effects of an elbow mobilization with movement technique on grip strength in subjects with lateral epicondylalgia. Manual Therapy. 2001;6(3):163 – 9.
13. Hsieh CY, Vicenzino B, Yang CH, Hu MH, Yang C. 멀리건's mobilization with movement for the thumb: a single case report using magnetic resonance imaging to evaluate the positional fault hypothesis. Manual Therapy. 2002 Feb;7(1):44 – 9.
14. Teys P, Bisset L, Vicenzino B. The initial effects of a 멀리건's mobilization with movement technique on range of movement and pressure pain threshold in painlimited shoulders. Manual therapy. 2008 Oct 25.
15. Johnson AJ, Godges JJ, Zimmerman G, Ounanian LL. The effect of anterior

versus posterior glide joint mobilization on external rotation range of motion in patients with shoulder adhesive capsulitis. The Journal of Orthopaedic and Sports Physical Therapy. 2007 Mar 1;37(3):88-99.

16. McLean S, Naish R, Reed L, Urry S, Vicenzino B. A pilot study of the manual force levels required to produce manipulation induced hypoalgesia. Clinical Biomechanics. 2002 May;17(4):304-8.
17. Jones M, Rivett D, (eds.) Clinical Reasoning for Manual Therapists (2nd edn). Edinburgh; New York: Butterworth-Heinemann 2004.
18. Vicenzino B, Paungmali A, Buratowski S, Wright A. Specifi c manipulative therapy treatment for chronic lateral epicondylalgia produces uniquely characteristic hypoalgesia. Manual Therapy. 2001 Nov;6(4):205-12.
19. Chiradejnant A, Maher CG, Latimer J, Stepkovitch N. Effi cacy of 'therapist-selected' versus 'randomly selected' mobilisation techniques for the treatment of low back pain: a randomised controlled trial. Australian Journal of Physiotherapy. 2003 Dec 31;49(4):233-41.
20. Chiradejnant A, Maher C, Latimer J, Stepkovitch N. Does the choice of spinal level treated during posteroanterior (PA) mobilisation affect treatment …. Physiotherapy Theory and Practice. 2002;18:165-74.
21. Tuttle N, Barrett R, Laakso L. Relation between changes in posteroanterior stiffness and active range of movement of the cervical spine following manual therapy treatment. Spine. 2008 Sep 1;33(19):E673-9.
22. Hing W, Bigelow R, Bremner T. 멀리건's Mobilisation with Movement: A review of the tenets and prescription of MWMs. New Zealand Journal of Physiotherapy. 2008;36(3): 144-64.
23. Collins N, Teys P, Vicenzino B. The initial effects of a 멀리건's mobilization with movement technique on dorsifl exion and pain in subacute ankle sprains. Manual Therapy. 2004 May;9(2):77-82.
24. O'Brien T, Vicenzino B. A study of the effects of 멀리건's mobilization with movement treatment of lateral ankle pain using a case study design. Manual Therapy. 1998;3(2):78-84.
25. Paungmali A, O'Leary S, Souvlis T, Vicenzino B. Hypoalgesia and

sympathoexcitatory effects of mobilisation with movement for lateral epicondylalgia. Physical Therapy. 2003;83(4):374-83.

26. Paungmali A, O'Leary S, Souvlis T, Vicenzino B. Naloxone fails to antagonise initial hypoalgesic effect of a manual therapy treatment for lateral epicondylalgia. Journal of Manipulative and Physiological Therapeutics. 2004;27(3):180-5.

27. Paungmali A, Vicenzino B, Smith M. Hypoalgesia induced by elbow manipulation in chronic lateral epicondylalgia does not exhibit tolerance. Journal of Pain. 2003;4(8):448-54.

28. Vicenzino B, Branjerdporn M, Teys P, Jordan K. Initial changes in posterior talar glide and dorsifl exion of the ankle after mobilization with movement in individuals with recurrent ankle sprain. The Journal of Orthopaedic and Sports Physical Therapy. 2006 Jul 1;36(7):464-71.

29. Abbott J, Patla C, Jensen R. Grip strength changes immediately following elbow mobilisation with movement in subjects with lateral epicondylalgia. In: Singer K (ed.) Proceedings of the 7th Scientifi c Conference of the IFOMT in conjunction with the MPAA . Perth, Australia: University of Western Australia 2000:8-10.

제 2 편

움직임을 동반한 유동술(MWM)의 유효성에 대한 체계적 고찰

Maitland, McKenzie, Kaltenborn, Paris, Jull 과 Elvey등은 임상에서의 관찰이나 촉진, 추론 같은 평가를 하는데 있어 그들의 뛰어난 기술을 치료영역과 전문적인 직업영역을 개척하는데 선구적인 역할을 한 사람들이다.

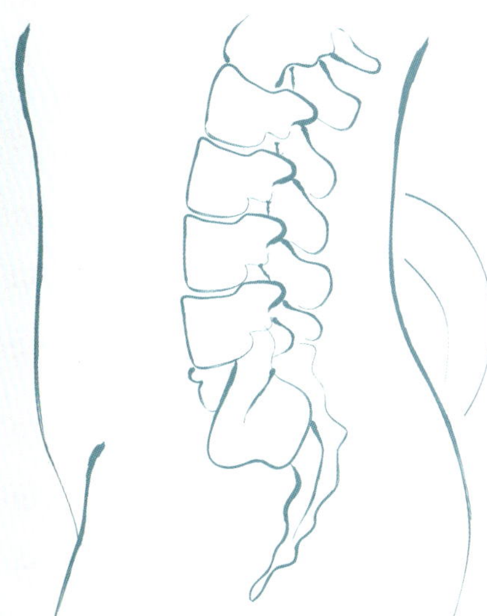

Mobilization with Movement

chapter 03

MWM의 타당도에 대한 체계적 문헌 연구

A systematic review of the efficacy of, MWM

Leanne Bisset, Wayne Hing and Bill Vicenzino.

소개 Introduction

특별한 질환을 다루거나 외상 후 치료 뿐만 아니라 통증을 줄이는 효과, 관절운동범위(ROM)를 증가시키고, 근육의 기능을 향상시키는 움직임을 이용한 가동성 테크닉의 능력에 대한 수많은 다양한 연구들이 보고되어 왔다[1-6]. 어깨, 팔꿈치 그리고 발목에 MWM 기법을 적용시킨 연구들에서 적용 중과 적용 직후에 통증감소와 관절가동범위 증진 효과를 보여 왔으나 주된 초점은 상지에만 맞춰져왔었다[1.6.7]. MWM의 임상적 효과에 대한 연구보고가 많음에도 불구하고 이 기법의 임상적 효능에 대한 체계적 고찰은 이루어지지 않았다.

치료사가 특정한 상태에서 이 기법을 적용 할 때 진정 효과 있는 결정을 할 수 있도록 가능한한 모든 근거를 평가하고 정리해야한다. 다양한 수준의 근거가 문헌을 통해 제시되었고 이러한 것들은 특정한 연구와 논문에 중요한 정보를 제공해주는 역할을 했다[8].

메타분석이나 체계적 고찰이 이루어진 무작위 대조 실험(RCTs)에서 상위 수준의 근거가 제시되었지만, 그렇다고 해서 관찰연구나 사례연구 혹은 불충분 무작위 대조군실험에 포함된 체계적 고찰로 이루어진 낮은 수준의 근거들이 중요하지 않다고 말할 수는 없다[9-11]. 예를 들면 초기 물리치료에서는 어떤 무작위 대조 실험이 시행되기 전 초기 효과의 연속증례보고나 대조군 실험에 앞서서 사례발표나 사례연구를 통해 종종 처음에 묘사되곤 했다. 그러나 치료사들이 MWM기법을 개별적인 치료에 있어서 보다 자신 있게 접근하고 환자별로 효과적인 운영을 하기 위해서는 가장 최상위의 근거가 요구된다. 마찬가지로 단지 몇 안 되는 관찰연구에 의존한 특정한 치료에 대한 근거는 그 효과가 입증되었다고 볼 수 없다. 특정한 연구와 논문을 통해 공급된 근거들은 옥스퍼드 근거기반의학센터의 근거분류에 의해 측정될 수 있다(표 3.1 참조 ; Phillips 등 [12]).

이 장은 MWM 기법의 유효성에 대한 근거를 통합하는데 초점을 두고 있다. 이는 MWM 기법이 임상에서 다뤄지면서 근골격계와 관련하여 체계적인 고찰이 이루어진 문헌을 통해 이루어질 것이다. 수준별로 제시된 근거와 가치 있는 논점에 대해 각각 정의하고 정보를 제공하는데 초점을 두며, MWM 기법에 대해 문헌에서 어떻게 반영되었는지 살펴볼 것이다. 이 장에서는 MWM 기법의 효과나 잠재적 효과에 대해 다루지는 않을 것이며 (이 부분은 4-7장에서 다루어질 것이다.) MWM 기법의 임상적 유효성에 대해서만 다루기로 하겠다.

방법 Methods

검색 Search Strategy

한 명의 검토자가 언어제한 없이, Cochrane 도서관 탐색 전략(MEDILINE, CINAHL, Web of Science, SPORT discus and Physiotherapy Evidence Database(PEDro))을 이용하여 2009년 10월 21까지의 아래의 데이터에 대한 전체를 탐색했다[3]. MWM의 무작위 대조 실험에 관계된 코크런 대조 실험을 탐색하고, 검색된 기사와 체계적 고찰 논문들도 참고로 하였다. 검색 키워드는 Mobilisation with Movement 또는 mobilization with movement 또는 MWM; manual therapy 그리고 ; 멀리건; 멀리건 mobilisation 또는 milligan mobilization. 또한 해당 분야 전문가들과도 정보를 찾기 위해 교류를 하였다.

연구의 선택 Selection

체계적 고찰을 위해 우리가 가진 모든 연구들은 다음 조건을 충족시켜야 한다. 참가자들은 임상 진단이나 다른 조사(예 : 엑스레이)에 의해 근골격계 진단을 갖춘다. MWM 기법에 의해 다루어진다. 연구들은 MWM 기법을 포함 다른 여타의 치료들도 다각도로 접근하는 것을 현재의 물리치료의 기준으로 정한다. MWM 기법은 수동적인 관절 유동술로 관절의 수동이나 능동 움직임, 혹은 근육의 수축 상태에서 지속적으로 적용하는 것으로 정의한다. 정의에 따르면, 연구들은 통증의 정도나 쥐기 능력의 세기, 혹은 관절 가동성 범위와 같은 회복의 척도를 측정할 수 있는 방법을 포함한다. 그러나 검토 과정에 대해서는 여전히 언급되고 있지 않다. 이번에 주목받기 시작한 치료로 채택 된 몇 안 되는 RCTS 실험 가운데에는 비 무작위 비교실험 또한 포함이 되어있다.

탐색 전술에 의해 식별된 자료 중 추상적이고 개념적인 연구들은 한 검토자가 검토하고 포함 여부를 결정한다 (LB). 만일 불분명하고 망설임이 있을 경우 세 검토자에 (LB, WH, BV) 의해 전체를 다시 검토하는 식으로 진행하며 식별된 모든 기사의 전체 본문을 찾아 정보를 찾도록 한다.

표 3-1. 근거의 레벨

레벨치료	치료/예방, 병인학/손상
레벨	치료/예방, 병인학/손상
1a	RCTs의 SR(동질성있는*)
1b	개별 RCT (좁은 신뢰구간)
1c	전부 혹은 무§
2a	코호트 연구의 SR(동질성있는)
2b	개별 코호트조사 (낮은 등급의 RCT포함 ; 예) 80% 추적조사)
2c	'결과'조사; 생태학적 연구
3a	사례연구의 SR(동질성있는)
3b	개별적인 사례-대조 연구
4	사례연구들(낮은 수준의 코호트조사와 사례-대조연구§§)

* 동질성 = 개별 연구 사이의 결과의 방향과 정도에 있어 우려 이질성이 자유로운 체계적인 문헌고찰. 우려 이질성을 표시하는 연구들은 지정된 레벨의 끝에 '-'을 표시해야 한다.

** 낮은 품질의 코호트 연구 = 명확하게 비교 그룹을 정의하는데 실패하고/또는 동일 그룹에서 노출과 결과 측정에 실패, 노출과 비노출 개인 둘 다에서 객관적인 방법과/또는 알려진 혼돈 변수를 식별하거나 적절하게 제어하지 못했거나 환자의 충분한 장기 완벽한 추적관리에 실패. 낮은 품질의 사례-대조군 연구 = 명확하게 비교 그룹을 정의하는데 실패하고/거나 동일그룹에서 노출과 결과를 측정하는데 실패. 사례와 대조군 둘 다에서 객관적인 방법이고/또는 알려진 혼돈변수를 식별하거나 적절하게 조절하는데 실패

질적평가 Quality assessment

이 리뷰를 포함 모든 논문은 옥스퍼트 근거 - 기반의학센터의 근거레벨에 명시되어져 있다 [12]. 비 무작위 시험을 포함하여 모든 논문의 등급을 정하는데 질적지수[14]가 사용되었다. 질적지수는 무작위 대조시험 뿐만 아니라 비무작위 대조시험에도 연구방법론적인 체크리스트로 활용되었다(부록 3.1). 이 체크리스트는 사전에 개인정보지의 프로필을 제공하는데에서 미리 보여주고, 실험자에게 이것이 가지는 특정한 방법론적인 장점과 단점을 알려주었다. 평균적으로, 질적지수는 높은 내적일관성을 보여주었다. (Kuder-Richardson 20:0.89), 재

검정(r0.88)그리고 평가자간의 신뢰도(r0.75)[14]. 질적지수는 다섯 가지 범주와 보고서작성(/10), 외적타당도(/3), 내적타당도(편파성)(/7), 내적타당도(혼입 혹은 선택편향)(/6)그리고 힘(/1)을 포함하여 전체 27개의 표준으로 구성된다. 두 검사자(LB와 NC)는 모든 논문을 독립적으로 측정하고 서로에게 보여주지 않기로 한다. 두 검사자에게는 또한 연구자, 기관 그리고 논문 등에 대한 정보를 가리고 이러한 정보들은 사전에 지워져서 측정된다[15]. 불일치가 있는 표준은 두 검사자에 의해 재평가되고 일반적인 의견일치가 해결되지 않은 불일치는 세 번째 검사자(BV)에게 보내지며, 독립적으로 초기 심의를 한 후 최종적인 의견일치에 들어간다.

각각의 표준은 애매성을 최소화 하기 위해 '네','아니오' 또는 '결정할 수 없음' 으로 측정되는 엄격한 서술적 목록을 동반한다. 각각의 표준은 다음의 점수를 반영한다. 네:1점, 아니오:0점, 결정할 수 없음:0점 ; 여기서 2점을 최대로 하는 5번 분류는 제외한다(표3.1참조). 각 스터디의 연구방법론적 수준의 전체 점수는 양성의 표준인 점수의 합산(최대 28점)으로 계산된다. 논문의 파워를 고려했을 때 그 복잡성으로 인해 이 형식의 마지막 항목은 수정되었다[16]. 이 논문을 포함 모든 논문들은 적절한 연구방법 수준과 결과분석의 타당성을 확실히 하기 위해 메타분석을 위한 자료통합 수치를 50%로 제한하였다. 메타분석을 통한 낮은 수준의 연구들의 결과는 이득의 추정치로 고쳐지고 그 결과로 중재의 효과에 대한 해석도 변할 수 있다는 것을 미리 보여주었다[17].

평가자간 신뢰도 Inter-rater reliability

검사자간의 신뢰도는 초기 의견일치에 대한 퍼센트율과 Kappa 통계에 의해 측정되어졌으며, 전체적인 의견일치만큼 각각의 표준에 대한 의견일치도 잘 이루어졌는지에 관한 것이다[18].

데이터관리와 통계분석
Data management and statistical analysis)

모든 논문으로부터 참가자 성격, 행해진 치료의 설명, 결과 측정과 같은 중요한 중요데이타는 추출되었다. 접근 가능한 요약 자료는 추출되었고 RevMan 5.0[19]을 이용한 메타분석이 행해진 임상적으로 동종의 논문들은 각각의 비교를 위해 전체적인 영향 측정이 제공되었다. 논문은 적어도 두 그룹으로 비교하였고 그룹간 95%의 신뢰구간(CI)을 가지는 표준화된 평균 차이(SMD)(SMD; 95% CI)와 상대위험도(RR; 95% CI)는 무선 효과 모형으로 계산했다. 긍정적 SMD는 중재가 효과가 있는 쪽을 나타내며, 0.8이상은 큰 임상적 효과, 0.5는 중간정도의 효과 그리고 0.2는 약한 효과를 가리킨다[20, 21]. RR을 위한 임상적 중요성을 측정하기 위해, Smidt 등[22]에 따라 위약효과 통제그룹에는 0.7을 허가하고 중재는 1.5를 허가했다. 가능할 수 있는 변화 점수에 대한 평균 변화 점수와 표준편차는 SMD 계산에 사용되어졌다. 만약 이게 불가능하고 기본적으로 제시되어있는 점수에 가시적인 차이가 나타나지 않을 경우 시험 후의 평균과 평균 표준편차로부터 SMD와 95% CI 값을 계산하였다. 모든 자료 구성과 변환은 한 연구가(LB)에 의해 행해졌으며, 다른 이(BV)를 통해 검토 되었다. 0 의 신뢰구간은 효과없음을 나타낸다.

유효데이타가 유실되거나, 연구가 임상적으로나 통계학적으로 불균일이 심할 경우 메타분석은 행해지지 않고 연구의 품질 분석만 행해진다. MWM의 효과성을 위한 각기 다른 수준의 근거들은 옥스퍼드 근거기반의학센터의 근거기준에 의해 채택했다[12].(표 3.1)

비교대상자를 포함하였으나 연구에 실패한 논문에서는 개별그룹을 위한 효과의 크기(시험 후 평균-시험 전 평균/평균 표준편차)만 계산했다.

결과 Results

이 논문에 포함된 연구들의 결과를 세부화하여 정의하는 체계적 문헌 고찰의 과정은 그림 3-1에 나타내었다. 전체 38페이지에 나타낸 수치들은 질적지표를 사용하였다.

평가자간 신뢰도 Inter-rater reliability

전체 1026개의 분류 자료 외에도 검사자간의 초기 비동의 된 Kappa 통계수치 0.894의 57(5.6%)개 자료가 있다. 각각의 분류를 위한 상호자간 동의 된 중앙값(오름차순 사분위)은 0.903(0.729부터 0.9695까지)였다.(표3.2) 두 연구자(LB와 NC)간의 합의 미팅 후 결정되지 못한 7개(〈1%)의 사항들은 세 번째 연구자(BV)를 호출하여 최종결정을 내렸다.

방법론적 질 Methodological quality

Downs & Black 질적지표[14]에 따른 방법론적 품질의 범주는 2에서 24까지이며, 최대 27점을 감점될 수 있고, 28점(분류항목 5는 최대2점 부여)이 만점이다.

연구자들의 점수에 따르면, 17개의 논문은(표 3.3) 선험적 최소품질점수인 50% (28점에서 14점 감점)이상을 기록하여 심층 메타 분석이 가능했다. 50% 미만의 점수를 보인 논문들의 대체로 공통적인 특징은 비교대상의 부족, 무작위 혹은 맹검에 있어서의 감점을 보였다. 5개의 논문을 제외한 모든 낮은 품질의 논문은 단일사례연구 부분이었다. Manchanda와 Grover[25], Naik등[24]은 무작위비교연구를 하였으며, Kochar, Dogra[25]는 유사 무작위시험을, Abbott, Merlin 등[26]은 단일그룹 시험 전후 비교를 모델로 사용하였다.(표 3.3 – 질적분류결과)

Table 3.4에 표기된 대로, 참가자들이 그들 스스로의 조절로 시행했던 교차 무작위비교연구에서 방법론적 품질의 가장 높은 평균 점수(평균점수 19.9/28)를 얻었으며 그 뒤에 근접하게 전체 무작위비교연구 그 다음으로 단일그룹 시험 전후 평가가 뒤따랐다. 유사 무작위 연구[25], 단일 사례연구와 사례발표에서는 Creighton 등[27]을 제외하고는 질적 점수 측정에서 14/28 보다 낮은 점수를 기록하였다. 심지어 Creighton 등[27]의 연구는 비 실험적인 모델에다가 MWM이라는 중재의 특별한 요소가 없었음에도 불구하고 50%(14/28)를 기록하고 움직임과 운동에 결합하여 관절 미끄러짐을 적용하는 결과분류에 만족하였기에 최종적으로 이번 연구에 포함되었다.

하위 비교 항목 가운데 외적타당도 부분이 전반적으로 모든 연구에서 심각한 약세를 보인 가운데 보고서의 하위분류 상 50%보다 높은 평균값을 가진 논문은 한 개가 유일했다 (Table 3.4). 대다수 논문들 또한 내적타당도의 하위 비교 항목에서 낮은 점수를 기록하였고 모든 논문에 걸쳐 6점을 감점한 1.9(SD 1.6)의 평균점수를 보였다.

그림 3.2에서는 방법론적 품질과 MWM 중재의 효과 크기의 추정치와의 관계에 대해 나타내었다. 이 그림은 질이 낮은 논문에서 질이 높은 논문에서보다 더 효과가 크게 보고되었음을 증명한다. 중요하게도, 질적 지표상 50% 보다 낮은 15/21을 기록한 논문에서는 효과 크기의 추정에 필요한 충분한 양의 데이터를 보고하지 않았다.

결과 측정 Outcome measures

대다수의 논문에서 통증 점수는 시작통증척도(visual analogue scale(VAS)) 서수 포인트식으로 보고되었다(표 3.5). 일부 논문에서는 관절 가동범위(ROM; 18개 논문; 47%)와 통증 없이 쥐기 근력(PFGS; 8개 논문; 21%)이 보고되었다. 표 3.5는 포함된 논문들의 결과 측정에 대한 목록이다. 32개의 논문에서는 적어도 한 번의 단기간(6주 이하)의 결과측정이 이루어진 반면 단 두 개의 논문에서만 추적 조사를 동반한 장기간(6주 이상)에 걸친 주요 결과측정이 이루어 졌다. 14개의 논문은 단지 중재 직후의 효과의 관찰을 통해 주요 결과를 보고하였으며 9

개의 논문은 어떠한 결과에 대한 데이터가 보고되지 않았다.

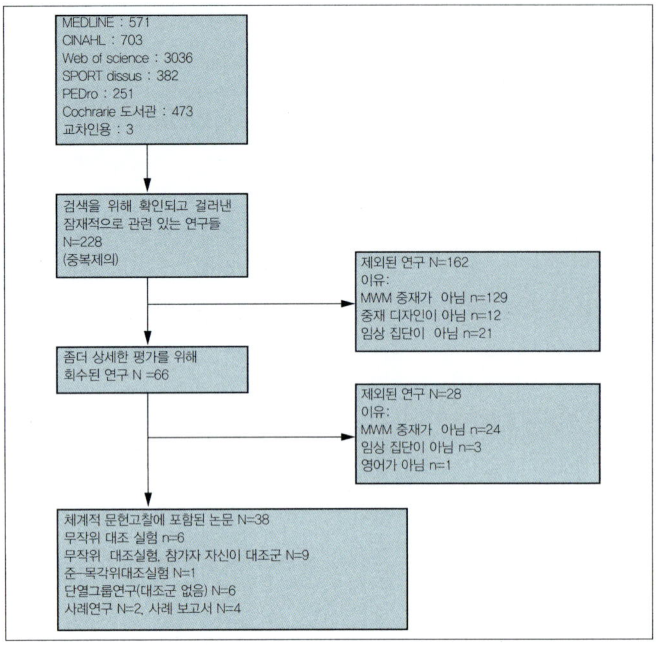

그림 3.1 **각 데이터베이스의 조회수는 민감한 검색 전략 및 제외 필터 적용 후에 남아있는 수를 사용하여 구하였다.**

연구의 특성 Characteristics of studies

이 연구의 특성은 표 3.6에 기록되어있다. 이 연구를 통해 신체 영역의 많은 부분[어깨 상태에 MWM 기법을 평가하는 6개의 연구(2개의 비특수질환, 2개의 충돌증후군, 1개의 동결견)와 12개의 가쪽융기통증(LE) 연구, 4개의 손목과 손의 질환자들(2개의 드 퀘르벵 건초염, 1개의 엄지 손가락 통증, 1개의 콜레스 골절)을 평가한 연구, 7개의 척추(2개의 경추성 두통, 1개의 경추성 어지럼증, 1개의 급성 등뼈척추통증, 3개의 요통)를 평가한 연구, 1개의 가측 엉덩이 통증을 평가한 연구, 1개의 무릎뼈-넙다리뼈 통증증후군과 7개의 발목통증을 평가한 연구]이 조사되었다(표 3.4와 3.6).

전반적으로 오직 15개의 연구만이 다른 중재와 MWM 중재를 비교할 수 있었다; 남아있는 연구들은 대조군에 포함되지 않았다. 이 연구의 디자인은 RCTs로부터 단일사례연구까지 나열되어있다(표 3.4와 표 3.6).

가측 융기 통증에 대한 MWM MWM for lateral epicandylalgia

12개의 연구는 LE의 임상 진단을 받은 환자에게 팔꿈치의 가쪽 미끄러짐운동 MWM의 효과를 평가하였다. 이 중 6개의 연구는 더 많은 분석이 포함된 질의 평가도구에 50%보다 더 높은 기준에 만족하였다. 두 개의 연구로부터 데이터를 가져올 수 있었다.[4.30] 그 데이터는 PFGS(SMD 1.28; 95% CI 0.84 에서 1.73; 그림 3.3) 측정과 압박통증역치(SMD 0.49; 95% CI 0.08 에서 0.90; 그림 3.3)의 MWM의 직접적인 양성반응으로 보여졌다. 이 연구 중 한가지의 제한점은 단일 치료 세션이었다는 것과 장기간의 추적조사가 없었다는 것이다.

두 개의 RCTs[23, 28]에서 팔꿈치의 가쪽 미끄러짐운동 MWM과 운동의 공동 중재의 비교집단을 비교하였다. Bisset 등[28]는 스테로이드 주사와 관찰요법(wait-and-see)을 MWM 중재와 비교한 반면에 Manchanda와 Grover[23]는 손목 도수요법, 초음파와 운동그룹과 마찬가지로 초음파/운동 그룹의 중재와 MWM 중재를 비교하였다. 두 RCTs 사이에서 메타분석이 가능할 것을 의미하지는 않지만 몇가지 방법론적 차이점이 있었다. Bisset 외[28]는, 처음 목표점에서 6~52주 추적조사 후 질적 지수가 높게 매겨졌다. 연구자는 6주간 가장 큰 향상도를 측정하여 MWM과 관찰요법 그룹사이의 나타나는 차이점을 보고하였다; 41/63(65%) 참가자들은 비교집단 16/60(27%)의 관찰과 더불어 MWM의 성공을 보고하였다(MWM vs. 관찰 RR 2.44; 95% Cl 1.55에서 3.85). MWM과 51/65(78%)의 성공보고가 된 스테로이드 주사 그룹간에는 차이가 나타나지 않았다(MWM vs. 주사 RR 0.83;95% Cl 0.66에서 1.03).

표 3-2. 평가 기준과 검사자간 신뢰도, 각 기준을 충족시킨 논문의 개수

기준	논문의 수		평가자간 신뢰도
	충족	불충족	(Kappa)
1. 연구에 제시된 가설, 목표, 대상이 명확하게 설명되어 있는가?	31	7	0.891
2. 측정된 주요 결과들이 소개나 방법 부분에서 명확히 제시되어 있는가?	27	11	1.000
3. 연구에 포함된 대상자들의 개별특징이 제대로 설명되어있는가?	28	10	0.914
4. 중재는 명확히 제시되었는가?	33	5	0.247
5. 각 비교 대상 그룹간에서 주요 혼란변수의 배치는 명확하게 설명 되었는가?	31	7	0.903
6. 연구에서 주요 결과는 명확하게 설명했는가?	29	9	0.716
7. 연구의 주요 결과에 대한 무작위의 변동성 추정치를 제공하는가?	21	17	0.812
8. 중재의 결과가 될 수 있는 모든 중요한 부작용은 보고된 적이 있는가?	9	29	0.569

9. 추적조사가 빠진 환자의 특성이 설명되었는가?	26	12	0.742
10. 실제 확률은 확률값이 0.001 보다 작은 경우를 제외하고 주요 결과에 대해(예를 들어, 0.035<0.05) 보고된 값이 있는가?	18	20	0.818
11. 모집된 전체 인구의 대표적인 연구에 참여하도록 요청된 대상자인가?	0	38	1.000
12. 모집된 전체 집단의 대표로 참여할 준비가 된 대상자들이었는가?	0	38	1.000
13. 직원, 장소, 시설은 그 환자가 주로 대하게 되는 그것인가?	9	29	0.582
14. 연구 대상자들이 받는 중재는 눈가림법이 시도되었는가?	3	35	0.529
15. 결과 도출을 위한 눈가림법 중재가 시도되었는가?	13	25	0.937
16. 연구의 결과 중 어떤 것이 '자료정리'를 기반으로 했다면, 이것이 명확하게 되어 있는가?	22	16	0.807
17. 시험과 코호트 연구에서 환자에 따라 추적관리의 기간에 차등을 주어 분석했는가, 혹은 사례 대조군 연구에서는 케이스들 간의 중재와 결과 사이에 동일한 시간 간격과 조절이 이루어졌는가?	20	18	0.939
18. 주요 결과를 평가하는데 사용된 통계학적 검사는 적절했는가?	23	15	1.000
19. 중재는 신뢰할 수 있는가?	9	29	0.779
20. 주요 결과는 정확하게 측정되었나?(타당도과 신뢰도)	22	16	1.000
21. 다른 중재 집단(실험과 코호트 연구)의 환자거나, 같은 집단에서 모집된 사례와 대조군(사례-대조군 연구)이었는가?	16	22	0.937
22. 연구 대상들이 다른 중재 집단(실험과 코호트 연구)였거나, 사례와 대조군(사례-대조군 연구)이 같은 시간과 기간에 걸쳐 모집되었는가?	5	33	0.716
23. 연구 대상자는 중재 그룹에 무작위로 선정되었는가?	16	22	1.000
24. 환자와 건강관리 직원의 모집이 완전하고 변경할 수 없을 때까지 환자와 건강관리자 모두에게 연구과제를 감춘 무작위 중재인가?	8	30	0.904
25. 주요 연구 결과가 도출된 분석에서 혼란변수에 대한 적절한 조정이 있었나?	2	36	0.637
26. 추적조사가 고려되는 환자의 손실이 있었는가?	25	13	0.914
27. 연구가 우연으로 인한 차이에 대한 확률 값이 5% 미만이어서, 임상적으로 중요한 효과를 감지할 만큼 충분한 힘이 있었는가?	8	30	1.000

* 기준이 충족되었는지 여부를 확인하지 못한 논문을 포함한다.

** 부분적으로만 기준을 충족한 연구를 포함한다.

52주 후 추적조사에서, MWM 그룹이 스테로이드 주사 그룹보다 모든 결과가 좋게 나타났으나 관찰 그룹과는 차이가 없었다. 거의 모든 참가자들은 큰 향상을 보이거나 완전히 회복되었다(MWM 59/63; 관찰 56/62; 주사 44/65)(표 3.7). Manchanda와 Grover[23]는 최대 15일 후 추적조사에서(즉 치료가 끝나고) 질적 지수가 50% 이하로 매겨졌고, 통증과 기능적인 측정에 대한 MWM과 손목 수기치료 중재 사이에는 다른 점이 없었다. 그러나 MWM과 손목 수기치료 중재 모두 초음파 중재보다는 우수했다. 이 연구 보고에는 몇가지 방법론적인 결점이 있다. 이것으로써 결론은 신중하게 고려되어야만 한다.

Kochar와 Dogra[25]는 준무작위연구에서 팔꿈치 가쪽 미끄러짐운동 MWM, 초음파와 운동의 동시 중재와 초음파와 운동의 동시중재를 비교하였다. 더구나, 그들은 비무작위의 대조군을 포함하였다. 결과는 3주에서 12주 사이에 평가되었다. 연구자는 MWM 그룹 참가자 대부분이 완전히 회복된 것을 보고하였으나 이 실험을 위한 기간 이후의 추적조사는 특별히 하지는 않았다. 또한 초음파 그룹에서 5번의 재발이 보고되었지만 재발의 정의의 방법적인 부분에 대한 언급은 없었다. 전반적으로 MWM그룹은 초음파와 대조군과 비교하여 12주 후 효과가 나타났다. 최소한의 데이터로는 더 이상 분석이 불가능하였다.

Paungmali 외[31]는 팔꿈치에 가쪽 미끄러짐운동 MWM을 적용한 즉시, PEGS, 압력통증역치(PPT), 피부 통증 역치와 상지 신경 유발 검사에 대한 날록손, 식염수, 약술을 사용하지 않은 중재의 효과에 대해 조사하였다. 연구자는 날록손, 식염수와 대조군 사이에 유의한 차이가 없다고 보고했고 참가자들에게 MWM을 위한 비 아편매개 통증 조정 메카니즘이 관련되어 있음을 말한다. 데이터가 충분치 않아 추가 분석 가능성을 보였다.

표 3-3. 수정된 질적평가도구를 사용한 질적평가결과[14]

기준 첫번째 저자	1	2	3	4	5	6	7	8	9	10	11	12	13	14	15	16	17	18	19	20	21	22	23	24	25	26	27	총계	%
Konstantinou48	1	1	1	1	2	1	1	0	1	1	0	0	1	1	1	1	1	1	1	1	1	1	1	1	0	1	1	24	86
Bisset28	1	1	1	0	2	1	1	1	1	0	0	0	0	0	1	1	1	1	1	1	1	1	1	1	1	1	1	22	79
Paungmali4	1	1	1	1	2	1	1	1	1	1	0	0	0	0	1	1	1	1	1	1	1	0	1	1	0	1	1	22	79
Reid 200850	1	1	1	1	1	1	1	1	1	1	0	0	0	0	1	1	1	1	1	1	1	0	1	1	0	1	1	21	75
Vicenzino5	1	1	1	1	2	1	1	1	1	1	0	0	0	0	1	1	1	1	1	1	1	0	1	0	0	1	0	20	71
Vicenzino30	1	1	1	1	2	1	1	1	1	1	0	0	0	0	1	1	1	1	0	1	1	0	1	1	0	1	0	20	71
Paungmali31	1	1	0	1	2	1	1	1	1	1	0	0	0	1	1	1	1	1	1	1	0	0	1	1	0	1	0	20	71
Hall29	1	1	1	1	2	1	1	0	1	1	0	0	0	1	1	1	1	1	0	1	0	0	1	1	0	1	1	20	71
Paungmali34	1	1	1	1	2	1	1	1	1	1	0	0	0	0	0	1	1	1	1	1	1	0	0	0	0	1	1	19	68
Reid41	1	1	1	1	1	1	1	0	1	1	0	0	0	0	1	1	1	1	1	1	1	0	1	0	0	1	1	19	68
Teys6	1	1	1	1	1	1	1	1	1	1	0	0	0	0	1	1	1	1	0	1	1	0	1	0	0	1	0	18	64
Collins1	1	1	1	1	1	1	1	1	1	1	0	0	0	0	1	1	1	1	0	1	1	0	1	0	0	1	0	18	64

Yang37	1	1	1	0	2	1	1	0	0	0	0	0	0	0	1	1	1	1	0	1	1	0	1	1	1	1	1	18	64
Kachingwe38	1	1	1	1	2	1	1	0	1	1	0	0	0	0	1	1	0	1	0	1	1	0	1	0	0	1	0	17	61
Hall46	1	1	1	1	2	1	1	0	0	1	0	0	0	0	0	1	1	1	1	1	1	1	0	0	0	0	0	16	57
Abbott32	1	1	1	1	2	1	1	0	1	0	0	0	0	0	0	1	1	1	0	1	0	0	0	0	0	1	0	14	50
Creighton27	1	1	1	1	1	1	1	0	1	1	0	0	0	0	0	1	0	1	0	1	1	0	0	0	0	1	0	14	50
Abbott7	1	1	1	1	1	1	1	0	1	1	0	0	0	0	0	0	1	1	0	1	0	0	0	0	0	1	0	13	46
Manchanda23	1	1	0	1	1	1	1	0	0	1	0	0	1	0	0	1	1	1	0	0	0	0	1	0	0	0	0	12	43
Kochar25	1	1	1	1	1	1	1	0	0	0	0	0	1	0	0	1	0	1	0	0	1	0	0	0	0	0	0	11	39
DeSantis2	1	1	1	1	2	1	0	0	1	0	0	0	1	0	0	0	0	0	0	1	0	0	0	0	0	1	0	11	39
McLean33	1	1	0	1	0	0	1	0	0	1	0	0	0	0	0	1	1	1	0	1	0	0	1	0	0	0	0	10	36
Vicenzino35	1	1	0	1	1	1	0	0	1	0	0	0	0	0	0	0	1	1	0	1	0	0	0	0	0	1	0	10	36
O'Brien43	1	1	0	1	1	0	0	0	1	0	0	0	0	0	0	1	0	1	0	1	0	0	0	0	0	1	0	9	32
Naik24	1	0	1	0	0	1	0	0	0	1	0	0	1	0	0	0	0	0	0	0	1	1	1	0	0	0	0	8	29
Hsieh53	1	1	0	1	1	1	0	0	1	0	0	0	1	0	0	0	0	0	0	0	0	0	0	0	0	1	0	8	29
Backstrom51	1	1	1	1	1	1	0	0	1	0	0	0	0	0	0	0	0	0	0	0	0	0	0	0	0	1	0	8	29
Richardson49	1	0	1	1	2	1	0	0	0	0	0	1	0	0	0	0	0	0	0	0	0	0	0	0	0	0	0	7	25
Stephens36	0	0	1	1	2	1	0	0	1	0	0	0	0	0	0	0	0	0	0	0	0	0	0	0	0	1	0	7	25
Penso44	1	1	1	1	0	1	0	0	0	0	0	0	1	0	0	0	0	0	0	0	0	0	0	0	0	0	0	6	21
Horton47	0	0	1	1	1	0	0	0	1	0	0	0	0	0	0	0	0	0	0	0	0	0	0	0	0	1	0	5	18
Exelby3	0	0	1	1	1	0	0	0	1	0	0	0	0	0	0	0	0	0	0	0	0	0	0	0	0	0	0	4	14
Gebhardt39	1	0	0	0	0	1	0	0	1	0	0	0	0	0	0	0	0	0	0	0	0	0	0	0	0	1	0	4	14
Carpenter55	1	0	1	0	2	0	0	0	0	0	0	0	0	0	0	0	0	0	0	0	0	0	0	0	0	0	0	4	14
Folk52	0	0	1	1	1	0	0	0	0	0	0	0	0	0	0	0	0	0	0	0	0	0	0	0	0	0	0	3	11
Hetherington42	0	0	0	1	0	0	0	0	0	0	0	0	1	0	0	0	0	0	0	0	1	0	0	0	0	0	0	3	11
Merlin26	0	0	0	1	0	0	0	0	0	0	0	0	0	0	0	1	1	0	0	0	0	0	0	0	0	0	0	3	11
멀리건40	0	0	0	1	0	0	0	0	1	0	0	0	0	0	0	0	0	0	0	0	0	0	0	0	0	0	0	2	7
총계	30	26	27	32	46	28	20	8	25	17	0	0	9	3	12	21	19	22	8	21	15	5	15	7	2	24	7		
%	81	70	73	86	62	76	55	22	68	46	0	0	24	8	32	57	51	59	22	57	41	14	41	19	5	65	19		

표 3-4. 연구설계, 점수와 방법론 데이터 변화

연구설계 N=38	저자	보고 (/11)	외적타당도 (/3)	편견 (/7)	혼란변수 (/6)	힘 (/1)	합계 (/28)	질절 점수 평균(SD)
RCT (6)	Bisset28	9	0	6	6	1	22	16.7 (5.6)
	Reid50	10	0	6	4	1	21	
	Hall29	10	0	6	3	1	20	
	Kachingwe38	10	0	4	3	0	17	
	Manchanda & Grover23	7	1	3	0	0	12	
	Naik724	4	1	0	0	0	8	
자체 대조군으로 참가자를 동반한 RCT (9)	Konstantinou48	10	1	7	5	1	24	19.9 (2.0)
	Paungmali4	11	0	6	4	1	22	
	Paungmali31	10	0	7	3	0	20	
	Vicenzino30	11	0	5	4	0	20	
	Vicenzino5	11	0	6	3	0	20	
	Reid41	9	0	6	3	1	19	
	Collins1	10	0	5	3	0	18	
	Teys6	10	0	5	3	0	18	
	Yang37	7	0	5	5	1	18	
준 무작위 실험 (1)	Kochar & Dogra25	7	1	2	1	0	11	11
단일 그룹 사전-사후 검사 설계 (6)	Paungmali4	11	0	5	2	1	19	12.5 (5.5)
	Hall46	9	0	5	2	0	16	
	Abbott 2001a7	9	0	4	1	0	14	
	Abbott 2001b32	9	0	3	1	0	13	
	McLean33	5	0	4	1	0	10	
	Merlin26	1	0	2	0	0	3	
사례 연구 (2)	Vicenzino & Wright35	6	0	3	1	0	10	9.5 (0.7)
	O'Brien & Vicenzino43	5	0	3	1	0	9	

	Creighton54	9	0	3	2	0	14	6.0 (3.5)
	DeSantis & Hasson2	8	1	1	1	0	11	
	Backstrom51	7		0	1	0	8	
	Hsieh53	6	1	0	1	0	8	
	Stephens36	6	0	0	1	0	7	
	Richardson49	6	1	0	0	0	7	
사례 연구 (14)	Penso44	5	1	0	0	0	6	
	Horton47	4	0	0	1	0	5	
	Exelby45	4	0	0	0	0	4	
	Gebhardt39	3	0	0	1	0	4	
	Folk52	3	0	0	0	0	3	
	Hetherington42	1	1	0	1	0	3	
	멀리건40	2	0	0	0	0	2	
	Carpenter55	2	0	0	0	0	2	
Mean (SD)		7.1 (3.0)	0.2 (0.4)	2.9 (2.5)	1.9 (1.6)	0.2 (0.4)	12.1 (6.7)	
Range		1-11	0-1	0-7	0-6	0-1	2-24	

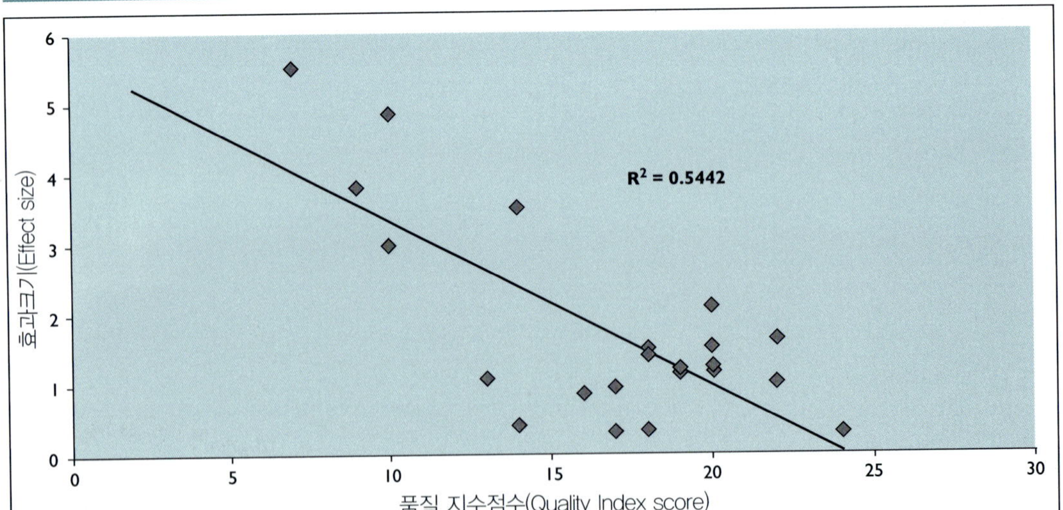

그림 3.2 통증에서 가능한 자유로운 악력과 관절가동범위 결과의 효과크기 비교 품질지수점수

네 개의 연구[7, 32. 34]에서는 단일집단중재의 팔꿈치의 가쪽 미끄러짐운동 MWM을 모두 포함한 전-후 테스트 데이터가 보고되었다. Abbott 외[32]는 팔꿈치 가쪽 미끄러짐운동 MWM의 단일세션 적용 후에 영향을 미치는 부분에 최대 악력과 PFGS의 즉각적인 향상이

표 3-5. MWM 치료에 대한 38개의 연구의 결과 척도

결과 척도	연구의 수
통증척도 합계:	16
숫자 평가 척도 (NRS) 0.10	5
시각통증 척도 (VAS)) 0. 100mm	7
지정되지 않음	4
통증/증상 & 기능적 평가 지수 합계:	14
주관적인 환자 평가	6
향상도	2
기능적 VAS 0. 100mm	1
어지럼증의 심각도 VAS 0–100mm	1
심각도의 평가자의 평가 VAS 0–100mm	1
어깨 기능 조사표:	1
· 어깨 기능의 유연수준 지수(FLEX-SF) 통증 자유 지수	2
· 어깨 통증과 장애 지수 (SPADI)	1
· 팔, 어깨와 손의 장애지수 (DASH)	2
통증 자유 기능 조사표 (팔꿈치)	1
테니스 엘보우를 위한 기능적 통증 지수	1
Kaikkonen 발목 기능 조사표	1
짧은 형태 36의 삶의 질 (SF-36)	2
두통 심각도 지수	1
어지럼 장애 목록	1
하지 기능 지수(LEFS)	1
웨스턴 온타리오와 맥마스터 대학 지수(WOMAC)	1
Harris 고관절 기능 지수	1
엄지손가락 동작 지수와 기능적 평가도구 (기원 알 수 없음)	
물리적 평가 합계:	30
통증이 없는 악력	8
최대 악력	3
압력 통증 역치	8
관절가동범위	18
수기 근육 검사 (0. 5)	2
근육길이	2
무게 검사	2
뒤쪽 말목뼈 미끄러짐	1
교감신경계 적용기	1
체열 통증 역치	3
상지 긴장 검사 2b	1
서있는 균형	2

참고: 여러 논문들은 각 카테고리에서 하나의 결과 측정 이상을 사용하였다.

있음을 보고하였다(효과크기, 표 3.8). Paungmali 외[34]는 또한 참가자의 LE 편측에 PPT 만큼 또한 PFGS의 결과물로 팔꿈치 가쪽미끄러짐운동 MWM의 효과를 평가했다. 그러나 이 중재는 Abbott외[32]의 참가자들이 총 6번의 치료를 받았다는 것에서 차이가 있다. 연구자는 치료(45.29%; P=0.05)과정동안 PFGS의 의미있는 향상을 보고하였지만 PPT(P=0.59)는 아니다. 결과적으로 MWM 기법의 통각 감퇴 효과는 감소하지 않았거나, 기법의 반복적용을 관용하는 것으로부터 온다. 이것은 LE 참가자들에게 MWM 기법의 통각 감퇴 특성에 오피오이드 펩티드는 중요한 역할로 작용하지 않는다고 말했다. Abbott[7]은 또한 어깨관절의 내/외회전 ROM의 결과 팔꿈치 가쪽 미끄러짐운동 MWM의 즉각적인 효과를 연구했다. 그는 영향받은 측과 영향 받지 않은 측 모두의 내/외회전이 의미있게 개선되었음을 발견했다. 마지막으로 McLean 등[33]은 팔꿈치에 영향을 준 가쪽 미끄러짐운동 MWM 사이의 PEGS 의 최적의 변화를 위한 필수적 힘을 조사하였고, 최대힘의 66%이든 100%이든 MWM을 적용하였을 때 최적의 결과를 얻었다.

하나의 단일사례연구[35]와 하나의 단일사례보고서[36]는 모두 각각의 LE에 대한 통증과 악력에 긍정적인 효과를 보고하였다. 원시데이터는 효과크기(표 3.8)를 산출한 Vicenzino와 Wright[35]의 연구 수치로부터 추정되었다. 불충분한 데이터는 효과크기의 계산을 가능하도록 한 두 개의 연구로부터 유효하도록 하였다[25, 36].

요약하자면, 운동프로그램과 함께 MWM은 단기간의 관찰접근법보다 우수하고, 장기간의 스테로이드 주사보다 우수하다는 증거가 레벨 1b 있다. 단일 치료로써 MWM 치료는 중재가 적용되었던 후에 즉시 PFGS의 측정을 위한 대조군과 위약군보다 우수하다는 것은 레벨 2a 증거가 있다.

MWM for shoulder pain

여섯 개의 연구가 어깨 통증이 있는 환자의 어깨에 MWM 기법의 효과를 평가하였다. 이들 중 3개의 연구는 더 많은 분석이 포함된 질의평가도구에 50%보다 더 높은 기준에 만족하였다[6,37, 38]. 참가자들의 측정결과 및 후속기간의 이질성으로 인해 이 연구에서 데이터를 활용하는 것은 불가능했다.

Teys 외[6]은 올림 ROM 제한이 있는 어깨 통증 참가자들에게 MWM 기법의 즉각적인 효과를 ROM과 PPT로 조사하였다. 그들은MWM 중재가 위약과 대조의 중재보다 ROM($P<0.02$)과 PPT($P<0.05$)에서 더 크고 의미있는 향상의 결과가 나타남을 발견했다(표 3.7).

Yang 등[37]은 3가지 중재(MWM, 끝범위 관절가동술, 중간범위 관절가동술)로 각 그룹마다 각 다른 중재를 모두 동결견 증후군을 가진 두 개의 그룹으로 나눠 비교하였다. 의미있는 향상은 장애 평가(어깨 기능의 유연성 수준평가), 어깨 ROM(올림, 내/외회전)과 견갑상완리듬(P〈0.01)의 결과를 MWM과 끝범위 관절가동술 그룹에서 12주의 추적조사에서 발견했다. 견갑상완리듬을 제외하고 MWM과 끝범위 관절가동술 그룹 사이에는 의미있는 차이가 나타나지 않았다(표 3.7). MWM 기법은 MWM 기법 적용동안 팔의 움직임 방향을 포함하여 불완전하게 설명되었다.

Kachingwe 등[38]은 초기 어깨충돌증후군의 진단을 받은 33명의 환자를 각각 수동적인 견갑상완관절 관절가동술, 운동, 통제집단의 세 개의 그룹에 어깨를 MWM 미끄러짐운동을 6주간 비교했다. 후속 측정 시기가 불분명하지만 연구자는 모든 그룹이 시간이 지남에 따라 통증, ROM과 기능에서 의미있는 향상을 보였지만 후속시 그룹간의 차이는 보이지 않았다고 보고하였다. 그룹의 수는 작았고(그룹당 7~9명의 참가자), 샘플 크기 계측은 수행되지 않았다. 그래서 이 연구는 타입 2 에러의 가능성을 보이고 결과는 주의하여 해석해야 할 것이다.

DeSantis와 Hasson[2], Gebhardt 등[39]과 멀리건[40]에 의한 연구[2]는 모두 '견봉하 충돌', '통증성 어깨 기능장애', '어깨충돌증후군'을 포함한 어깨의 다양한 상태 결과의 원시 데이터를 가져온 사례연구이다. 세 개의 연구 모두 유일한 중재이든 냉, 운동, 교육, 다른 관절의 관절가동술과 통증경감 모달리티와 같이 복합적인 중재이든 MWM 기법 사용의 긍정적인 발견을 보고하였다[2, 39]. 이 세 개의 연구는 MWM 측정 전-후 중재 효과 크기가 불충분하였다.

표 3-6. 모든 연구의 특징들

저자	참여자	중재	결과 측정	결과	설명
Abbott [7]	25명의 LE소견의 환자. 17명 남자,8명 여자 평균나이:46세 (범위 29~60세)	먼쪽 위팔이 고정된 상태에서 몸쪽 안쪽 아래팔의 MWM 가쪽 미끄러짐. 환자들이 환측과 비환측 모두에 통증이 느껴지는 움직임(주먹쥐기, 손목펴기, 3번째 손가락펴기)을 수행하는 동안 먼쪽 위팔이 고정된 상태에서 몸쪽 안쪽 아래팔의 MWM 가쪽 미끄러짐 시행.	PFGS MGS	PEGS와 MGS는 환측부분에서만 중재 후 눈에 띄게 증가. PFGS에서 MGS와 비교했을 때 반응의 변화가 더 크게 나타났다.	단일 그룹 사전/사후 초기 효과, 환측과 비환측의 관리와 검사는 무작위로 수행. MWM 초기 측정에 부정적 결과를 보인 인원도 전부 포함.
Abbott [32]	23명의 LE소견의 환자 18명 남자, 5명 여자, 나이 알수없음 지속 상태 기간 평균: 16개월 (범위 1개월에서 8년)	환자들이 환측과 비환측 모두에 통증이 느껴지는 움직임(주먹쥐기, 손목펴기, 3번째 손가락 펴기)을 수행하는 동안, 먼쪽 위팔이 고정된 상태에서 몸쪽 안쪽 아래팔의 MWM가쪽미끄러짐.	중력에 의존한 어깨의 안쪽돌림과 가쪽돌림의 수동 ROM 각도계	환측 어깨의 가쪽돌림 범위가 중재 전 비환측과 비교했을 때 눈에 띄게 감소하였으며, 안쪽돌림에 있어서는 중재 전의 환측과 비환측에서 눈에 띈 차이점은 나타나지 않았다. 환측의 안쪽돌림과 벌림은 중재 후 증가하였으며, 비환측에서 또한 일부 ROM 증가를 보였다.	단일 그룹 사전/사후 초기 효과, 환측과 비환측의 관리와 검사는 무작위로 수행. MWM 초기 측정에 부정적 결과를 보인 인원도 전부 포함.
Back-strom [51]	오른쪽 손목에 드퀘르벵 손목건초염 소견이 있는 61세 여자	첫 번째 세션에서만 알머리뼈를 수기치료하였고며, 말굽형의 탄성 보조기를 착용하였음(세션6에서 소개됨), 원심성, 구심성 수축 근력운동, 능동 ROM운동, 힘줄 미끄러짐 운동, 가로 마찰, 항염증제와 HEP(ROM운동, 근력강화, 힘줄 미끄러짐 운동, 가로 마찰, 자가-MWM) MWM: 근위부 열의 손목뼈 노뼈쪽 미끄러짐 운동. 각 동작마다 10회 반복(손목 굽힘, 폄, 가쪽굽힘, 안쪽굽힘, 엄지 노뼈쪽 혹은 손바닥 벌림), 모든 세션에 적용하였다. 체중지지 방법 - 참가자는 손을 통해 체중지지를 하고 오른쪽 상지의 점차적인 체중 지지에 따라 같은 노뼈쪽 미끄러짐 운동이 행해졌다. 엄지 노뼈쪽 벌림을 위한 큰마름뼈와 작은 마름뼈의 자뼈 미끄러짐 운동. 자가-MWM -상지를 통한 체중지지. 참가자는 아래팔에 자뼈 미끄러짐 운동 적용(그 결과로 손목뼈에서는 노뼈쪽 미끄러짐 운동), 엄지 벌림과 함께 몸의 체중 치우침(손목 굽힘/폄)		빠른 통증 감소 수준, 첫 번째 세션 이후 25%, 세 번째 세션 이후 50% 감소. 12세션 이후(2달 치료기간) 오른쪽 손목의 0.5cm 부종을 제외한 모든 염증이 회복됨. 일상생활동작에 통증을 동반한 ROM 제한은 나타나지 않음. 12개월 동안의 추척관리기간 동안 손목/엄지 통증이나 기능적 결함 그 밖에 다른	단일 사례 연구

저자	참여자	중재	결과 측정	결과	설명
Bisset [28]	LE소견의 198명. 남자 128명, 여자 70명 평균나이:48(SD 7.8)세 지속상태기간 22주(12-42주 범위	그룹1:8세션 물리치료 그룹2:스테로이드 주사 그룹3:관찰 물리치료:6주간 30분씩 8세션. MWM포함,등척성/구심성수축/원심성수축 운동 및 테이핑. 먼쪽 위팔뼈가 고정된 상태에서 몸쪽 안쪽 아래팔의 MWM 가측 미끄러짐하는 동안 환자들은 이전에 통증이 느껴지는 움직임 수행했었다. (주먹 쥐기, 손목 폄, 세번째 손가락 폄) 스테로이드 주사:1주사, 필요시 2주 후 2번째 주사 기다리고 지켜봄:필요에 따라 충고, 행동수정교육, 자극적인 행동 지양 교육, 진통제, 열, 식힘 그리고 부목 실시	3,6,12,26 그리고 52주(주 종료지점은 6주와 52주). 전제척인 향상. 무통증 쥐기근력. 평가자의 통증 수치. Pain VAS 팔꿈치 장애(통증 없이 기능 설문) 성공	스테로이드 주사는 6주째 눈에 띄는 효과를 보였으나 그 이후에 높은 재발률(47/65 는 팔꿈치 통증의 재발을 겪음)과 장기간에 걸쳐서는 물리치료와 비교했을 때 낮은 결과를 보였다. 물리치료 그룹은 기다리고 지켜보는 그룹에 비해 앞섰으나 52주 이후에는 두 그룹 모두 성공을 보이며 차이가 없었다. 물리치료 그룹이 6주 이후에는 주사그룹을 앞질렀다.	무작위비교연구, 눈가림법, 감춰진 할당량, 치료강도분석
Carpenter	엉덩관절 바깥쪽 통증이 3개월 지속 중인 53세 여자	4주간 3세션. 치료적 운동으로 고관절 굽힘을 위한 MWM을 이용한 앞쪽 수동 가동술로 구성	NPRS: 0-10. 하지기능점수(LEFS) Western Ontrio and McMaster University Index(WOMAC) Harris 고관절 기능 등급 변화의 전체적 수치	NPRS: 1/10. LEFS: 62/80. WOMAC: 44/96. Harris 고관절 기능 등급: 88/100. 변화의 전체적 수치: '많이 좋아짐'	단일 사례 연구
Collins	16명 남자 8명, 여자 8명 평균나이:28(14명 참가자 분석됨):아급성 아급성 발목 인대 2도 영하 평균 지속기간 40(SD24)일	그룹1:MWM 그룹2:위약 그룹3:대조군 MWM: 발목 관절에서, 참가자는 서 있는 자세에서 환측 다리를 앞에 놓고 체중지지. 벨트를 치료사의 골반과 먼 측 정강뼈와 종아리뼈에 착용. 치료사는 전-뒤쪽 미끄러짐을 만들기 위해 벽에 기댐. 목말뼈와 발앞쪽은 치료사의 손에 의해 지지되고 다른 손은 가까운 측 정강뼈와 종아리뼈를 지지 하여 다리 정렬을 유지. 위약: 발꿈치뼈에 최소한의 지지로 벨트 착용, 손으로 발허리뼈 지지. 대조군: 참가자는 치료사의 손을 대지 않고 서 있는세에서 5분 유지.	치료 전 후 체중지지 ROM 변화 PPT TPT	DF ROM: MWM 그룹에서만 눈에 띄게 증가. PPT와 TPT: 눈에 띄는 결과 없음, PPT의 위약 그룹 중재 후에서만 예외적으로 증가함	대상자간, 초기 효과의 반복적인 무작위 대조실험, 참가자들의 스스로의 행동 조절

저자	참여자	중재	결과 측정	결과	설명
Creighton [54]	6명 참가자 한 쪽 무릎의 앞쪽 통증의 의학적 소견을 지님(무릎뼈-넙다리뼈 통증 증후군). 나이범위 35–74세	옆으로 누운 채 근위부 정강뼈의 앞쪽 이동 유지 상태에서 2분간 넙다리곧은근 스트레칭; 몸쪽 정강뼈의 앞쪽 이동 상태에서 무릎폄을 보조하여 열린 사슬운동 5분마다 30초씩 휴식하며 20분간 실시. 6번의 치료 결과 보고	NPRS 0–10. 엎드린 자세에서 수동 무릎 굽힘 관절 가동 범위 (각도계).	두 테크닉 모두 눈에 띄는 감소 보임. NPRS: 열린사슬운동에서 통증 0.92로 감소(범위 0–1.6; $p = 0.016$). 넙다리곧은근 스트레칭으로 통증 감소 0($p = 0.016$); 무릎 ROM 또한 눈에 띄는 증가 (p=0.000)	사례연구. 모든 대상자가 두 가지의 중재를 다 받았는지 불명확함. 6 세션에 걸쳐 대상자간 중재 전 후 관리
DeSantis & Hasson	27세 남자 왼쪽 어깨 가시위 근염	물리치료 일주일에 3번씩, 30분, 총 12 세션. 준비운동: 각 세션마다 그 전에 5분씩 준비운동으로 사이클기구 이용. 1단계: 통증감소에 초점(휴식 교육, 한랭치료,MWM 이용 ROM 회복) MWM: 벌림 움직임과 함께 앞쪽뒤쪽 미끄러짐(양 손으로 어깨뼈와 위팔뼈의 움직임을 가이드함). 2단계: 돌림근띠 강화, 어깨뼈 안정성 근육, 기능향상, 고려해야 할 자세에 초점을 둠. 각 세션 후에 10분씩 한랭치료 적용	NPRS: 0–10. 하지기능점수(LEFS) Western Ontrio and McMaster University Index(WOMAC) Harris 고관절 기능 등급 변화의 전체적 수치	각 MWM 세션 동안, NPRS 점수 2–3점씩 감소. MWM의 Rx 세션 4–6은 통증 없이 ROM 약 30~45도 향상됨. 마지막 세션에서는 175도.(전체 증가 = 80도)(임상적 의미 있음) 일곱 번째 세션부터는 참가자가 더 이상의 능동 벌림에 통증 소견 없고, 전체범위 가깝게 능동 ROM 나오며 머리를 지나친 범위에서만 약간의 통증 조이기 때문에 MWM 중지. 퇴원 환자에게서 기능 향상 나타남, 충돌 증후군 양상 없이 장애 척도 향상 (>10%)	단일 사례 연구
Exelby [45]	46세 여자 3일째 오른쪽 뒤의 허리통증	네발기기 자세에서 Cephalad SNAG L4 , 5회 반복, Cephalad SNAG L4를 따름, 골반 앞쪽경사, 척추세움근 L4에 테이핑. 네발기기에서 앞뒤로 움직이기 그리고 골반 앞쪽경사를 집에서 하는 운동으로 처방	보고되지 않음.	보고되지 않음	단일 사례 연구
Folk [52]	39세 여자, 첫번째 손허리손가락 긴장 4.5주 후, 왼 손의 드퀘르뱅 소견	작업치료 받음(7세션 6주 동안), 그 후 엄지 통증 감소를 위한 수술을 받음, 다시 작업치료로 전환함, 물리치료 시행. 이전에 2회 스테로이드 주사 시행, 부목과 가터 사용, 능동적 ROM운동, 엄지 발통점의 수술 후 이완. 물리치료: 끝 범위에서 과한 압력과 지속적인 통증 없는 안쪽 회전과 함께 첫번째 손허리손가락 관절에 MWM 시행.	2달간 추적관리 후 1년 후 치료. 통증(손가락손허리 폄).부종. ROM(손가락손허리 폄). 도수근력평가 쥐기 근력, 상지 긴장도 검사, 경추 측정, 드퀘르뱅 검사 (Finkelstein, 집기, 근력, 촉진)	작업치료관리는 지난 10달 동안에 걸쳐 시행한 결과 환자의 통증 개선에는 아무런 효과가 나타나지 않음. 환자는 지속적인 가동범위 감소, 압통, 발통점 증상과 일상생활 기능 감소. 환자의 수술 전 증상은 수술 후 개선되지 않음. 물리치료 한번 시행과 MWM 관리, MWM 1 세션 후 손가락손허리 폄에서 통증감소, 모든 활동에 증상이 자유로워져서 두번째 물리치료는 환자가 약속을 취소. 추적관리(2달과 1년)에서 환자는 MWM 치료 후 증상이 사라졌음을 확신했다.	단일 사례 연구

저자	참여자	중재	결과 측정	결과	설명
Gebhard [39]	48세 남자, 급성방병의 오른쪽 어깨 통증을 몇 주간 보임. ROM 감소, 오목위팔관절과 어깨봉우리빗장관절의 가동성 저하, 돌림끈띠, 어깨뼈 근육 약화	MWM을 어깨에 시행	팔, 어깨 그리고 손에서 장애 척도(DASH). 변화규모의 전체적 평가	초기 DASH 14.2, 중재 후 DASH 3.7 GROC '상당 부분 좋아짐	단일 사례 연구, 세션 횟수 알 수 없음, 정확히 어떤 테크닉 구사되었는지 알 수 없음, 반복 횟수, ROM 결과 보고되지 않음
Hall [46]	19명 참가자(11명 여자 8명 남자, 평균나이 37 SD 12세), SLR 제한과 LBP 소견 보임, 평균 기간 2년 9개월, 평균 통증 VAS 10cm중 4.6(SD2.4)cm	MWM을 단일 관리 세션으로 시행 수동 SLR시 불편감 3번 반복할 시 견인 SLR 시행	중재전후 SLR범위	중재 후 SLR 11도 증가 (22%), 기계적 감각은 회복에 영향 주지 않음	단일 세션 내 단일 그룹 검사 사전-사후의 초기 효과
Hall [29]	32명 참가자, 경추성 두통의 임상적 소견과 굽힘-회전이 적어도 10도 가량 가동범위 제한을 보임; 여자19명; 평균나이 36(SD3)년, 평균 두통 기간6(SD3.5)년	경추 자가-SNAG 스트랩 혹은 위약(스트랩 이용 3초간 C1의 앞쪽 미끄러짐, 하지만 머리의 움직임은 없음)를 사용한 C1-C2의 자가-SNAG 단일 치료 세션; 2번 치료반복 후 3번 익숙하게 실험.	경추 굽힘-회전 검사(단일 세션에서 중재 후에서만 즉각 측정), 통증 설문지, 통증 척도(10cm VAS), 4주간 운동 프로그램관리 후 12개월 추적관리 적용한 참가자들의 설문조사	중재 후의 두 그룹 모두 굽힘-회전 검사에서 향상됨, 그렇지만 자가-SNAG 그룹에서 눈에 띄게 증가:평균 15도 변화(SD9도) 그에 비해 위약은 5도(SD5도). 4주간 자가-SNAG그룹의 통증 감소 설문시 평균 22/100 (95% CI 22에서 35) 그리고 위약에서는 6(95% CI 1에서 12	무작위 비교 연구, 환자 눈가림법, 평가자 눈가림법, 4주 후 12개월 추적관리 후 주요 결과 측정한 단일 중재 세션
Hether-ington [42]	발목 접질림 후 통증 동반한 ROM 제한을 보인 환자	대다수 환자는 MWM 치료와 테이핑으로만 관리됨. 전기 물리치료는 시행되지 않음. MWM: 능동 가쪽 굽힘과 함께 종아리뼈의 가쪽 복사뼈 뒤쪽 미끄러짐(벨트를 착용 그리고 미착용). 테이핑: 약 15cm길이의 25mm 두 개 스트랩. 뒤쪽 미끄러짐 적용 후 바깥 복사뼈를 지나 하지 하부를 동여 맴(24시간 후 테이핑 교체)	치료 전, 중 그리고 후. 내쪽 굽힘시 통증. ROM 한 발 서기 검사(균형-눈감고). 부종. 보행 패턴	MWM적용 후 통증 없이 움직임의 재평가 결과 통증 없이 관절가동 범위 증가됨. MWM적용 후 그리고 테이핑 제거 후 한 발 들기 검사(눈감고)시 비환측과 동일한 균형도 보임. 보행 패턴 역시 지속적으로 향상됨	사례 연구

저자	참여자	중재	결과 측정	결과	설명
Horton[47]	20세 대학생 남자, 급성 왼쪽 흉추 통증	자세수정을 위한 T8에 중앙 SNAG, 4회 반복, 1회 치료 후 T8-9 흉추 부분에 테이핑, 1회 치료 세션 위해 관절 가동술 적용	결과 보고 없음	두 번째 치료에서 환자의 94%가 향상됨이 보였음	단일 사례 연구, 결과 보고 없음
Hsieh[53]	79세 여자 오른쪽 엄지손가락 통증 소견	몸쪽 손가락에 MWM 적용. MWM 기간에, MWM 치료가 끝나기 전 사전에 MRI 찍음. 참가자는 자가-MWM을 수행함: 엄지손가락 굽힘 반면에 반대손의 엄지와 검지를 이용하여 엄지의 근위부 손가락에 지속적인 뒤침 미끄러짐 적용	MRI: 치료 전, 첫 번째 세션동안, 치료 후. 1주차: 통증,ROM,견인/압박,수동ROM 2주차: 동일 3주차: 동일,쥐기 근력 MRI 통증:VAS. AROM:각도계 (손가락사이, 손허리손가락 관절 굽힘) 수동ROM: 엄지 자뼈쪽 벌림 쥐기근력: 손 검력계, 손허리손가락 관절 압박/견인	MWM 하는 동안, 자세 결함 수정 (MRI 상). 1주차 끝- 통증 지속, ROM제한, 견인시 통증, 수동 ROM시 통증 2주차 끝- 통증, ROM 제한, 견인시 통증 3주차 끝- 통증 없음, ROM 정상, 정상 쥐기 근력, 견인시 통증 없음. MRI 상 자세결함 여전히 남아있음	단일 사례 연구
Kachingwe[38]	33명 참가자, 어깨 충돌증후군 남자 17명, 여자 16명 평균나이: 46.4세	그룹1: 일주일에 한 번씩 감독하에 운동, 6주 동안 실시 그룹2: 감독하의 운동에 오목 위팔관절 수동 보조 가동술 30초씩 3 세트, 일주일에 한 번씩 6주 시행. 그룹3: 감독하에 운동하고 오목 위팔관절 능동 어깨 굽힘과 함께 뒤쪽 미끄러짐으로 MWM적용, 10회 반복 3세트, 일주일에 한 번씩 6주 적용. 그룹4: 대조군, 조언을 받고 홈 운동을 교육받아 실험 초기 세션에 시행	24시간 동안 가장 심한 통증 VAS. 통증 VAS와 Neer 충돌증후군 검사 병행. 통증 없이 능동 어깨 굽힘과 중립자세 ROM(각도계). 어깨통증과 장애 척도(SPADI).	모든 그룹에 있어서 최악의 통증의 정도는 감소, Neer와 Hawkins-Kennedy 검사, SPADI와 ROM 눈에 띄게 증가, 그러나 측정에 있어서는 그룹간의 비교에 눈에 띈 차이점은 없었음. 확률 변화 또한 그룹들간의 눈에 띈 변화 양상은 없었음	힘 계산은 사후 수행과 함께 한 무작위 대조군 연구. 추적관리 측정의 타이밍이 불명확

저자	참여자	중재	결과 측정	결과	설명
Kochar & Dogra 25	LE를 가진 66명의 참가자 36명의 남자, 30명 여자 평균연령: 41	그룹 1: 3주간 user mwm 10세션(격일로 다른 치료)와 운동 프로그램(9주간) 그룹 2: 3주간의 10세션 동안 오직 초음파와 운동 프로그램(9주간) 그룹 3(대조군): 치료는 하지 않음 US: 3MHz, 1.5W/cm2, 맥동 1:5, 5분. MWM: 팔꿈치 폄, 아래팔 뒤침, 10회 반복, 통증 없음, 참여자들이 통증이 생기기 전에 3세트씩 10세션을 무게를 들어올리는 동안 미끄러짐 운동 0.5kg 증가하며 MWM를 진행. 운동: 스트레칭, 등장성/구심성/원심성	1,2와 3주. 4개월 뒤 후속 통증. VAS 지수 0~3kg 들어올리는 능력 악력 무게 검사	주관적 : 치료그룹 1의 통증이 5.9cm(p<0.01)로 감소하였고 치료'그룹 2는 1.67cm(p<0.01)로 감소하였다. 치료그룹 1은 12주의 측정지수에서 대조군과 그룹 2보다 우수했다. 객관적: 치료그룹 1은 2번째 주로부터 대조군과 그룹 2보다 더 무거운 무게를 들어올릴 수 있었다. 그룹 1의 악력은 3주간 22.7kg에서 31.6kg으로 향상되었고, 대조군과 의미있는 차이가 있었다. 그룹 2와는 차이가 보이지 않았다. 전체 대조군은 통계적으로 보여주지 않는 모든 매개변수를 보여준다.	세 그룹 그 중 둘은 무작위와 비무작위 대조급이었다. 추적조사는 2개의 무작위 그룹에서만 있었다.
Konstantinou 2007 48	LBP(허리굽힘시 통증과 ROM의 제한)를 가진 26명 참가자 15명 남자, 11명 여자 평균연령 : 38.3(SD 11.7)년 증상기간 26.8(SD 47.9)개월	MWM 중앙 또는 한쪽 굽힘 1~3 척추 레벨, 각각 레벨에서2, 3세트* 4.6 반복. 위약: 참가자는MWM 중재를 동일 시간 동안 편안하게 누워있는다(대략 3분).	초기결과: 요추의 굽힘ROM가 나타남 보조결과: 요추 굽힘 동안(10cm VAS)과 요추 전체 신전 ROM시에 통증. ROM은 2개의 경사계로 하나는 T12 레벨과 두 번째는 S2 레벨을 측정하였다.	임상적 향상 점수는 ROM>7°, VAS는 >2°cm를 사용하였고, 11~14명의 참가자들은 MWM 이후에 요추 굽힘과 전체 요추 굽힘이 각각 향상되었다. 6~5명의 참가자들과 위약 중재 후 이교하면; 11 대 6(MWM vs Placebo)는 통증 VAS MWM이 위약 중재보다 더 큰 향상을 나타내었고 전체 굽힘은 향상되었으나 전체 폄이나 통증 VAS는 그렇지 않다.	단일 그룹 전후 검사 설계, 2개의 중재를 무위로 받았다, 단일 세션의 중재에 대한 눈가림법을 사용하였다.
Manchanda & Grover[23]	LE를 가지고 있는 30명의 참가자 15명 남자, 15명 여자 평균연령 : 그룹 1: 39.3(8.73)세; 그룹 2: 37(6.7)세; 그룹 3: 41/1(6.95)세	그룹1: 멀리간 MWM 10회씩 3세트, 5분간 초음파, 치료적 운동 프로그램시행 그룹2: 손목 도수요법 10회씩 3세트, 5분간 초음파, 치료적 운동 프로그램 시행 그룹3: 5분 동안 초음파와 치료적 운동 프로그램시행. 각 그룹은 15번의 치료세션을 행하였고 각각 30분 정도 지속하였다.	지난 24시간에서 최악의 통증을 통증 VAS에 나타냄 무게검사 : 통증없이 팔로 1kg, 2kg 또는 3kg 등을 들어 올릴 수 있다. 테니스 엘보를 위한 기능적 통증지수. 추가조사는 1, 5, 10, 15일 때 시행	3 그룹 모두 시간이 지남에 따라 통증 VAS, 무게검사와 기능적 지수가 향상되었다.. 그룹 사이에서 통증 VAS나 기능적 통증지수의 차이는 나타나지 않았다. MWM(그룹1)은 10에서 15일의 초음파보다 더 좋은 변화가 보였다.	무작위 대조군 시험 참가자들, 치료사, 결과 분석지의 눈가림법없음. 할당제거 없음. 분석을 다루려는 의도없음. 참가자는 15일 동안 15세션을 제공받았다.

저자	참여자	중재	결과 측정	결과	설명
McLean 33	LE를 가진 6명의 참가자 남자 2, 여자 4 평균 연령: 49세 (범위 39~58세	MWM 힘 수준은 33%, 50%, 66% 및 최대 평가에서 결정된다. 모든 참가자들은 무작위성 4개의 힘 수준의 포함하여 MWM 기법의 적용을 받았다. MWM: 자뼈의 안쪽을 향한다. 각 치료 기법은 10초를 넘기지 않았다. 기초 측정을 위한 수축으로 3가지를 적용하였다. 힘4의 수준에서 2분간 휴식 간격을 주어 2가지를 적용을 하였다.	사전과 사후 치료 PFGS 근력: 손과 팔꿈치 사이의 유연한 압력 감지 매트로 측정하였다.	평균 로우 힘 데이터는 36.8N. 113N의 범위. 표준화된 평균 힘 데이터는 1.2n/CM와 3.8N/cm였다. 2개의 낮은 표준화 힘 수준 점수(1.2에서 1.0N/cm)는 PFG에서 하락을 야기했지만 2개(2에서 3.8N/cm) 이상이 PFGS에 증가를 유발하였다. A-사전 대조는 두 개의 낮은 힘 사이에 PFGS 변화는 나타나지 않았지만 3번째(66%)힘 수준에서는 큰 변화를 보였다. 전반적으로 MWM동안 적용된 힘 수준은 통각감퇴 효과를 결정한다. 악력은 15.18%에서 바뀌었다.	단일그룹, 두 세션 동안 반복 측정(하나는 측정, 하나는 검사), 사전-사후 검사 설계
Merlin 26	발목 가쪽 인대복합체 염좌의 최근 병력이 있는 8명의 참가자	MWM 뒤쪽/머리방향 방향으로 미끄러짐 운동과 발목 발바닥굽힘/안쪽번짐의 활동은 10회씩 3세트.	전후 치료 후 눈 감고, ROM 통증 VAS와 한 다리서기 균형, 종아리뼈의 위치는 MR, 종아리뼈에서 발바닥까지 측정	ROM과 서기 균형 향상이 나타나지만 통증에서는 차이점이 없는 것으로 보고되었다.	단일 그룹, 단일 치료 세션의 사전-사후 검사 설계. 연구 측정과 다양성의 단위의 명확성의 부족으로 인해 데이터를 활용 할 수 없었다.
멀리건 40	2년 전 어깨 통증과 ROM 제한이 있는 30세 여성, 1년 전 어깨통증과 ROM 제한이 있는 45세 여성, 3일 전 어깨 통증과 ROM 제한이 있는 24세 남성, 기간은 알 수 없는 어깨 통증을 가지고 있는 35세 남자	각각의 환자는 치료의 수를 다르게 제공하였다 (범위 1-4세션).	결과 값이 보고되지 않았다.	결과데이터가 보고되지 않았다.	4개의 독립사례 보고선, 2명의 환자는 하나의 세션을 가지고 한 환자는 두 세션과 한 환자는 4개의 세션을 했다.
Naik[24]		그룹1: 15분간 온열과 Maitland의 도수기법을 1번째 주에 적용하고 2번째 주는 강도 3과 4를 적용한다. 그룹2 : 15분간 온열과 멀리건 도수요법을 적용한다. 외부고정을 하고 2개월 이후 제거한 콜레스골절 영상진단을 받은 30명의 참가자 참가자의 인구통계적 정보는 주어지지 않음	손목 ROM(굽힘/폄, 노뼈쪽/자뼈쪽 한쪽, 엎침/뒤침). 엄지손가락 움직임 지수와 기능적 측정 도구.	MWM(그룹2)은 Maitland의 관절가동술(그룹1)과 비교하여 더 큰 통증 감소를 보고하였다. ROM의 결과는 불명확하였지만 손목 굽힘을 제외한 ROM의 사전-사후 중재 사이에는 다른 점이 나타나지 않은 것으로 보인다. Maitland의 관절가동술 후 증가한 것으로 보인다(p = 0.02). 기능측정도구에 대한 다른 그룹과의 차이는 나타나지 않았다.	무작위 실험. 이들 참가자들의 기준을 포함한 '외부 고정'을 의미한다. 석고나 유리섬유의 폐쇄 고정을 의미하는 만큼 콜레스 골절은 거의 외부 고정이 필요로 한다. 참가자들, 치료나 평가자의 눈가림법을 하지 않아 치료의 수는 불분명하며 처치의 분석의 목적이 없고 배분에 대하여 숨기지 않았다. 통증이 특정된 방법이 불분명하였고, 모든 결과는 불

저자	참여자	중재	결과 측정	결과	설명
O"Brien & Vicenzino 43	최근 가쪽 발목 염좌를 경험한 17세와 18세의 2명의 남자 참가자	MWM의 효과의 나타내기 위해서 급성 가쪽 발목 통증 이 있는 발목에 적용하였다. MWM 치료: 참가자가 발목을 엎침하고 있는 동안 종아리뼈의 먼쪽부의 뒤쪽 미끄러짐 운동을 한다. 수동 과압력 이 적용되었다. 4번 반복. 치료1 : 2주 동안 6세션 치료2: 1주 동안 3세션 비치료1: 1주 동안 3세션 비치료2: 1주 동안 5측정세션. 스트랩테이프는 모든 치료세션 후 가쪽 미끄러짐 운동시 적용되었다.	치료 전, 치료 중(통증, 엎침 ROM)과 각 치료 후 통증	ROM: (엎침)MWM중 향상되고 치료후 범위 다소 감소. DF는 MWM치료 후에 향상되었다. 통증: MWM과 더 작은 정도의 후 치료 동안 향상되었다. 기능 : 치료와 함께 증가되었다. 기능적 수행: MWM치료과 기능 사이의 긍정적 상관관계. 기능적 수행과 기능, 통증과 기능, 기능적 수행과 통증, 기능적 수행과 DF, DF와 기능 사이에 강한 상관관계. 통증과 기능, 엎침과 DF, 기능적 수행과 엎침, 엎침과 기능과의 표준 상관관계	BABC와 ABAC 설계의 이중 단일 사례 연구. A = 비 중재 기간 B = 중개 기간 C = 후 치료 운동의 세션.
Paungmali 4	LE가 있는 24명의 참가자 남자 17명, 여자 7명 평균 연령: 49세(SD7.2), 평균 상태 기간 8.9개월(SD 8.4), 모두 오른손 우세의 20명의 참가자는 오른쪽이 침범되었다.	각 참가자는 3개의 무작위 치료 그룹(치료, 위약, 대조군)을 동일한 시간과 날로 구성한다. 각 세션 사이에 48시간. 치료 그룹 : 통증 자유 에서의 잡기 동력계의 노뼈와 자뼈의 가쪽 미끄러짐 운동 MWM. 참가자는 바로 누운 자세에서 어깨 안쪽돌림, 팔꿈치 폄, 아래팔의 뒤침. 6초씩 10회 반복, 15초 휴식 위약: PT는 참가자에게 통증 자유 악력계의 쥐기를 통해 팔꿈치에서 손의 정확한 수기 접촉을 적용한다. 대조군: 오로지 쥐기 운동의 통증을 포함한다(수기 힘은 적용하지 않음).	치료 전 치료 중, 치료 후. PFGS. PPT. TPT. 교감신경체계지표: · 피부의 혈액량 · 피부 전도성 · 피부온도 · 혈압 · 심박수	PFGS는 치료 중과 후에 MWM그룹에 의미 있는 향상이 있었지만 위약과 대조군 처치 동안과 후에는 향상이 없었다. PPT는 치료중과 후에 MWM그룹에 의미 있는 향상이 있었지만 위약과 대조군 처치 동안과 후에는 향상이 없었다. MWM이나 위약 그룹의 TPT는 변화가 없었지만 대조군의 중재에는 감소하였다(즉, 최악). 교감신경체계는 MWM중재에 변화가 있었지만 위약이나 대조군 중재에는 변화가 없었다	연구 동안, 교차 연구, 관계자와 함께 자가제어, 즉각적인 개입 전후의 측정을 무작위로 반복 측정하였다.

저자	참여자	중재	결과 측정	결과	설명
Paungmali 34	LE가 있는 24명의 참가자 남자 19명, 여자 5명 평균 나이: 50세	모든 참가자들은 가쪽 미끄러짐 운동 MWM를 받았다. 대략 48시간 간격의 6세션 적용하였다. MWM: 환자는 누운 상태에서 어깨의 안쪽돌림, 팔꿈치 폄과 엎침을 한다. 치료사는 위팔뼈를 안정화 시키고 아래팔에 가쪽 미끄러짐 운동을 적용한다. 기법은 6초간 10회 반복을 하고 15초간 휴식을 통증 없는 범위에서 수행한다	모든 치료 전.후. PFGS. PPT	MWM 기법은 치료 동안의 PFGS에 38.84%(SEM 7.05)과 즉시 치료 적용 후에 45.29%와 모든 실험 세션에서 PPT17.51%(SEM 6.95)로 최대가능효과의 평균을 산출했다. 내성이 MWM의 통각 감퇴 효과를 발전시키지 않는다 것을 나타내는 세션간 유의한 차이가 없었다.	단독 그룹에 6세션 이상 반복 측정하였다.
Paungmali 31	LE가 있는 18명의 참가자; 남자 14, 여자 4. 평균 연령 49세(SD 2.4), 94%가 오른쪽이 우세, 78%가 오른쪽 침범	날록손(2% 리도카인 0.8mg에서2mL)의 주사, 날록손 체계와 비물질성 대조군 상태 당 2mL의 표준 식염수의 위약. 3일 동안 각각 별도로 실시되었다. 각 참가자는 팔꿈치에 영향을 주는 MWM을 받았다: 참가자는 바로 누운 상태에서 어깨의 안쪽돌림, 팔꿈치 폄과 엎침 상태. 치료사는 위팔뼈를 안정화 시키고 아래팔의 가쪽미끄러짐 운동을 적용하였다. 기법수행은 참가자가 통증 없는 범위에서 쥐기를 6번 반복하고 15초간 휴식을 갖는다	PFGS. PPT. TPT. 상지신경자극검사 2b (ULTT2b)	MWM 기법은 모든 실험 조건에서 PFGS의 29% (SEM 5.6), PPT의 18% (SEM 4.3), ULTT2b의 1.6% (SEM 0.4) 과 TPT에 0.2% (SEM 0.7) 평균적으로 향상되었다. 날록손, 생리식염수와 대조군 중재 사이에 차이는 나타나지 않았다. 날록손은 초기 통각감퇴 효과에 반대로 작용하지는 않았고, MWM 기법이 비마취성 무통을 유발하는 것을 암시한다.	연구 동안, 교차 실험, 관계자와 함께 그들 자신의 대조군으로, 즉각 사전-사후 측정을 무작위로 반복 측정하였다.
Penso 44	7–10km 2 × 주간 달리기시 만성적인 왼쪽 가운데 발목 통증이 있는 25세 여자 달리기 선수, 달리기와 종아리 스트레칭 시에 8/10 통증 VAS 호소. 17년 동안 발목 염좌가 반복되었다.	MWM: 체중지지에 직접 발목 발등굽힘에 대해 발의 뒷면을 고정하고 종아리뼈의 먼쪽을 앞뒤로 미끄러짐 운동한다. 2회의 치료 세션 2*10 반복. 각 치료 후 1개월에서 4개월 후 추적관리	발목의 발등굽힘, 발바닥굽힘, 안쪽번짐, 가쪽번짐을 통증을 느끼지 않을 만큼 능동 및 수동으로 움직였을때 가동범위	2세션 이후 통증없이 달릴 수 있었다. 2번의 치료 이후에21°(능동과 수동)에서 36° (능동)/37° (수동)까지 발등굽힘 ROM이 향상되었고, 4개월 후 35° (능동)/36° (수동)까지 향상되었다. 장딴지근 길이는 2번째 치료 후 2.5cm에서 3.25cm까지 증가되었고, 4개월 이후에도 비영향측에도 동등하게 유지되었다.	두 치료세션의 단일 사례 보고서. 가동범위 결과에 대한 측정방법은 밝히지 않았다. 통증과 기능은 측정하지 않았다
Reid 41	23명 참가자. 남자 8명, 여자 15명. 과거 2년 내에 한쪽 아급성 발목 염좌가 지속되었고 (최근 8주 내에는 발병하지 않음), 체중지지 시 발목 발등굽힘에 제한이 있음. 평균 연령: 25(SD 9)세.(범위 13–47세).	MWM: 체중지지의 발목 발등굽힘의 미끄러짐 운동을 안쪽 복사뼈의 하면 수준에 벨트로 종아리 뒷면 아래에 적용했다(패드가 있는 벨트를 사용하여). 치료사는 벨트를 이용하여 앞쪽면에 손을 목말뼈와 발꿈치뼈를 고정하여 반대힘을 적용하였다. 힘은 생체압력도구에 의해 200(SD20)mmHg를 적용하여 측정하였다. 혼란변수. 참가자는 엎드려 눕고, 부목을 발등쪽의 발/발목에 적용하였고 치료사는 발목 움직임 없이 수동적인 무릎 굽힘/폄을 수행하였다. 10회 반복의 2세트, 세트간 2분의 휴식을 한 단일 세션은 7일간 각각 적용하였다.	발목에 중량부하시 발등굽힘의 가동범위	MWM기법(0.63, SD 0.89cm)으로 발등굽힘에서의 변화가 속임 기법(0.18, SD 0.35cm) p = 0.02.의 변화보다 높았다. 2에서 0.45cm 사이의 발등굽힘 ROM의 평균 차이는 있다.(95% CI 0.08–0.82)	23명의 참가자, 연구의도 안에서 교차, 개입의 무작위 지시, 사전–사후의 즉각적인 검사 평가

저자	참여자	중재	결과 측정	결과	설명
Reid 50	34명 참가자. 남자 13명, 여자 21명. 경추성 어지럼의 임상적 진단. 평균 연령 : 63.5(SD 13.4)세	어지럼이 주로 유발되는 방향으로 직접 경추 움직임외 C1이나 C2에 SNAG를 6회 반복, 10회 반복을 한다. 혼란변수.- 디튠 레이저(detuned laser), 상위 경추에 다방면으로 20의 6을 적용하였다. 두 그룹 모두 4주간 4.6번의 중재를 받았다.	어지럼증의 심각도(VAS). 어지럼증의 장애 목록(DHI). 어지럼증의 빈도.(6-point rati scale). 통증 VAS. 글로벌 인식효과(GPE, 6-point Likert scale). 서있는 균형 (눈을 떴을 때와 감았을 때; 흔들리는 지표) 경추 ROM	SNAG 그룹은 혼란그룹과의 6주 후 치료보다 어지럼의 낮은 정도, DHI의 하위 점수,통증 정도가 낮아진 것으로 나타났지만 12주 후에는 달라진 것이 없었다. GPE는 모든 시간포인트에서 혼란그룹과 비교하였을 때 SNAG 그룹이 더 높게 나타났다. 어지럼의 주기나 경추 ROM의 어떤 시점에 대해서는 그룹간 차이가 없었다.	무작위 대조군 실험. 저자는 참가자들이 치료나 일시적 위안 그룹에 있다고 보고 있지만, 그것으로 참가자들이 확실히 MWM이 어떤 레이저보다도 더 일시적 효과 였다고 생각했다고 알기는 어렵다. 추적관리는 치료후 6주 그리고 12주씩 하였다.
Richardso[47]n	6개월 동안 왼쪽 뒤통수밑에 경추성 두통을 가지고 있는 29세 여성	1주에 3번 씩 총 4주 동안 치료를 받았다. 총 11회. 후두부와 C2사이에SNAGs(멀리건 운동) 과 역 SNAGs 적용. 10초씩 유지하며 6~10회 반복, 마사지, 허혈성 조직 이완, 교육, 치료적운동, 건열치료, 전기적 자극치료	통증 VAS. 경추 측방 굽힘 그리고 돌림 ROM 측정 두통 비율 시스템 스코어(Headache rating system score)	퇴원시: – 두통 등급지수: 3/15 – 통증 VAS: 0/10 – 경추 가쪽굽힘 AROM: 48도(왼쪽/오른쪽) – 경추 회전 AROM: Rt. 83, Lt.84	단독케이스 연구, · 총 11회 치료, 통계학적인 분석이 없다.
Stephens[36]	43세 여성 왼쪽에 LE 병력을 1년동안 가지고있다. 과거 양쪽 손목터널 증후군으로 수술을 권유받았다. 오른쪽 손목손허리뼈 관절의 불안정성 때문에 엄지손가락에 통증과 손목과 엄지손가락의 보조기관리를 받았다.	MWM: (a) 손목의 폄, 아래팔 엎침, 쥐기 하는 동안 팔꿈치에 아래팔 바깥쪽을 관절가동술을 하였다. (b) 손목의 노뼈부 편위를 하는 동안 손을 손등부위로 미끄러짐 운동을 실시하였다. (c) 엄지손가락의 손목손허리뼈 관절에 맞섬동작을 하는 동안 첫째 손가락 엄지손가락의 손허리뼈를 손바닥 방향으로 관절가동술을 실시. 초음파치료: 20% 사이클, 3MHz, 1.0에서 1.2W/cm2 5분 동안 팔꿈치 바깥쪽부위 실시. 가로방향 마찰 마사지, 테이핑, 운동, 악력계를 가지고 쥐기 운동, 압통점 마사지, 손목 폄근 스트레칭. 홈운동: 냉찜질 3번 x 매일 각각 20분 실시. 홈운동프로그램, 통증이 없는 범위에서 문짝에 저항하면서 자가 관절가동술 실시. 치료: 4주 동안 1주일에 3번 실시, 4주 동안 1주에 하루, 6주 동안 2주에 한번 격주	통증: NPRS 치료 종결 시점에 AROM: 어깨, 팔꿈치 그리고 엄지 강화: 어깨, 팔꿈치, 손목, 쥐는힘	통증이 있는 40ibs 에서 통증이 없는 95 lbs 까지 쥐는 힘이 강화가 된걸 제외하고 남은 데이터가 없다.	단독 사례 연구 총 23회에 치료, 지속적인 분석 없음, 데이터가 불량한 논문

저자	참여자	중재	결과 측정	결과	설명
Teys6	어깨통증을 가진 24명에 참가자 11명 남자, 13명 여자, 평균나이:46(SD 46.1)살 어깨통증으로 어깨뼈 라인에 팔을 100도 이상 들 수가 없다.	그룹1: MWM 치료 그룹2: 위약 그룹3: 대조군 MWM: 앉은 자세에서 뒤쪽 바깥쪽으로 관절 미끄러짐. 치료사는 환자에 어깨뼈 위에 한 손을 두고 반대쪽 손에 손바닥을 위팔뼈머리 앞쪽면에 둔다. 뒤쪽 바깥쪽 미끄럼운동을 위팔뼈머리에 실시한다. 참가자는 어깨뼈 라인으로 3세트 10번씩 팔을 드는 동작을 실시했다. 위약: 위와 같다. 그러나 빗장뼈와 복장뼈위에 손을 두고 다른손은 위팔뼈에 뒤쪽에 둔다. 위팔뼈에 최소한으로 앞쪽 미끄러짐 운동을 적용하였다. 그리고 씩 3세트 10번씩 가능한 범위에 반정도 움직임으로 어깨뼈라인으로 팔을 드는 동작 실시. 대조군: 다른 2중재와 같은 기간 동안 치료사에 관리를 받지않았다. 각 중재에 세션은 다른 세션과 사이가 최소 24시간 이내에 실시	3세션 치료전과 치료 후. 어깨뼈 면에서 통증 없는 범위로 올리는 팔에 운동범위 그리고 PPT	운동범위: MWM 하는 동안 평균 16도(P=0.000) 증가. 4도 (P=0.06)도 증가 위약 그리고 변화 없음 (P=0.84) 대조군 MWM 위약(11도) 그리고 대조군(10도) PPT: 평균 증가 63kPa(0.000)= MWM적용 26kPa(0.05)=위약 20kPa(P=0.07)=대조군 MWM가 위약과 대조군보다 크고 확실한 증가를 보여준다	대상자 내에서, 무작위 교차 실험으로 반복측정, 대조군으로 참여하는 참가자도 실시, 중재 전-후 즉각 측정
Vicenzino30	24명 참가자 14명 남, 10명 여 평균나이: 46(SD1.68) sd1.68 34세~68세 8.3 (SD 17.1, 범위 2~36)달.83% 오른손잡이, 74% 오른쪽영향	MWM: 팔꿈치에 바깥쪽 미끄러짐 운동. 한 손은 몸쪽, 다른 한쪽은 통증 없는 범위에서 위팔뼈의 먼쪽에 지속적인 미끄럼운동 실시, 그 동안 참여자는 통증 없는 범위에서 쥐는 동작실시, 6번 반복 15초 휴식 위약: 팔꿈치가 아닌 부위에 미끄러짐 운동이 아닌 다른 수기치료 실시. 대조군: 약 위에 2실험과 같은 시간 동안 치료사가 도수가 아닌 접근. 각각 참여자는 최소 48시간 이내에 3번에 나누어 중재실시	PFGS PPT	아픈 부위 쪽 에서 PFGS 는 MWM 중재하는 동안 많이 좋아졌다(46% 변화, P<0.000), 그러나 위약(10%변화)과 대조군(3% 변화)은 아니다. 위약(4% 변화)과 대조군(0% 변화)과 비교해서 PPT 에서는 MWM(10% 변화)를 적용하는동안 확실한 증진이 있었다 .	실험자안, 임위적으로 실험 측정, 대조군도 실시, 즉각적 사전-사후 중재 측정
Vienzino5	한쪽 재발성 가쪽 발목염좌를 가지고 있는 16명에 참가자들(최근 6개월 이내 급성기 발목 염좌 가 없었던) 8 남, 8여 평균나이 19.8(SD 2.3)살	그룹1: 체중지지 MWM 그룹2: 비체중지지 MWM 그룹3: 대조군 모든 참가자들은 3번에 나누어(최소 48시간) 무작위 순서로 3개중 하나에 그룹를 경험한다. 체중지지 MWM: 높은 곳에 발을 두고 서 있는 상태에서 치료하는 수기치료를실시, 발등굽힘하는 동안 참가자에게 벨트를 이용해 실시한다. 비 체중지지 MWM: 바로 누운 상태에서 실시한다. 종아리뼈는 높은 받침에 올려주고 발목을 가장자리에 나오게 한다. 대조군: 수기접촉이나 움직임을 주지 않는다. 참가자는 다른 2그룹과 비슷한 시간 동안 서있었다	치료전 치료후, 3번에 세션 후 검사. 체중지지를 하며 발목 발등 굽힘 뒤쪽 발목 미끄러짐 운동(테이프측정)	뒤쪽 발목 미끄러짐 운동은 대조군(17% SEM 22, p<0.001)과 비교하여 체중지지(55%; SEM 40) 그리고 비체중지지(50%; SEM 32) MWM 두개에서 명확한 증가가 보였다. 체중지지를 하면서 발등굽힘시 대조군과 비교하여 체중지지와 비체중지지를 한 MWM 기술 그룹에서 명확한 증가가 있었다. (9%; SEM 10, p<0.017	피험자내에서, 참가자가 대조구누처럼 하며 무작위 교차 실험 반복측정함.

저자	참여자	중재	결과 측정	결과	설명
Vicenzino & wright35	오른쪽에 LE 를 가지고 있는 39세에 여성	5주에 걸쳐 6번 치료, 평가를 위한 2주 포함, 2주는 치료적 중재(4세션) 그리고 6주에 가성 운동 프로그램. 치료: MWM- 아래팔에 몸쪽 부위를 먼쪽 위팔뼈에서 바깥부분에 바깥쪽 미끄러짐 운동운동 적용. (참가자는 바로 누운 자세, 어깨는 안쪽돌림, 팔꿈치는 폄, 아래팔은 내전.) 참가자는 테이프를 이용한 자가 관절가동술을 배웠다. (테이핑으로 팔꿈치관절을 바깥쪽으로 반복시키는 MWM을 적용 할 수 있다.)	VAS PPT 쥐는 힘 기능적 VAS 통증이 없는 기능들에 관한 질문들	치료를 하는 동안 PFGS는 증가된다. 통증이 없는 기능에 관한 질문들에서 모든 6개 아이템은, 치료 전 통증에 원인들이, 치료 후 에 좋아졌다. 쥐는힘의 증가는 기능의 증가와 통증의 감소와 연관되어 있다. 6주; 통증없음과 완전한 기능의 강한 상관관계는 기능이 증가하면서 통증이 감소하는 것으로 설명된다.	단독 사례 연구
Yang37	동결견 증후군을 가진 28명에 참가자들. 그룹 1: 13명 여성나이 53.3세(SD 8.5), 증상에 기간은 18주(SD 8) 그룹2: 11명 여성나이 58세(SD 10.1) 증상에 기간 22주, 한쪽에만 증상이 있는 사람 이 7명	다양한 중재 구성 그룹 1: A-B-A-C 그룹 2: A-C-A-B A= 중간지점 관절가동술 B= 끝지점 관절가동술 C= MWM 각각 중재에서 3주 동안, 2주 동안 각 세션에 30분 실시. 중간지점 관절가동술: 참가자 앙와위 자세, 어깨를 40도 내전 시킨 상태에서 수동적인 관절가동술을 10~15회 반복 끝범위 관절가동술: 치료사 다른 방향으로 위팔뼈에 최대범위에서 멈춘 상태에서 10~15회 강한 관절가동술 실시. MWM: 참자가는 앉은 자세에서, 벨트를 위팔뼈머리에 둔다. 반대힘은 치료사에 손으로 어깨뼈에 적용한다 그리고 미끄러짐 운동은 벨트를 통해 실시. 그 동안 어깨는 통증이 없는 범위에서 천천히 활동적인 움직임을 실시한다. 3번씩 10회 반복	어깨기능의 유연성 단계 척도(FLEX-SF) 3D 움직임 분석(FASTRAK) 어깨면에서 팔들기 손에서 목(어깨 가쪽돌림) 손에서 어깨뼈(어깨 안쪽돌림) 어깨뼈 들림, 위팔어깨 관절 리듬	FLEX-SF, 팔들기, 위팔어깨관절 리듬, 어깨 내 회전 외 회전은 끝에서 관절가동술과 MWM 두 가지에서 확실한 증진이 있었다(p<0.01). 끝범위 관절가동술과 MWM에 효과는 위팔어깨관절 리듬을 제외하고 큰 차이가 없었다. MWM 이 6~12주에 운동에서 끝범위 관절가동술 보다 좋은 효과가 있었다.	무작위 교차 구성, 두 그룹은 각각 반대지시 A-B-A-C와 A-C-A-B로 두가지 치료를 받았다. A에서= 중간점위 관절가동술 B=끝 범위 관절 가동술 그리고 C= MWM. MWM 미끄러짐 운동의 방향과 팔에 움직임 방향은 특별히 정해지지 않았다.

a/a= 위에서; DF=발등굽힘; ER= 가쪽돌림; HEP= 홈운동 프로그램; IR= 안쪽돌림; LE= 가쪽위관절융기통증; LBP= 요통; MGS= 최대 쥐는 힘; MMT= 도수근육검사; MRI= 자기공명 단층촬영; MWM= 움직임을 동반한 관절가동술; NPRS= 숫자적 통증 비율 범위; PFGS= 통증이 없는 쥐는 힘; PPT = 압통 범위; RCT=무작위 대조군 연구; ROM= 관절가동 범위; SD= 표준 편차; SLR= 하지거상; SNAG= 지속적인 자연스런 척추 유동술; TPT= 열 통증 역치; VAS= 시각적 통증 등급

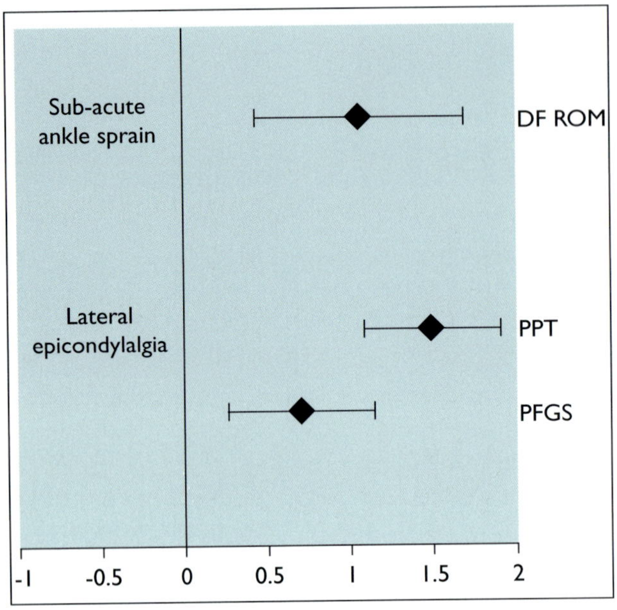

그림 3.3 가족 위과절융기통증과 이급성 발목염좌가 있는 참가자에게 MWM치료 중재 후 즉시 통증이 없는 약력(PFGS), 압통역치(PPT), 관절가동범위의 결과 측정에 대한 폴드결과

요약하자면, 연구인원의 이종성과 측정값에 타이밍 때문이다, 우리는 어깨 MWM연구를 다루는 작은 데이터들은 이용할 수가 없었다. 방법론적인 특징에 적당한 3연구들의 모순되는 결론에 기초되어, 환자의 어깨 상태들에 MWM을 사용하는 것에 이론적으로 바쳐주거나 반박하는데 불충분한 근거들이다.

발목 질환에 대한 MWM MWM for ankle conditions

방법론적 특징에 적당한 3가지 연구들은(18비율, 각각 18 그리고 20), 발목 염좌에 병력을 가지고 있는 환자에 발목의 배측 굴곡 운동범위에 발목 관절 MWM에 즉각적인 효과를 보여줬다. 효과에 대해서 Reid 등[41] 그리고 Collins 등[1]에서 데이터를 모을 수 있었다. 이 두 논문에 모집된 인원은 바깥쪽 발목에 아급성기 안쪽 번짐 염좌 진단을 받은 이들이다. 이 실험군으로 부터 발목에 발등굽힘 운동범위(SMD 1.18;95% CI 0.55~1.81)의 측정에서 발목관절 MWM으로 즉각적으로 긍정적인 효과를 보여주는 데이터를 모을 수 있었다(그림 3.3).

Vicenzino 등[5]은 발목 염좌가 재발하는 인원들로 연구를 하였다, 그러므로 이중 중복되는 인원들로 분석되어졌기 때문에 이용할 수가 없었다, 그렇지만, 연구자는 비슷한 결과를 보고

하였다. 체중지지와 비체중지지 MWM 테크닉 두가지에서 체중지지 발목굽힘 ROM(양쪽에 26%)과 뒤족 목말 미끄러짐운동(각각 55% 그리고 50%)이 대조군과 비교하여 분명히 증가하는 것을 입증하였다.

방법론적인 질에 적합한 이 연구에 결과들은 질이 약간 낮은 4개의 연구에 결과들에 의해 뒷받침 되어졌고 안쪽번짐 발목 염좌 에 병력을 가진 참가자각각에 바깥쪽 복사뼈에 MWM 뒤쪽머리(상부)쪽 미끄러짐운동으로 좋은 효과들이 2중 3개의 연구에서 보고[26, 42, 43]. 하나 단일 사례 보고는 재발성 발목염좌를 가진 취미로 달리기를 하는 25살 여성의 안쪽 발목 통증을 줄일 수 있는 바깥쪽 경골에 MWM 앞-뒤 미끄러짐운동의 좋은 효과들을 찾을 수 있었다[44]. 후자의 효과의 정도를 결정하기에는 후자 연구들[26, 42, 44]의 데이터가 불충분하다.

요약하자면, 레벨 2a 증거는 아급성기 발목염좌를 가진 환자의 발목 발등굽힘 활동범위에 즉각적인 효과를 평가하는 데있어 위약과 조절중재 보다 MWM 중재가 더 좋다는 증거이다. 레벨 2b 증거는 재발성 발목염좌를 가진 환자에 발등굽힘 활동범위의 결과들로 즉각적인 효과를 평가하는데 있어 조절 중재보다 MWM 중재가 더 좋다는 증거이다.

척추 상태에 대한 MWM MWM for spinal conditions

6개 연구가 척추 상태의 범위에 MWM 효과를 평가하였고[29. 45-49], 이들 논문중 3가지는 방법론적인 특징이 적당한 논문이라고 생각 되어진다[29, 46, 48].

Hall 등[9] 이중맹검 RCT 논문이다, 경추성 두통으로 진단받은 참가자들에게 경추 자가 SNAG 스트랩을 사용한 자가 MWM('지속적인 자연스런 골단유동술' 또는 SNAGs) 가정프로그램과 위약중재를 비교한 논문이다. ROM은 단독 중재세션에 의해 측정 되었고, 그리고 두통의 심함은 두통 질문들에 따라서 4~52주 동안 측정되었다 MWM그룹은 위약그룹의 5도(SD5도) 증가와 비교해서 MWM그룹에서 15도(SD9도) 증가하여 위약그룹보다 경추회전범위가 확실히 크게 증가하는 것을 보여주었다.(P<0.001; 테이블 3.7). 비슷하게, 두통이 심한 정도는 위약그룹과 비교해서 MWM그룹에서 4~52주 동안 확연한 감소를 보였다(테이블 3.7). 연구자들은 또한 4동안 추적조사를 한 위약그룹보다 MWM 그룹에서 운동 규정을 준수한다고 했다.

Reid 등[50], 평가자 맹검 RCT 논문은, C1 또는 C2의 SNAGs 의 4주 치료 프로그램과 능동적 경추 ROM에서 가짜 레이저 중재와 비교했다. SNAG 중재는 현기증 심각도 측정에서 가짜 레이저 중재보다 좋은 결과를 보였다 (P=0.03), 현기증 불편함 목록(P= 0.001, 0.48). SNAG 중재는 전체 인지 효과 동안 후속 유지 시간 포인트(치료후, 6~12주; P〈0.01)에서도 가짜 중재보다 좋은 결과를 보여주었다. 게다가, 12주 추적조사에서 SNAG 중재 그룹에서 경추를 펴면서 서 있는 균형도 향상된 것으로 나타났고(P=0.05), 12주 추적조사에서 가짜 중재는 정적으로 서있는 균형이 나빠졌다(P=0.01). 어떤 시점에서도 두 그룹 간 경추 ROM은 유의한 차이가 없었다.

Konstantinou 등[48] 논문은 위약중재와 MWM 허리 굽힘 테크닉을 비교한 논문이다. 연구자는 허리 굽힘 ROM 측정에 있어 위약중재(45.3도 SD 14.1)보다 MWM 테크닉(49.2도 SD 16.4)이 즉각적인 좋은 효과가 있다는 것을 보고하였다. 두 그룹간에 통증 점수에 유의한 차이는 없었다(테이블 3.7), SMDs는 중재 후 평균으로 계산했고 SDs는 유의 수준에 도달하지 못했다(테이블 3.7).

Hall 등[46]은 단독 그룹 전, 후 테스트를 사용하여 현재 요통이 있는 집단에서 통증이 제한된 SLR ROM으로 SLR ROM에 견인 MWM을 적용한 단일세션 SLR의 효과를 평가했다. 이 집단에서, 연구자는 MWM 테크닉을 적용한 집단에서 SLR ROM 11°(95% CI 9~13) 확연히 증가하는 것을 보고하였다. 하지만 이결과들과 비교할만한 위약 또는 대조군은 없었다.

Exelby, Horton 그리고 Richardson, 이 논문들은 중앙과 한쪽 척추 SNAGs의 효과를 단독 사례 연구들로 보여 주고 있다. Exelby와 Horton은 각각 급성 잠긴 후관절(각각 요추 그리고 흉추)이라는 임상 진단을 가진 단독 환자를 가지고 실시하였다. 그에 비해 Richardson은 6개월에 경추성 두통 병력을 가진 단독 환자 연구를 하였다. 중앙과 한쪽 SNAGs 그리고 역방향 SNAGs를 다양한 기구와 결합하여 사용하였다.(예 : 테이프, 열, 전기적 자극, 연부조직 이완). 세 논문 모두에서 중재가 성공적으로 통증경감을 시키는 것을 보여주었지만 효과의 정도는 Richardson [49](표 3.8)에서만 산출되었고, 다른 두 논문에서는 더 분석할 만한 데이터를 제공하지 못했다.

요약하자면, 세개의 RCTs과 네개의 무작위 연구 모두 척추의 범위 관리에 있어 MWM 을 사용하였을 때 좋은 효과가 있다는 것을 찾을 수 있었다. 연구 집단이 불균형하고 방법론적인 질이 떨어지는 경우에는 경추 MWM의 경추성 두통(자가 SNAG)과 어지럼증이 있는 참가자에서 비록 후자의 경우 정기 추적관찰이 아니었지만, 장 · 단기 결과에서 유익하다고 나타난 레벨 1b증거를 제외하고는, 결론을 내기에는 제한이 있다.

손목, 손에 대한 MWM MWM for wrist and hand

하나의 RCT와 세개의 사례보고는 드퀘르벵 건초염[51], 외상성 엄지손가락 손상[52], 만성 엄지손가락 통증[53] 그리고 콜레스 골절[54]의 수술 후 관리중인 대상자에 대한 MWM 을 통한 결과를 보여 준다. 방법론적인 질에 적합한 연구들은 없었고 MWM 중재에 대한 효과의 정도를 평가할 수 있는 충분한 자료를 제공하는 연구도 없었다.

하지만 세 연구 모두 MWM 테크닉의 적용으로 통증의 감소와 기능의 증진을 보고했다.

하나의 RCT와 방법론적인 질의 열악한 세개의 연구(레벨 4근거)는 손목과 손의 관리에 MWM이 효과적인 것을 고려하더라도 결론을 끌어내기에는 근거가 불충분하다.

무릎-넙적다리뼈 관절 통증 증후군에 대한 MWM MWM for patellofemoral pain syndrome

방법론적 질에 적합한 오직 하나의 연구만 무릎뼈-넙다리뼈 관절통증 증후군 치료를 위해 MWM을 받은 사례들에 관하여 보고하였다. 연구자들이 MWM에서처럼 중재의 분명하지 않은 분류를 하는 동한, 그럼에도 불구하고 관절의 수동 또는 능동적인 움직임 또는 근육의 수축 동안 적용되거나 지속된 수동적인 관절 가동술에 대한 정의로 취급했다. 이 연구에서 적용한 MWM은 고관절의 편상태(예, 대퇴직근 스트레칭)에서 수동적인 무릎 굴곡 또는 보조적인 무릎편(넙다리 네 갈래근을 보조한 열린사슬)에서 앞쪽으로 정강뼈 이동에 적용하는 방법이다. 연구자들은 MWM이 운동 이나 스트레칭 하는 동안 경험한 통증 수준이 성공적으로 감소하는 것을 추가적으로 보고하였다. 6명 참가자의 원시 데이타를 보고하였으므로 효과의 정도는 통증의 정도와 ROM 측정으로 산정하였다(표. 3.8).

하나의 사례 시리즈(레벨4 근거)에서, 무릎뼈 넙적다리뼈관절 통증 증후군 을 가진 환자의 관리에서 MWM 의 효과에 대한 결론을 이끌어 내기에는 근거가 불충분하다.

표 3-7. MWM 중재

중재 첫번째 저자	점수	샘 플 사이즈 (N)	INT(n)	Week	다른 SMD/RR(95% CI)	ROM/PFGS SMD (95% CI)	PPT SMD (95% CI)
경추성 두통							
C1-C2 SNAG 와 위약					두통 심각성 지수	경추 굴곡-돌림 가동범위	
Hall[29]	19	32	1	0		1.34 (0.59~2.12)	
				4	1.58 (0.77~2.38)		

				52	2.09 (1.21~2.97)		
경추성 어지럼증							
C1-C2 SNAG 와 sham laser					Global perceived effect		
Reid50	21	33	4-6	0	1.63 (0.83~2.43)		
				6	1.54 (0.75~2.33)		
				12	1.78 (0.96~2.60)		
가쪽 위관절 융기 통증							
MWM 과 위약						통증없이 쥐는힘 (근력)	
Vicenzino30	20	24	1	0		1.23 (0.61~1.85)	0.63 (0.04~1.21)
Paungmali4	21	24	1	0		1.34 (0.70~1.97)	0.36 (-0.21~0.93)
MWM+운동과 스테로이드 주사					Success RR		
Bisset28	21	128	8	6	0.83 (0.66~1.03)	-0.74 (-1.1~-0.83)	
					1.38 (1.16~1.66)	0.31 (-0.03~0.66)	
MWM+운동과 지켜보기(대조군)							
Bisset28	21	123	8	6	2.44 (1.55~3.85)	1.01 (0.63~1.38)	
		125		52	1.04 (0.93~1.15)	0.22 (-0.14~0.57)	
MWM과 대조군							
Vicenzino[30]	20	24	1	0		1.51 (0.86~2.16)	0.24 (-0.32~0.81)
Paungmali[4]	21	24	1	0		1.63 (0.97~2.29)	0.67 (0.09~1.25)
Manchanda[23]	12	20	15	2	통증 VAS 0.58 (-0.31~-1.48) 기능적 통증 척도 0.69 (-0.22~1.59)	무게 검사(근력) 1.41 (0.40~2.41)	
MWM 과 손목 수기치료							
Manchanda[23]	12	20	15	2	통증 VAS 0 (-0.88~0.88) 기능적 통증 척도 0.3 (-0.58~1.18)	무게 검사(근력) 0.8 (-0.11~1.72)	
어깨							
통증이 제한된 어깨 관절가동범위							

MWM 과 위약 Teys[6]	18	24	1	0		어깨 올림 0.99 (0.38~1.59)	0 . 8 2 (0.23~1.41)
MWM 과 대조군							
Teys[6]	18	24	1	0		어깨 올림 1.50 (0.85~2.15)	0 . 8 7 (0.28~1.47)
동결견							
MWM과 끝범위 가동술							
Yang[37]	17	22		6		어깨 올림 −0.22 (−1.02~0.59) 어깨 안쪽돌림 0.74 (−0.11~1.59) 어깨 가쪽 돌림 −0.11 (−0.93~0.71) 어깨상완리듬 1.40 (0.47~2.33)	
				12		어깨 올림 0.11 (−0.71~0.93) 어깨 안쪽 돌림 −0.73 (−1.58~0.12) 어깨 가쪽 돌림 −0.14 (−0.96~0.68) 어깨상완리듬 0.95 (0.08~1.82)	
어깨 충돌							
MWM과 수동 가동술							
Kachingwe[38]	18		6	6	통증 VAS 0.3 (−0.63~1.23) SPADI 0.04 (−0.88~0.97)	굴곡 0.70 (−0.26~1.66) 어깨면 0.93 (−0.06~1.91)	
MWM과 운동							
Kachingwe[38]	18		6	6	PVAS 0.41 (−0.56~1.37) SPADI 0.20 (−0.75~1.16)	굴곡 0.49 (−0.48~1.46) 어깨면 0.85 (−0.16~1.86)	
MWM과 대조군							
Kachingwe[38]	18		6	6	PVAS 0.47 (−0.54~1.48) SPADI −0.49 (1.49~0.52)	굴곡 0.15 (−0.84~1.14) 스캡션 0.90 (−0.15~1.95)	
허리							
MWM 과 위약							

Konstantinou[48]	23	26	1	0	허리 굴곡 동안의 통증 VAS 0.04 (−5.0~5.9)	진짜 허리 굴곡 0.25 (−0.29~0.80) 전체 허리골반 굴곡 0.31 (−0.23~0.86) 전체 허리골반 폄 0.25 (−0.3~0.8)	
발목							
비체중부하 MWM과 대조군-재발성 발목 염좌							
Vicenzino[5]	20	16	1	0		뒤쪽 목말뼈 미끄러짐 1.17 (0.41~1.93) 체중부하 발목 발등굽힘 0.76 (0.04~1.49)	
체중부하 MWM과 대조군-재발성 발목 염좌							
Vicenzino[5]	20	16	1	0		뒤쪽 목말뼈 미끄러짐 1.15 (0.39~1.90) 체중부하 발목 발등굽힘 0.90 (0.17~1.63)	
체중부하 MWM과 위약-아급성 발목염좌							
Collins[1]	18	14	1	0	열통증역치___ATFL −0.53 (−1.29~0.23)	체중부하 발목 발등굽힘 0.16 (−0.58~0.9)	압력통증역치 − ATFL −0.16
Reid[41,50]	18	23	1	0		체중부하 발목 발등굽힘 1.18 (0.55~1.81)	
체중부하 MWM과 대조군-아급성 발목 염좌							
Collins[1]	18	14	1	0	열통증역치 − ATFL −0.47 (−1.22~0.28)	체중부하 발목 발등굽힘 0.31 (−0.44~1.05)	압력통증역치 − ATFL −0.22 (−0.97~0.52)

포함된 중재의 연구 시간을 위한 통증, 최대 쥐기힘(maximum grip strength, MGS), 통증 없는 쥐기힘(pain-free grip strength, PFGS), 압력 통증 역치(pressure pain threshold, PPT)를 위한 신뢰도 점수, 샘플 사이즈, 효과 사이즈(95% 신뢰구간)의 요약정리. 점수=질적 평가 점수, INT=치료세션의 횟수, week=기준선에서 결과측정을 위한 시기, 0을 포함한 CI는 무효이다.
ATFL= 앞 목말종아리인대(anterior talofibular ligament); **MWM**=움직임을 동반한 가동술(mobilizatioin with movement); ROM=관절가동범위(range of motion); SLR=하지거상(straight leg raise); SNAG=자연골돌기유동술(sustained natural apophyseal glide); VAS=시각 척도(visual analogue scale).

표 3-8. 단독 그룹 중재와 사례 연구를 위한 효과 규모							
중재 첫번째 저자	점수	샘플 사이즈 (N)	INT (n)	Week	PFGS 효과 규모	ROM 효과 규모	다른 효과 규모
가쪽 위관절 융기통증							
33% 최대 미끄러짐 힘에서 **MWM** McLean33	10	6	1	0	2.02		
50% 최대 미끄러짐 힘에서 **MWM** McLean33					3.18		
66% 최대 미끄러짐 힘에서 **MWM** McLean33					4.85		
100% 최대 미끄러짐 힘에서 **MWM** McLean33					4.19		
가쪽 자뼈 미끄러짐 **MWM** McLean33							
Abbott7	14	25	1	0	0.40		MGS 0.12
Abbott32	13	23	1	0		환측 어깨 안쪽돌림 ROM 1.07 환측 어깨 가쪽돌림 ROM 0.36	
Vicenzino35	10	1	4	2	2.98		PVAS 2.07 FVAS 5.47
Paungmali34	18	24	6	2	1.14		PPT 0.51
Paungmali31	20	18	1	0	0.70		PPT 0.58 ULTT2b 0.57 TPT 0.04
요통							
견인 SLR							
Hall46	16	19	1	0		진짜 SLR0.86 SLR을 동반한 골반돌림 0.46	
급성 흉추 통증							
SNAG							
Creighton54						ROM 넙다리네갈래 길이 3.5	PVAS(신장) 3.6 PVAS(등장성 수축) 2.6
경추성 두통							
SNAG 와 reverse SNAG							
Richardson49	7	1	11	4			두통 등급 4.6 PVAS 5.5
발목							

뒤쪽 목말뼈 미끄러짐 MWM							
O'Brien43	9	2	6	4.7		발목 발등굽힘 ROM 2.8 발목 발등굽힘 ROM 3.8	PVAS 4.7 Kaikkonen 등급 41.0 FVAS 18.4

INT=치료세션의 횟수(number of treatment sessions), MGS=최대 쥐는힘(maximum grip strength), ROM=관절가동범위(range of motion), PVAS=통증 시각 척도(pain visual analogue scale), FVAS=기능, 시각 척도(function, visual analogue scale), PPT=압력 통증 역치(Pressure pain threshold), ULTT2b=상지 긴장 검사 2b (노신경 편차), TPT=열 통증 역치(thermal pain threshold), SLR=하지거상(straight leg raise), SNAG=지속적인 자연스런 골단 유동술(sustained natural apophyseal glides)

가쪽 엉덩이 통증에 대한 MWM MWM for lateral hip pain

하나의 단독 사례보고가 가쪽 고관절 통증의 병력이 3개월 된 환자에게 MWM, 수동적인 보조 가동술과 치료적 운동을 복합적으로 이용하였다. 연구자는 3개월 치료 후 통증과 변화 점수의 전체적인 평가의 측면에서 성공적인 결과를 보고하였지만 효과의 정도를 산정하기에도 자료가 불충분하다. 하나의 사례 보고를 근거로 가쪽 엉덩이 통증을 가진 환자에 MWM에 효과적이라는 결론을 끌어낼 수는 없다.

토론 Discussion

이 체계적인 문헌 고찰에서, 38개 연구들의 방법론적 질이 평가되었고, 17개의 연구가 질적으로 적합한 것으로 발견되었다. 이 연구들의 자료는 분류별 데이터에 대한 지속적인 자료와 상대적인 위험(95% CI)을 위한 효과정도(SMD: 95% CI)로 추출하여 보고했다. 사건, 사후 중재 평가에서 차이에 대한 효과의 선험적 결정원칙을 따른다. 이것들은 결과의 임상적인 관련성, 사용된 질적 평가 계획(medified Downs와 Black Quality Rating Scale, 별첨 3.1)그리고 모든 논문들이 질에 상관없이 이 체계적인 문헌고찰에 포함되어 있는 것을 말한다.

게다가, 만약 평가기준이 연구 설계와 관계가 없다면(단독 사례보고), '결정할 수 없음' 또는 '아니다'에 대하여 '0'을 부여한다. 예를 들어, 모든 단독 사례보고는 집단간 중재와 결과 출점 사이에 기간이 유사할지라도 기준 #17에 0점을 받았다. 오직 50% 또는 그 이상으로 평가된 연구들만이 그 이상의 메타 분석에 포함 되어있었다.

27 평가 기준에서, 13은 논문의 50% 이상에서 눈에 띄게 더 보이지 않았다(표 3.2와 3.4). 평가된 38개 연구에서와 6개만이 진실한 RCT 논문이었고 다른 9개 논문은 참가자내 교차성 무작위 구성이 사용되었다.나머지 23개 연구는 모든 참가자들의 임의성이 부족했다. 두

개의 RTCs[28, 29]만이 장기 추적조사자료를 적용한 논문이다. 질적 지수 등급에서 50%이하로 평가된 20개의 연구 중 15개는 치료 효과의 정도를 평가할 만큼 충분한 데이터를 보여주지 않았다. 우리는 보고된 치료효과가 방법론적 질이 더 높은 연구에서 보다 더 큰것을 발견했다(그림 3.2). 이것은 질이 낮은 연구들이 더 큰 효과정도와 연관되어 있다는 이전 결과들을 지지한다[56]. 이것은 질이 낮은 연구들이 치료효과가 과대평가 되어서 이것은 치료의 유효성에 대한 진정한 생각을 확립하게 하여 임상가 들이 더 나은 질적 연구에 대하여 요구하게 하는 것으로 여겨지니다.

더구나, 각각 연구들에 작은 숫자의 참여자들 즉, 낮은 파워(기준 27)는 또한 연구비교와 결과 해석에서 발생하는 어려움에 기여한다. 무작위 연구는 증거의 계급에서 낮은 순위이다, 왜냐하면 영향을 받기 쉬운 편차 들이기 때문이다. 뿐만아니라 대조군이 없을 때, 중재와 결과 사이에서의 관계로 신뢰성은 명확하게 선정할 수 없다. 이런 한계에도 불구하고, 새로운 중재의 대한 비무작위 연구는 자주 수행 및 발표되어야 한다. 이것은 새로운 중재에 대한 체계적인 문헌조사는 비무작위 연구의 결과로 RCTs의 결과를 확인할 수 있으므로, RCTs를 사용할 수 없을 때 비무작위 연구를 포함해야 하는 것을 제안한다[9, 10]. 만약 비무작위 연구들이 문헌조사를 포함하고 있다면 잠재적인 편차는 연구설계와 출판 편차에서의 편차들이 고려되어야 한다[11].

질적지수등급에 보고된 하부 등급은 외적 타당도 하부 등급(표 3. 2와 3. 4)에서 보고된 모든 연구에 걸쳐 유의한 결함이 있는, 50% 준수 이상을 평균으로 하는 하부 등급이다. 이것은 외적 타당도에 관한 기준(#11−13)의 이전에도 내적외적 신뢰도 두가지 모두 부족한 것으로 보여줘 온것과 같은, 자체 평가 시스템의 기능일 수 있다[14]. 그대신 외적 타당도 하급 등급에서의 낮은 점수는 많은 인원이 제한 받으면서 생기는 결과로서 일반적일 것이다. 이 문헌 고찰에서 38개 평가 연구중에서 16논문들은 단일 사례 또는 사례 시리즈 연구들이다. 평균적으로, 단독 사례 그리고 사례 시리즈 연구들은 외적 타당도와 내적 타당도에 대한 하부 등급에서 50% 아래로 평가되었다. 내적 타당성 하부 등급에 대한 낮은 점수는 연구 참여자의 선택과 효과의 측정에서 편차를 암시한다. 단일 사례 연구들은 질환의 예(N=1)에 대한 치료하는 시간 과정을 기술하기에 좋은 논문이다. 하지만, 단일 사례 연구의 결과를 특정 질환에 대 더 많은 인원에게 일반화하기는 어렵다. 그리고 MWM 중재에 긍정적인 효과를 보인 단일 사례 연구는 주의해서 분석해야 한다, 연구의 대상자가 많을수록, 그 결과는 전체 환자 집단에 일반화될 수 있는 가능성이 높다.

더 많은 참가자들은 가지고 있는 연구들은 특정한 중재에 긍정적인 반응하는 사람들 뿐만아니라, 집단에 걸친 반응의 변화를 보여줄 것이다. RCTs는 치료효과와 증거의 계층구조에서 높은 순위에 대한 신뢰할 수 있는 근거를 제공 할 수 있기 때문에 증명한다(표 3.1). 참가자가 RTC의 결과를 활용할 수 있는 정도는 일반적으로 진단을 기반으로 연구 참가자에 대한 선정 기준에서 부분적으로 확인할 수 있다. 이것은 그들이 병원에서 보는 환자가 특정 연구의 참가 집단과 특성이 비슷한 경우 독자가 결정할 수 있다.

MWM에 대한 추적조사의 부족은 임상에서 확고한 영향을 주기에는 제한이 있다. 이것에도 불구하고, 우리는 모든 근골격계질환에 관한 MWM의 크고 작은 긍정적인 효과들의 근거들을 찾는다. 위약 또는 대조군과 비교했을 때 가장 일반적인 의미있는 결과는 근력강화, 통증수준의 감소, 압통 역치의 증가 그리고 전반적인 기능의 향상을 보인다는 것이다.

[요약 Summary]

이 체계적인 문헌고찰의 결과를 요약하면, MWM이 테니스 엘보우를 가진 환자의 관리에 효과적이라는 16근거에 대한 레벨 2a가 있다. 12개에 연구들은 테니스 엘보우의 임상진단을 가진 환자에 대한 결과 측정의 범위를 사용하여 즉시, 단기 및 장기 효과들을 평가하였다. 우리는 단기간에 MWM의 긍정적인 효과를 보여주고; [4, 7, 23, 28, 30−35], 스테로이드 주사와 비교해서 장기적으로도 추가적인 이득이 있음을 보여주는 10개에 연구에서 효과의 크기를 평가할 수 없었다[28]. 또한, Bisset 등[28]은 MWM의 물리치료 중재다. 스테로이드 주사를 동반한 운동을 비교할 때 3개월에 3, 6개월에 2, 12개월에 4로 추적조사의 치료에 필요한 지수를 보고했다. 이것은 만약 4명에 환자들이 장기적인 효과의 임상적 차이를 고려 하여 스테로이드 주사보다 물리치료를 받았다면 12개월에 하나 더 성공적인 결과로 이어진다.

어깨통증에서는, 어깨질환이 있는 환자의 결과를 개선시키는 MWM에 효과와 상반되는 증거가 있다. MWM이 아 급성기 가쪽 발목 안쪽번짐염좌와 재발성 발목 염좌를 가진 환자에서 위약 및/또는 대조군보다 우수하다는 레벨 2a 근거가 있다.

척추질환에 대해서는, 연구 집단의 이질성과 적절한 방ㅂ버론적 질의 부족은 경추 MWM(SNAG)가 경추성 두통과 어지럼증이 있는 환자의 단기 및 장기 추적관찰에 도움이 되는 것으로 나타난 레벨 1근거를 제외하고는 가능한 결론을 제한한다(후자는 장기적으로 추적관찰되지 않음). 마지막으로, MWM의 손목/손 손상이나 또는 무릎뼈−넙다리뼈 통증 증후군 환자에서 효과적 일 수 있다는 낮은 레벨의 근거(수준 4)가 있다.

이후의 연구들은 근골격계 질환의 대다수에서 MWM가 효과적이라는 결론에 좀 더 엄격한 방법효과가 더 많은 대상자, 더 긴 추적조사가 필요하다. 전반적으로, 방법론적 질에 관계없이 모든 연구에서 MWM은 근 골격계 질환의 범위안에 있는 환자들에게 어느정도의 긍정적인 효과를 제공한다는 것을 보여준다.

[키포인트 Key point]

- 우리는 MWM 테크닉으로 치료를 받은 근골격계질환이 있는 참가자들을 연구한 38개에 논문을 확인했다. 6개는 진정한 무작위 대조실험이고, 다른 9개는 교차 특징을 포함한 무작위 였다. 다른 23개 실험에서 16개는 단독사례 보고이다.
- 대부분의 무작위 실험들은 초기와 단기 효과에 중점을 두었다.
- 다수의 데이터들이 가쪽 위관절 융기 통증의 MWM 적용이 통증없이 쥐는 힘과 압통역치에 대조군이나 위약실험군보다 훨씬 즉각적인 효과를 보여주는 것으로 나타났다. 6주에서 운동을 동반한 MWM이 대조군보다 우수했고, 장기적으로도 스테로이드 주사보다 우수하다는 것을 보여주는 질좋은 RCT가 하나 있다.
- 즉각적인 효과에 대한 연구를 통합하면 재발성 발목염좌를 가진 환자와 대조군의 비교에서 MWM적용이 발목의 발등굽힘을 증진시키는 것으로 나타났다.
- 경추 MWM (SNAG)는 몇몇 RCTs에서 경추성 머리 증상(두통, 어지럼증)의 관리에 효과적인 것으로 보여지고 있다.
- 고품질의 연구들이 부족하여 어깨, 손목/손, 척추(경추성 두통/ 증상들[어지럼증]은 제외), 고관절, 무릎 그리고 발목(단기에 치료는 제외)에 대한 MWM의 적용을 지지하거나 반박하기에는 발표된 근거들이 불충분하다.
- MWM에 관한 더 많은 RCTs와 장기추적조사 결과들이 필요하다.

감사 : Natalic collins, Renee Bigalow, Toni Bremner.

부록 3.1 연구 질을 평가하기 위한 체크리스트 기록

1. 연구의 가설/목표/목적은 명확하게 설명되어 있는가?

응답	점수	응답의 위치
네.	1	
아니오.	0	

2. 추정된 주요 결과가 명백히 게시되어 있는가? '소개' 혹은 '방법' 부분에서 명백하게 설명 되었는가?

만약 주요 결과들이 '결과'부분에서 처음 언급되었다면 그 질문은 '아니오'라고 응답해야 한다.

응답	점수	응답의 위치
네.	1	
아니오.	0	

3. 이 연구에 포함된 환자의 특징이 명확히 설명 되었는가?

코호트 연구들과 시험에서 포함과 불포함 기준들이 주어져야 한다.

사례 – 대조 연구들에서 사례–정의와 대조군의 출처가 주어져야 한다.

응답	점수	응답의 위치
네.	1	
아니오.	0	

4. 중재는 명확히 제시 되었는가?

비교될 수 있는 치료와 위약은 명확하게 기술해야 한다.

응답	점수	응답의 위치
네.	1	
아니오.	0	

5. 각 비교대상 그룹에서 주요 혼란변수의 배치는 명확하게 설명되었는가?

주요 혼란변수의 리스트는 제공되었다.

응답	점수	응답의 위치
네.	1	
아니오.	0	

6. 연구의 주요 결과는 명확하게 설명했는가?

독자가 주요 분석과 결과들을 체크 할 수 있도록 간단한 결과 데이터(분모와 분자는 포함) 주요 결과들에 대해 보고해야 한다. (이 질문은 아래 간주된 통계적 테스트에 포함되지 않는다.)

응답	점수	응답의 위치
네.	1	
아니오.	0	

7. 연구의 주요 결과에 대한 무작위의 변동성 추정치를 제공 하는가?

비정규 분포 데이터에서 결과의 상호 분위수 범위를 보고해야 한다.

일반적으로 분산된 데이터의 표준오차, 표준편차 또는 신뢰구간이 보고되어야 한다.

데이터의 분포가 설명되어 있지 안ㄶ은 경우, 사용된 추정이 적절했고 질문에 대해 '예'라고 대답 하는 것으로 가정해야 한다.

응답	점수	응답의 위치
네.	1	
아니오.	0	

8. 존재의 결과가 될 수 있는 모든 중요한 부작용은 보고된 적이 있는가?

만약 연구가 부작용 측정하는 포괄적인 시도가 있음을 설명한다면 '예' 라고 대답해야 한다.(가능한 부작용들의 목록이 제공된다.)

응답	점수	응답의 위치
네.	1	
아니오.	0	

9. 추적조사가 빠진 환자의 특성이 설명되었는가?

추적조사 소실이 없거나 추적조사가 매우 작아서 결과의 영향을 주지 않았다면 이것은 '예'라고 대답해야 한다.

연구가 추적조사 소실이 숫자를 기록하지 않았다면 이것은 '아니오' 라고 대답해야 한다.

응답	점수	응답의 위치
네.	1	
아니오.	0	

10. 실제 확률은 확률값이 0.01 보다 작은 경우를 제외하고 주요결과에 대해(예를 들어 0.035<0.05)보고 된 값이 있는가?

응답	점수	응답의 위치
네.	1	
아니오.	0	

외적 타당도

다음의 모든 기종은 연구결과의 대표성과 연구 대상이 파생된 연구에 일반화 될 수 있는지 여부를 나타내고 자 한다.

11. 모집된 전체 인구의 대표적인 연구에 참여하도록 요청된 대상자인가?

연구는 환자와 어떻게 환자를 골랐는지 선택방법의 구성을 확인해야 한다. 만약 그들이 전체의 자료 구성원으로 구성되어졌거나, 선택되지 않은 표본이거나, 혹은 무작위의 표본 이라면 환자들이 대표자가 될 것이다. 무작위 표본 추출을 관련집단의 모든 구성원의 목록이 존재하는 경우에만 가능하다. 구성원의 자료의 비율이 정확하게 기록되지 않았으면 결정이 불가능 하다는 칸에 표시 를 한다.

응답	점수	응답의 위치
네.	1	
아니오.	0	
결정 할 수 없다.	0	

12. 모집된 전체 집단의 대표로 참여할 준비가 된 대상자들이 있는가?

동의를 요청하는 비율은 정해졌다.

입증을 포함한 대표적인 표본인 정확도는 주 교락 인자의 분배와 구성원의 원천에서 연 구표본이 같다.

응답	점수	응답의 위치
네.	1	
아니오.	0	
결정 할 수 없다.	0	

13. 직원, 장소, 시설은 그 환자가 주로 대하게 되는 그것인가?

응답	점수	응답의 위치
네.	1	
아니오.	0	
결정 할 수 없다.	0	

질문에 예라고 답하려면, 연구는 중재가 원천 집단에 사용된 대표적인 것이라고 증명해야 한다. 만약 예를 들어 대부분의 구성원들이 참석한 대표적이지 않은 병원의 전문센터에서 수행될 경우 '아니오' 라고 질문에 대답하여야 한다.

내적타당성 –bias 편차

14. 연구대상자들이 받은 중재는 맹점이 시도되었는가?

연구에 대해 환자들이 어떤 중재를 받았느지 알 방법이 없다면 '예'라고 대답한다.

응답	점수	응답의 위치
네.	1	
아니오.	0	
결정 할 수 없다.	0	

15. 결과 도출을 위한 맹검 중재가 시도되었는가?

응답	점수	응답의 위치
네.	1	
아니오.	0	
결정 할 수 없다.	0	

16. 연구의 결과 중 어떤 것이 '자료 정리'을 기반으로 했다면, 이것이 명확하게 되었는가?

연구의 초기에 계획되지 않았던 분석이 명확하게 표시되어야 한다. 만약 미리 계획하지 않은 하위 그룹의 분석이 보고되지 않은 경우 '예'라고 대답한다.

응답	점수	응답의 위치
네.	1	
아니오.	0	
결정 할 수 없다.	0	

17. 시험과 코호트 연구에서 환자에 따라 추적관리의 기간에 차등을 주어 분석했는가 혹은 사례–대조군 연구에서는 사례 간 중재와 결과 사이에 동일한 시간간격과 조절이 이루어졌는가?

모든 연구 환자들에 대해 추적 조사 같았다면, '예'라고 대답 한다.

만약 예를 들어 생존분석과 같이 추적조사의 대조 길이가 조정된다면 '예'라고 대답한다. 추적조사의 차이가 무산된 연구는 '아니오'라고 대답한다.

응답	점수	응답의 위치
네.	1	
아니오.	0	
결정 할 수 없다.	0	

18. 주요 결과를 평가하는데 사용된 통계적 테스트는 적절했는가?

사용된 통계기술은 데이터에 적합해야 한다.

예를들어 비보수검정은 작은 표본 사이즈들에 사용해야 한다.

약간의 통계 분석이 수행되었지만 편견의 증거가 없는 경우 질문은 '예'로 대답한다. 만약 데이터의 분포(정상이든 아니든) 는 설명되어지지 않았다면 사용된 추정치가 적절했고, 질문에 '예' 라고 대답한다.

응답	점수	응답의 위치
네.	1	
아니오.	0	
결정 할 수 없다.	0	

19. 중재는 신뢰할 수 있는가?

할당된 치료를 준수하지 않거나, 한 그룹의 나쁜 영향이 있었다면 '아니오'라 고 대답한다. 연구에 대해 잘못된 분류의 영향은 아무가치가 없는 성향일 수 있 다면 이것은 '예' 라고 대답한다.

응답	점수	응답의 위치
네.	1	
아니오.	0	
결정 할 수 없다.	0	

20. 주요 결과는 정확하게 측정되었나?(타당도과 신뢰도)

연구에 대해 주요 결과가 명백하게 설명 되었다면 '예'라고 대답한다.

연구에 대해 입증된 다른 작업 혹은 주요결과가 정확하게 측정되었다면 질문에 대해 '예'라고 대답한다.

응답	점수	응답의 위치
네.	1	
아니오.	0	
결정 할 수 없다.	0	

내적 타당도 – 혼란(선택편견)

21. 다른 중재 집단(실험과 코호트연구)의 환자였는가, 혹은 같은 집단에서 모집된 사례와 대조군(사례-대조군 연구)이었는가?

예를 들어 모든 비교 그룹들의 환자들은 같은 병원을 선택해야 한다.

코호트와 사례-대조연구에 포함된 환자의 근원에 관한 정보가 없다면 결정할 수 없다는 대답을 해야한다.

응답	점수	응답의 위치
네.	1	
아니오.	0	
결정 할 수 없다.	0	

22. 연구 대상자들이 다른 중재 집단(실험과 코호트연구)이었거나, 사례와 대조군(사례-대조군 연구)이 같은 기간에 거쳐 모집되었는가?

환자가 모집된 기간을 지정하지 않은 연구로 질문에 결정할 수 없다고 대답한다.

응답	점수	응답의 위치
네.	1	
아니오.	0	
결정 할 수 없다.	0	

23. 연구 대상자들은 중재 그룹에 무작위로 선정되었는가?

연구들은 임의 추출된 연구 참가자들의 상태에 무작위의 할당을 보장하지 않은 임의 추 출의 방법을 제외하고 '예'라고 대답되어야 한다. 무작위의방법이 무작위 할당을 보장하지 않는 경우를 제외하고 대상자가 무작위라고 하는 연구는 '예'로 대답한다. 예를 들어, 번갈아 할당하는 것은 예측할 수 있기 때문에 점수가 없다.

응답	점수	응답의 위치
네.	1	
아니오.	0	
결정 할 수 없다.	0	

24. 환자와 건강 관리 직원의 모집이 완전하고 변경할 수 없을 때까지 환자와 건강관리 직원 모두에게 연구과제를 감춘 무작위 중재인가?

모든 비 무작위 연구는 '아니오'라고 대답한다. 할당이 환자가 아닌 직원으로 인해 숨겨졌다면 질문은 '아니오'라고 대답한다.

응답	점수	응답의 위치
네.	1	
아니오.	0	
결정 할 수 없다.	0	

25. 주요 결과가 도출된 분석에서 혼란에 대한 적절한 조정이 있었나?

이 질문은 만약 실험에 대해서라면 '아니오'라고 대답한다. 연구의 주결론이 치료에 집중하기 보다 치료의 분석을 기반으로 했다. 다른 치료 그룹에서 알려진 혼란 변수의 분포는 설명되지 않았다. 또는 알려진 혼란변수의 분포는 치료 그룹사이에 차이가 있지만 분석에서 고려되지 않았다. 비무작위 연구에서 주요 혼란 요인의 효과가 조사되지 않았거나 혼란이 증명되었지만 조정이 최종분석에서 이루어지지 않았다면 질문에 대해 '아니오'라고 대답한다.

다른 치료그룹의 알려진 혼동하는 사람은 묘사되지 않거나, 만약 연구의 주 결론이 치 료의 목적보다 시험에 대한 치료에 기초 되었다면 그 시험에 대해 '아니오'라고 대답한다. 알려진 혼동하는 사람의 분배는 치료 그룹들 간의 사이와 다르지만 시험에 서는 고려하지 않았다.

임의 추출되지 않은 연구들에서 주 혼동자 들이 살펴진 것이 입증 되었지만, 마지막 시험에서 수정하지 않아 질문에 대해 '아니오'라고 대답한다.

응답	점수	응답의 위치
네.	1	
아니오.	0	
결정 할 수 없다.	0	

26. 추적조사가 고려되는 환자의 손실이 있었는가?

만약 추적조사가 분실된 환자의 숫자가 기록되지 않았다면 그 질문은 '결정 할 수없다' 라고 대답한다. 만약 추적조사가 분실된 비율이 주요 연구 결과에 영향을 주기에 너무 적다면, '예'로 대답한다.

응답	점수	응답의 위치
네.	1	
아니오.	0	
결정 할 수 없다.	0	
힘		

27. 연구가 5% 의미 있는 중요한 효과를 감지할 만큼 충분한 힘이 있는가?

5% 의미있는 효과를 감지하기에 충분한 힘을 주는 표본의 크기는 설명적으로 결정되었다.

응답	점수	응답의 위치
네.	1	
아니오.	0	
결정 할 수 없다.	0	

1. Collins N.; Teys P.; Vicenzino B.. The initial effects of a Mulligan's mobilization with movement technique on dorsiflexion and pain in sub-acute ankle sprains. Manual Therapy 9 (2) (2004 May) 77 – 82.
2. DeSantis L.; Hasson S.M.. Use of mobilization with movement in the treatment of a patient with subacromial impingement: a case report. Journal of Manual and Manipulative Therapy 14 (2) (2006) 77 – 87.
3. Exelby L.. Peripheral mobilisations with movement. Manual Therapy 1 (3) (1996 Jun) 118 – 126.
4. Paungmali A.; O'Leary S.; Souvlis T.; Vicenzino B.. Hypoalgesic and sympathoexcitatory effects of mobilization with movement for lateral epicondylalgia. Physical Therapy 83 (4) (2003 Apr) 374 – 383.

5. Vicenzino B.; Branjerdporn M.; Teys P.; Jordan K.. Initial changes in posterior talar glide and dorsiflexion of the ankle after mobilization with movement in individuals with recurrent ankle sprain. Journal of Orthopaedic and Sports Physical Therapy 36 (7) (2006 Jul) 464 – 471.
6. Teys P.; Bisset L.; Vicenzino B.. The initial effects of a Mulligan's mobilization with movement technique on range of movement and pressure pain threshold in pain-limited shoulders. Manual Therapy 13 (1) (2008 Feb) 37 – 42.
7. Abbott J.H.. Mobilization with movement applied to the elbow affects shoulder range of movement in subjects with lateral epicondylalgia. Manual Therapy 6 (3) (2001 Aug) 170 – 177.
8. Fitzpatrick J.M.. Evidence-based medicine 'up front'. BJU International 97 (6) (2006) 1141.
9. Chambers D.; Rodgers M.; Woolacott N.. Not only randomized controlled trials, but also case series should be considered in systematic reviews of rapidly developing technologies. (2009) Journal of Clinical Epidemiology. doi: 10.1016/j.jclinepi.2008.12.010.
10. Linde K.; Scholz M.; Melchart D.; Willich S.N.. Should systematic reviews include non-randomized and uncontrolled studies? The case of acupuncture for chronic headache. Journal of Clinical Epidemiology 55 (1) (2002) 77 – 85.
11. Higgins JPT, Green S (eds). Cochrane Handbook for Systematic Reviews of Interventions 4.2.6. Online. Available: http://www.cochrane.org/resources/handbook/hbook.htm (updated September 2006).
12. Phillips B, Ball C, Sackett D, Badenoch D, Straus S, Haynes B, et al. Oxford Centre for Evidence–based Medicine Levels of Evidence (May 2001). Online. Available: http://www.cebm.net/index.aspx?o = 1025 (accessed 10 June 2008).
13. Clarke M, Oxman AD. Medline highly sensitive search strategies for identifying reports of randomized controlled trials in Medline. Cochrane Reviewers' Handbook 4.1.6 The Cochrane Library. Online. Available: http://www.cochrane.org/resources/handbook/hbook.htm (updated January 2003); appendix 5b (accessed 3 April 2003).
14. Downs S.H.; Black N.. The feasibility of creating a checklist for the assessment of the methodological quality both of randomised and non-randomised studies of health care

interventions. Journal of Epidemiology and Community Health 52 (1998) 337 – 384.
15. van Tulder M.W.; Assendelft W.J.J.; Koes B.W.; Bouter L.M.. Method guidelines for systematic reviews in the Cochrane Collaboration Back Review group for spinal disorders. Spine 22 (20) (1997) 2323 – 2330.
16. Monteiro P.O.A.; Victora C.G.. Rapid growth in infancy and childhood and obesity in later life — a systematic review. Obesity Reviews 6 (2005) 143 – 154.
17. Moher D.; Pham B.; Jones A.; Cook D.; Jadad A.; Moher M.; et al. Does quality of reports of randomised trials affect estimates of intervention efficacy reported in meta-analysis? Lancet 352 (9128) (1998 Aug 22) 609 – 613.
18. Fleiss J.; Levin B.; Paik M.. Statistical methods for rates and proportions. 3rd edn (2003) J Wiley: Hoboken, NJ.
19. Review Manager (RevMan) [Computer program]. Version 4.2 for Windows edn. (2003) The Cochrane Collaboration: Oxford, England.
20 Cohen J.. Statistical power analysis for the behavioral sciences. 2nd edn (1988) Lawrence Erlbaum: Hillsdale, NJ.
21 Cohen J.A.. power primer. Psychological Bulletin 112 (1) (1992) 155 – 159.
22 Smidt N.; Assendelft W.J.; Arola H.; Malmivaara A.; Greens S.; Buchbinder R.; et al. Effectiveness of physiotherapy for lateral epicondylitis: a systematic review. Annals of Medicine 35 (1) (2003) 51 – 62.
23 Manchanda G.; Grover D.. Effectiveness of movement with mobilization compared with manipulation of wrist in case of lateral epicondylitis. Indian Journal of Physiotherapy and Occupational Therapy (1) (2008) 2.
24 Naik V.C.; Chitra J.; Khatri S.. Effectiveness of Maitland versus Mulligan mobilization technique following post surgical management of Colles' fracture — RCT. Indian Journal of Physiotherapy and Occupational Therapy (4) (2007) 1.
25 Kochar M.; Dogra A.. Effectiveness of a specific physiotherapy regimen on patients with tennis elbow: clinical study. Physiotherapy 88 (6) (2002 Jun) 333 – 341.
26 Merlin D, McEwan I, Thom J. Mulligan's mobilisation with movement technique for lateral ankle pain and the use of magnetic resonance imaging to evaluate the 'positional fault' hypothesis. Isokenetic: Education Research Department. 2005. Online. Available: http://www.isokinetic.com/index.cfm?page = centro_studi/

congressi/congresso_2005 (accessed 22 April 2010).

27 Creighton D.; Krauss J.; Pascoe S.; Patel H.; Pierce J.. The effects of tibio-femoral joint traction mobilization on patients with limited passive knee flexion: a case series. Journal of Manual and Manipulative Therapy 14 (3) (2006) 173 – 174.

28 Bisset L.; Beller E.; Jull G.; Brooks P.; Darnell R.; Vicenzino B.. Mobilisation with movement and exercise, corticosteroid injection, or wait and see for tennis elbow: randomised trial. British Medical Journal 333 (7575) (2006) 939 – 941.

29 Hall T.; Chan H.T.; Christensen L.; Odenthal B.; Wells C.; Robinson K.. Efficacy of a C1 – C2 self-sustained natural apophyseal glide (SNAG) in the managment of cervicogenic headache. Journal of Orthopaedic and Sports Physical Therapy 37 (3) (2007) 100 – 107.

30 Vicenzino B.; Paungmali A.; Buratowski S.; Wright A.. Specific manipulative therapy treatment for chronic lateral epicondylalgia produces uniquely characteristic hypoalgesia. Manual Therapy 6 (4) (2001) 205 – 212.

31 Paungmali A.; O'Leary S.; Souvlis T.; Vicenzino B.. Naloxone fails to antagonize initial hypoalgesic effect of a manual therapy treatment for lateral epicondylalgia. Journal of Manipulative and Physiological Therapeutics 27 (3) (2004 Mar–Apr) 180 – 185.

32 Abbott J.H.; Patla C.E.; Jensen R.H.. The initial effects of an elbow mobilization with movement technique on grip strength in subjects with lateral epicondylalgia. Manual Therapy 6 (3) (2001 Aug) 163 – 169.

33 McLean S.; Naish R.; Reed L.; Urry S.; Vicenzino B.. A pilot study of the manual force levels required to produce manipulation induced hypoalgesia. Clinical Biomechanics 17 (4) (2002 May) 304 – 308.

34 Paungmali A.; Vicenzino B.; Smith M.. Hypoalgesia induced by elbow manipulation in lateral epicondylalgia does not exhibit tolerance. Journal of Pain 4 (8) (2003 Oct) 448 – 454.

35 Vicenzino B.; Wright A.. Effects of a Novel Manipulative Physiotherapy Technique on Tennis Elbow: A Single Case Study. Manual Therapy 1 (1) (1995) 30 – 35.

36 Stephens G.. Lateral epicondylitis. Journal of Manual and Manipulative Therapy 3 (2) (1995) 50 – 58.

37 Yang J.; Chang C.; Chen S.; Wang S.; Lin J.. Mobilization techniques in subjects with frozen shoulder syndrome: randomized multiple-treatment trial. Physical Therapy 87 (10)

(2007 Oct) 1307 – 1315.

38 Kachingwe A.F.; Phillips B.; Sletten E.; Plunkett S.W.. Comparison of manual therapy techniques with therapeutic exercise in the treatment of shoulder impingement: a randomized controlled pilot clinical trial. Journal of Manual and Manipulative Therapy 16 (4) (2009) 238 – 247.

39 Gebhardt T.L.; Whitman J.M.; Smith M.B.. Mobilization with movement as part of a comprehensive physical therapy program for a patient with shoulder impingement: a case report. Journal of Manual and Manipulative Therapy 14 (3) (2006) 176.

40 Mulligan B.. The painful dysfunctional shoulder. A new treatment approach using 'Mobilisation with Movement'. New Zealand Journal of Physiotherapy 31 (3) (2003 Nov) 140 – 142.

41 Reid A.; Birmingham T.B.; Alcock G.. Efficacy of mobilization with movement for patients with limited dorsiflexion after ankle sprain: a crossover trial. Physiotherapy Canada 59 (3) (2007) 166 – 172. Summer.

42 Hetherington B.. Lateral ligament strains of the ankle, do they exist? Manual Therapy 1 (5) (1996) 274 – 275.

43 O'Brien T.; Vicenzino B.. A study of the effects of Mulligan's mobilization with movement treatment of lateral ankle pain using a case study design. Manual Therapy 3 (2) (1998 May) 78 – 84.

44 Penso M.. The effectiveness of mobilisation with movement for chronic medial ankle pain: A case study. South African Journal of Physiotherapy 64 (1) (2008) 13 – 16.

45 Exelby L.. The locked lumbar facet joint: Intervention using mobilizations with movement. Manual Therapy 6 (2) (2001) 116 – 121.

46 Hall T.; Beyerlein C.; Hansson U.; LH T.. Odermark M, Sainsbury D. Mulligan traction straight leg raise: a pilot study to investigate effects on range of motion in patients with low back pain. Journal of Manual and Manipulative Therapy 14 (2) (2006) 95 – 100.

47 Horton S.J.. Acute locked thoracic spine: treatment with a modified SNAG. Manual Therapy 7 (2) (2002) 103 – 107.

48 Konstantinou K.; Foster N.; Rushton A.; Baxter D.; Wright C.; Breen A.. Flexion mobilizations with movement techniques: the immediate effects on range of movement and pain in subjects with low back pain. Journal of Manipulative and Physiological Therapeutics

30 (3) (2007 Mar–Apr) 178 – 185.

49 Richardson C.J.. Treatment of cervicogenic headaches using Mulligan 'SNAGS' and postural reeducation: a case report. Orthopaedic Physical Therapy Practice 21 (1) (2009) 33 – 38.

50 Reid S.A.; Rivett D.A.; Katekar M.G.; Callister R.. Sustained natural apophyseal glides (SNAGs) are an effective treatment for cervicogenic dizziness. Manual Therapy 13 (4) (2008 Aug 1) 357 – 366.

51 Backstrom K.M.. Mobilization with movement as an adjunct intervention in a patient with complicated de Quervain's tenosynovitis: a case report. Journal of Orthopaedic and Sports Physical Therapy 32 (3) (2002 Mar) 86 – 94.

52 Folk B.. Traumatic thumb injury management using mobilization with movement. Manual Therapy 6 (3) (2001 Aug) 178 – 182.

53 Hsieh C.Y.; Vicenzino B.; Yang C.H.; Hu M.H.; Yang C.. Mulligan's mobilization with movement for the thumb: a single case report using magnetic resonance imaging to evaluate the positional fault hypothesis. Manual Therapy 7 (1) (2002 Feb) 44 – 49.

54 Creighton D.; Krauss J.; Kondratek M.; Huijbregts P.A.; Wilt A.. Use of anterior tibial translation in the management of patellofemoral pain syndrome in older patients: A case series. The Journal of Manual and Manipulative Therapy 15 (4) (2007) 216 – 224.

55 Carpenter G.. The effects of hip mobilization and mobilization with movement in the physical therapy management of a person with lateral hip pain: a case report. Journal of Manual and Manipulative Therapy 16 (3) (2008) 170.

56 Schultz K.; Chalmers I.; Hayes R.; Altman D.. Empirical evidence of bias. Dimensions of methodological quality associated with estimates of treamtent effects in controlled trials. Journal of the American Medical Association 273 (1995) 408 – 412.

제 3 편

멀리건의 자세적 결함 가설 : 정의, 생리학과 근거

Maitland, McKenzie, Kaltenborn, Paris, Jull 과 Elvey등은 임상에서의 관찰이나 촉진, 추론 같은 평가를 하는데 있어 그들의 뛰어난 기술을 치료영역과 전문적인 직업영역을 개척하는데 선구적인 역할을 한 사람들이다.

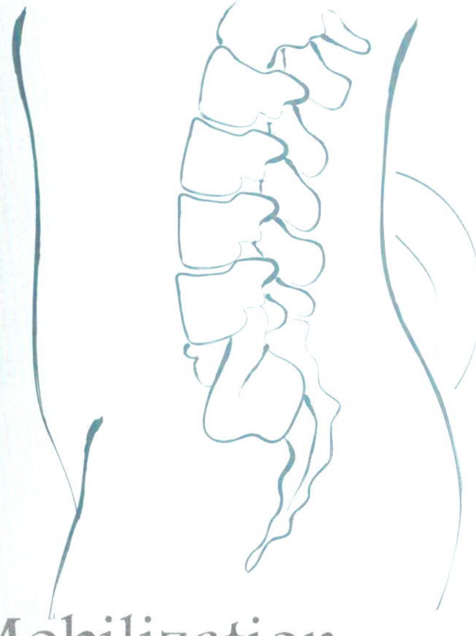

Mobilization with Movement

chapter 04

멀리건의 자세적 결함 가설 : 정의, 생리학과 근거

Introduction

서론 Introduction

Brian 멀리건은 독창적인 수기치료(manual therapy)를 적용했을 때 말초관절기능부전(peripheral joint dysfunction) 환자의 통증과 관절가동범위(ROM)의 진전이 있다는 것을 인식한 후에 위치적결함가설(positional fault hypothesis; PFH)을 먼저 제시하였다. 이러한 진전은 수동적 관절가동술[passive joint mobilisation, 일반적으로 운동면에 대해 직각으로 지속적인 종속활주(accessory glide)를 적용]은 통증유발 능동 생리적 움직임과 결합된 후 볼 수 있었다. 중요한 것은, 멀리건은 활주의 방향이 적용기술의 결과에 중요한 것으로 파악하고 있었던 것이다. 이 방향 특이성이 이러한 환자의 손상된 관절에서 위치적 결함을 나타냈고 그의 치료가 이 결함을 수정한다는 추측을 이끌어 냈다. 위치적 결함은 염좌나 좌상 혹은 손상(크든 작든) 후에 일어나는 뼈의 부조화로 생각되어질 수 있고, 이러한 것이 정상기능을 방해하여 증상을 유발하는 원인이 될 수 있다.

대부분의 의료직업에서 다양한 이유로 실무자는 놀라운 효과가 나타난 치료에 대해 설명을 하도록 강요당하고 있다. 수기치료 분야의 짧은 역사 관련한 이러한 현상과 관련하여 여러 가지의 예가 있는데, 반복적인 능동 움직임과 관련된 물리치료에서 McKenzie의 척추추간 디스크의 장애 가설이나 척추 수기치료 혹은 밀기기법의 카이로프락틱인 Palmer의 척추 아탈구 이론 같은 것을 들 수 있다. 그림4.1.에 PFH의 발전에 관한 것이 도식화 되어 있다. PFH의 간단한 도식화 묘사('유추 임상 적용 Inferred Clinical Application' 상자에) 외에도, 임상관찰 및 PFH의 제안에 따르는 것으로 해석단계를 개괄적으로 설명하고 있다.

이 장에서는 다음과 관련해서 PFH 관점에서 언급하고자 한다 : (a) 위치적 결함의 존재에 대한 근거와 그 측정 또는 판단, (b) 위치적 결함이 어떻게 통증과 손상 그리고 장애를 유발할 수 있는지에 대한 설명, 뿐만 아니라 (c) 이러한 결함을 바꿀 수 있는 MWM의 양 등. 따라서 이 장에서는 임상 효능에 관해 앞장에서 언급한 것에 대한 별도의 문제(MWM의 작용 가설 기전)를 언급하고자 한다.

위치적 결함은 존재하는가? Do positional faults exist?

MWM 개념과 관련된 PFH의 직접적 조사와 무릎넙다리관절(patellofemoral joint)과 오목위팔관절(glenohumeral joint)처럼 MWM 개념이 직접적으로 조사가 되지 않은 것이 있지만, PFH의 핵심적으로 강조할 면은 가능한 약간의 위치적 부조화(positional incongruities)를 포함하여 연구하는 것이다. 지금까지, 직접MWM 조사는 먼쪽(원위) 정강종아리관절(tibiofibular joint)에 초점이 맞추어져 있으며, 여기서는 종아리뼈(fibula)의 전방(혹은 후방) 위치적 결함을 보여주고 있다. 이 단원에서는 위치적 결함이 발목과 무릎넙다리관절 그리고 어깨관절에 존재하는 경우 관련된 문헌을 검토하여 평가할 것이다.

정강종아리관절 Tibiofibular joint

MWM 적용에서 PFH의 직접적인 조사는 발목관절, 특히 발목 손상에 따른 정강뼈(tibia)와 관련되는 먼 쪽 종아리뼈(distal fibula) 자세에 집중하고 있다. 이것은 마치 PFH에서 발목관절이 연구의 초점이 되는데, 그 이유는 일반적으로 손상이 잘되는 부위이고 측정이 상당히 쉽기 때문이며, 따라서 치료사들이 자주 접하는 것으로 특히 멀리건의 해석에 의하면, 만성기 발목 통증 치료시 그의 임상관찰상 강한 임상적 관련성이 있다고 생각하였기 때문이다. 특히, 멀리건은 환자의 바닥쪽굽힘-안쪽들림(plantarflexion-inversion) 발목염좌(sprain)가 되는 동안 일부환자에서 앞목말종아리인대(ATFL)는 온전하고 손상 스트레스가 종아리뼈를 통해 전이되고, 정강뼈에 연계된 전.하방(anteriorly and caudally)으로의 전이가 생기는 원인이 된다고 하였다. 이 위치에서, ATFL이 느슨해질 것이고 만성적인 불안정성을 야기하여 발목문제의 재발에 기여할 것으로 가정할 수 있다. Hetherington은 손상 후 부종과 유착이 남기 때문에 이러한 위치적 결함을 더 유지하는 것이 좋다고 하였다. 안쪽들림(inversion) 손상 동안 높은 힘을 견디는 인대의 능력은 박리골절(avulsion fractures)에 의해 두드러지게 보인다.

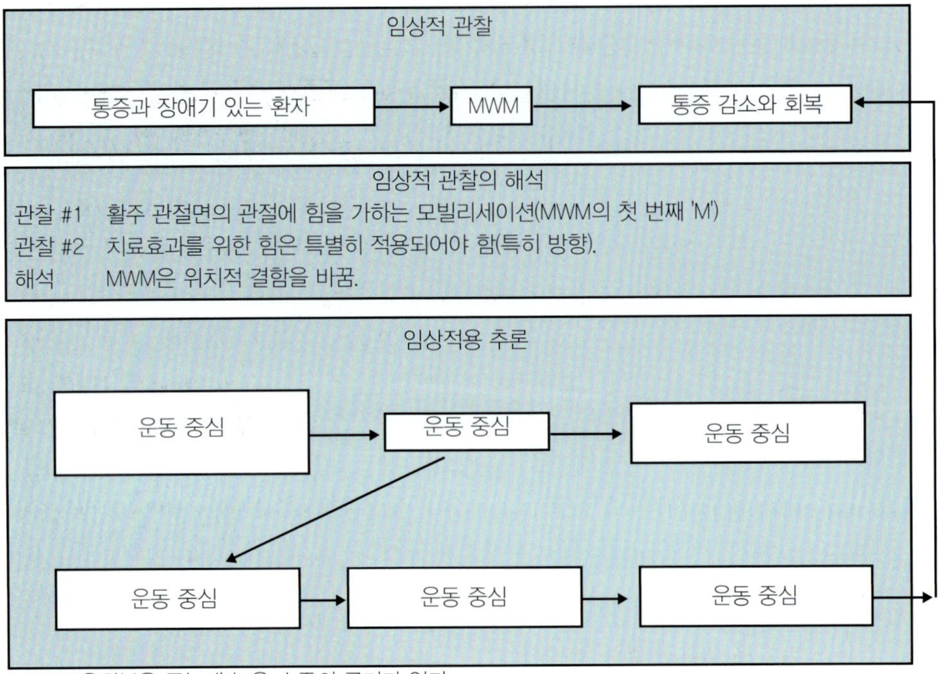

1. MWM은회복을 돕는데 높은 수준의 근거가 있다.
2. 여기에는 관절면 활주가 MWM에 의해 효과가 있으며, MWM은 효과를 위해 특정한 힘과 방향이 요구된다는 일부 실험 연구와 사례연구에서 예비 근거가 있다.
3. 위치적 결함에는 일부 근거가 있지만, 치료사들에 의해 검출 될 수 있다는 증거는 없다.
4. 통증과 관련 있는 위치적 결함 회복을 위한 경우 낮은 수준의 제한된 MWM 근거가 있다.

그림 4.1 PFH의 가능한 발전의 개략도

멀리건은 안쪽들림 손상으로 발목의 외측에 통증이 계속 남아 있고 6주 후에도 ROM의 제한이 있는 환자를 후방활주를 포함한 MWM 적용 후 즉시 긍정적인 반응이 있다는 것을 발견하고 이 가설을 제시하였다(전체 설명 및 사례를 든 제19장 참조). 발목에서의 PFH 개념의 점진적인 발달과정이 그림 4.1에서 조명되어 보여주고 있다. 즉,치료사는 신속하고 현저한 결과와 더불어 만성적으로 해결되지 않는 문제에 대한 독창적인 수기치료방법을 적용한다. 이러한 것은 설명을 요구하게 된다. 간단한 설명은 치료사에 의해 가해진 힘은 치료 전에 뼈의 부조화로 나타난 것으로 추정되는 일부 뼈의 부조화를 바꾸게 된다는 것이다. 이러한 뼈의 부조화는 인대 염좌에 대한 일반적인 치료기간 이후에도 환자의 증상이 왜 지속되는가도 설명 할 수 있다.

발목에서 PFH가 제시된 이후 아급성 발목 염좌와 만성 발목 불안정성을 가지고 있는 환자에 대한 형광투시법(fluoroscopy), 단층촬영(CAT, CT), 자기공명 영상(MRI) 등을 이용한 여러 연구가 진행되었다. 이 연구들 중 만성 발목 불안정성이 있는 모든 환자에서 후방으로 전위된 종아리뼈 혹은 위치적 결함이 없는 반면, 일부 연구에서는 전방으로 전위된 종아리뼈를 볼 수 있었다는 것도 있었다. 이러한 차이가 나타나는 것은 사용된 측정 방법에 기인된 것으로 보인다. 예를 들어, 종아리뼈가 전방으로 전위되었다고 보고하는 연구는 주로 형광투시법을 사용하였고, 외측 복사뼈(lateral malleolus)의 앞쪽 가장자리와 측면에서 종아리뼈의 앞쪽 가장자리 사이의 거리를측정(그림 4.2)한 반면, 혼합된 결과를 나타낸 연구 또는 종아리뼈의 위치적 전위를 보고한 연구는 CAT와 MRI가 사용되었다.

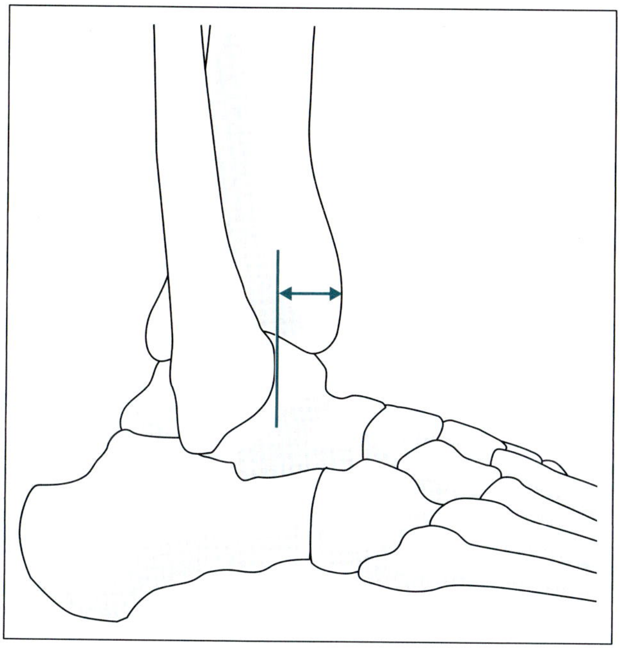

그림 4.2 종아리뼈(fibular) 위치는 먼쪽 종아리뼈의 전방 끝과 먼쪽 정강뼈의 전방 끝 사이의 거리를 밀리미터로 측정된다.

Hubbard 등은 시상면(sagittal plane)의 형광투시법에서 전방 전위된 종아리뼈에 대해 보고하였다. Hubbard 등은 대조군의 차이에 비해(−0.33 mm의 면 사이의 평균차 [95% 신뢰구간 : −1.15 − 0.5]) 아급성 발목염좌(n=11)가 있는 실험군에서 부상당한 발목과 비부상 발목사이 2.9mm간의 종아리뼈 위치 평균차(mean difference)에 관한 보고서를 내 놓았다. 여기에서 Hetherington의 결과를 뒷받침하는 부종과 위치적 결함 간에 깊은 관계가 있었다(r = 0.8). 흥미롭게도, 평균차는 크게 두 가지 특이점(데이터 범위 11mm와 5.4mm의 차이 : 0~11)에 의해 주도 되었다. 하지만 분석이 없더라도 1.72mm의 작은 차이이기는 하지만, 여전히 통계적으로 의미가 있었다(95% 신뢰구간 : 0.73−2.71). 2.9mm의 차이는 측정의 표준오차와 최소 의미 있는 변화(각각0.72mm와 1.996mm)보다 커서 신뢰할 수 있었다. Hubbard 등의 연구 결과는 역시 Hubbard 등에 의해 발표된 만성 발목 불안정을 변화시켜 아급성 발목부상에 대해 밀접하게 연구 하였다. Hubbard 등은 불안정과 영향을 받지 않은 발목의 1.996mm의 최소한의 의미 있는 변화에 가까운 2.4mm 차이(95% 신뢰구간 : 0.72–4.08)에 대해 보고 하였다.

중심(main)에서 차이의 크기가 형광투시법(fluoroscopy)의 측정오차를 초과한 반면, 이것이 안정적으로 임상 평가에서 발견할 수 있는지 두고 볼 일이다(그림 4.1,각주3). 수동 생리적 척추 움직임(passive physiological intervertebral movements, PPIVMs) 같은 수기치료의 다른 촉진 테스트는 지속적으로 좋지 않은 평가자간의 신뢰도를 보여주고 있다(예 :참조 Refshauge 및 Gass의 연구). 두뼈의 특정 지점과 연관된 위치를 동시에 촉진하는 것과 정상을 판단하는 것을 포함한 위치적 결함을 정확히 알아낸다고 해서 수기치료사로서의 능력이 있다고 의미하는 것은 아니다. 그러나 위치적 결함을 촉진으로 확인하는 것은 MWM의 성공적 적용을 위해서는 반드시 필요한 것이라는 것을 주목해야 한다.

CT와 MRI의 결과를 통해 연구한 보고서는 Hubbard와 그의 동료들이 연구한 것보다 일관성이 떨어지는 결과를 보였다. CT와 MRI의 결과 지수는 두 가지 방법에서 가로면(transverse plane)에서 상대적으로 종아리뼈의 위치를 반영한다 : (1) 축성 복사뼈지수〔axial malleolar index (AMI)〕와 (2) 복사뼈간(과간) 지수〔intermalleolar index (IMI). AMI는 정강뼈에 대한 종아리뼈의 위치와 관련되는 목말뼈(talus)에 대한 가쪽 복사뼈(lateral malleolus)에 대한 것을 말한다. IMI는 안쪽 복사뼈(medial malleolus)에 대한 가쪽 복사뼈를 말한다. AMI는 만성 발목 불안정성에서 종아리뼈의 이상위치를 과대평가한 것인데, 이는 이러한 상태에서 목말뼈가 장부구멍(mortise) 안에서 자주 회전을 하기 때문이며, 이러한 이유로 AMI에서는 종아리뼈가 후방에 위치하고 있다는 것을 말하고 있다.

Lebrun 등의 발표와 대비하여 Mavi 등에 의한 MRI를 통한 연구 결과는 반복적인 발목 염좌가 있는 10명의 남성에서 손상이 없었던 대상자(n = 43)와 비교하여 평균 2.5mm(95% 신뢰구간 : 0.22 – 4.78) 정도 종아리뼈가 전방 위치해 있다고 하였다. 반복적인 발목 염좌가 있는 여성환자(n = 8)의 경우 정상(n = 32)에 비해 현저한 차이(1.3 mm, 95% 신뢰구간 : –0.84 – 3.44)가 없었다. Mavi 등[15]에 의해 측정된 전방 종아리뼈와 전외측 복사뼈간의 거리는 Hubbard 등[11]이 형광투시법을 이용해 횡단면에서 찍어 측정한 것과 비교하여 유사한 결과를 도출하였다.

무릎넓다리관절

슬개대퇴관절 Patellofemoral joint

위치적 결함의 한 예로 논란의 소지가 있는 무릎뼈(patella)의 궤적이탈(mal-tracking), 혹은 외측 전이(lateral displacement)의 개념은 무릎넓다리 통증 증후군(patellofemoral pain syndrome)의 인자로 임상적으로 널리 인식된 것으로 보인다. 많은 저자들은 무증상의 정상적인 그룹(N=200 무릎)의 윤곽선(skyline)을 방사선 기술로 언급한 Merchant 등의 역할 때문이라고 생각하였다. 그들의 논문에서, 그들은 무릎뼈의 재발성 탈구가 확인된 25건의 대조군 그룹을 포함시켰다. 무릎뼈의 관절능선의 가장 뒤쪽 가장자리의 점과 융기사이 고랑각(intercondylar sulcus angle)의 이등분선(안쪽과 가쪽의 관절융기(condyle)의 가장 앞쪽 부분에서 융기사이 고랑의 가장 깊은 지점으로부터 마주 대하여 긋는다) 간의 각인 일치각(congruence angle)으로 정상적인 상태에서는 평균 −6°(99% 신뢰구간 : −8∼−4), 탈구상태에서는 23°정도로 나타났다. Aglietti 등은 무릎뼈 아탈구가 있는 환자(N=37)와 연골연화증(chondromalacia patellae) 환자(N=53)의 대조군과 150건의 정상 무릎을 가지고 있는 대상자를 통해 유사한 측정을 하였다. 그들의 연구 결과는 −8°의 무증상 그룹과 16°를 나타낸 아탈구 그룹이 가지고 있는 정상적인 일치각을 보인 Merchant의 결과와 유사했다. 연골연화증 그룹은 Merchant의 정상적인 데이터 보다 조금 큰 −2°의 평균 일치각을 기록하였다.

만일 일치각이 무릎뼈의 위치(궤적)를 나타내는 것이라면, 이러한 정보는 무증상의 무릎넓다리관절과 구분하기 어려운 무릎넓다리 통증 증후군(patellofemoral pain syndrome ; 무릎뼈 연골연화증도 동일한 것으로 간주함)에 작은 위치적 결함 같은 것이 있는 것으로 나타낸다. 즉, 위치적 결함은 무릎넓다리 통증 증후군(불안정성 없이)보다 훨씬 더 큰 범위로 불안정한 무릎넓다리관절로 존재한다. Laurin 등은 양질의 방법을 사용하고 30건의 재발성 아탈구와 100건의 정상에 비해 100건의 무릎뼈 연골연화증을 비교한 연구에서 유사한 결과를 보여주었다. 최근의 포괄적인 문헌 검토에서, Wilson은 더 정교한 영상기술(예 :MRI, CAT스캔, 초음파) 및 다양한 측정지표[(외측 무릎뼈 변위, 2등분 양분된 각도(bisect offset angle), 외측 무릎넓다리 각, 무릎뼈 경사각, 일치각(congruence angle)]로 이러한 문제를 해결하지 못했는데, 이는 그 촛점이 정상에 비해 불안정성을 비교했을 때 두드러지지만, 무릎넓다리 통증을 연구했을 때 상반된 결과도 있기 때문이다.

무릎뼈의 위치 혹은 궤적(tracking) 분야에 관한 여러 다른 부류의 연구들도 많다 ; 측정의 신뢰도와 타당도 ; 모든 측정에서 많은 인구집단의 가변성 ; 무릎의 위치(폄 상태나 다양한 굽힘의 각도) ; 넓다리네갈래근(quadriceps muscles)의 수축여부(이완 혹은 수축) ; 사지의 체중부하 여부 ; 모든 면(plane)에서의 양측 회전과 전위(translation)에 대한 무릎뼈의 3차원적 생체역학적 분석의 부족(예, 자유도 6). 이것은 무릎넓다리 통증 증후군(patellofemoral pain syndrome) 같은 상태에 대한 임상적 연구 동의의 부족이 있는 MWM의 기전을 정립하는 것이어서 PFH에 핵심적인 것으로 위치적 결함과 관련되어 폭 넓게 인식되어 있는 상태다. MWM을 사용하고 있는 치료사에 대한 메시지는 위치적 결함의 측정이 정교한 영상기술 조차로도 신뢰하고 타당하게 하기 어렵다는 것이다.

만약 PFH가 치료사에게 임상적으로 유용하게 쓰여진다면(즉, MWM 기전의 설명뿐만 아니라), 임상적 검사에서 치료사가 위치적 결함에 대해 신뢰할 수 있고 정확하게 확인할 수 있는 합리적인 방법이 될 것이라고 예상할 수 있다(그림 4.1)(또는 적어도 환자에게 설명할 수 있는 강력한 증거가). 먼쪽(원위) 정강종아리뼈 관절과 달리 무릎넓다리 통증 증후군이 있는 환자의 무릎넓다리 관절의 위치 결함 검사에 대한 임상 유용성을 제공해 줄 수 있는 임상검사의 규칙이 있다. 간단히 말하면, 넓다리(thigh)와 넓다리 융기(femoral condyle)와 관련되는 무릎뼈-무릎을 약 20°정도 구부린 상태에서- 앞이마면(전두면, 내.외측 병진(translation)과 회전), 시상면(전후경사의 하부 축)을 설명하기 위해 촉진과 시진을 포함한 검사기술이 포함된다.

대부분의 연구는 두 가지 방법으로 설명 된 외측 변위(앞이마 면에서 내-외측 위치) 자세적 검사에 초점을 두고 있다 : McConnell Herrington. 등에서. McConnell 방법은 무릎의 내외측 융기에 치료사의 각 손의 검지(index finger)를 위치시키고, 양손 엄지의 손톱을 포개어 무릎의 가운데 지점에 위치시킨다. 엄지는 정상적인 정렬에 있는 양쪽 융기에서 같은 거리에 위치 시킨다. Herrington 방법에서 치료사는 테이프를 제거하고 줄자로 거리를 측정하기 전에 비탄력성 접착 테이프 위에 양측 융기와 무릎뼈 가운데 지점에 표시를 한다.

Smith 등에 의한 체계적인 검토에서 Herrington 방법(MRI 사용)에 대한 평가자간 신뢰성(intra-rater reliability), 가변적인 평가자간 신뢰성(variable inter-rater reliability) 및 중간 기준의 타당성(moderate criterion validity) 등 전체적으로 긍정적인 아홉 개의 연구(306건의 무릎연구에서 n=237명의 환자) 결과가 나왔다. 이 연구에서 메타분석(meta-analysis)은 할 수 없었는데, 일반적인 영상진단은 비판적인 측면에서 상당한 이질성이 있었기 때문이다. 예를 들어, 인구집단의 연구에서 설명이 부족(신장, 체중 및 상태[불안정성 대 통증])했고 실제 측정 시험은 항상 명확하게 설명되지 않았다. Herrington은 최근 외측 전이에 대한 자신의 측정 기술을 사용하여 지금까지의 0.6mm의 최소한의 임상적 차이를 연구결과를 넘어 단일 평가자가 3.7 mm(95% 신뢰구간 1.6~5.8)의 평균 차이에 의해 정상인과 넓다리무릎 통증 증후군(patellofemoral pain syndrome) 대상자와 차별화 할 수 있었다. 다른 관절에서의 위치적 결함(positional fault)의 측정은 현재의 단계를 넘어 점점 발전할 것이고, 그리하여 치료사가 직접적으로 MWM 적용을 할 수 있도록 간단하고 안정적이며, 신뢰할 수 있는 임상검사를 할 수 있을 것이다. 예를 들어, 대퇴넓다리 관절에서 3~4 mm의 차이가 나는 것을 감지할 경우 종아리뼈의 2~3mm 전방 위치적 결함을 검사할 수 있다는 것을 예상하는 것은 적절할 것 같다.

오목위팔관절 Glenohumeral joint

위팔뼈 머리(humeral head)와 관절오목(glenoid fossa)간의 비정상적인 기하학적 관계가 있는 경우 다양한 상태의 어깨를 가지고 있다. 예를 들어, 어깨 충돌 증후군(찝힘현상, impingement syndrome)에서는 관절오목 내에서 위팔뼈 머리의 과도한 거상(elevation)이 삼각근과 회전근개(rotator cuff) 사이의 세 힘의 불균형의 결과로 나타난다고 알려져 있다. 이러한 비정상적인 뼈의 관계는 위치적 결함과 유사하게 나타나며, 최근 임상에서 촉진 및 사진기술과 병합하여 다양한 영상 기술(초음파, MRI, X-레이, CAT 스캔 등)로 측정되고 있다.

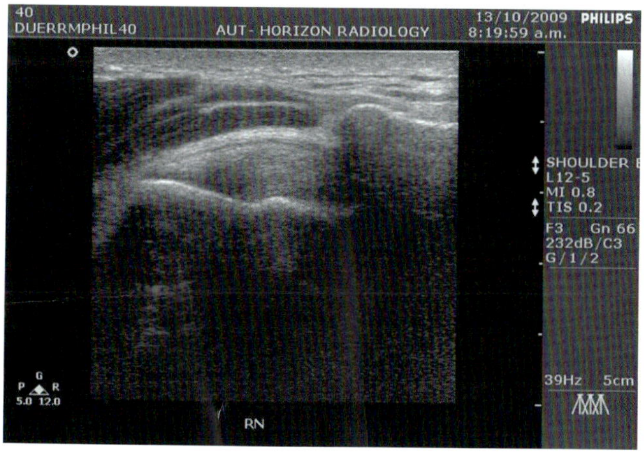

그림 4.3 초음파 영상에 나타난 위팔봉우리(acromiohumeral) 거리(AHD)

위팔오목관절의 바뀐 위치를 측정한 한 이전 연구에서 세로 종파의 초음파 영상과 MRI를 이용하여 위팔머리와 봉우리 끝 사이에 접하는 위팔봉우리(acromiohumeral) 거리(AHD)에 대해 연구 하였다(그림 4.3). Cholewinski 등은 위치적 결함이 있는 일부 환자에서 −3.9에서 8.6mm 폭의 범위가 있는 반면, 충돌 증후군과 정상 어깨 사이의 평균 차이는 2.7mm이며, 그 최소한의 의미있는 차이가 2.1 mm이었다고 보고하였다. MRI를 사용한 Hebert의 등의 보고에서 어깨의 100° 굽힘과 80° 벌림에서 환측과 정상측 간에 각각 1.3mm (95% 신뢰구간 : 0.87~1.73)와 1.2mm(95% 신뢰구간 0.53~1.87)의 평균차이가 있다고 하였으나, 중립에서는 이러한 것이 나타나지 않았다고 하였다.

Graichen 등의 연구에 의하면, 충돌증후군이 있는 환자가 등척성수축을 하고 있는 상태에서 어깨 거상(올림)을 하는 경우 AHD의 현저한 감소가 있으나 이완한 상태에서는 차이가 없다고 보고하였다(1.4mm 대 4.4mm). 흥미롭게도, Desmeules 등은 자연스런 자세에서 어깨의 AHD는 9.9mm(표준편차(SD) 1.5, N = 13)이지만 충돌 증후군에서는 2.1mm(95% 신뢰구간 : −3.72 에서 −0.48)더 큰 12mm (SD 1.9, N=7)라고 보고 하였다. 또한, 이 보고서는 강한 관절가동술과 운동을 포함한 다양한 재활 프로그램을 시켰을 때 AHD 축소가 감소되고 기능적 진전도 이끌 수 있다고 하였다. 위치적 결함을 가지고 있는 경우 회선근개의 손상이나 충돌증후군이 있다는 것이 일부 환자에서 확인되었으나 이러한 것은 어깨 거상 자세, 근 수축의 상태, 상태의 심각성 등 여러 요인에 의해 나타나게 될 것이다. AHD을 측정하는 정교하고 비싼 영상 기구의 사용은, 대부분의 치료사나 임상에서는 영역밖에 있어서 위치적 결함이 있건 없건 어깨의 임상적 검사는 필요하다.

치료사들은 종종 관절오목에 위팔뼈머리가 위치해 있는지 알기 위해 관찰과 촉진을 사용한다. McKenna 등은 이러한 결과를 재현하기 위해 봉우리뼈의 앞쪽 가장자리와 위팔뼈머리의 전방면 사이의 거리를 측정하기 위한 촉진과 사진영상 기술이 혼합된 방법을 사용하여 보고하였다. 그들은 이 임상 측정의 신뢰성을 조사하고 MRI와 비교하여 타당성을 알아내었다. 내부평가자가 반복 측정한 것이 0.85보다 크다는 상관계수가 있으면, 촉진−사진영상 기술에서 최소한의 믿을 만한 변화는 문헌에서 메타분석(meta−analysis)한 병적 거리인 4.9mm보다 큰 6.1mm였다. 이와 같은 근거에서, 미래의 더 발전된 모습은 임상에서 위팔오목관절의 위치적 결함이 있는지 결정하기 위한 유효한 방법이 요구된다. 정강종아리 관절, 무릎넓다리 관절, 위팔오목관절에 대해 위에서 설명한대로, 위치적 결함에 대해 임상적으로 측정하는 치료사의 능력을 향상하기 위한 노력에도 불구하고, PFH을 평가하는 체계적인 접근이 필요하다. 위에서 설명한 많은 환자간의 가변성과 이질성의 문제는 단순히 MWM 효과와 효능을 기본 메커니즘으로 하는 PFH를 선택하는 것에 주의하여야 한다.

어떻게 위치적 결함은 통증과 손상의 원인이 될 수 있는가?

How may positional faults cause pain and impairment?

위치적 결함은 근골격계 통증이나 관절가동범위의 손실이 원인일 수 있으며, 확인 할 수 있는 방법도 현재까지 명확하게 알려진 것이 없다. 최근 십 년간 근골격계 통증을 완전하게 할 수 있는 정형의학적 개념은 행동방식과 생물학적 체계의 특성을 포함한 최근의 근거를 포함한 생체역학적 혹은 구조적 방법을 통해 설명하고 있다. Dye는 일부 시간적 변수[예, 주기(frequency), 시간(timing), 부하 기간(duration of loading) 등]능력 같은 부하상태의 범위에 적응 능력인 근골격계에 대한 능력을 설명하기 위해 생물학적 체계의 특성을 포함한 '기능의 포용(envelope of function)' 모델을 제시하였다. 즉, '기능의 포용'은 초 생리적(supra-physiologic) 과부하로 인해 구조적인 최대 혹은 최소부전(micro-failure)이 발생하기 전에 주어진 시간을 넘어 견딜 수 있는 하중의 범위로 정의된다. 조직에서 최대 또는 최소 부전은 근골격계 통증 전구체(precursor)인 것으로 추정된다. 부하에 적응하거나 생리학적 과부하 및 구조적 결함에 굴복하는 각 개인의 조직 역량을 결정하는 것에는 여러 가지 요소가 있다. 예를 들어, 유전적인 요소, 뼈 정렬 문제 (예 : 비틀림, 내반, 외반 등), 관절 역학 (위치적 결함을 포함), 이전의 손상 (예 : 인대의 결손), 일반 과운동성 증후군(hypermobility syndrome)과 영양 상태(단백질과 미세 영양소 등)등 내적 요인들이 있다 : 뿐만 아니라 같은 부하 사이의 조직과 기간에 의해 경험되는 부하의 총량 등 외적 요인도 있다. 이러한 내.외적 요인은 근골격계 통증과 손상이 있는 환자에서 아마도 상호 작용/ 또는 상호 의존적인 방법으로 무수히 존재할 수 있다.

Sahrmann은 인체 동작 분절의 생체역학은 움직이는 부분의 이상적인 배열에 있는 다른 시스템의 메커니즘과 비슷하여 수명과 기능문제를 최적화 한다고 하였다. 생물학적 시스템이 실제로 이상적인 정렬 및 역학의 변화에 긍정적인 적응 반응을 보이는 것을 인정하지만, Sahrmann은 정렬과 움직임에 적합하지 않을 때 시나리오는 시스템의 고장(예를 들어, 퇴행성 관절 변형)이 존재한다고 주장하였다. Dye의 글과 Sahrmann의 주장은 그 주제를 통해 다른 연구자들의 감정을 불러 일으켰으며, 근골격계 통증과 손상에서 위치적 결함의 역할에 대한 설명도 제공하였다. 어떤 관절에서(동작 분절) 어떤 동작의 순간 관절에서의 움직임은 회전축에서의 동시적인 회전으로 묘사될 수 있다. 회전의 순간 축이 거의 고정되지 않고 동작 중 경로를 따르는 것으로 회전의 순간 축(instantaneous axis of rotation) 경로라고도 불린다. 위치적 결함은 관절구조를 지탱해 주는 부하에서 변화를 주고 통증의 경험과 손상이 연관되어 짐으로써 회전의 순간 축 이상경로에서 벗어난 것을 실행가능한 것으로 만들어 준다. 이와 관련하여, Comerford와 Mottram은 이를 병진적 종속활주(translatory accessory glide)라 불리는 회전의 순간 축의 이상적 경로에서 이탈된 것으로 관절 구조를 지탱하는 비정상적 부하로 미세 스트레스(micro-stress)가 발생되고 결국 조직의 손상과 통증을 유발한다고 하였다.

우리는 비정상적인 조직 스트레스와 고통으로 이어지는 움직임 이탈의 이 개념을 위치적 결함 및 근골격계 상태에 나타난 것과의 기전적인 관계를 설명하여 실무자들에 의해 사용될 수 있게 하여 PFH의 현대적인 모델이 될 수 있다고 생각한다. 이것은 미래의 연구가 PFH의 기본 메커니즘으로 간주되는 타당성 있는 추가 연구가 순서대로 있어야 한다는 것이 전제 되어야 한다.

MWM으로 위치적 결함을 교정할 수 있는가?
Do MWM techniques correct positional faults?

어떠한 결론이 이러한 관점에서 그려 질 수 있도록 위치적 결함에 대한 MWM의 교정 효과에 대해 질적인 연구가 부족하다. 데이터베이스의 포괄적인 검색, 학회 기록, 문헌 목록 등 우리가 이 책에서 언급한 이러한 주제에 관해 두 연구서에서 특별한 관심을 가지고 언급하였다. 이 중 하나의 보고서는 토론회의 요약을 확대한 것으로 MWM 적용 전후의 뼈의 위치를 MRI를 이용하여 측정한 최근 발생한 8건의 발목염좌에 대한 연구와 엄지의 만성적 손상에 대한 단일 사례연구에 관한 것이다.

Merlin 등은 종아리뼈 자세에서 종아리뼈 MWM(정강뼈에 대한 가쪽 복사뼈(lateral malleolus) 의 후.상방 활주 : 이 치료기술에 대한 상세한 언급은 19장에 소개 되어 있으며, 3장 [표 3.6]에는 이연구에 대한 상세한 설명이 있음) 적용 즉시의 효과에 관해 연구하였다. 보조기에 발목을 90° 위치하는 동안 MRI 검사를 하였다. 이것은 인체의 세 면에서 종아리뼈의 위치가 발목 보조기에 두개의 수위표(water markers)를 기준으로 측정 된 것으로 간단한 설명이 주어지는 것으로 나타난다(예, 정강뼈에 대한 종아리뼈의 관계는 실제로 평가되지 않음). MRI 측정 기술의 신뢰도(특히 보조기의 제거와 재 적용시의 오류도 포함됨) 혹은 타당성에 관련 정보가 제공되지 않는다. 그럼에도 불구하고, 몇몇 저자는 MWM 적용 후 시상면에서 0.35cm(95% 신뢰구간 : 0.12−0.58)의 두부측 전위가 있다고 보고하였다. 종아리뼈 전위의 크기가 의미하는 것이 하나인지 아닌지 알기는 어렵지만, 치료는 체중부하 상태에서 발목을 발등굽힘(dorsiflexion) 1.6cm(95 % 신뢰구간 : 0.53~2.67) 시키고 측정하고자 하는 벽에서 가장 긴 발가락을 직선상으로 위치시켜 한발로 서서 9.6초(95% 신뢰구간 : 6.27−12.93)가 눈을 감고 있음으로서 좋아질 수 있다. 다른 방향이나 인체의 면에 대한 변화는 보고되지 않고 있다.

다른 연구는 넘어지면서 손을 과도하게 펴져 7개월 된 만성 엄지손가락 통증을 가지고 있는 환자의 첫 번째 손허리손가락관절(metacarpophalangeal joint)의 MWM의 효과를 평가 한 증례보고 였다. Hsieh 등은 MWM 사용 전과 원래 상태에서의 MWM 적용 중, 그리고 MWM 시작 후 4주 뒤 완전히 회복 되었을 때의 손허리뼈(metacarpal)에 대한 첫 번째 몸쪽손가락뼈(proximal phalanx)의 위치에 대해 MRI를 사용하여 조사하였다(제14장 참조). 검사에서 치료사는 몸쪽손가락뼈의 뒤침(supination) 활주를 하여 ROM 제한과 통증이 있는 엄지손가락 굽힘에 상당한 변화를 이끌어 내었다. 평가자는 관절과 치료사가 수행한 치료를 각자의 자료를 노출하지 않는 방법으로 표현하였다. 몸쪽손가락뼈가 기준치에서 4 °의 엎침(pronation) '위치적 결함'이 환자의 양손을 MRI로 비교한 후 관찰되었다. 이 결함은 자가 뒤침 MWM적용 동안 회복 되었다. 3주 이상 자가 MWM을 시행하여 상태가 개선되었다 하더라도, 곧이어 4주째 MRI에 나타난 위치적 결함은 변화가 없었다. 이것은 이 단일 사례 연구이며, 객관화 된 타당도가 낮은 결과라는 것을 알아야 한다. 그럼에도 불구하고, 그 보고서는 위치적 결함의 발생이 시나리오 같고, MWM에 대한 종속운동(accessory movement)의 바른 방향의 선택시 효과의 특이성, 그리고 위치적 결함이 장기간 통증과 장애를 가지고 있는 환자 회복을 위해 필요하지 않다는 것을 설명하고 있다.

한 추가적인 연구는 10명의 서로 다른 물리 치료사가 어깨 벌림을 하는 동안 MWM을 전후 방향으로 적용하였을 때 실험용 시신의 위팔뼈머리에서 발생하는 전위의 특성을 평가한 것을 확인하였다(또한 제12장 참조). MWM은 MWM 적용 없이 벌림을 했을 때 보다 위팔뼈머리의 후방 전위가 훤씬 더 크게 나타났다. 중력에 대한 능동적 수축과 함께 사람의 위팔뼈머리 전위에 대한 추가적인 연구의 필요성은 MWM 적용 동안 관절의 위치 변화를 생성한다는 가설을 검증하기 위해 필요하다.

PFPS 및 McConnell의 신개념의 경험에서 비롯된 교훈

A lesson from the experience of PFPS and McConnell's innovations

1986년에 처음 McConnell에 의해 설명 된 무릎넓다리 통증 증후군(PFPS)을 관리 할 수 있는 무릎뼈 테이핑은 효과적인 관리 방법이다. 무릎넓다리 통증에 대한 McConnell 방식을 기본으로 한 초기 전제는 테이핑이 넓다리의 도르레패임(trochlear notch)에서 무릎뼈의 잘못된 위치를 바로할 것이라는 것은 MWM에서 말하는 위치적 결함의 수정과 같은 것이었다. Aminaka 및 Gribble은 통증이 있는 무릎뼈의 테이핑, 무릎뼈 정렬과 신경근 조절에 대한 McConnell효과의 구조화 된 검토를 실시하였다. 그들은 무릎넓다리 통증 관리에 이러한 테이핑의 효과를 지원하는 근거가 있는 반면, 무릎뼈 위치 변화에 대한 용어로는 적절치 않다고 하였다. 그들은 통증 완화 효과에 대한 기전이 설명되어질 때가 올 것이라고 결론을 내렸다. 그 검토 이후 Herrington은 가쪽 무릎뼈 전위(LPD : 예, 전두면에서의 무릎뼈 정렬)를 테이핑 전.후 무릎굽힘 0˚, 10˚, 20˚에서의 변화를 MRI를 사용하여 확인하였다. 저자들은 테이핑이 통계적으로 유의한, 각각 무릎 0˚, 10˚, 20˚ 굽힘에서 0.4, 1.1, 0.7 mm의 LPD 감소를 나타내었다고 보고하였다. 그러나, 주요 부위의 변화의 크기는 위치적 결함의 측정 및 치료의 부족한 부분 등과 관련된 문제를 더 강조한 최소한의 확인 가능한 변화(또는 0.83mm의 측정 오차)를 능가하지 않았다. 즉, 결함과 교정은 측정 기법의 정확성/오류 측면에서 매우 작은 문제가 될 수도 있다. Herrington은 무릎뼈 테이핑과 연관된 통증 감소의 결과인 이러한 작은 변화가 생물학적 효과를 주기에 충분하다는 가설을 제시하였지만, 더 많은 연구가 필요하다. 테이프를 제거한 후에도 계속해서 무릎뼈 정렬의 변화를 주는지에 대한 테이핑의 능력 또한 검증되지 않은 채 남아 있다.

무릎뼈 테이핑에 대한 눈에 띄는 발전이 있는 역사속에서 배울 수 있는 MWM의 두드러진 교훈은, 무릎뼈 테이핑과 MWM 모두 통증, 손상과 장애를 개선하기 위해 하지만, 이것이 단기적 또는 영구적으로 위치적 결함을 교정할 수 있는 것은 아니라는 것이다. PFH 및 MWM을 고려할 때 두 가지 문제를 명심해야 한다. 첫째, 성공적(통증, 장애 및 전반적인 만족도 측정 같은)인 것이 위치적 결함이 존재하고 있고, 그리고 이 기술에 의해 교정되었다는 것을 나타내는 것은 필요하지 않기 때문에 MWM의 성공을 해석 할 때, 먼저 주의를 기울여야 한다.

둘째, 뼈 위치에서 초기 또는 즉각적인 변화의 발생은 반드시 위치적 결함의 장기적인 변화에 선례가 되지 않을 수 있다. 이것은 MWM에 적용되는 가장 효과적인 활주의 방향은 위치적 결함이 있는 반대 방향이 될 것이라는 사전 근거(비록 낮은 수준이기는 하지만)가 나타나기 때문에 MWM의 임상적용에 위치적 결함이 상관없다고 말하는 것은 아니다.

[요약 Summary]

PFH는 MWM이 관절의 움직임을 향상시키고, 통증을 완화하며, 기능을 개선시킨다는 멀리건의 설명처럼, 그의 임상적 관찰로부터 발전되었다. PFH의 요소는 문헌에 의해 작은 범위이지만 지원받게 되는데, 예를 들어, 위치적 결함이 일부 관절에 존재하고 있는 근거가 있고, 어떤 위치적 결함에 대한 MWM의 가장 효과적인 방향이 반대 방향에 있다는 것을 나타내는 낮은 수준의 근거가 그러한 것이다. 통증, 손상 및 장애 등의 임상 적 효과에 미치는 MWM에 의한 기전을 일부 또는 전체적으로 설명할 PFH를 지원하거나 반박 할 근거는 없다. PFH에서 고려해야 할 주요 문제는 어떤 위치적 결함을 측정하는 것이 어렵다는 것이다. 평가방법과 정밀한 영상기술의 발전이 있음에도 불구하고 위치적 결함에 대한 현재 근거가 있거나 없거나 간에 이러한 문제는 실험실에서 연구하거나 MWM의 PFH에서도 더 이상 설명할 수 없는 문제점이 있다. 다음 세 장에서는 MWM이 양산하는 임상 효과에 대한 다른 기전들과 더 많은 연구에 관해 언급하고 있다.

[키포인트 Key point]

- 위치적 결함 가설(PFH)은 부상 혹은 과도한 사용으로 인해 증상과 기능부전이 발생한 것으로 추정되는 골격의 부조화를 MWM이 교정한다고 제시하고 있다.
- 위치적 결함이 실제로 존재할 수 있다는 근거가 있다 ; 예를 들어, 먼쪽 정강종아리관절(inferior tibiofibular joint), 무릎넓다리관절(patellofemoral joint), 어깨 관절(shoulder joint)
- 위치적 결함의 측정은 MWM을 실시하는 치료사에 의해 임상적으로 쉽게 사용할 수는 없는 영상 기술을 통해 주로 이루어진다.
- 증명하기 어려운 점은 있지만, 위치적 결함이 비정상적인 관절 역학을 통해 통증과 손상을 유발하고 이것으로 인해 연부조직의 손상으로 이어진다는 가설이 제기되었다.
- 위치적 결함에서의 MWM의 효과에 관한 일부 연구들이 있다.
- 통증, 손상 및 장애 등의 임상적 효과에 미치는 MWM에 의한 기전을 일부 또는 전체적으로 설명할 PFH를 지원하거나 반박 할 근거는 없다.

• MWM의 성공을 위한 방향은 위치적 결함과 반대 방향에 있을 수 있다는 빈약하지만 사전 근거가 있다.
• 증상의 개선과 기능의 회복이 위치적 결함이 존재한다는 것으로 증명되지 않는다.

[References]

1. Mulligan B.. Manual Therapy: 'NAGS', 'SNAGS', 'PRP'S' etc. 1st edn (1989) Plane View Services Ltd: Wellington.
2. Mulligan B.. Mobilisations with movement (MWM). The Journal of Manual & Manipulative Therapy 1 (4) (1993) 154 – 156.
3. Mulligan B.. Mobilisations with movement (MWMs) for the hip joint to restore internal rotation and flexion. Journal of Manual and Manipulative Therapy 4 (1) (1996) 35 – 36.
4. Mulligan B.. Manual Therapy: 'NAGS', 'SNAGS', 'MWMS' etc. 6th edn (2006) Plane View Services Ltd: Wellington.
5. Folk B.. Traumatic thumb injury management using mobilization with movement. Manual Therapy 6 (3) (2001 Aug) 178 – 182.
6. McKenzie R.. The Lumbar Spine: Mechanical Diagnosis and Therapy. (1981) Spinal: Waikanae, New Zealand.
7. Palmer D.D.. The Chiropractor's Adjuster: the Science, Art and Philosophy of Chiropractic. (1910) Portland Printing House: Portland.
8. Hertel J.. Functional Anatomy, Pathomechanics, and Pathophysiology of Lateral Ankle Instability. Journal Athletic Training 37 (4) (2002 Dec) 364 – 375.
9. Hetherington B.. Lateral ligament strains of the ankle, do they exist? Manual Therapy 1 (5) (1996 Dec) 274 – 275.
10. Hubbard T.J.; Hertel J.; Sherbondy P.. Fibular position in individuals with self–reported chronic ankle instability. Journal of Orthopaedic Sports Physical Therapy 36 (1) (2006 Jan) 3 – 9.
11. Hubbard T.J.; Hertel J.. Anterior positional fault of the fibula after sub–acute lateral ankle sprains. Manual Therapy 13 (1) (2008 Feb) 63 – 67.
12. Refshauge K.; Gass E.. Musculoskeletal Physiotherapy: Clinical Science and

Evidence–based Practice. 2nd edn (2004) Butterworth–Heinemann: Oxford.
13. LeBrun C.T.; Krause J.O.. Variations in mortise anatomy. The American journal of sports medicine 33 (6) (2005 Jun 1) 852 – 855.
14. Scranton P.; McDermott J.; Rogers J.. The relationship between chronic ankle instability and variations in mortise anatomy and impingement spurs. Foot & Ankle International 21 (2000) 657 – 664.
15. Mavi A.; Yildirim H.; Gunes H.; Pestamalci T.; Gumusburun E.. The fibular incisura of the tibia with recurrent sprained ankle on magnetic resonance imaging. Saudi Medical Journal 23 (7) (2002 Jul) 845 – 849.
16. Brukner P.; Khan K.. Clinical Sports Medicine. 3rd edn (2007) McGraw–Hill: Sydney.
17. Wilson T.. The measurement of patellar alignment in patellofemoral pain syndrome: are we confusing assumptions with evidence? Journal of Orthopaedic Sports Physical Therapy 37 (6) (2007 Jun) 330 – 341.
18. Merchant A.. Roentgenographic analysis of patellofemoral congruence. The Journal of Bone and Joint Surgery 56 (7) (1974) 1391 – 1396.
19. Aglietti P.; Insall J.N.; Cerulli G.. Patellar pain and incongruence. I: measurements of incongruence. Clinical Orthopaedic Related Research (176) (1983 Jun) 217 – 224.
20. Laurin C.A.; Levesque H.P.; Dussault R.; Labelle H.; Peides J.P.. The abnormal lateral patellofemoral angle: a diagnostic roentgenographic sign of recurrent patellar subluxation. Journal of Bone and Joint Surgery America 60 (1) (1978 Jan) 55 – 60.
21. Sheehan F.T.; Seisler A.R.; Alter K.E.. Three–dimensional in vivo quantification of knee kinematics in cerebral palsy. Clinical Orthopaedic Related Research 466 (2) (2008 Feb) 450 – 458.
22. McConnell J.. The physical therapist's approach to patellofemoral disorders. Clinics in Sports Medicine 21 (3) (2002) 363 – 387.
23. McConnell J.. The management of chondromalacia patellae: a long–term solution. The Australian Journal of Physiotherapy 32 (4) (1986) 215 – 223.
24. Herrington L.. The difference in a clinical measure of patella lateral position

between individuals with patellofemoral pain and matched controls. Journal of Orthopaedic Sports Physical Therapy 38 (2) (2008) 59 - 62.

25. Smith T.O.; Davies L.; Donell S.T.. The reliability and validity of assessing medio–lateral patellar position: a systematic review. Manual Therapy 14 (4) (2009 Aug) 355 - 362.

26. Brossmann J.; Preidler K.W.; Pedowitz R.A.; White L.M.; Trudell D.; Resnick D.. Shoulder impingement syndrome: influence of shoulder position on rotator cuff impingement — an anatomic study. American Journal of Roentgenology 167 (6) (1996 Dec) 1511 - 1515.

27. Azzoni R.; Cabitza P.; Parrini M.. Sonographic evaluation of subacromial space. Ultrasonics 42 (1 - 9) (2004 Apr) 683 - 687.

28. Azzoni R.; Cabitza P.. Sonographic versus radiographic measurement of the subacromial space width. La Chirurgia degli Organi di Movimento 89 (2) (2004 Apr - Jun) 143 - 150.

29. Cholewinski J.J.; Kusz D.J.; Wojciechowski P.; Cielinski L.S.; Zoladz M.P.. Ultrasound measurement of rotator cuff thickness and acromio–humeral distance in the diagnosis of subacromial impingement syndrome of the shoulder. Knee Surgery Sports Traumatology Arthroscopy 16 (4) (2008 Apr) 408 - 414.

30. Hebert L.J.; Moffet H.; Dufour M.; Moisan C.. Acromiohumeral distance in a seated position in persons with impingement syndrome. Journal of Magnetic Resonance Imaging 18 (2003) 72 - 79.

31. Graichen H.; Bonel H.; Stammberger T.; Heuck A.; Englmeier K.H.; Reiser M.; et al. An MR–based technique for determination of the subacromial space width in subjects with and without shoulder muscle activity. Zeitschrift fur Orthopadie und ihre Grenzgebiete 137 (1) (1999 Jan - Feb) 2 - 6.

32. Desmeules F.; Minville L.; Riederer B.; Cote C.H.; Fremont P.. Acromio–humeral distance variation measured by ultrasonography and its association with the outcome of rehabilitation for shoulder impingement syndrome. Clinical Journal of Sports Medicine 14 (4) (2004 Jul) 197 - 205.

33. McKenna L.; Straker L.; Smith A.. The validity and intra–tester reliability of a clinical measure of humeral head position. Manual Therapy 14 (4) (2009 Aug)

397 – 403.

34. Dye S.F.. The knee as a biologic transmission with an envelope of function: a theory. Failed anterior cruciate ligament surgery. Clinical Orthopaedics and Related Research 325 (1996) 10.
35. Dye S.F.. The pathophysiology of patellofemoral pain: a tissue homeostasis perspective. Clinical Orthopaedics and Related Research 436 (2005) 100.
36. Sahrmann S.. Diagnosis and Treatment of Movement Impairment Syndromes.. (2002) Mosby: St Louis.
37. White A.A.; Panjabi M.M.. Clinical Biomechanics of the Spine. 2nd edn (1990) Lippincott: Philadelphia.
38. Zatsiorsky V.M.. Kinematics of human motion. (1998) Human Kinematics: Champaign, III.
39. Gerber C.; Matter P.. Biomechanical analysis of the knee after rupture of the anterior cruciate ligament and its primary repair: an instant–centre analysis of function. Journal of Bone Joint Surgery British 65 (1983) 391 – 399.
40. Frankel V.H.; Burstein A.H.; Brooks D.B.. Biomechanics of internal derangement of the knee: pathomechanics as determined by analysis of the instant centers of rotation. Journal of Bone Joint Surgery Am. 53 (1971) 945 – 962.
41. Comerford M.J.; Mottram S.L.. Movement and stability dysfunction — contemporary developments. Manual Therapy 6 (1) (2001 Feb) 15 – 26.
42. Merlin DJ, McEwan I, Thom JM. Mulligan's mobilisation with movement technique for lateral ankle pain and the use of magnetic resonance imaging to evaluate the 'positional fault' hypothesis. XIV International Congress on Sports Rehabilitation and Traumatology 2005. Online. Available: www.isokinetic.com (accessed 27 April 2010).
43. Hsieh C.Y.; Vicenzino B.; Yang C.H.; Hu M.H.; Yang C.. Mulligan's mobilization with movement for the thumb: a single case report using magnetic resonance imaging to evaluate the positional fault hypothesis. Manual Therapy 7 (1) (2002 Feb) 44 – 49.
44. Kai–Yu Ho Hsu A–T. Displacement of the head of humerus while performing 'mobilization with movements' in glenohumeral joint: a cadaver study. Manual

Therapy 14 (2) (2009) 160 – 166.

45. Gerrard B.. The patello–femoral pain syndrome: A clinical trial of the McConnell program. The Australian Journal of Physiotherapy 35 (2) (1989) 71 – 80.
46. Crossley K.; Cowan S.M.; Bennell K.L.; McConnell J.. Patellar taping: is clinical success supported by scientific evidence? Manual Therapy 5 (3) (2000 Aug) 142 – 150.
47. Aminaka N.; Gribble P.A.. A systematic review of the effects of therapeutic taping on patellofemoral pain syndrome. Journal of Athletic Training 40 (4) (2005 Oct – Dec) 341 – 351.
48. Herrington L.. The effect of corrective taping of the patella on patella position as defined by MRI. Research in Sports Medicine 14 (3) (2006) 215 – 223.

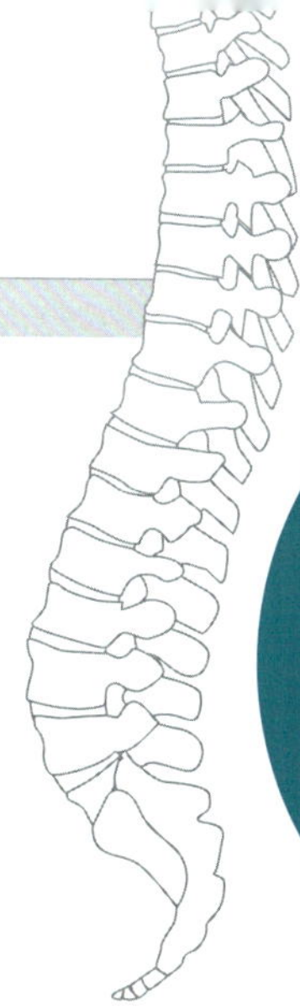

chapter

05 새로 고안된 MWM 작용 기전에 관한 모델

Billvicenzino, Toby Hal, Wayne Hing, Darren Rivett

소개

3장에서 논의한 것처럼 MWM의 임상적 유용성과 효과에 관련해서, 치료사가 제기한 주장에 대해 인체에 적용하여 증명된 일부 테크닉이 있다. 3장에서는 또한 근골격계 상태의 다양한 양상에 대해 서로 다른 치료적 범주에 관련해 일반적으로 MWM의 임상적 효과를 시험하기 위해 더 높은 질적인 임상적 연구를 요구하였다. 그 노력은 MWM이 작동하는가라는 질문에 포커스를 맞추는 반면에 MWM의 고려할 점에 대해 요구되는 또 다른 관점이 있다. 그리고 그에 대한 답은 MWM이 어떻게 작용하는가이다. 이러한 관점은 MWM이 영향을 미치는 임상적 효과에 의한 잠재적 기전에 대해 더 강조한다. 작용의 잠재적 기전을 이해하는 것은 유일한 중재로서 그리고 다모드의 관리 접근으로서 보다 더 공식화 된 MWM의 적용과 MWM의 진보를 유도하는 것 같다. 4장에서, 멀리건이 제안한 위치 결점 가설(positional fault hypothesis)을 경험 하였고 그것을 지지하거나 반박하는 증거가 부족하다고 결론 내렸다. 이번 5장에서는 MWM가 효과를 발생 시키는 것을 통해 작용 기전에 대해 새로운 모델을 제안한다. MWM의 한번의 성공적인 반복으로 자극되어 질 수 있는 과정을 다루는 모델을 이해 하기위해 이는 단서로 중요하다. 즉, 고객구체적불균형측정(the client specific impairment measure (CSIM))에서 실질적인 증상의 호전을 만들어 내는 것이다. 예를 들어, 통증 발생 초기에 손목에 측면 glide를 적용하고 15~60도의 손목신전에 증진이 있었다고 상기시켜라.

어떻게 그런 일이 일어났는지 즉각적인 질문이 떠오를 것이다. 이번 장에서는 치료사인 당신에 의해 이러한 질문에 답을 개념화하는 모델을 제안한다.

MWM의 여러번 반복으로 획득된 지속적인 효과를 지지해주는 가능성 있는 기전에 나타난 몇몇 고려할 점이 있는데 한번의 반복에 대한 모델로부터 지지된다. 이는 치료사가 임상검사를 통해 실행 하였고 MWM치료테크닉을 다루는데 상태의 내재된 병리해부학적, 병리신체적 특징에 관련해서 몇몇 임상 결정을 했다고 추측한다. 이장에서는 4, 6, 7장과 더불어 가능한 경우 증거가 제시된 생각과 함께 MWM의 효과와 작용의 가능한 기전들에 대한 우리의 생각을 제시하여 찾아내고자한다.

생역학적이고 신경과학적 패러다임

관절 수기치료의 임상적 효능을 지지하는 메카니즘은 초기에는 뼈의 이상위치와 아탈구의 단순한 용어대해 이해를 하는 것이었다. 이는 아마도 전문가 그리고/또는 이 분야의 선구자들에 의해 경험된 우선적인 의견을 기반으로 하는 임상적 수준에 의한 것이었다. 즉, 관절 수기치료를 시행할 때, 전문가들이 상대적인 관절을 이루는 뼈의 요소에 대한 움직임과 또 다른 수준의 통증 기능 그리고 수용력의 증진에 대해 환자로 부터의 피드백으로 느껴왔다는 것이다. 아마도 성공적인 수기치료의 첫 번째 피드백과 같은, 이러한 관절 움직임을 느끼는 것은 전문가들이 성취하길 바라는 것이기 때문에 논쟁을 일으킬 수 있다. 확실히 그러한 움직임과 뼈의 어긋남을 느끼기 위한 수기치료사의 훈련과 수기치료 동안의 뼈의 움직임을 최대화 하기 위한 환자, 치료할 관절, 치료사의 몸 그리고 치료사의 손에 대한 전반적인 포지셔닝에 초점이 맞추어진 교육에 더 많은 에너지와 시간이 소요된다. 이러한 교육들은 관절 수기치료의 몇몇의 기본서적을 기반으로 형성한다. 전문가들이 국소적인 뼈관절의 변화 그리고 함께 동반되는 환자 컨디션의 증진을 목격할 때 전문가들은 환자의 증진을 생역계학적 작용을 기반으로 한다고 생각 할 수 있다. 이와 일치하게 많은 수기치료에 관한 고전 서적 자료가 스트레칭, 찢기, 교정, 그리고 뼈 관절 근육 신경, 혈관에서의 다양한 손상의 감소에 대해 강조와 함께, 사실상 관절 수기치료 작용에 대한 메카니즘을 기반으로하는 가설에 초점을 맞추고있다(그림 5-1).

상대적으로 좀더 최근에, 통증관련 과학 및 신경 시스템에 대한 연구와 자료가 증가함에따라 어떻게 수기치료가 신경계에 변화를 일으킬 수 있는지 그리고 어떻게 환자 상태의 긍정적인 임상적 증진을 가져오는지에 대한 이해가 증가하고 있다.

생역학적이고 신경과학적 패러다임의 기원은 역사학적 기본에서 뿐만 아니라 좀더 확대해서보면 실험 연구에 의해 강화될 수 있다. 그것은 연구자들의 과학적 규율을 반영하려 한다.;

예를들어 biomechanic 또는 neurophysiolosy

고안된 모델의 개요

우리는 MWM 작용의 메카니즘에 생역학적이고 신경생리학적 매카니즘이 관련되어 있다는 것과, 그리고 그림 5.2.에서 도식화하여 보여주는 것 같이 이 모델에 서로 상호 연결되어 있을 것이라는 것을 증명하는 것을 목표로 하고 있다. 간략하게, 제안하면 전문가가 기술적으로 통증 없는 MWM 힘을 관절에 적용한다. 그리고 조심스럽게 힘의 적용 위치, 힘의 방향과 적용된 힘의 수준 또는 양(Chater 2에서 자세히 참고)과 같은 측면을 조심스럽게 관찰한다. 뼈의 위치의 일시적인 변화를 생산하게 되는데 이것은 이전에 통증을 유발하는 신체적인 과제 수행의 손상에 상당한 증진을 가져온다. 그런 상당한 증진은 뼈위치의 순간적 변화가 어떤 인체시스템으로의 입력의 필수적 요소 라는 것을 암시하고 있다. 그리고 아마 그 시스템은 중추신경계일 것이다. 중추신경계의 개입에 관해서, MWM은 무마취의 기계학적 저 자극을 생산하고, 그것은 중추신경계의 개입의 증거로 여겨진다. 즉, MWM은, 치료하는 관절에서의 기계학적 동요를 통하여, 중추신경계안에서 순간적으로 프로세스를 발생하게 하는 효과적인 자극이다. 그리고 그것은 임상적 증진을 가져오게 하는 책임이 있는 부분이다. 이 중추신경계의 개입의 많은 요소는 내인성의 하행성통증억제시스템(descending pain inhibitory system(s)(DPIS))으로 보인다. 하지만 감각 그리고 운동 시스템 메카니즘은 아직 많은 범위에 걸쳐 탐구 되어져야 한다. 정의에 의한 MWM은 적용 또는 그 후에 통증이 있어서는 안된다는 것을 명심하는 것이 중요하다.

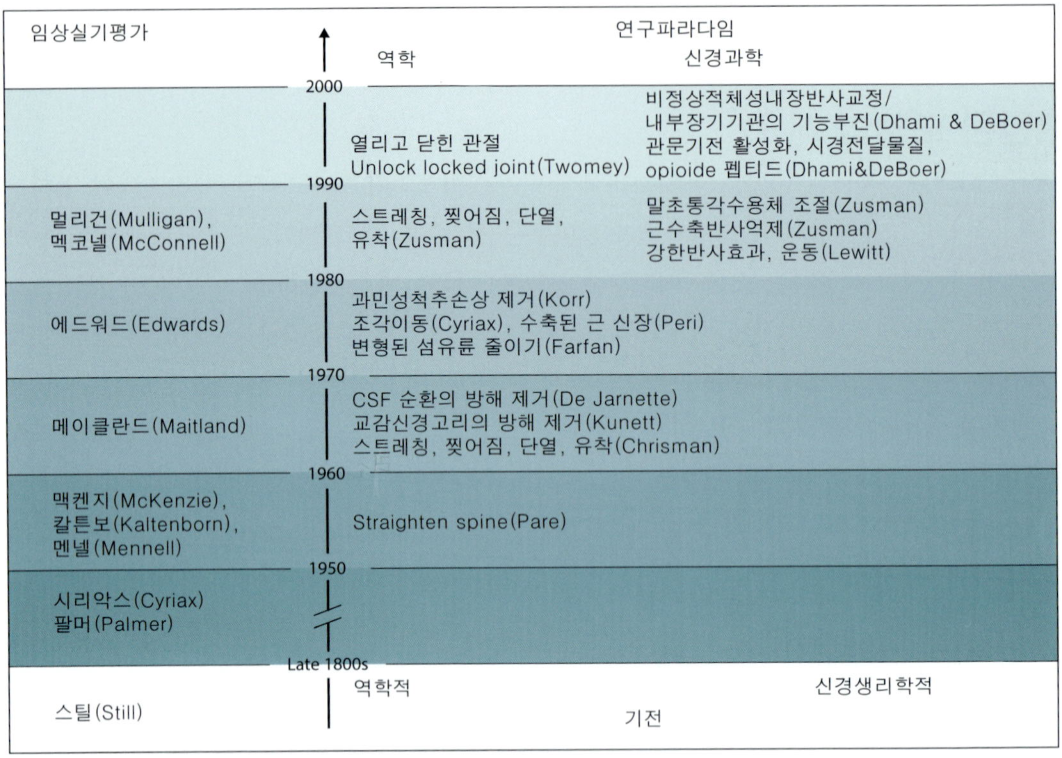

그림 5.1 주요 도수치료사의 일련의 치료를 시간과 함께 만든 연대기는 [3, 5, 8, 19-20] 작용의 추정기전과 패러다임을 제탐색하게 한다.
주의 : 대체롤 도수치료의 작용기전의 이해와 평가는 합리적인 단순화된 역학적 개념[17-18]보다는 오히려 신경과학에 연관되어 왔다. [16-18]

생역학적 요소

MWM을 지지하는 메카니즘의 유력한 가설은 위치적 결함 가설이다(4장). 이러한 제안들이 MWM을 진전시켜 왔다는 것은 흥미롭다. 왜냐하면 많은 다른 수기치료는 위치적 결함이 손상관절에 존재하고 임상적으로 관찰할 수 있는 MWM의 증진이 이 결함의 치료적 교정안에 있다고 제안함으로써 접근하기 때문이다. 위치적 결함가설의 설명은 4장에 제시되어있고 독자는 그 부분에서 세부사항을 참고 할수 있다. 반면에 여기서는 두가지 사례연구에 초점을 맞출 것이다. 관절 수기치료 적용 시 위치적 변화에 대해 증명하였는데 하나는 두 개의 새롭고 완전한 시체의 척추에 대한 척추 수기치료 기술이고 다른 하나는 엄지 통증에 대한 MWM 이다. Gal 등은 방부처리하지 않은 두 개의 77세 사람시체에 대해 T10-12 분절 움직임의 한쪽방향으로 뒤에서 앞으로의 척추 도수 밀기를 3-D 운동학적 분석과 함께 실행하였다. 그들은 수기치료는 적용된 힘을 측정함으로써 임상적으로 적용되어졌고, 오직 임상에서 발생하는 수준의 힘을 적용한 수기치료만 포함되었음을 보장하였다. 요약하면, 그들의 결과는 도수기법은 6-12mm의 단기간의 전체적인 척추의 이동을 나타내었고 그것은 10분내의 사전도수기법 단계에서 쇠퇴하였다. MWM에 관한 것은 아니지만 입력되는 힘과 출력되는 관절 도수기법의 전위를 신중하게 측정한 몇몇의 연구 중 하나이다. 그리고 그것으로 임상적 관찰이 실험상황에서, 비록 시체이긴 하지만, 입증될 수 있었다. Hsieh 등은 7달동안 지속된 엄지 통증을 가진 79세 여성을 치료하였고, MWM이 위치적결함을 교정할 수 있다는 것을 보여주었는데, MWM은 환자가 엄지를 구부리는 동안 엄지의 근위 지절에 대한 회내활주(supination glide)를 나타냈다. 그리고 이것은 MRI로 관찰 가능한 것이었다.(MRI, 14장 참고). 그러나 이것은 오직 MWM 시행 중 일때 발생되었고, 환자가 완전히 회복하였을 때는 재촬영 시 치료 이전의 회내된 위치로 되돌아 왔다. 이번 사례연구에서의 두드러진 특징은 테스트된 회내, 회의, 그리고 바깥쪽, 안쪽활의 활주방법에 있었고 단지 이전에 즉각적인 적용이 가능하다고 증명된 전자만이 손상된 엄지움직임을 완벽하게 개선하였다.

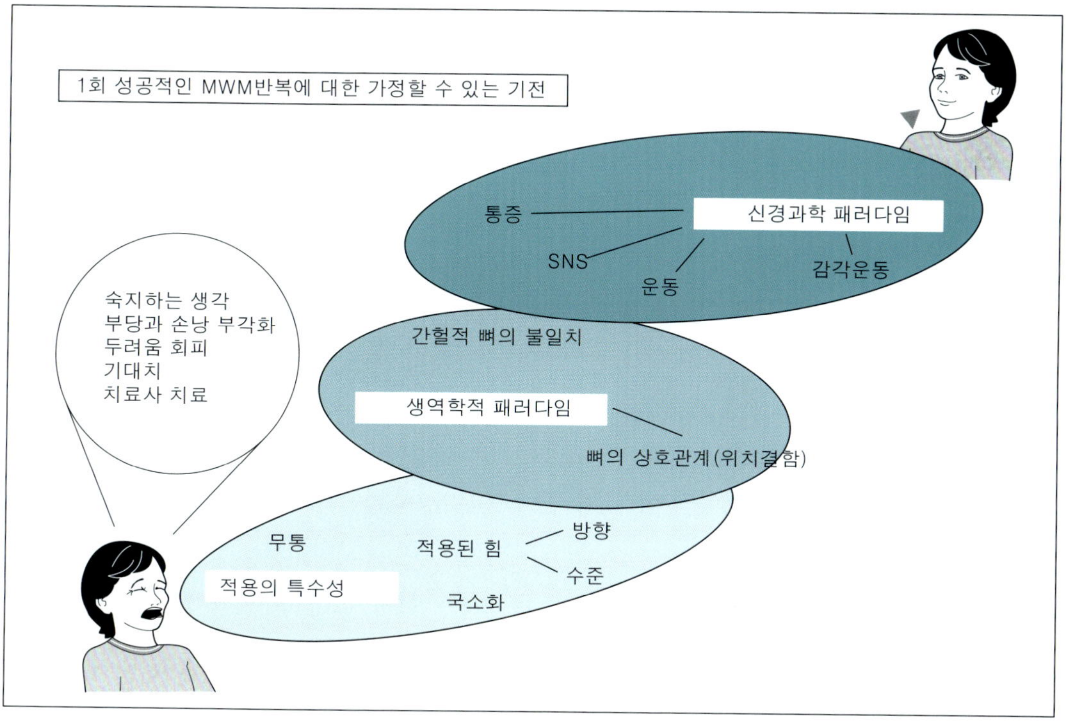

그림 5.2 생각의 도식화는 각각 1회반복에 대해 제안된 MWM의 작용기전을 나타낸다.
주의 : 간략하게 그림 5.2는 몸에 적용되는 특화된 힘은 기계적 동요를 발생하여 통증운동, 감각 그리고 교감신경계에 변화를 준다는 것을 보여준다. BenSoon그림.

올바른 방향을 선택하여 MWM을 성공적으로 적용하는 것이 결정적인 것이라는 점에서, 역학적인 관점에서 MWM실시 동안 이것은 뼈와 관절의 위치이동(displacement)에 있어서 상대적인 중요성으로 예견될 수 있는 것이다. 그러므로 신체의 본질적인 자기-회복/보호 기전에 대한 반응과 그에 대한 적절한 수준의 자극을 유발하는 가장 효과적인 구심성 입력 신호를 제공한다는 것에서 관절 활주(jt. glide)의 방향이라는 특수성에 대한 이유에 대해 억지로 추측하게 된다. 바꾸어 말하면, 구체적으로 지시된 MWM 활주의 메커니즘에 의한 일부 관절에서 반월판 포착(entrapped meniscoid)이나 활막 융모(synovial fringe)의 계획된 감소는 임상적으로 유용한 효과를 유발하게 될 것이고, 단 한번의 반복이 일어나는 그러한 경우에 아마도 견고하면서도 오래 유지되는 효과를 유발하게 된다.

신경생리학적 구성요소
Neurophysiological component

신경생리학적 구성요소는 다소 다른 여러 과학 분야들을 다룬다. 그 중에서 주로 다루는 분야는 연구 논문과 관련된 통증 조절과 운동조절 과학 분야이다.

통증 과학 pain sciences

MWM의 임상적 결과들의 기초가 되는 동작의 메커니즘과 연관되어 보이는 통증계(pain system)에서 MWM의 효과에 대한 몇 가지 특징들이 있다. 예를 들면, MWM은 아편양 작용 펩티드(opioid peptides)를 필요로 하지 않는 물리적인 통각저하(hypoalgesia)를 야기하는 것으로 보인다. 테니스 엘보에 대해 측방 활주 MWM에 대한 몇 가지 연구는 외측 엘보의 압통(pressure pain) 역치에 중요한 중등도의 통합 효과(pooled effect) (표준화된 평균 차이(standardised mean difference, SMD) 0.49; 95% 신뢰구간(Confidence Interval, CI) 0.08~0.90, 그림 3.3 참조)를 보여주었다. 어깨 거상 MWM을 위한 견관절에서의 후외측 활주는 0.87의 SMD(95% CI: 0.28~1.47)에 따라 압통(pressure pain) 역치에 영향을 미친다. 그러나 이것은 아급성기 발목 염좌에 적용된 배측굴곡 MWM의 경우(SMD −0.22 [95% CI: −0.97~0.52])에는 그렇지 않았다. 완전히 대조적으로, 같은 조건으로 경추에 측방 활주 가동술 3등급(cervical spine lateral glide mobilisation grade Ⅲ)을 적용한 경우와 유사하게 테니스 엘보에 측방 활주 MWM을 적용(0.3° [95% CI: −1.85~2.45])한 전과 후 사이의 차이가 거의 없다는 Paungmali와 동료들의 연구에서 보여주듯이 MWM은 열통(thermal pain) 역치에 영향을 미치지 않는 것으로 보인다. 테니스 엘보와 같은 조건에서 열적 통각저하가 없는 것은 당연한 것이며, 그래서 열통(thermal pain)에 미치는 MWM의 영향을 견제하는 천장 효과(ceiling effect)라는 것이 있다. 이것은 MWM으로는 연구된 적은 없지만, 경추 측방 활주 기법에 대한 연구는 열통 역치에 1.5° (95% CI: 0.11~2.89)의 결손을 가진 편타성 손상(whiplash injured) 환자에게 척추 수기치료(spinal manipulative therapy) 이후에 경추 측방 활주 기술을 적용했을 때 실질적인 변화가 전혀 없다(평균차이: 0.2°[95% CI: −0.78~1.2])고 보고했다. 중뇌교핵(medullopontine nuclei)에서 나오는 노르아드레날린 뉴런(noradrenergic neurons)에 의해 물리적인 통각저하가 중재되고 보다 중심부에 위치한 세로토닌 솔기핵(serotonergic raphe nuclei)을 통해서 열적 통각저하가 중재된다 하더라도 물리적인 통증의 우선적인 효과에 대한 뚜렷한 관계는 아직 명확하지 않다. 그렇지만 이것은 부가적인 연구가 필요하다. MWM과 그 밖의 다른 관절 도수 기법의 통증 경감 효과는 아편양 작용 펩티드(opioid peptides)에 의해 중재되는 내인성 통증 억제 메커니즘(endogenous pain suppression mechanism)과 관련된 것 같지는 않다. Paungmali와 동료들은 우리가 알고 있는 MWM에 관한 유일한 연구를 수행했고 그것은 테니스 엘보에 측방 활주 MWM을 적용한 것이었다. 이 연구에 대한 세부적인 것들은 3장(표 3.6)에 나와 있지만, 요약해 보면 그것은 MWM의 통증 경감 효과에 길항 작용하기 위한 시도로 날록손(naloxone)을 사용했으며 날록손(naloxone)은 MWM 통증 효과를 길항적으로 작용시키지 못했다고 보고했다. 이것은 MWM의 통증 경감 효과로 작용하는 내인성 야편양 제제(endogenous opioid)의 결핍으로 해석되었다. 그 밖에 다소 유사한 비MWM(non-MWM) 기법은 유사한 결과가 나오는 유사한 방법으로 연구되었다. 또한 다른 방법론들은 관절 수기치료에 아편양 작용 펩티드의 역할을 연구하는 데에 사용되어졌는데, 그것은 플라즈마 내에 존재하는 그들의 수치를 구하고 반복된 자극에 의한 통각저하 내성을 중재하는 엔돌핀(endorphin)을 분석하는 것과 같은 것으로 대부분 유사한 결론에 도달했다.

흥미롭게도, MWM을 위한 동작의 메커니즘과 관련이 있는 관절 수기치료에 대해 쥐(rat)를 동물 모델로 한 몇 가지 실험이 있다. 쥐 모델의 발에 통각과민(hyperalgesia)을 유발하는 캡사이신(capsaicin)을 쥐의 발목 관절에 주입한다. 물리적인 통각과민(hyperalgesia)의 측정은 폰 프라이 필라멘트(von Frey filament)로 압력을 가했을 때 발을 피하는 것으로 마무리했는데, 통각과민을 나타내는 발 피하기를 이끌어내기 위해 발의 압력을 줄이면서 측정했다. 관절의 수기치료는 동측의 무릎 관절에 적용했다. 전후방 종속 활주(anterior posterior accessory glide)와 신전으로 3등급 가동술(grade Ⅲ mobilisation)을 무릎에 적용했다. 생리학적인 움직임과 관절 가동 끝 범위까지 수행한 종속 활주의 결합은, 수동적인 것이라 할지라도, 어쩌면 인간의 무릎에 적용할 수 있는 MWM과 어느 정도 유사할 수 있다. 처음 시행한 일련의 실험에서, 이 그룹은 관절 수기치료가 물리적인 통각과민을 유발하는 캡사이신에 대해 강력하면서도 상당한 반전을 야기했음을 입증했다. 이 후의 실험에서, 그들은 통각저하 유발 수기치료(manipulation–induced hypoalgesia)가 세로토닌성 수용체(serotonergic(5–HT_1과 5–HT_2) receptor), 혹은 알파2–아드레날린성 수용체(α_2–adrenergic receptor) 각각에 대한 특정 길항제(antagonist)인 척수관내로 투약된 메티세르지드 말레산염(methysergide maleate)과 요힘빈(yohimbine)에 의해 충분히 길항 작용하거나 완전히 차단했음을 입증했다. 이것은 아편양 제제(opioid)와 감마–아미노뷰티르산 수용체(γ–aminobutyric acid(GABAA) receptor) 각각에 대한 길항제인, 날록손 염산염 이수화물(naloxone hydrochloride dihydrate)과 BMI(bicuculline methiodide)의 투여 이후의 경우가 아니었다. 통각저하 유발 수기치료에 길항 작용을 하는 날록손의 결핍은 MWM의 동작 메커니즘이 필시 엔돌핀을 기반으로 한 것이 아니라는 주장을 지지하면서, 위에 언급된 인간 연구의 결과와 일치한다. 또한 발의 끝부분까지 미치는 효과를 측정하면서 무릎에 관절 수기치료를 적용하는 것은 관절 수기치료를 위한 동작의 기본적인 메커니즘으로써 통각과민을 유발하는 부분에서 발생하는 국소적인 변화들을 제거하는 경향이 있다. 이것은 통각저하 유발 수기치료를 지지하는 메커니즘에 대한 지원에 비해서 중추신경계 메커니즘을 생략한다. 그 밖에 Skyba와 동료들로 하여금 관절 수기치료가 비아편양 제제(non–opioid)를 중재하는 하행성 억제 경로(descending inhibitory pathway)를 활성화시킨다는 결론으로 유도한 것으로, Rostro–ventral Medulla(RVM)과 periaqueductal gray(PAG)에 대한 자극이 세로토닌(serotonin)과 노르아드레날린(noradrenaline)의 척수 분비를 증가시킨다는 것을 보여주었다. 하행성 통증 억제 시스템은 최소한 어느 정도, 관절 수기치료 동작의 메커니즘이라는 동물 연구로부터의 결론은, 통증과 교감 신경계에 미친 영향을 평가했던 관절 수기치료에 대한 또 다른 인간 연구에 의해 지지된다. Paungmali와 동료들은 MWM을 적용했을 때 척추 수기치료의 초기 효과가 교감신경계에서 부수적인 효과들로 보이는 것과 흡사하다는 것을 보여주었다. 척추 수기치료에 대한 작업은 치료 기술이 내인성 통증 조절과 교감신경계 양쪽의 반응을 조정하기 위한 능력을 가진 메커니즘을 이끌어 냈다는 것을 내포하면서, 통증과 교감신경계에 미치는 초기 영향은 서로 관계가 있다는 것을 발견했다. 가설은 이것이 PAG 내의 특정 세포 기둥일 것이라고 제시했다. 왜냐하면 이 기둥이 동물과 인간 실험에서 자극받았을 때 동시에 발생하는 비아편양제제 통각저하(non–opioid hypoalgesia), 교감신경흥분(sympathoexcitation), 그리고 운동성 촉진(motor facilitation)이 나타나기 때문이다. 관절 수기치료 기술에 의해 자극받은 또 다른 중심(center)이라고도 할 수 있는 RVM에 위치하고 있는 pre-motor sympathetic cells와 내인성 통증 억제 시스템을 위한 전달 부분으로, PAG-spinal connection이 직접적인 것은 아닐 것이다. 이러한 center들은 중추신경계의 여러 부분에서 정보를 입력받기 때문에, PAG를 활성화시키는 관절 수기치료에 의한 메커니즘은 복잡하고, 대개는 간접적이며, 많은 요소로 이루어진 것 같다. 그럼에도 불구하고, 위에 언급한 동물 연구와 관련해서 생각해 볼 때, MWM을 포함하여 관절 수기치료가 최소한 어느 정도, 아편양 제제로 중재(opioid mediated)되기 쉽지 않은 하행성 통증 억제 시스템의 활성화를 통하여, 임상적인 통증 경감 효과를 불러일으킨다는 제안에 대해 좋은 근거가 된다.

운동계 Motor system

분명한 근거로, 수많은 CSIM이 운동계(motor system)의 손상과 기능장애에 관련되기 때문에, 운동계(motor system)는 MWM에서 중추적인 역할을 한다. 여기서 운동계(motor system)는 수동적인 구조적 수준에서 훨씬 역동적이고 복잡한 조절 시스템 수준을 통하여 가장 폭넓은 감각으로 정의되고 있다. 운동계(motor system)와 MWM 사이에 명백한 뗄 수 없는 관계에도 불구하고, MWM의 동작에 대한 메커니즘에 관련되었다고 할 수 있는 근본적인 운동계(motor system) 진행 과정이라는 견해를 제시하는 연구는 특히, 통증계(pain system)에 대한 연구와 비교해볼 때, 극히 드물다. 이 부분은 있을 수 있는 운동계(motor system)의 효과와 MWM의 메커니즘을 알아볼 것이다. 흥미롭게도, 상대적으로 MWM을 포함한 더 많은 수기치료에 대한 연구가 통증 과학(pain science)에 초점을 두고 있었음에도 불구하고, MWM의 영향은 운동계(motor system)에 더욱 크게 나타난다. 예를 들어, 3장에서 언급되었듯이, 거의 대부분의 MWM 기술로 연구되었던 테니스 엘보에 대한 측방 활주(lateral glide) MWM은 압통 역치(통합 SMD 0.49; 95% CI: 0.08~0.90)에 의해 측정되었을 때 곧바로 통증계(pain system)에 영향을 미치기 보다는 통증 없는 쥐기 힘(pain-free grip strength)(통합 SMD 1.28; 95% CI: 0.84~1.73)에 의해 측정되었을 때 힘의 발생에 많은 영향을 미친 것처럼 운동계(motor system)에 영향을 미친 것으로 보인다. 통증 없는 쥐기 힘(pain-free grip strength)은 통증 발병시 발생된 쥐기 힘(grip force)의 양에 따라 정의된다. 다시 말하면, 그것은 주로 통증을 인식함으로 인해 제한된, 통증에 의해 억제되는 것이 아니라, 악력계(dynamometer) 손잡이를 잡은 환자의 손에 형성되는 grip의 운동 동작을 수행하는 환자의 인지적인 결정에 의해 중단된 운동 동작(motor action)이다. 통증 없는 쥐기 힘(pain-free grip strength)의 변화는 MWM이 이러한 실험실의 위치에서 믿을만한 플라시보(placebo)

를 능가하고 그러한 환자의 인지적인 결정이 치료사가 환자의 바람을 만족시키는 것으로써 설명되지는 않는다는 것에 의해서 이루어졌다. 테니스 엘보의 연구에서 MWM과 플라시보(placebo)사이의 차이는 측방 활주(lateral glide) 힘의 적용 점과 손의 접촉 위치에 있다는 것을 상기하는 것이 중요하다. 플라시보 상태에서 손은 척골 뿐만 아니라, 상완골에도 동일하게 측방 활주를 수행하며, 고정 손(stabilising)은 상완골 뿐만 아니라 외측 전완 근위부에도 있다. 플라시보 MWM을 적용하는 치료사는 MWM에 대해서도 상완골과 척골의 내측과 외측에 동일하게 유사한 힘과 압력을 발휘하였다. MWM과 플라시보 사이의 차이는 근거가 되는 동작의 메커니즘에 중요할 것이다. 우리는 그 차이가 중추신경계에서 느끼는 구심성 입력에 있다는 것을 제안한다. 운동계 효과가 상대적으로 통증계 효과보다 더 크다는 테니스 엘보에서 MWM의 예는 치료 기술에 영향을 받지 않는 압통 역치(단일 연구 SMD −0.22; [95% CI: −0.97~0.52])보다 우선하여 배측굴곡(통합 SMD: 1.2)을 향상시키는 거퇴관절(talocrural jt.)의 배측굴곡 MWM을 발목관절(ankle)에 적용하는 것과 다소 유사하다. 그러나, 다른 MWM 기술에서는 약간의 메커니즘 차이가 있는 것 같다. 견관절(glenohumeral joint)에 후외측 활주(posterolateral glide)를 적용한 것은 팔(arm)을 거상(elevation)하는 동안 단지 상대적으로 압통 역치(SMD 0.87)를 조금만 넘어서 견갑골 면에서의 거상(SMD 0.99)을 향상시키기 때문이다. 다시 말하면, 운동계와 통증계에서 관찰되었던 상대적인 효과는 신체 부분과 상태를 치료했을 뿐만 아니라 CSIM과 MWM 기술을 사용했던 것에 관련된 것처럼 보인다. 운동계 효과를 유발시키는 메커니즘이 통증계 효과를 유발시키는 메커니즘과 다르다면, 그것은 서로 다른 MWM 기술의 임상적인 효능을 지지하는 여러 동작의 메커니즘일 것이다. 특히 이러한 메커니즘들은 신체와 환자의 상태를 치료하는 MWM 기술과 CSIM에 따른 요인들에 의해 결정된다고 추측하는 것이 설득력이 있다.

MWM 동작에 대한 운동계 메커니즘은 이 장의 통증 과학 부분에서 언급했던 하행성 통증 억제 시스템을 중재하는 PAG와 관련되었을 가능성이 있다. 통합된 비아편양 제제 무통(the coordinated non-opioid analgesia)과 교감신경흥분(sympathoexcitation)을 담당하는 PAG 기둥(column)은 또한 부수적인 운동 촉진(motor facilitation)을 유발한다. 테니스 엘보에 대한 측방 활주 MWM의 통증 없는 쥐기 힘(pain-free grip strength)의 효과는 세 부분으로 나뉜 PAG 반응 프로필(profile) 중에서 운동 촉진 부분으로 나타난다. 그리고 통증 없는 쥐기 힘(pain-free grip strength)에 미치는 우선적인 영향은 관찰된 바로는 운동계와 통증계의 변화에 대한 조합에서 생겨나는데, 그것은 이 평가를 위한 끝점의 기준(end point criterion)이 통증이 발생한 때이기 때문이다. 여기에 다른 요소들 또한 작용할 수 있다.

운동계 메커니즘의 대안으로 감각운동계 메커니즘이 관여할 수 있다. MWM이 약 60%의 결손 정도의 재발성 외측 발목 염좌(recurrent lateral ankle sprain)에서 관절 위치 감각에 영향을 준다는 미발표된 예비 증거가 몇 가지 있다(Vicenzino 연구소, 더 많은 정보는 7장 참고). 이것은 체중 부하(weight-bearing) 위치, 혹은 비체중부하(non-weight-bearing) 위치에서 수행된 발목 배측굴곡 MWM 이후에 발목 내반(inversion)에서 관절 위치 오류로 분명히 나타났다 (그림 5.3). 이러한 영향은 양쪽 위치에서 배측굴곡의 범위가 유사하게 증가되었다 하더라도, 능동적인 체중 부하 배측굴곡 스트레칭에서 나타나지 않았다. 관절 위치 감각에 미치는 영향은 이러한 MWM 기술과 배측굴곡 스트레칭 사이의 차이 때문일 것이다. 본질적으로 치료 침대, 치료 벨트, 그리고 MWM을 적용하는 동안 치료사의 손이나 허벅지에 의한 강한 압력과 접촉은 발의 저측면과 배측면 뿐아니라, 후방 하지의 원위부에 영향을 미친다(그림 5.3). 아마도 MWM은 보다 정확한 동작이 일어나게 하는 체성감각 정보 입력의 재통합(re-integration)을 가져다 줄 것이다. 후속 연구는 감각 운동의 효과와 그에 연관될 수 있는 메커니즘에 대한 것이 필요하다.

심리학적 체계 PSYCHOLOGICAL SYSTEM

근골격계 통증이 있는 환자들에게 적용되었던 모든 중재법은 그 상황에 대한 소란(catastrophisation)과 불안-회피(fear-avoidance)반응에 대한 환자의 성향 뿐 아니라 손상, 조직 상해, 그리고 통증에 대해 이전부터 존재하는 환자와 치료사의 신뢰와 같은, 비 신체적 요인들에 의해 영향 받았을 것이다. 동작의 메커니즘이라는 관점에서, 이러한 다수의 쟁점들은 MWM 적용 이전에 환자-치료사 간의 상호작용을 가져다주는 것이 이미 명백하지만, 아주 그럴듯하게 그들은 환자와 치료사 모두에게 즉각적인 피드백을 제공하는 MWM의 시험-적용-재시험(test-application-retest) 특징에 의해 매우 실용적인 방법을 다루었다. 그러나, 이러한 요인들이 기본적인 MWM의 메커니즘에 어떻게 영향을 주는지 현재 알려진 바가 없이, 후속 연구의 필요를 다급하게 촉구한다. 환자를 만족시키거나(즉, 플라시보(placebo)), 그렇지 못한 것은(즉, 노시보(nocebo)) 종종 심리학적 체계와 관련되어 있다. MWM의 효과와 메커니즘에 대한 연구의 실험적 설계, 그리고 플라시보 효과가 MWM 동작의 메커니즘에 미칠 수 있는 영향과 같이, 플라시보와 관련하여 고려해야 할 수많은 것들이 있다. 중요한 것으로는, 플라시보 알약(pill)과는 다르게 치료 기술의 특정한 구성요소 없이 도수 치료를 치료 기술로 하여 신뢰할 만한 플라시보를 고안하는 것은 매우 어렵다는 것을 기억하는 것이 중요하다 (특히 치료

기술의 특정 활동 요소에 대해 결정적으로 알려진 것이 거의 없을 때). 이 장에서는 플라시보 효과를 조절하기 위해 사용된 일정 범위의 특징 요소가 있다는 사실을 바탕으로 보고된 연구들에서 MWM의 초기 효과를 다루고 있다. 예를 들어, 다수의 연구들은 연구는 환자와 치료사의 위치와 manual handling과 같이, 물리치료의 일부 다른 측면을 평가하고 있었다는 것을 믿도록 하는 순수한 주제들을 사용했다. 이용되었던 대조 표준 상태는 성공적인 MWM을 위해 필요로 하는 것에 따라 명확하게 관절을 활주하는 것을 피하기 위해 노력하면서, 연구되고 있는 일반적인 분야에 필적하는 힘을 적용하려고 했다. 게다가, 환자–치료사 간의 상호작용은 최소한으로 유지했다. 실험 설계 양상에 대한 이러한 접근은 플라시보 중재/상태는 부정적인 어감을 가지고 있으며, 소극적이거나 심지어 오해를 살 수 있는 치료로써 개념화되고 있다는 것에 기초를 두고 전제로 한다. 이것은 의료인의 신뢰를 뒷받침해왔다. 플라시보에 반응하는 사람들이 유효한 환자는 아니지만, 여하튼 어느 정도 심리학적인 측면에서 혼란스럽게 만들었다. 하지만, 플라시보 중재로 통증 경감이 나타날 수 있다는 심리학적인 메커니즘으로 알려지며, 플라시보의 유익한 효과에 대한 인식이 증가하고 있다. 말을 하는 것과 말을 하지 않는 것 둘 다, 통증 경감과 치유를 행하는 치료에서 자신감을 표현하는 치료사의 태도와 자세는 심리학적 변화를 유발할 수 있으며 임상적인 연관성으로 사용되어야 함이 분명하다. 그래서 특정한 MWM 적용을 뒷받침하는 동작의 메커니즘은 많은 비 MWM 요소(non–MWM factors)들로 조절될 가능성이 크다. MWM은 동작의 심리학적 메커니즘을 유발할 수 있다. 만약의 경우, MWM이 상당한 향상을 불러일으키고 지속적인 반복으로 동일 수준의 향상과 향상의 지속성을 이룬다면, MWM이 임상적으로 유익한 효과를 가져다준다는 심리학적인 메커니즘이 되는 것이 당연하다. 다시 말해서, 통증 없는 움직임이 가능하게 되어, 환자는 신체를 사용하는 것을 덜 불편해 하고 은연중에 그것은 fear–avoidance(불안–회피) 행동을 개선하는 것을 기대하게 된다. 결과적으로, 모든 것을 고려하여 적절한 MWM에도 환자의 움직임이 불편하다면, MWM은 앞으로의 사용에 금기시하게 되고 이러한 경우에 심리학적 메커니즘에 대한 의문이 넘쳐나게 된다.

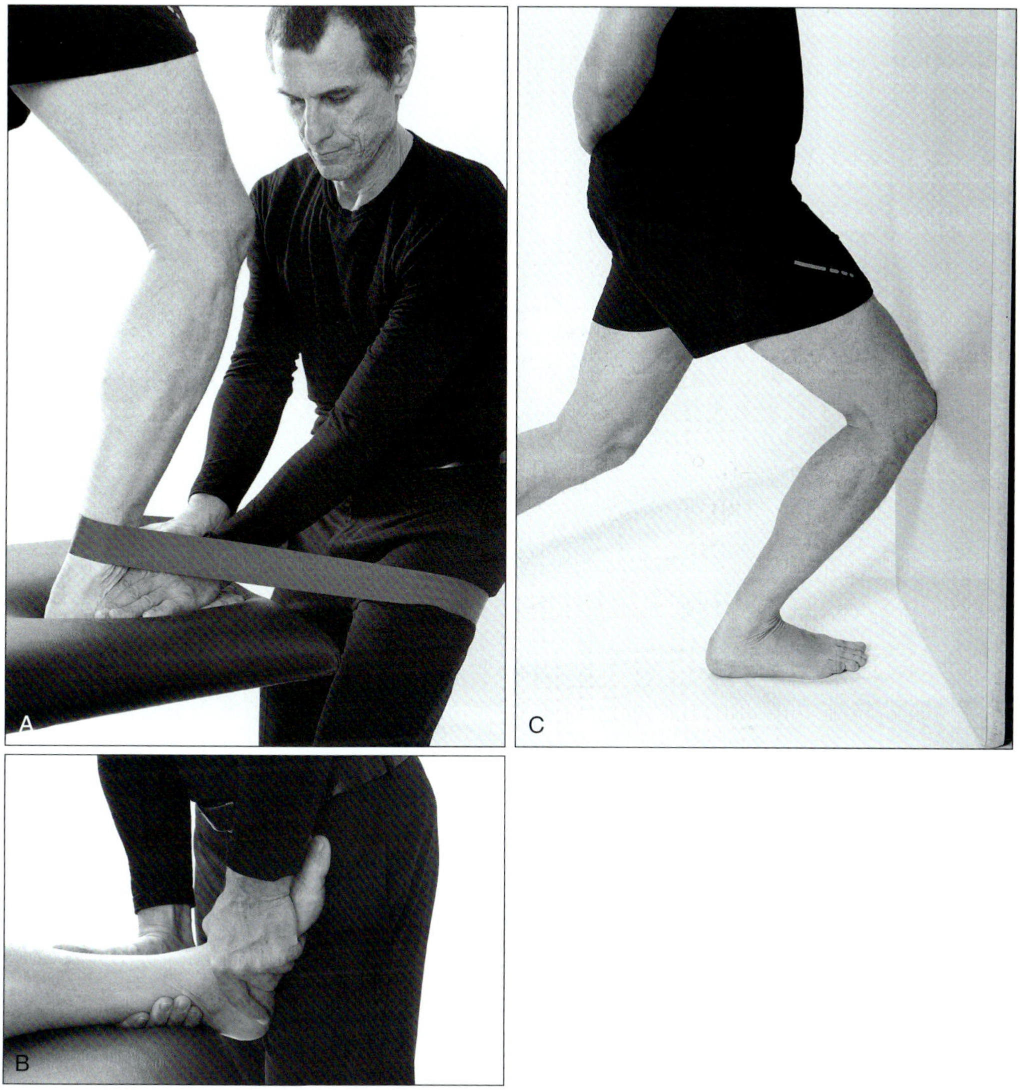

그림 5.3 체중부하와 체중부하 안한 상태에서 발목 배측굴곡 MWM의 경우를 나타내는 그림으로, 환자-치료사 간의 상호작용을 통해 행하는 경우와 이와 달리, 체중 부하만을 하면서 배측굴곡 하는 경우.

MWM의 여러번 반복에 대한 지속적인 증진의 기전

그림 5.2에 제시된 모델 메커니즘에 대한 기능 설명은 반복적인 MWM로 알 수 있다. 대부분의 환자에서 지속적으로 증진을 얻기 위해 2장에서 표시된 바와 같이, 환자 스스로 자가치료를 포함한 여러 세션을 통해 MWM을 반복할 필요가 있다. 우리가 아는 한 MWM의 지속

적인 효과에 대한 근본적인 메커니즘에 대한 연구가 이루어진 적이 없다. 그러나 Zusman은 MWM의 지속적인 효과를 고려하여 근 골격계 물리치료 메커니즘을 제안했다. 위에서 설명한 것처럼, 통증 억제 시스템을 연상 조작 요법에 대한 증거로 인정하지만, 지속적인 개선을 얻기 위해 기술 응용 프로그램의 기능적인 메커니즘이 제공되어야 한다고 제안한다. 특히 생리적, 행동적인 메커니즘, 중심 학습 이론이 포함 된다. 간단히, Zusman은 근골격계 물리 치료의 개입의 반복 응용 프로그램이 아마도 통증이 없는 정상적인 운동 기억 학습에 이르러, 습관이 아닌 연관 학습의 과정이 회피적인 기억을 감소시킬 것 이라고 제안 했다. 반복적인 MWMs는 부정적인 것을 허용할 뿐 아니라, 보통 통증이 없는 운동의 학습에 중요한 요소가 될 내부 피드백 메카니즘을 (관절 위치 감각 변경에 관한 예비 데이터, 제 7 장 참조), 향상시킬 수 있을수 있다. MWM은 환자가 치료에 주의를 기울일 것을 요구한다.

이러한 관심은 반복적 MWM으로 확보된 장기적인 개선에 중요하게 될이다. 왜냐하면 거기에는 다른 통증보다 어떤것에 선택적 집중은 통각수용을 조절하는 생리적 변화를 일으키는 증거가 있기 때문이다. 예를 들어, Longe등은 경치신경자극(TENS)로 치료받는 동안 열통(Thernal patn)에 대한 선택적 집중은 하다가 기능적 뇌 영상에서 변화와 연관되어 있다며 치료에 집중하는 것보다 통증의 감각인지를 억제하는데 훨씬 덜 효과적이라고 했다. 아마 반복적인 MWM는 이러한 메커니즘과 연관성이 있다.

[요약 Summary]

제안된 모델은 더 많은 평가와 테스트를 필요로 하고 그것은 낮은 수준에서 최상의 데이터 값에 의존하고 있기 때문에 적절한 이론의 개발을 진행하기 위해서는 많은 질문들에 답변할 수 있는 케이스들이 요구된다. 이 장의 목적 중 하나는 연구자 및 실무자들이 진화 모델의 증거와 응용 프로그램을 진행 수 있는 소스를 제공하는 것이었다. 그럼에도 불구하고 적절한 경고와 관리와 함께 임상가는 어떻게 MWM이 환자에게 임상적으로 관찰된 호전을 가져다주는지 설명하기 위해 또는 현재 제안된 모델로 MWM의 더 많이 이해하도록 이용하기 바란다. 예를 들어,이 장의 전반부에서 소개한 케이스에 손목의 외측활주 MWM하면 손목신전의 CSIM에 15-60°의 호전이 있다. 전문직 종사자들이 동료나 환자들에게 이것에 대해 강요하도록 설명하는 것은 매우 드물다. 여기에 제안된 모델은 어떤 내부의 회복이나 대응 기전을 자극하기 위해 중요하다는 것을 나타낸다. 비록 전반부에 손목의 위치 잘못이 있었을 수도 있지만, 이용가능한 제한된 데이터 (4장)는 환자가 장기적으로 완전히 통증이 없는 기능을 하겠지만, 위치결함이 유지되는 것 처럼 보인다. 위치 결함 가설을 사용하는 것은 전적으로 메커니즘 MWM 임상 효능 해결되지 않을 수 있기 때문일 수 있다는 것을 나타낸다. 인간과 동물연구의 신경과학 증거는 귀행성통증억제시스템을 조정하는 특별한 비아편양제가 MWM적용 즉시 통증회복의 역할을 하는 것 같다. 초기 데이터는 또한 MWM이 일부 감각운동계 기전을 자극한 다는 것을 반영할 것이며 움직임에서 곤찰되는 개설을 나타낼 것이다(더 자세한 것은 6장에서 다룸). 개요에서 전문직 종사자들이 적절한 자극, 감각 및 운동 시스템 메커니즘, 통증의 활성화로 적절하게 성공적으로 적용되었으면 MWM가 잘 나타내어졌을 것이다. MWM는 주된 관절면 구심성 섬유의 자극이 조직 내에서 세력을 생성하는 것 뿐 아니라 근본적인 특징은 고통 없이, 충분한 수준을 요구하게 된다. Melzack, Wall은 게이트 제어 이론을 제안했을 때 흥미롭게도, 구심성 섬유 및 즉각적인 통증의 자극이 보도되었다. 그러나, 그들은 큰 직경 구성 성의 섬유를 자극하기 위한 수단으로 TENS를 사용했습니다. 입력 자극에서 분명히 명백한 차이에도 불구하고 그것은 MWM 기술 Melzack과 WALL이 제안한 그것과 비슷한 관문 메커니즘을 활성화 수 있다는 사실을 추측한다. 또 다른 의료 적용으로는, 관문조절설에서는 둔부와 구강부위에 주사의 통증을 기계적인 진동과 메뉴얼적인 압력으로 제거할수 있다고 설명하였다. 유사한 방법으로 관문조절 이론은 MWM을 설명하는 데 사용할 수 있습니다. 디센딩 페인 억제 시스템통한 게이트 조절이론과 MWM의 메카니즘은 유사한 관문 통증조절 이론같은 시스템의 활동이 관절의 나타나기 때문에 더 많이 수렴할수 있다. 전술한 설명이 명확이 메커니즘은 손목을 위한 측면 활주 MWM의 단일 반복과 현재라는 컨텍스트에 배치해야한다. MWM은 실질적으로 하나의 반복에 CSIM를 변경할 수 있다. 제2장에 제시된 바와 같이, 그때 그것은 손목 통증과 장애로부터 구제의 지속성을 보장하기 위해 충분한 음량으로 반복된다. 따라서, 자가 치료 및 가능한 녹화를 포함 MWM 치료의 과정 후 손목 상태 개선을 설명에서 개입 잘 치료가 정상 고통없이도 복원에 습관이 아닌 연관 학습의 과정을 종사했음을 고려할 수 있습니다. 즉, 통증으로 제한된 신전의 CSIM의 형태로 임상적으로 포착된 꺼리는 손목 활동의 이전 기억이 비 고통스러운 MWM의 모든 반복과 함께 단계적으로 진적으로 소멸된다.

[키포인트 Key point]

- 역사적으로, MWM을 포함한 수기치료의 작용 기전은 관절 아탈구, 관절과 연관된 구조물의 정열과 역학적 구성 요소와 밀접한 관계가 있다.
- 가장 최근에 신경계의 새로운 지식은 수기치료기전에 그 고려할 점이 된다.
- MWM는 초기의 임상적 효과를 일으키는데 있어서, 아편양제(Non-opioid) 하행통증억제 체계를 유발시킨다.
- 재치있는 치료사는 배운 기전을 통하여 가능한한 지속적인 변화를 일으키도록 계속적인 치료에 MWM의 초기 하행통증억제 효과를 이용할 것이다.

- 심리적인 요소는 MWM의 작용 기전에서 역할을 담당하는 것으로 고려할 필요가 있다.
- 여기에 나타낸 모델은 구체적 역학적 혼란이 많은 체계(예, 감각, 운동, 교감신경)로 배분되는 것 같은 신경생리적인 기전을 유발한다는 것을 설명한다.

[References]

1. Stoddard A.. Manual of Osteopathic Practice. 2nd edn (1969) Hutchinson Books Ltd: London.
2. Bergmann T.; Peterson D.. Chiropractic Technique: Principles and Procedures. 2nd edn (2002) Mosby: Missouri.
3. Edwards B.. Combined movements in the cervical spine (C2-7): their value in examination and technique choice. Australian Journal of Physiotherapy 26 (5) (1980 Dec 5) 165 - 171.
4. Gibbons P.; Tehan P.. Manipulation of the Spine, Thorax and Pelvis: An Osteopathic Perspective. 3rd edn (2009) Churchill Livingstone: Melbourne.
5. Maitland G.; Hengeveld E.; Banks K.; English K.. Maitland's Vertebral Manipulation. 7th edn (2007) Butterworths-Heinemann: Sydney.
6. Haldeman S.. Principles and Practice of Chiropractic.. (2005) McGraw-Hill: Sydney.
7. Chrisman O.D.; Mittnacht A.; Snook G.A.. A study of the results following rotatory manipulation in the lumbar intervertebral disc syndrome. Journal of Bone and Joint Surgery 46A (1964) 517 - 524.
8. Cyriax R.. Textbook of Orthopedic Medicine. 6th edn (1975) Bailliere Tindall: London.
9. DeJarnette B.. The Philosophy, Art and Science of Sacro-Occipital Technique. Nebraska: B. DeJarnette (1967).
10. Farfan H.F.. Mechanical Disorders of the Low Back.. (1973) Lea & Febiger: Philadelphia.
11. Korr I.M.. The spinal cord as organizer of disease processes: some preliminary perspectives. Journal of the American Osteopathic Association 76 (1976) 89 - 99.
12. Kunert W.. Functional disorders of internal organs due to vertebral lesions. Ciba

Symposium 13 (3) (1965) 85 – 86.

13. Perl E.R.. Pain: Spinal and peripheral factors. In: (editor: Goldstein M.) The Research Status of Spinal Manipulative Therapy. (1975). pp. 173 – 182. NINCDS Monograph No. 15. DHEW Publication No. NIH 76–998.
14. Twomey L.T.. A rationale for the treatment of back pain and joint pain by manual therapy. Physical Therapy 72 (12) (1992) 885 – 892.
15. Zusman M.. Spinal manipulative therapy: review of some proposed mechanisms, and a new hypothesis. The Australian Journal of Physiotherapy 32 (2) (1986) 89 – 99.
16. Dhami M.S.I.; DeBoer K.F.. Systemic Effects of Spinal Lesions. In: (editor: Haldeman S..) Principles and Practice of Chiropractic. 2nd edn (1992) Appleton & Lange: Norwalk.
17. Lewit K.. Manipulative Therapy in Rehabilitation of the Locomotor System.. (1985) Butterworths: London.
18. Zusman M.. Mechanisms of musculoskeletal physiotherapy. Physical Therapy Reviews 29 (9) (2004) 39 – 49. Apr.
19. American Osteopathy Association. Biography of Andrew Taylor Still: Founder of Osteopathic Medicine. Online. Available: http://www.osteopathic.org/index.cfm?PageID=ost_still (accessed Jan 2010).
20. Kaltenborn F.. Manual Mobilisation of the Extremity Joints, Basic Examination and Treatment Techniques. Norway: Olaf Norlis Bokhandel (1989).
21. McConnell J.. The management of chondromalacia patellae: a long term solution. Australian Journal of Physiotherapy 32 (1986) 215 – 233.
22. McKenzie R.. The Lumbar Spine: Mechanical Diagnosis and Therapy. New Zealand: Waikanae (1981).
23. Mulligan B.. Manual Therapy — 'NAGS', 'SNAGS', 'MWMS' etc. 5th edn (1999) Plane View Services: Wellington.
24. Palmer D.D.. the Science, Art and Philosophy of Chiropractic. In: The Chiropractor's Adjuster. (1910) Portland Printing House: Portland.
25. Paungmali A.; O'Leary S.; Souvlis T.; Vicenzino B.. Naloxone fails to antagonize initial hypoalgesic effect of a manual therapy treatment for lateral epicondylalgia. Journal of Manipulative and Physiological Therapeutics 27 (3) (2004 Mar – Apr) 180 – 185.

26. Paungmali A.; Vicenzino B.; Smith M.. Hypoalgesia induced by elbow manipulation in lateral epicondylalgia does not exhibit tolerance. Journal of Pain 4 (8) (2003 Oct) 448 - 454.

27. Vicenzino B.; Paungmali A.; Buratowski S.; Wright A.. Specific manipulative therapy treatment for chronic lateral epicondylalgia produces uniquely characteristic hypoalgesia. Manual Therapy 6 (4) (2001 Nov) 205 - 212.

28. Vicenzino B.; Paungmali A.; Teys P.. Mulligan's mobilization-with-movement, positional faults and pain relief: current concepts from a critical review of literature. Manual Therapy 12 (2) (2007 May 1) 98 - 108.

29. Souvlis T.; Vicenzino B.. Efectos analgesicos de la terapia manual en la columna cervical. In: (editor: Cueco R..) La Columna Cervical:Evaluacion Clinica y Aproximacinoes Terapeuticas Principios anatomicos y funcionales, explorracion clinica y tecnicas de tratamiento. (2008) Editoral Medica Panamericana: Spain, pp. 303 - 318.

30. Souvlis T.; Vicenzino B.; Wright A.. The neurophysiological mechanisms of spinal manual therapy. In: (editors: Boyling G.; Jull G..) Grieves' Modern Manual Therapy. 3rd edn (2005) Elsevier Churchill Livingstone: Edinburgh, pp. 367 - 379.

31. Vicenzino B.; Souvlis T.; Sterling M.. Neurophysiologic effects of spinal manipulation. In: (editors: Fernandez-de-las-Penas C.; Gerwin R..) Tension-Type and Cervicogenic Headache Pathophysiology, Diagnosis and Management. (2008) Jones and Bartlett Publishers: USA, pp. 213 - 220.

32. Gal J.M.; Herzog W.; Kawchuk G.N.; Conway P.J.; Zhang Y.T.. Movements of vertebrae during manipulative thrusts to unembalmed human cadavers. Journal of Manipulative and Physiological Therapeutics 20 (1) (1997) 30 - 40.

33. Hsieh C.Y.; Vicenzino B.; Yang C.H.; Hu M.H.; Yang C.. Mulligan's mobilization with movement for the thumb: a single case report using magnetic resonance imaging to evaluate the positional fault hypothesis. Manual Therapy 7 (1) (2002 Feb) 44 - 49.

34. Mercer S.; Bogduk N.. Intra-articular inclusions of the cervical synovial joints. Rheumatology 32 (8) (1993 August 1) 705 - 710.

35. Mercer S, Rivett D. Meniscoids and manual therapy of the ankle. In: Magarey M (ed.) More Than Skin Deep: Proceedings of the 12th Biennial Conference of Musculoskeletal Physiotherapy Australia; 2001 21–24 November; Adelaide, South Australia: Musculoskeletal Physiotherapy Australia: A National Special Group of the Australian Physiotherapy Association; 2001. p 18.
36. Teys P.; Bisset L.; Vicenzino B.. The initial effects of a Mulligan's mobilization with movement technique on range of movement and pressure pain threshold in pain–limited shoulders. Manual therapy 13 (1) (2008 Oct 25) 37–42.
37. Collins N.; Teys P.; Vicenzino B.. The initial effects of a Mulligan's mobilization with movement technique on dorsiflexion and pain in sub–acute ankle sprains. Manual Therapy 9 (2) (2004 May) 77–82.
38. Paungmali A.; O'Leary S.; Souvlis T.; Vicenzino B.. Hypoalgesic and sympathoexcitatory effects of mobilization with movement for lateral epicondylalgia. Physical Therapy 83 (4) (2003 Apr) 374–383.
39. Vicenzino B.; Collins D.; Benson H.; Wright A.. An investigation of the interrelationship between manipulative therapy induced hypoalgesia and sympathoexcitation. Journal of Manipulative & Physiological Therapeutics 21 (7) (1998) 448–453.
40. Vicenzino B.; Collins D.; Wright A.. The initial effects of a cervical spine manipulative physiotherapy treatment on the pain and dysfunction of lateral epicondylalgia. Pain 68 (1) (1996 Nov) 69–74.
41. Vicenzino B.; O'Callaghan J.; Kermode F.; Wright A.. The influence of Naloxone on the initial hypoalgesic effect of spinal manual therapy. In: (editors: Devor M.; Rowbotham M.; Wiesenfeld–Hallin Z..) Proceedings of the 9th World Congress on Pain.. (2000) IASP Press: Seattle, pp. 1039–1044.
42. Sterling M.; Pedler A.; Chan C.; Puglisi M.; Vuvan V.; Vicenzino B.. Cervical lateral glide increases nociceptive flexion reflex threshold but not pressure or thermal pain thresholds in chronic whiplash associated disorders: A pilot randomised controlled trial. Manual Therapy (2009 Oct 31).
43. Cameron A.A.; Khan I.A.; Westlund K.N.; Willis W.D.. The efferent projections of the periaqueductal gray in the rat: a Phaseolus vulgaris–Leucoagglutinin

study. II. Descending projections. Journal of Comparative Neurology 351 (4) (1995) 585 – 601.

44. Clark F.M.; Proudfit H.K.. Projections of neurons in the ventromedial medulla to pontine catecholamine cell groups involved in the modulation of nociception. Brain Res. 540 (1 – 2) (1991) 105 – 115.

45. Lakos S.; Basbaum A.. An ultrastructural study of the projections from the midbrain periaqueductal gray to spinally–projecting serotonin immunoreactive neurons of the medullary raphe magnus in the rat. Brain Research 443 (1988) 383 – 388.

46. Lovick T.. Interactions between descending pathways from the dorsal and ventrolateral periaqueductal gray matter in the rat. In: (editors: Depaulis A.; Bandler R..) The Midbrain Periaqueductal Gray Matter.. (1991) Plenum Press: New York, pp. 101 – 120.

47. Lovick T.; Li P.. Integrated function of neurones in the rostral ventrolateral medulla. Progress in Brain Research 81 (1989) 223 – 232.

48. Lovick T.; West C.; Wolstencroft J.. Responses of raphespinal and other raphe neurones to stimulation of the periaqueductal grey matter in the cat. Neuroscience Letters 8 (1978) 45 – 49.

49. Lovick T.A.. Ventrolateral medullary lesions block the antinociceptive and cardiovascular responses elicited by stimulating the dorsal periaqueductal grey matter in rats. Pain 21 (3) (1985) 241 – 252.

50. Proudfit H.. Pharmacologic evidence for the modulation of nociception by noradrenergic neurones. In: (editors: Fields H.; Besson J..) Pain Modulation.. (1988) Elsevier Science: Amsterdam, pp. 357 – 370.

51. Takeshige C.; Sato T.; Mera T.; Hisamitsu T.; Fang J.. Descending pain inhibitory system involved in acupuncture analgesia. Issn: 0361–9230 29 (1992) 617 – 634.

52. Van Bockstaele E.; Aston–Jones G.; Peribone V.; Ennis M.; Shipley M.. Subregions of the periaqueductal gray topographically innervate the rostral ventral medulla in the rat. Journal of Comparative Neurology 309 (3) (1991) 305 – 327.

53. Zusman M.; Edwards B.; Donaghy A.. Investigation of a proposed mechanism for the relief of spinal pain with passive joint movement. Journal of Manual Medicine 4 (1989) 58 – 61.

54. Sanders G.E.; Reinert O.; Tepe R.; Maloney P.. Chiropractic adjustive manipulation on subjects with acute low back pain: visual analog pain scores and plasma beta-endorphin levels. Journal of Manipulative Physiological Therapy 13 (7) (1990) 391 - 395.

55. Christian G.; Stanton G.; Sissons D.; How H.; Jamison J.; Alder B.; et al. Immunoreactive ACTH, beta-endorphin, and cortisol levels in plasma following spinal manipulative therapy. Spine 13 (12) (1988) 1411 - 1417.

56. Richardson D.; Kappler R.; Klatz R.; Tarr R.; Cohen D.; Bowyer R.; et al. The effect of osteopathic manipulative treatment on endogenous opiate concentration. Journal of the American Osteopathic Association 84 (1) (1984) 127.

57. Skyba D.A.; Radhakrishnan R.; Rohlwing J.J.; Wright A.; Sluka K.A.. Joint manipulation reduces hyperalgesia by activation of monoamine receptors but not opioid or GABA receptors in the spinal cord. Pain 106 (1 - 2) (2003 Nov) 159 - 168.

58. Sluka K.A.; Wright A.. Knee joint mobilization reduces secondary mechanical hyperalgesia induced by capsaicin injection into the ankle joint. European Journal of Pain — London 5 (1) (2001) 81 - 87.

59. Fanselow M.S.. The midbrain periaqueductal gray as a coordinator of action in response to fear and anxiety. In: (editors: Depaulis A.; Bandler R..) The Midbrain Periaqueductal Gray Matter.. (1991) Plenum Press: New York, pp. 151 - 173.

60. Morgan M.. Differences in antinociception evoked from dorsal and ventral regions of the caudal periaqueductal gray matter. In: (editors: Depaulis A.; Bandler R..) The Midbrain Periaqueductal Gray Matter.. (1991) Plenum Press: New York, pp. 139 - 150.

61. Bandler R.; Carrive P.; Depaulis A.. Emerging principles of organisation of the midbrain periaqueductal gray matter. In: (editors: Depaulis A.; Bandler R..) The Midbrain Periaqueductal Gray Matter.. (1991) Plenum Press: New York, pp. 1 - 10.

62. Wall P.. The placebo and the placebo response. In: (editors: Wall P.; Melsack R..) Textbook of Pain. 3rd edn (1994) Churchill Livingstone: Edinburgh, pp. 1297 - 1308.

63. Roche P.. Pain and placebo analgesia: two sides of the same coin. Physical Therapy Reviews 12 (3) (2007) 189 - 198.

64. Fields H.; Basbaum A.; Heiricher M.. CNS mechanisms of pain modulation.

In: (editors: McMahon S.; Koltzenburg M..) Textbook of Pain.. (2006) Elsevier: London, pp. 125 – 143.

65. Myers K.M.; Davis M.. Behavioral and neural analysis of extinction. Neuron 36 (4) (2002 Nov 14) 567 – 584.

66. Villemure C.; Bushnell M.C.. Cognitive modulation of pain: how do attention and emotion influence pain processing? Pain 95 (3) (2002 Feb 1) 195 – 199.

67. Longe S.E.; Wise R.; Bantick S.; Lloyd D.; Johansen–Berg H.; McGlone F.; et al. Counter–stimulatory effects on pain perception and processing are significantly altered by attention: an MRI study. Neuroreport 12 (9) (2001 Jul 3) 2021 – 2025.

68. Melzack R.; Wall P.D.. Pain mechanisms: a new theory. Science 150 (699) (1965 Nov 19) 971 – 979.

69. Dickensen A.. Editorial I: Gate Control Theory of pain stands test of time. British Journal of Anaesthesia 88 (6) (2002 Dec 4) 755 – 757.

70. Barnhill B.J.; Holbert M.D.; Jackson N.M.; Erickson R.S.. Using pressure to decrease the pain of intramuscular injections. Journal of Pain and Symptom Management 12 (1) (1996 Jul 1) 52 – 58.

71. Nanitsos E.; Vartuli R.; Forte A.; Dennison P.; Peck C.. The effect of vibration on pain during local anaesthesia injections. Australian Dental Journal 54 (2) (2009) 94 – 100.

chapter

06 통증과 감각체계 손상에는 움직임을 동반한 가동법(MWM)이 시행되어야 한다.

Pam and sensory system impairments that may be amenable to Mobilisation whth Movement

소개

역사적으로 환자에 의해 보고된 증상들 : 예를 들어, 요통과 같은 경우에, 고통 받는 해부학적 원인의 지침서를 준비하기 위해 근골격계 통증 조건을 임상적 평가를 하는 경향이 있다. 해부학적 질환의 진단으로써 성공에 제한이 있는 이러한 접근은 특정한 상태 혹은 환자에 대한 가장 최상의 중재를 밝히는 필수적인 진단도 아닌 대다수의 환자가 일반적으로 갖는 근골격계 통증 상태는 가능성이 없다. 순차적으로, 최근에는 환자의 통증 신드롬의 근본적인 체계 혹은 과정을 입증하기 위한 시도를 향하여 초점이 맞춰지고 있다. 근골격계 통증 신드롬의 분류에 따른 특정한 진단의 목적은 특히 더욱 다루기 힘든 몇몇의 상태의 최적의 치료 결과를 위한 근본적인 과정을 확인하는 맞춤 중재에 목적이 있다.

깊은 손상의 결과 혹은 더욱 서서히 퍼져가는 미세손상의 결과로 발생하는 손상과 염증의 존재는 말초와 중추에 통증을 진행해나가는 메커니즘을 가지고 있는 것으로 알려졌다. 통증과 침해수용에 대한 책임이 있는 메커니즘에 대한 이해의 폭발적인 성장은 동물 모델에 대한 조사의 결과로 나타난다. 인간에 대한 직접적인 추론은 주의해야만 한다. 그러나, 감각 기능 변화를 발견하기 위한 다양한 자극을 활용하는 양적인 감각 검사를 사용함으로써 통증 진행에 근본적인 방해를 알아낸다. 그러한 방법을 사용하여, 근골격계 조건에 따른 통증 진행 메커니즘의 장애에 대한 이해의 목적인 골관절염, 외측상과염, 척수 통증을 통합하여 MWM을 근본적으로 관리하는 것이다. 감각검사 반응을 해석하는 것은 추가로 환자에 의해 보고되는 증상과 사인의 원인을 치료 지침을 도와주고 근본적인 조건을 진행할지도 모른다.

광범위한 측면에서, 기계적인 통각과민, 열의 통각과민, 감각저하를 포함하는 근골격계 통증 조건의 다양한 등급을 보여주는 감각 상태와 확실한 통증 과정과 교감 신경계의 변화와 감각 자극을 따르는 고조된 운동 반응은 다양한 상태를 암시할지도 모른다. 이 두 연구에서, 수기치료의 최근의 연구는 근골격계 통증의 관리 중재의 효율 뿐만 아니라 가능한 행동 체계의 설립에 초점이 맞춰져 있다. 후의 연구에서는 그러한 치료 접근이 도움이 될지도 모르는 환자의 유형을 결정하는데 도움이 될지도 모른다. 도수 치료와 더욱 최근의 MWM의 많은 연구는 통증, 신경계 특징과 교감 신경계에 영향에 의해 분명히 나타나는 이러한 신경생리학적 효과를 입증한다.

이 장에서는 많은 근골격계 조건에서의 일반적인 통증과 감각 체계 손상과 또한 이러한 지표들을 조절하기 위한 MWM의 잠재적인 능력을 입증하는 데이터를 통합하여 보여준다. 이 장은 5장에서 선행된 다른 관점을 통한 근골격계 통증과 MWM을 둘러싼 생물학적 증거들을 접근하긴 하더라도 이 분야에 가능한 더 많은 연구와 임상적 추론 과정의 더 많은 정보들로 이 장을 보완하려고 했다.

자가진단 통증

일반적으로 도수 치료는 대개 현재의 통증 강도를 나타내는 통증 척도(VAS)를 통해 환자에 의해 보고된 통증의 정도를 감소시키는 진통제 효과가 있는 것으로 보여진다. MWM 테크닉의 적용과 함께, 그러한 진통제 효과는 경추, 어깨, 팔꿈치, 요추, 발목과 무릎을 포함한 다양한 신체 영역을 포함하는 통증이 있는 근골격계 상태의 치료의 발생을 보여준다. 많은 연구들은 단독의 중재로 MWM을 연구하였지만 몇몇의 다른 연구에서는 이 접근과 함께 통증에 효과가 있는 운동을 추가적으로 시행하였다.

몇몇의 연구에서는 통증뿐만 아니라 기능적인 면에서의 향상도 보고되었다. 이것은 비교적으로 능동적인 움직임과 쥐기 강화 검사와 같은 통증이 덜 수반되는 특정 활동의 다양한 형태일 수 있다. 검증 된 설문 조사를 통해 측정 향상된 기능은 일반적으로 도구를 사용 할 수없는 대부분의 연구 설계(일상 생활, 스포츠, 수면과 같은 항목들을 포함)부터 아마 조사되지 않았다. MWM이 통증 예를 들어, 마취와 이상 감각; 뿐만 아니라 다른 증상들도 변화시킬 수 있는지 명확하지 않다. 증상이 이러한 유형 즉 상태의 기본 메커니즘, 신경학적 고통 구성 요소를 측정을 지원하기 위해 제안 된 이후에 이 분야의 추가 조사에 유용 할 수 있다. 그럼에도 불구하고 데이터는 MWM이 다양한 근골격계 조건에서 특정한 활동들을 동반한 기능적 향상과 보고된 통증의 감소 중재에 유용하다고 하였다.

기능적 통각과민

움직임을 도안한 기법으로 빈번히 관리된 일반적인 근골격계 조건들은 추가적으로 더욱 넓은 신체 영역 혹은 포함된 영역의 기계적인 통각과민을 입증한다. 이러한 현상은 명백한 환자의 도수 검사 동안 핀 자극 혹은 압력을 사용한 감각 검사를 통해 발견된다. 평가되는 조건을 근간 가능한 통증은 메커니즘은 테스트 결과에서 유추 되어진다. 국소적인 기계적인 통각과민의 존재는 손상된 근골격계 구조 내에서 민감한 말초 통각수용체로부터 초래되는 일차적 통각과민의 영역을 나타낸다.

MWM을 포함한 도수 치료 테크닉은 국소적 통각과민의 효과를 입증하는 많은 연구들에 의해 기계적인 자극이 통각감소에 효과가 있음을 보여준다. 특정한 MWM 테크닉이 어깨의 앞쪽면에 의해 측정된 통증 역치를 증가시키는 견관절의 어깨 통증에 적용된다. MWM 테크닉은 외측 상과에서 측정된 통증역치를 줄이는데 유사한 효과를 보이는 외측상과염을 가진 주관절에 적용된다. 그러나, 모든 연구가 국소적 기계적인 통각과민에 긍정적인 효과를 입증할 수 있는 것은 아니다. Collins 등은 아급성의 발목 염좌를 가진 환자의 거퇴관절 MWM 전방거비 인대에 통증 역치 변화를 입증할 수 없었다. 더욱이, 단요측수근신근에 의해 유발된 통증의 연구에서, 팔꿈치에 압력 통증 역치는 MWM의 중재에도 변하지 않고 남아있었다. 이러한 연구 결과를 함께 하는 것은 MWM은 급성 및 아급성 조건에서 낮은 효과를 보이고 더 오랜 기간의 조건에서 뛰어난 통증을 줄이는 효과를 보인다고 제안했다.

그러나, 국소적 통각과민은 국소적 말초의 통각수용체 감각보다 다른 메커니즘을 나타낼지도 모르는 만성 혹은 더욱 오래 지속된 조건에서 나타난다. 근골격계의 통증의 대부분의 경우에서, 특정한 국소적 근골격계 혹은 신경계적 질병 진행은 명백히 구별할 수 없다. 이 시나리오의 예는 급성염증의 증거가 부족한 외측상과와 명백한 영상 기술로 해부학적 병변이 있는 목 통증을 포함한다. 다른 예에서, 통각과민 영역들이 증강된 중추신경계 통증 진행의 결과로 나타나는 이차적 통각감소의 영역을 제안한다. 이 경우 MWM이 증강 또는 극도의 격하기 쉬운 중추 신경계의 활동을 조절하는 능력이 있을 수 있음을 나타낸다.

추가로, 부상이나 참여의 광범위한 영역에서 기계적인 통각과민은 몇몇의 근골격계 조건에서 발견되고 중추신경계 내에서 통증의 신경생리학적 과정에서의 변경을 나타내는 것으로 알려졌다. 이러한 현상의 예는 경추 영역 뿐만 아니라 상하지에서도 발생하는 기계적인 통각과민 장애와 연관된 편타성의 조사에서 발견된다. 이러한 넓은 감각 장애는 그들의 환자 평가에 고려해야 하는 임상가들에게 낮은 기능적 회복, 더 크게 보고된 통증 심각성, 그리고 우울증, 일반적 건강과 삶의 만족도와 같은 다른 증상들과 연관이 있기 때문에 중요할 것 같다.

MWM 치료는 내생의 메커니즘을 나타내는 진통제의 특징, 통각감퇴, 그리고 신경성 흥분을 포함하는 다른 유사한 매뉴얼의 치료법으로써 유사한 신경생리학적 효과를 입증하기 위해 발생한다. 내생 통증 억제 메커니즘의 명백한 활성화는 MWM 치료가 더 일반적인 기계적인 통각과민의 변조에 도움이 될 수 있다고 제안한다. MWM 혹은 척추 도수 치료의 효과는 잘 조사되지 않은 더욱 일반화된 이러한 감각 장애에 일반적이다. 만성 목뼈의 골절과 개인의 경부의 척추에 적용한 척추 매뉴얼 치료의 최근 연구는 하지에서의 효과는 없었지만 상지의 압력 통증 역치를 조절하는 효과를 보여준다. 광범위한 기계적인 통각과민을 감소 할 수 MWM 기술의 용량은 추가 조사를 필요로 한다.

열의 통각과민

열의 통각과민은 또한 많은 근골격계 조건의 일반적인 특징이 있다. 열의 통각과민은 손과 전완의 외측 상과통과 요통, 경추 신경근통증, 비-외상성 목 통증, 편타성 손상과 같은 조건에서 보여지는 2차 신경 세포의 반응에 해당하고 C-유해수용기의 반응에 반사할 지도 모른다. 흥미롭게, MWM(과 MT)치료 기계적 통각과민을 위한 통각감소 효과가 일관적으로 보여지는 동안에 비슷하게 일관적으로 열 통증의 효과의 감소가 보여졌다. Paunlmali 등은 주관절의 측정 역시 열 통증의 역치에 MWM은 효과가 없다고 입증하였고, 거퇴관절을 동반한 아급성기 발목 염좌에 MWM은 효과가 없다고 Collins 등이 제시하였다. 목 통증, 외측상과염 환자와 증상이 없는 건강한 참가자 등 다양한 상태에서 MWM 외의 MT techniques에 대한 유사한 결과가 지속적으로 증명되었다. 이러한 연구결과의 유일한 예외는 최근의 연구인 heat pain 임계값에 positive effect 보이는 증상이 없는 건강한 참가자에게 적용한 high velocity thrust manipulation에 대한 논문이다. 그러나 manipulative technique와 MWM technique 사이의 명백한 차이점은 다른 기전이 야기 되었을 가능성이 있고 이 이러한 서로 다른 연구결과에 대한 이유가 있을 수 있다는 것을 제시한다. cold hyperalgesia 또는 증가된 cold pain 임계값은 주로 신경병증성 통증 상태의 일관된 특징으로서 여겨진다. 최근의 증거는 cold hyperalgesia 또는 증가된 cold pain을 whiplash(편타성손상), 경추 신경근병증, 슬관절염을 포함하는 근골격계 통증 상태의 특징으로 나타내기도 한다. whiplash(편타성 손상)이 있는 케이스에서 cold hyperalgesia는 기능회복이 좋지 못하다고 예측하거나 주로 운동과 같은 물리적 개입에 반응하지 않는 것과 관련이 있다. 이러한 이유로 cold hyperalgesia를 조절할 수 있는 치료개입을 찾고 이러한 환자의 잠재적인 outcome을 향상시키는 것이 중요하다. 최근의 데이터는 빠른속도 척추수기치료가 증상이 없는 환자에서 cold pain 임계값에 영향을 줄 수도 있다는 것을 나타내었다. 하지만 다른 SMT의 예비 데이터는 만성적 whiplash(편타성 손상) 환자에게 감각 임계값에 대한 영향을 보여주지 못했다. MWM과 MT가 cold hyperalgesia가 있는 지를 나타내는데 어려움이 있다고 나타낼지도 모른다. 그러나, 효과가 만약에 냉각 통증역치의 MWM기술의 특정 효과가 있는 경우,

환자 또는 증상이 없는 그룹 중 하나에 조사되지 않았지만, 추가 조사를 위한 중요한 수단을 보일 것이다. 일부 데이터는 냉각과민과 심리적 고통 사이의 중간 상관관계를 나타내기 위해 물리치료뿐만 아니라 심리적, 인지적 개입이 필요할 수 있다는 것을 나타낸다.

신경자극검사와 강화된 운동반응

다양한 자극에 긍정적인 감각 반응뿐만 아니라, 강한 운동반응은 근골격계 통증 상태에서 다음과 같은 자극을 또한 입증할 수 있다. 임상가들은, 상완 신경총 유발 검사 (또한 상지 인장 시험라고도 함)와 하지 직거상 검사 등 신경 자극 평가 기술의 사용에 운동반응을 잘 알고 있을 것이다. 이러한 검사에서, 운동의 형태로 기계적 자극이 주고 환자의 반응 (운동의 범위와 관련된 통증)을 측정한다. 관절가동범위의 손실은 강화된 굴곡 회피 반응에 연관된 운동의 반응이다. 그것은 또한 중추신경민감화의 운동상관관계를 나타낸다고 주장해왔다. 진동수기치료기법은 자각증상이 없는 환자나 목/팔 통증, 외측상과통을 가진 환자에게 신경유발검사에 관련하여 통증은 감소시키고 관절가동범위를 증가시키는 능력을 나타내었다.

MWM 기술은 이러한 테스트에 대한 환자의 반응에 유사한 조절의 효과를 입증하는 것 같다(18장 참고). MWM 기술은 외측상과통이 있는 환자들에게 상완노신경에 편향된 신경자극을 가져다주며 어깨 움직임의 범위증진을 입증하여준다. Hall 등은 MWM치료는 요통이 있는 환자들의 다리를 똑바로 올림으로서 통증이 감소하고 범위가 개선되는 것을 입증하였다. 흥미롭게도 오직 즉각적인 결과만을 평가하는 대부분의 다른 연구들과는 대조적으로 24시간이 지난 중재에서 더 분명하게 반응했다. 통증이 있는 근골격계 상태에 긍정적인 신경자극을 줌으로써 과긴장된 운동반응을 감소시키는 것과 관련된 것을 수용함으로써 증가된 중앙통증처리장치를 감소시키고 수용할 수 있다는 것을 나타낸다. 신경조직유발검사는 굽힘근 회피 반응(flexor withdrawal response)의 간접적인 연관성을 보여주기 위해 제안되었다. 이런 반응의 더 직접적인 측정은 역치근반사활동이 발쪽에 있는 장딴지 신경에 전기적자극을 줌으로써 측정되는 척수반사인 유해자극굴곡 반사(NFR)을 사용하는 실험에서 이루어진다. NFR 환자들의 의식적 반응에 의존하지 않는 척추흥분성의 측정범위이다(보통역치 실험과 임상학적 신경자극 실험과 다르다). 만성편타성 경추손상환자들에게 적용된 MT 가 NFR의 역치를 증가시킨다. 적어도 단기간에 있어 진동MT는 척수흥분성을 감소시킨다. 이것은 아마도 SMT's의 잠재성을 부가적으로 조사해야되는 직접적인 증거이다.

이것은 아마 중앙 신경 조직의 통증 과정과 더 상세한 분석을 조절하는 SMT 잠재력의 첫번째 직접적인 증거 이다. SMT(척추수기치료)로 설명된 MWM의 유사한 효력 때문에, 척수 활동의 MWM의 조질적 영향은 예상될 수 있고 더 상세한 분석을 요구한다.

감각저하의 감각 변화

근골격계 상태에서 감각장애 연구의 대부분은 무해작그통증(allodynia), 통각과민증(hyperalgesia) 및 자극에 대한 다른 강한 반응과 같은 긍정적인 증상에 초점을 맞추고 있다. 아마도 약간 역설적으로,부정적인 감각변경이나 감각저하(hypoaesthesia)는 많은 근골격계 상태에서 과민성과 동시에 발생 하는 것 같다. 진동, 열, 냉 및 전류를 포함하여 각종 자극에 감각저하는 슬개대퇴골(pateliofemoral)통증, 경완(cervicobrachial)통증, 경추 염좌, 요통 및 경추 방사통(radiculopathy) 포함하여 각종 만성적인 조건에 존재하는 것으로 표시 되었다. 비슷한 변화도 심각한 경추 염좌 환자에게 찾을 수 있지만, 특발성 목 통증을 가진 개인에게서 보편적인 현상이라고 나타내지 않고 있다. 대부분의 저자는 감각저하적(hypoaesthetic) 변화가 척수 또는 뇌의 무통적 처리의 중심부 억제를 통해 유해자극(nociceptive) 시스템의 활성에 의해 유도된 중심부 가소성을 반영했다고 생각한다. 환자 결과에 대한 감각저하적 변경 관련성은 확실하지 않다. 그러나 그들은 통증과 장애 수준과 관련이 없다. Ghien은 감각저하 진동, 냉 및 전기 자극에 경추 염좌가 개개인에 따라 통증이 감소한다고 했다. 또한 변화가 존재하지 않거나 통증과 장애의 낮은 레벨의 조건에서 명백하지 않다. 약한 통증의 수준이 연합되어 MWM 처리가 진통성 효력과 제휴하여 hypoaesthesia를 조절할 수 있다는 가설이 가능하다. 근골격의 통증에 감각 표현이 이 양상에 MWM개입 영향과 추가적인 조사가 적합하고 더 자세한 동작 모드와 사용에 대한 징후의 이해를 향상 시킬 수 있다.

교감신경계활동

다른 병인(aetiology)의 만성 근골격 통증 상태의 발병기 및 보유의 교감신경계(SNS)참여 가능성에 대해 점점 관심이 있다. 역학 자료는 전형적으로 SNS 활성화 특징인 다른 성격 (예를 들면 업무 관련, 사회심리, etc.)의 긴장이, 몇몇 통증 증후군의 발달에 있는 공동 인자이고 또는 부정적으로 시간 과정에 영향을 미칠지도 모른다는 것을 나타낸다. 이러한 심혈관기능 등의 저하는 혈관수축(vasoconstrictive)반응과 같은 말초변경교란과 두 가지 체계 변경과 허리통증, 열, 오십견, 외측상관통은 건조한 섬유근육통과 같은 조건에서 입증되었다. 근골격 통증의 SNS장애 참여에 대한 이유는 명확하지 않으며 ,중심부와 주변 통증 처리 메커니즘과 관련된 스트레스성 모델이 모두 제안되었다.

SNS의 변화가 다양한 근골격 조건에서 보여주어야 하며 이들은 분명히 발생하지만, 그것은 아직 일부 환자에게 자율형증상과의 관련여부에 대해 보고 되지 않았다. 그것은감소 또는 둘 다 발생하는 것으로 보고 되었지만 또한 SNS활동의 증가가 있는지 명확하지 않다. 그러나 장기적으로 부족한 기능적회복과 관련되어 보여지고 질환조사에서 일부증거가 SNS의 변화가 급성에서 만성으로의 이행 역할을 할 수 있다.

SNS 활동에 MT와 MWM의 효과에 많은 조사가 있었다. 외측상과통 환자의 팔꿈치에 적용하는 MWM치료는 심장 박동증가와 혈압, 피부전도성의 교감신경흥분(sympathoexcitatory)효과를 입증하고 척수MT와 함께 시연효과와 유사했고 말초 혈액흐름을 감소했다. 그러나 저자는 SNS기능에 대한 효과의 정도가 작은 것과 이것은 임상관련 가능성이 없음을 경고하였다. 사실 MT대부분의 연구는 행동 가능한 메커니즘을 결정하는 대신 SNS기능에 대한 치료효과를 결정하는 것보다 더 많은 SNS활동에 그들의 효과를 살펴 보았다. 그럼에도 불구하고, SNS장애는 골근격통증 유지에 역할을 담당하는 것 같지만, MWM 치료로 실현 될 수 있는 이 시스템 방식이 영향을 줄 수 있을 것으로 추측하기 그전에 SNS활동의 정확한 성격 추가해설이 반드시 필요하다고 생각된다.

[요약 Summary]

MWM치료로 일반적 관리되는 근골격통증 상태는 통각과민(기계적 및 열), 과민한 운동반응, 감각저하 그리고 SNS장애를 포함한 변화가 많은 감각의 특징을 나타낸다. MWM치료는 통증감소와 통증저하 효과를 발휘하고 SNS를 자극하는 신경생리학적 능력을 가지고 있다는 분명한 증거가 있다. 통증저하와 관련하여 MWM은 열이 아닌 우선적으로 조절가능한 기계적 통각과민이며 지나친 운동반응을 조절할 수 있다. 이러한 중재 형태는 그 상태의 결과를 호전시키고 증가된 통증진행 기전을 반영하는 근골격통증의 일반적 특징을 조절하는데 중요한 역할을 한다. 비록 더 상세한 조사가 요구되더라도, MWM은 열과 냉 과민통증뿐만 아니라 더 넓게 퍼지고 일반화된 기계적 과민들중에 더 작은 효과를 나타낸다. 추가하거나 다른 개입 전략은 이러한 변경 사항을 해결하기 위해 필요할 수 있다. SNS 활동에 MWM의 효과는 명백한지만 개선된 환자결과에 대한 그들의 변환이 불분명하다. 근골격 통증이 SNS의 역할에 대해 더 명백해지고 있기 때문에 이것은 미래연구를 위한 영역이다.

[키포인트 Key point]

- 근골격 통증 감각결손의 범위, 기계적 및 열적 통각과민, 감각저하, 감각자극과 SNS기능의 변화에 대해 증가된 운동반응과 같이 명백해 질 수 있다.
- 초기 상해 후에 국부적으로 주변 유해수용기는 장기적으로 만성 문제에서 다른 신경계 변화가 지배하더라도 반면 민감하게 변한다 (예를들면 부상 지역에 거리,광범위한 결손).
- 냉 통각 과민의 존재는 수동 치료에 부족한 반응을 알리는 경향이 있다.
- MWM는 기계적인 통각 과민을 주로 표적으로 하는 것처럼 보인다.

[References]

1. Kent P.; Keating J.L.. Classification in nonspecific low back pain: what methods do primary care clinicians currently use? Spine 30 (12) (2005 Jun 15) 1433 - 1440.
2. Kent P.M.; Keating J.L.; Buchbinder R.. Searching for a conceptual framework for nonspecific low back pain. Manual Therapy 14 (4) (2009 Aug 1) 387 - 396.
3. Kent P.M.; Keating J.L.; Taylor N.F.. Primary care clinicians use variable methods to assess acute nonspecific low back pain and usually focus on impairments. Manual Therapy 14 (1) (2009 Feb 1) 88 - 100.
4. Kokkonen S.M.; Kurunlahti M.; Tervonen O.; Ilkko E.; Vanharanta H.. Endplate degeneration observed on magnetic resonance imaging of the lumbar spine — Correlation with pain provocation and disc changes observed on computed tomography diskography. Spine 27 (20) (2002 Oct) 2274 - 2278.
5. Videman T.; Battie M.C.; Gibbons L.E.; Maravilla K.; Manninen H.; Kaprio J.. Associations between back pain history and lumbar MRI findings. Spine 28 (6) (2003 Mar) 582 - 588.

6. Max M.. Is Mechanism–based pain treatment attainable? Clinical Trial Issues. The Journal of Pain 1 (2000) 2–9.
7. Jensen T.S.; Baron R.. Translation of symptoms and signs into mechanisms in neuropathic pain. Pain 102 (1–2) (2003 Mar) 1–8.
8. Farrell M.; Gibson S.; McMeeken J.; Helme R.. Pain and hyperalgesia in osteoarthritis of the hands. Journal of Rheumatology 27 (2) (2000) 441–447.
9. Giesecke T.; Gracely R.H.; Grant M.A.; Nachemson A.; Petzke F.; Williams D.A.; et al. Evidence of augmented central pain processing in idiopathic chronic low back pain. Arthritis Rheumatology 50 (2) (2004 Feb) 613–623.
10. Scott D.; Jull G.; Sterling M.. Widespread sensory hypersensitivity is a feature of chronic whiplash–associated disorder but not chronic idiopathic neck pain. Clinical Journal of Pain 21 (2) (2005 Mar–Apr) 175–181.
11. Wright A.; Thurnwald P.; O'Callaghan J.; Smith J.; Vicenzino B.. Hyperalgesia in tennis elbow patients. Journal of Musculoskeletal Pain 2 (4) (1994) 83–97.
12. Rasmussen P.V.; Sindrup S.H.; Jensen T.S.; Bach F.W.. Symptoms and signs in patients with suspected neuropathic pain. Pain 110 (1–2) (2004 Jul) 461–469.
13. Schmid A.; Brunner F.; Wright A.; Bachmann L.M.. Paradigm shift in manual therapy? Evidence for a central nervous system component in the response to passive cervical joint mobilisation. Manual Therapy 13 (5) (2008 Oct) 387–396.
14. Vicenzino B.; Paungmali A.; Teys P.. Mulligan's mobilization with movement, positional faults and pain relief: Current concepts from a critical review of literature. Manual Therapy 12 (2007) 98–108.
15. O'Brien T.; Vicenzino B.. A study of the effects of Mulligan's mobilization with movement treatment of lateral ankle pain using a case study design. Manual Therapy 3 (2) (1998) 78–84.
16. Hall T.; Hardt S.; Schafer A.; Wallin L.. Mulligan bent leg raise technique — a preliminary randomized trial of immediate effects after a single intervention. Manual Therapy 11 (2) (2006 May) 130–135.
17. Reid S.A.; Rivett D.A.; Katekar M.G.; Callister R.. Sustained natural apophyseal glides (SNAGs) are an effective treatment for cervicogenic dizziness. Manual Therapy (2007 Oct 19) 357–366.

18. Bisset L.; Beller E.; Jull G.; Brooks P.; Darnell R.; Vicenzino B.. Mobilisation with movement and exercise, corticosteroid injection, or wait and see for tennis elbow: randomised trial. British Medical Journal 2006 (September 29, 2006). bmj.38961.584653.AE..
19. Hall T.; Chan H.T.; Christensen L.; Odenthal B.; Wells C.; Robinson K.. Efficacy of a C1 – C2 self–sustained natural apophyseal glide (SNAG) in the management of cervicogenic headache. Journal of Orthopaedic Sports Physical Therapy 37 (3) (2007 Mar) 100 – 107.
20. Paungmali A.; O'Leary S.; Souvlis T.; Vicenzino B.. Naloxone fails to antagonise initial hypoalgesic effect of a manual therapy treatment for lateral epicondylalgia. Journal of Manipulative and Physiological Therapeutics 27 (3) (2004) 180 – 185.
21. Teys P.; Bisset L.; Vicenzino B.. The initial effects of a Mulligan's mobilization with movement technique on range of movement and pressure pain threshold in pain–limited shoulders. Manual Therapy (2008 Oct 25) 37 – 42.
22. Arendt–Nielsen L.; Graven–Nielsen T.. Muscle pain: sensory implications and interaction with motor control. Clinical Journal of Pain 24 (4) (2008 May) 291 – 298.
23. Sterling M.; Kenardy J.. Physical and psychological aspects of whiplash: Important considerations for primary care assessment. Manual Therapy 13 (2) (2008 May) 93 – 102.
24. Sterling M.; Jull G.; Vicenzino B.; Kenardy J.. Sensory hypersensitivity occurs soon after whiplash injury and is associated with poor recovery. Pain 104 (3) (2003 Aug) 509 – 517.
25. Collins N.; Teys P.; Vicenzino B.. The initial effects of a Mulligan's mobilization with movement technique on dorsiflexion and pain in sub–acute ankle sprains. Manual Therapy 9 (2) (2004 May) 77 – 82.
26. Slater H.; Arendt–Nielsen L.; Wright A.; Graven–Nielsen T.. Effects of a manual therapy technique in experimental lateral epicondylalgia. Manual Therapy 11 (2) (2006 May) 107 – 117.
27. Ronnen H.R.; de Korte P.J.; Brink P.R.; van der Bijl H.J.; Tonino A.J.; Franke C.L.. Acute whiplash injury: is there a role for MR imaging? — a prospective study of 100 patients. Radiology 201 (1) (1996 Oct) 93 – 96.

28. Coombes B.K.; Bisset L.; Vicenzino B.. An integrative model of lateral epicondylalgia. British Journal of Sports Medicine (2008 Dec 2) 252 – 258.
29. Sheather–Reid R.B.; Cohen M.L.. Psychophysical evidence for a neuropathic component of chronic neck pain. Pain 75 (1998) 341 – 347.
30. Vicenzino B.. Lateral epicondylalgia: a musculoskeletal physiotherapy perspective. Manual Therapy 8 (2) (2003 May) 66 – 79.
31. Curatolo M.; Petersen–Felix S.; Arendt–Nielsen L.; Giani C.; Zbinden A.M.; Radanov B.P.. Central hypersensitivity in chronic pain after whiplash injury. Clinical Journal of Pain 17 (4) (2001 Dec) 306 – 315.
32. O'Neill S.; Manniche C.; Graven–Nielsen T.; Arendt–Nielsen L.. Generalized deep–tissue hyperalgesia in patients with chronic low–back pain. European Journal of Pain 11 (4) (2007 May) 415 – 420.
33. Peolsson M.; Borsbo B.; Gerdle B.. Generalized pain is associated with more negative consequences than local or regional pain: A study of chronic whiplash–associated disorders. Journal of Rehabilitation Medicine 39 (2007) 260 – 268.
34. Sterling M.; Pedler A.; Chan C.; Puglisi M.; Vuvan V.; Vicenzino B.. Cervical lateral glide increases nociceptive flexion reflex but not pressure or thermal pain threshold in chronic whiplash associated disorder. Manual Therapy 15 (2) (2010) 149 – 153.
35. Jensen T.S.; Gottrup H.; Sindrup S.H.; Bach F.W.. The clinical picture of neuropathic pain. European Journal of Pharmacology 429 (1 – 3) (2001 Oct 19) 1 – 11.
36. Chien A.; Eliav E.; Sterling M.. Whiplash (grade II) and cervical radiculopathy share a similar sensory presentation: an investigation using quantitative sensory testing. Clinical Journal of Pain 24 (7) (2008) 595 – 603. d Sep.
37. Leffler A.S.; Kosek E.; Hansson P.. The influence of pain intensity on somatosensory perception in patients suffering from sub–acute/chronic lateral epicondylalgia. European Journal of Pain — London 4 (1) (2000) 57 – 71.
38. Paungmali A.; O'Leary S.; Souvlis T.; Vicenzino B.. Hypoalgesic and sympathoexcitatory effects of mobilization with movement for lateral epicondylalgia. Physical Therapy 83 (4) (2003 Apr) 374 – 383.
39. Sterling M.; Jull G.; Wright A.. Cervical mobilisation: concurrent effects on pain,

sympathetic nervous system activity and motor activity. Manual Therapy 6 (2) (2001 May) 72–81.

40. Vicenzino B.. An investigation of the effects of spinal manual therapy on forequarter pressure and thermal pain threshold and sympathetic nervous system activity in asymptomatic subjects: A preliminary report. In: (editor: Shacklock M..) Moving in on Pain. (1995) Butterworth–Heinemann: Adelaide, pp. 185–193.
41. Vicenzino B.; Collins D.; Benson H.; Wright A.. An investigation of the interrelationship between manipulative therapy–induced hypoalgesia and sympathoexcitation. Journal of Manipulative and Physiological Therapeutics 21 (7) (1998 Sep) 448–453.
42. George S.Z.; Bishop M.D.; Bialosky J.E.; Zeppieri G. Jr.; Robinson M.E.. Immediate effects of spinal manipulation on thermal pain sensitivity: an experimental study. BMC Musculoskelet Disord 7 (2006) 68.
43. Wasner G.; Naleschinski D.; Binder A.; Schattschneider J.; McLachlan E.M.; Baron R.. The effect of menthol on cold allodynia in patients with neuropathic pain. Pain Medicine 9 (3) (2008 Apr) 354–358.
44. Moss P.; Knight E.; Wright A.. Subjects with knee osteoarthritis exhibit widespread mechanical and cold, but not heat, hyperalgesia. ISAP 12th World Congress on Pain. (2008) ISAP: Glasgow. PW046..
45. Terkelsen A.J.; Bach F.W.; Jensen T.S.. Experimental forearm immobilization in humans induces cold and mechanical hyperalgesia. Anesthesiology 109 (2) (2008 Aug) 297–307.
46. Sterling M.; Jull G.; Kenardy J.. Physical and psychological factors maintain long–term predictive capacity post–whiplash injury. Pain 122 (1–2) (2006 May) 102–108.
47. Williams M.; Williamson E.; Gates S.; Lamb S.; Cooke M.. A systematic literature review of physical prognostic factors for the development of Late Whiplash Syndrome. Spine 32 (25) (2007 Dec 1). E764–80.
48. Jull G.; Sterling M.; Kenardy J.; Beller E.. Does the presence of sensory hypersensitivity influence outcomes of physical rehabilitation for chronic whiplash? — A preliminary RCT. Pain 129 (1–2) (2007 May) 28–34.
49. Sterling M.; Pettiford C.; Hodkinson E.; Curatolo M.. Psychological factors are

related to some sensory pain thresholds but not nociceptive flexion reflex threshold in chronic whiplash. Clinical Journal of Pain 24 (2008) 124 – 130.

50. Butler D.. Mobilisation of the Nervous System.. (1991) Churchill Livingstone: Melbourne.
51. Hall T. Pyne E. Hamer P. Limiting factors of the straight leg raise test. Singer K (ed.) 8th Biennial Conference MPAA Perth: MPAA. 1993:32 – 9.
52. Coppieters M.W.; Stappaerts K.H.; Wouters L.L.; Janssens K.. The immediate effects of a cervical lateral glide treatment technique in patients with neurogenic cervicobrachial pain. Journal of Orthopaedic Sports Physical Therapy 33 (7) (2003 Jul) 369 – 378.
53. Saranga J.; Green A.; Lewis J.; Worsfold C.. Effect of a cervical lateral glide on the upper limb neurodynamic test 1. A blinded placebo–controlled investigation. Physiotherapy 89 (11) (2003) 678 – 684.
54. Emery C.F.; France C.R.; Harris J.; Norman G.; Vanarsdalen C.. Effects of progressive muscle relaxation training on nociceptive flexion reflex threshold in healthy young adults: a randomized trial. Pain 138 (2) (2008 Aug 31) 375 – 379.
55. Jensen R.; Kvale A.; Baerheim A.. Is pain in patellofemoral pain syndrome neuropathic? Clinical Journal of Pain 24 (5) (2008 Jun) 384 – 394.
56. Tucker A.T.; White P.D.; Kosek E.; Pearson R.M.; Henderson M.; Coldrick A.R.; et al. Comparison of vibration perception thresholds in individuals with diffuse upper limb pain and carpal tunnel syndrome. Pain 127 (3) (2007 Feb) 263 – 269.
57. Chien A.; Eliav E.; Sterling M.. Hypoaesthesia occurs with sensory hypersensitivity in chronic whiplash: further evidence of a neuropathic condition. Manual Therapy 14 (2) (2009) 138 – 146.
58. Freynhagen R.; Rolke R.; Baron R.; Tolle T.R.; Rutjes A.K.; Schu S.; et al. Pseudoradicular and radicular low–back pain — a disease continuum rather than different entities? Answers from quantitative sensory testing. Pain 135 (1 – 2) (2008 Mar) 65 – 74.
59. Chien A.; Eliav E.; Sterling M.. Hypoaesthesia occurs in acute whiplash irrespective of pain and disability levels and the presence of sensory hypersensitivity. Clinical Journal of Pain 24 (9) (2008) 759 – 766. a Nov – Dec.

60. Geber C.; Magerl W.; Fondel R.; Fechir M.; Rolke R.; Vogt T.; et al. Numbness in clinical and experimental pain — a cross-sectional study exploring the mechanisms of reduced tactile function. Pain 139 (1) (2008 Sep 30) 73 – 81.

61. Chien A.; Sterling M.. Hypoaesthesia is a feature of chronic whiplash but not idiopathic neck pain. Manual Therapy 15 (1) (2010) 48 – 53.

62. Johnston V.; Jimmieson N.; Jull G.; Souvlis T.. Quantitative sensory testing measures distinguish office workers with varying levels of neck pain and disability. Pain 137 (2008) 257 – 265.

63. Passatore M.; Roatta S.. Influence of sympathetic nervous system on sensorimotor function: whiplash associated disorders (WAD) as a model. European Journal of Applied Physiology 98 (5) (2006 Nov) 423 – 449.

64. Gockel M.; Lindholm H.; Niemisto L.; Hurri H.. Perceived disability but not pain is connected with autonomic nervous function among patients with chronic low back pain. Journal of Rehabilitation Medicine 40 (5) (2008 May) 355 – 358.

65. Mani R.; Cooper C.; Kidd B.L.; Cole J.D.; Cawley M.I.. Use of laser Doppler flowmetry and transcutaneous oxygen tension electrodes to assess local autonomic dysfunction in patients with frozen shoulder. Journal of Royal Society of Medicine 82 (9) (1989) 536 – 538.

66. McLean S.A.; Williams D.A.; Clauw D.J.. Fibromyalgia after motor vehicle collision: evidence and implications. Traffic Injury Prevention 6 (2) (2005 Jun) 97 – 104.

67. Smith R.W.; Papadopolous E.; Mani R.; Cawley M.I.. Abnormal microvascular responses in a lateral epicondylitis. British Journal of Rheumatology 33 (12) (1994 Dec) 1166 – 1168.

68. McLean S.A.; Clauw D.J.; Abelson J.L.; Liberzon I.. The development of persistent pain and psychological morbidity after motor vehicle collision: integrating the potential role of stress response systems into a biopsychosocial model. Psychosomatic Medicine 67 (5) (2005) 783 – 790.

69. Huge V.; Lauchart M.; Forderreuther S.; Kaufhold W.; Valet M.; Azad S.C.; et al. Interaction of hyperalgesia and sensory loss in complex regional pain syndrome

type I (CRPS I). PLoS ONE (7) (2008) 3. e2742.

70. Sterling M.; Jull G.; Vicenzino B.; Kenardy J.; Darnell R.. Physical and psychological factors predict outcome following whiplash injury. Pain 114 (1–2) (2005 Mar) 141–148.

chapter

07 운동과 감각운동결손에 MWM이 미치는 영향 – Paul Hodges and Bill Vincenzino

Motor and Sensorimotor deficits and likely impact of Mobilisation with Movement

소개

움직임은 통증에 의해서 변화된다. 움직임의 재활은 증상으로부터 회복에 중요한 요소라는 증거가 점점 많아지고 있다. 움직임은 단지 구조적인 뼈와 관절의 메커니즘, 근육의 수축과 같은 수동적 요소에 의해 움직이는 관절운동학이 아니라, 복잡한 시스템 내에서 조율되고 있다. 몸의 현재 상태에 대한 정보(예를 들어 자세나 중력의 정보 등등)와 내부적, 외부적 방해요인으로 인한 영향에 대한 정보를 제공하는 감각 시스템과 움직임이나 자세 등의 조건을 고려하여 현재의 자세를 유지할지 아니면 움직일지와 같은 의도적인 목적을 충족시키기 위한 전략을 계획하는 신경 시스템이 그 시스템에 포함된다. 어떤 사람이 현재 근 골격계 통증이 있다면, 움직임은 바뀌게 되고 이것은 통증 발생 이전에 시작되어 통증이 지속적으로 증가하거나 결과적으로 통증이나 손상에 대해 적응하게 될 것이다.

여러 분야의 물리치료사들은 통증을 경감시키고, 통증의 지속이나 재발을 예방하기 위해 움직임을 변화시키는 데에 초점을 둔다. 정상 움직임을 촉진시키는 데에 초점을 둔 MWM의 의미(2장)는 움직임을 변화시키기 위한 잠재성을 가진 유력한 중재법 중 하나라는 것이다. 이 장에서는 통증 상태에서 어떻게 움직임을 바꿀 수 있는지 토의하고, 통증 상태에서 변화되는 움직임의 근거가 되는 메커니즘에 대한 새로운 의견을 제시하며, 어떻게 MWM이 통증 감소를 이끌 수 있는지에 대한 근거가 되는 다수의 요소를 포함하는 동작 시스템에 대한 다양한 메커니즘을 가정해보는 데에 초점을 둔다. 그래서 통증과 감각 시스템 손상(6장)에 대한 것 뿐 아니라, MWM 시행(4장과 5장)의 근거가 될 수 있는 메커니즘에 대한 이전의 장에서 제시된 정보와 개념들을 보완하고자 한다.

통증과 부상으로 움직임을 바꾸는 메커니즘

통증이 있는 상태에서 움직임의 변화에 대해 설명하자면 시기별 고려가 필요하다. 급성기 상태에서 움직임과 통증/손상은 밀접하게 연관된다. 만일 신경 시스템에서 조직이 위협받는다고 (열적, 기계적 또는 화학적으로) 판단된다면, 통증부위를 보호하기 위해 움직임이 변화하게 된다. 단순 굴곡근 도피 반사(simple flexor withdrawal reflex)에서 더욱 복잡한 동작 패턴의 적응까지 모두 신경 시스템의 다양한 단계에서 발생하는 변화들이다. 이것은 보행시 급성기 발목 염좌 이후에 발목 배측굴곡시 나타나는 통증을 줄이기 위해 하지를 외회전 시키는 것과 마찬가지이다.

급성기 통증 시 운동 적응에 대한 이론들

몇 가지 간단한 이론들은 급성기 통증시 운동계의 변화를 설명하기 위해 발달되어 있다. 가장 주목할 만한 것은 '악순환' 이론과 '통증 적응' 이론이다. 악순환 이론은 근 활동이 통증/손상과 함께 증가하고 수축과 관련된 허혈로 인한 대사물질의 부산물은 영구적인 통증에 기여한다고 제안했다. 통증 적응 이론은 감소된 흥분성이나, 통증을 유발하는 움직임(주동근)과 통증 유발 부분에 대한 움직임의 속도와 크기를 감소시키기 위한 영향으로 통증 유발 움직임에 상반하는(길항근) 증가된 근육의 흥분성을 만들어내는 근육의 억제에 대한 훨씬 다양한 반응을 가정한다. 급성기 통증/손상에 따르는 일부 관찰에 대한 해석이 흥미롭고 유익할지라도, 이러한 모델들에 대한 예측에 맞지 않는 수많은 관찰들이 있다. 먼저, 통증이 근육 내에 유발될 때, 일정한 억제도 없고, 운동뉴런 연합의 흥분도 없다. 전체 근육 기록에 대한 수많은 연구들이 주동근의 감소된 활동의 증거를 보고함에도 불구하고, 기껏해야 길항근에 다양한 변화가 있다는 것과 단일 운동 단위(신경지배를 받는 모든 근섬유에서 운동뉴런을 포함하는 운동계의 최소 기능 단위)의 활동에 대한 연구들은 서로 다른 설명을 제공한다.

통증이 근육 내에서 유발되고, 관련된 것이 통증 발생 도중과 발생 이전에 같은 힘을 발생하게 될 때, 그 근육의 활동에 있어서 일정한 감소라기보다는, 근육 사이와 그 내부에서 활동의 재분배가 생긴다. 이것은 신경계가 단순하게 활동을 억제 또는 촉진시키는 것이 아니라, 힘을 발생시키기 위한 새로운 해결책을 만든다는 것을 제시한다. 이 해결책은 일의 목표를 충족시키기 위한 전략이 될 수 있지만, 통증이 있거나 손상된 부분의 보호를 위한 것일 수도 있다. 통증 적응 이론이 가진 앞으로의 문제점은 이 이론이 수의적 움직임(움직임의 이동과 속도를 제한시키는 통증 있는 움직임을 만들어내는 근육의 감소된 활동)에 대해서 논리적인 것으로 보이지만 이론은 자세 조절에 있어서 통증의 영향에 대한 아무런 예측을 할 수 없다는 것이다. 이러한 경우에, 근 활동이 억제된다면, 내부(예를 들어, 수의적 움직임으로 인한 반응 모멘트)와 외부 힘(예를 들어, 예상치 못하게 작용된 하중으로 인한 불안)으로 인한 움직임/모멘트는 증가된 이동이나 속도를 유도할 수 있다. 결국에는, 어떠한 이론도 임상적 통증을 가진 많은 사람들에서 확인되는 적응의 다양성을 설명할 수 없다. 두 가지 이론 모두 전형적인 변화를 예측하지만, 전체 근육 행동의 데이터는 통증에 대한 반응으로 엄청난 개별적 변화를 보여준다. 예를 들어서, 급성기 허리 통증은 체간 근육 활동에서 전반적으로 증가된다는 것과 관련이 있지만, 두 명의 사람에게서 동일하게 반응이 나타나지는 않는다.

급성기 통증에서 적응에 대한 대안 이론이 필요하다. 급성기에서 신경계는 근육 사이와 그 내부(근육 내의 영역 사이에)의 활동의 재분배에 의해서 통증이 있는 부위나 손상된 부위의 보호라는 해결책을 확인한다는 것을 전제로 하지만, 일반적인 것은 아니다. 이러한 적응은 감소되거나 수정된 부분 동작과 동작에 있어서 덜한 변화를 수반할 수 있는 기계적인 특성(보호를 위한)을 변화시킨다. 이러한 보호적인 적응은 통증이 있는 부분을 보호하기 위한 신경계에 의한 '결정'을 포함하지만, 동작에 있어서 결과적인 변화에 영향을 미치게 되는 다양한 근거가 있는 효과에 대해 인식하는 것이 중요하다. 그리고 이것은 근 활동과 동작에 있어서 변화의 다양성을 설명하는 것 같다. 통증과 손상은 운동계의 여러 수준에서 동작에 영향을 미칠 수 있다(그림 7.1).

통증에 대해 운동 적응의 근거가 되는 메커니즘

감각의 측면에서, 손상은 신체 일부의 위치나 그 움직임에 대해서 신경계에 정보를 제공하는 근육, 인대, 관절낭과 피부에 있는 기계적 감각 수용기(mechanoreceptor)에 영향을 줄 수 있다. 이것은 기계적 감각수용기의 손상이나 외상 혹은 기계적 감각수용기를 포함하는 구조의 염증에 직접적인 원인이 될 수도 있다. 그러한 변화들은 명백한 외상과 대조적으로 구조의 반복된 하중에 대한 결과가 될 수 있다. 그 대신에, 통증은 감각 정보의 해석이나 변화된 처리와 관련이 있다. 예를 들어, 허리 통증이 있는 사람의 등 근육에서 정보를 이용할 수 있지만, 이 정보는 종종 무시된다. 만성기 통증에서 감각 운동 피질의 재조정이 일어나며 재조정의 정도는 통증의 기간과 관련이 있다. 감각 기능에 있어서 이러한 일부 변화들은 신경계가 감각 정보의 입력이나 해석에 손상받는다는 것을 의미할 것이다. 이것은 동작의 조절에 두 가지 주요한 영향을 준다. 첫 번째는, 신체 요소의 위치에 대한 해석과 일부 혼란이 손상될 것이라는 것이다. 두 번째는, 움직임을 해석하고 계획하기 위한 신경계에 의해 사용되는 신체의 내부적 묘사는 신체 요소의 위치와 동작의 잘못된 정보에 기초하여 이루어졌을 것이라는 점이다. 각각의 경우에, 동작은 신체의 위치와 이동에 대한 부정확한 해석에 기초를 두며, 이상적이 될 수 없다. 결론은 더욱 일반적인 동작이나 동시수축의 전략을 선택함으로써 그 부분을 보호하기 위해 신경계에 의해 불충분하게 조절된 동작이나 적응을 포함하는 것 같다.

운동의 측면에서, 변화들은 근육에서부터 신경계의 최상부 중심까지 다양한 수준에서 확인되어진다. 근육은 위축이나 지방질 침윤에 의한 변경된 신경 정보 입력을 폐기하기 위해 개조할 수 있으며 이것은 빠르게 초기화될 수 있다. 척수에서, 관절 구조에 대한 손상은 특히 신전근의 억제 반응을 유발시킬 수 있다. 이것은 신경지배하는 신경 세포를 억제하여, 운동뉴런의 억제를 유발한다. 이상에서 언급되었듯이, 통증은 운동뉴런의 증가되고 감소된 흥분의 원인이 된다. 상위 운동 경로에서, 통증은 운동 피질에서 세포의 흥분성을 증가시키고 감소시키며, 더욱 지속적인 통증 상태에서, 운동 피질의 구조는 변화된다. 신경계의 여러 영역이 동작의 조절에 기여함에 따라, 다른 변화들도 가능성이 있다. 게다가, 초반에 논의되었듯이, 또한 신경계는 손상되거나 통증이 있거나 혹은 손상이나 통증이 있을 가능성이 있는 신체 부분을 보호하기 위해 통증이 있는 동안 새로운 전략을 선택한다는 증거가 있다. 이러한 운동계에 미치는 다양한 영향들은 부가적이거나, 경쟁적이거나, 혹은 상승작용을 할 수 있다.

요약하면, 신경계는 근육 사이나 내부에 활동의 재분배를 포함하고 기계적인 행동(동작을 뻣뻣하게 하거나 수정하는)에 변화를 유발하는 급성기 통증에 보호적인 전략을 채택하는 것처럼 보인다. 그리고 신경계의 다양한 수준에서 변화에 의해 중재된다. 중요한 쟁점은 적응이 짧은 기간(통증이나 손상의 보호를 위해 혹은 통증이나 손상 가능성에 대한 보호를 위해)에 유익할 가능성이 있지만 적응이 장기간 유지된다면 장기간의 결과에 잠재성이 있다는 것이다.

P.W. Hodges, G. L. Moseley / 근전도 검사와 운동과학 저널 13 (2003) 361–370

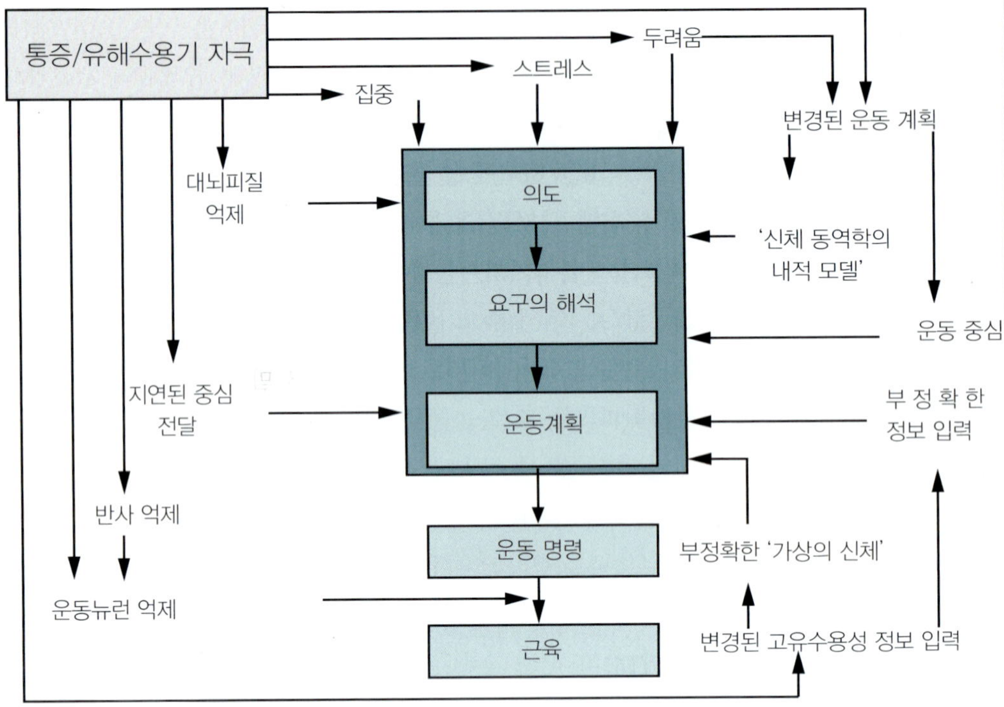

운동 조절에 영향을 줄 수 있는 통증에 대한 가능한 메커니즘. 다양한 메커니즘들이 운동 조절에 영향을 줄 수 있는 통증에 대하여 제시되어 왔다. 단순한 억제 경로(왼쪽)는 체간 근육의 운동 조절에서 복잡한 변화를 중재할 수 있을 것 같지는 않다. 가장 가능성 있는 후보자는 운동 중심에서 통증에 직접적인 영향을 주는 것을 경유하여, 두려움–회피, 혹은 감각계에서 변화들로 인한 운동 계획에서의 변화들이다.

그림 7.1 통증과 손상은 여러 다양한 수준에서 운동계에 영향을 줄 수 있다. Hodges와 Moseley의 허가를 받아 재현했다.

운동 조절에 영향을 줄 수 있는 통증에 대한 가능한 메커니즘. 다양한 메커니즘들이 운동 조절에 영향을 줄 수 있는 통증에 대하여 제시되어 왔다. 단순한 억제 경로(왼쪽)는 체간 근육의 운동 조절에서 복잡한 변화를 중재할 수 있을 것 같지는 않다. 가장 가능성 있는 후보자는 운동 중심에서 통증에 직접적인 영향을 주는 것을 경유하여, 두려움–회피, 혹은 감각계에서 변화들로 인한 운동 계획에서의 변화들이다.

근골격근의 만성 또는 재발성 통증에 있어서 운동 적응의 복잡성

만성 상태에서 움직임의 변화는 급성기 통증에 적응하는 것보다 더욱 설명하기 어렵다. 여기에는 세 가지 주요 시나리오가 있다. 첫 번째 시나리오는 통각의 말초적 근원이 여전히 조직에 기계적 혹은 화학적 위협에 관한 정보를 중추신경계에 계속 보내고 있는 말초 구조에서 정보를 입력받는 통각수용기(nociceptor)와 관련이 있으며, 또한 통각 정보의 전달은 예를 들어, 말초 민감화(peripheral sensitization)와 후각(dorsal horn)의 변화에 따른 통증 시스템의 민감화에 의해 증가될 수 있다(6장 참고). 이 경우에, 자극받은 말초 구조의 하중을 최적화하기 위한 이상적인 동작 조절의 회복이 필요하다. 통증 있는/손상된 구조를 보호하기 위해서 초기의 적응은 단기간에는 유익하지만, 장기간으로 볼 때는 이상적이지 못하다.(이하 참고)

두 번째 시나리오는 초기 급성기 통증 상태에서 회복했지만, 통증 상태에 대한 경험은 지속되는 환자의 경우이다. 허리 통증 증상 및 기타 다른 상태에서 회복중인 환자들의 자료에서 보면, 회복기 동안 운동 조절 내에서 적응이 지속된다는 것을 암시한다. 이러한 적응은 통증/손상의 재발을 개별적으로 만들어낼 수 있다는 가설을 세워본다.

세 번째 시나리오는 말초의 통각수용기 정보 입력과 관계 없이, 신경계 내에서 생물학적 변화가 통증 경험의 지속되는 경우이다. 통증은 통각수용기에 의해 전달되고 통증에 대한 개인의 경험과 생각에 의해 조절되는 위협에 관련된 정보에 대한 반응으로 신경계에 의해서 발생된다는 것을 기억하는 것이 중요하다. 만성기 상태에서는 중추신경계에서 생물학적 변화의 조합과 개인의 생각이 통증의 경험을 지속시킬 수 있다. 이 경우에 말초적 요소들은 통증의 지속과 관련성이 적다. 그러나, 움직임에 대한 적응은 더 큰 문제들을 야기할 수 있다. 주요 고려사항은 운동조절과 심리 사이에 상호작용이 있다는 것이다. 개인의 통증에 대한 태도와 생각들은 적응과 적응을 변화시키는 개인의 능력에 영향을 미칠 수 있다.

근육 활동에 있어서 적응의 결과

근육 활동에 있어서 적응은 움직임의 변화를 거쳐 변경된 하중이나, 움직임의 감소에 의해 단기간 내에는 보호받을 수 있지만, 통증의 지속이나 재발의 원인이 될 수도 있다는 중요성도 가진다. 이것은 동시수축(co-contraction)으로 하중이 증가되거나, 보호를 위한 활동의 증가에 의한 것이거나, 운동계의 일부분들에서 나타나는 활동의 감소나, 줄어들거나 변형된 움직임, 혹은 움직임의 다양성 감소로 인한 이상적이지 못한 움직임 전략의 결과로써 나타날 수도 있다. 유사한 이유들 때문에 초기 통증의 발생은 움직임을 변화시키는 다른 요인, 예를 들어 비사용, 습관적 동작 패턴, 그리고 자세 등에 의해 발생할 수도 있다.

근육 내와 근육들 사이에서 나타나는 활동의 재분배는 이상적인 것과는 다른 몇 가지 기술적인 결과들을 가진다. 첫째는, 활동의 증가와 동시수축을 포함하는 보호전략은 관절 구조 위에 하중을 증가시킨다는 것이다. 예를 들어, 허리 통증을 가진 사람이 물체를 들어 올릴 때, 근 활성화 전략의 결과로 척추에 더 큰 하중이 생긴다. 어떤 하중은 좋은 것이지만, 일정 지속 기간 이상 증가된 하중은 부정적인 결과를 나타낼 수 있다. 둘째는, 동시수축은 움직임을 감소시킨다는 것이다. 움직임은 충격 흡수, 특히 체중 부하 관절의 경우에 중요하다. 셋째는, 관절을 조절하는 일부 근육들의 역할 수행이 줄어들면(예를 들어, 허리 통증에서 복횡근과 다열근) 적합한 조절을 이끌지 못한다는 것이다. 넷째는, 활동의 재분배는 관절 구조 상에 움직임 경로나 하중 분배를 변화시키게 된다는 것이다. 하중의 감소는 단기간에는 도움이 되지만, 장기간에는 하중이 실리지 않은 구조물의 특성이 손상될 것이고, 증가되거나 혹은 더욱 일관된 하중을 가진 구조는 변화를 겪게 될 것이다.

움직임에 있어서 다양성은 중요하다. 일부의 경우 다양성이 중요할 때도 있지만 움직임이 매우 다양하다면 이것은 조절이 잘 되지 않는다는 것을 의미한다. 반복된 움직임마다 서로 다른 구조와 하중이 실릴 때 움직임은 구조들 사이와 관절면 위로 분산된다. 만일 움직임에 변수가 거의 없다면 같은 구조들에는 반복된 업무 수행마다 같은 방식으로 하중이 실리게 된다. 또한 다양성은 학습에 중요하다. 신경계는 새로운 대안들을 시도함으로써 새로운 해결책을 밝혀낸다. 변수는 이 과정에 있어서 중요하다. 몇 가지 임상적인 상태가 변수의 감소에 의해 특징지어지고 변수의 결핍은 급성기 통증 상태에서 회복 이후 적응을 위한 해결책의 부족과 관련이 있다는 것을 새로운 비선형 분석법으로 밝혀냈다.

요약하면, 적응이 단기적으로는 유익할 수도 있으며, 뼈인대(osseoligamentous) 구조에 파열이 있다면, 어느 정도 적응이 필요하기도 하다. 이것이 장기간 동안 유지된다면 이것은 통증이 있는 부분의 조직에 문제를 갖게 할 수도 있다. 이것은 증상의 지속, 증상의 재발, 혹은 2차적인 변화와 증상의 발전에 영향을 미칠 수 있다. 임상적인 전략에는 적절한 움직임의 회복이 필요하다. 이것은 다른 근육들의 활동성을 증가시키거나, 움직임 경로를 수정하거나, 혹은 변수를 최적화하는 일부 전략에 신뢰를 떨어뜨림으로써 잠복기 상태에서 움직임의 회복을 포함하게 될 것이다.

MWM 감각운동계의 영향 : 가능한 메커니즘

MWM은 정상적인 움직임을 촉진시키는 것을 목표로 한다. 관절 위치, 움직임, 그리고 근수축에 대한 매뉴얼 지침에 의하면, MWM은 전혀 새로운 감각 자극 제공, 전혀 새로운 근활성화 전략 제공, 그리고 신경계에 새로운 움직임 해결책을 표출하도록 할 수 있다. 이러한 메커니즘들은 가설화되고 일부는 초기 실험적 지원을 받고 있다. 각각을 개략적으로 설명하면 다음과 같다.

MWM에 대한 감각의 영향

큰 직경의 구심성 감각 자극(비통각성 기계적 감각 수용기, non-nociceptive mechanoreceptor)은 통각 정보와 운동 결과에 대한 해석과 처리 과정에 다양한 영향을 받을 수 있다.

첫째, 피부, 인대, 관절낭 내의 기계적 감각 수용기로부터 받는 감각 자극은 근 활동을 변화시킨다. 전십자인대에 대한 전기적 자극은 대퇴사두근을 활성화시키고 추간판 섬유륜에 대한 전기적 자극, 혹은 극상인대에 대한 기계적 신장(stretch)은 요추의 다열근을 활동을 촉진시킨다. 이러한 다열근의 활동은 자극이 가해지는 디스크의 영역과 관련이 있다. 유사하게, 손 피부 내의 기계적 감각 수용기에 대한 이행은 그 부분의 근활동의 조절과 연관이 있으며, 슬개골 위 피부의 신장은 무릎 근육들의 광범위한 활동을 변화시킨다. 이상에서 후자의 결과는 피부 신장의 방향을 구체화했다. MWM의 적용에 따라, 관절 구조나 피부에 가해지는 특정한 기계적 자극을 암시하는 이러한 자료들을 모두 취합해 보면 이것은 관절 주변의 근활동을 변화시킬 수 있다. 이것은 관절운동학의 발전과 관절 조절의 향상을 이루어 낼 수 있다. 이러한 가설은 후속 연구를 필요로 한다.

둘째, 여러 연구들은 감각 기능 지수에 대한 MWM의 효과와 동작을 인식하기 위한 능력이 증진된다는 결과를 보고한다. 감각에서의 증진을 위한 기본적인 메커니즘이 불명확한 상태이지만, 동작의 증진은 향상된 감각 능력과 기능에 의해 조절될 수 있다. 감각 기능에 대한 대부분의 연구들은 관절 정복에 대한 오류를 측정했다. 관절 위치 오류는 MWM이 향상시킬 수 있다는 초기 증거가 있다. 발 각도계(pedal goniometer)로 측정한 관절 위치 오류에 있어서 발목 배측굴곡에 대한 체중부하 상태에서 MWM의 효과(5장 그림 5.3 참고)는 4°(표준편차(SD):

1.3)의 관절 위치 오류 결함과 재발성 외측 발목 염좌를 가진 23명의 사람들에 대한 시범 연구에서 측정되었다. 관절 위치 오류는 MWM의 적용 후에 2.4°(1.5~3.3)까지 향상되었다. 이러한 향상폭은 1.7°(Vincenzino, 공표되지 않은 자료)에 대한 표준 오류보다 더 크며 임상적으로 의미있는 향상으로 고려할 수 있다. 이러한 결과들은 제한된 SLR(평균 44.4°[표준편차(SD):11.3])을 가진 증상이 없는 23명의 사람들에서 견인을 동반한 하지 직거상(SLR) MWM에 대한 최근 연구에 의해 뒷받침되지 못했다. 이 연구는 MWM이 하지 직거상을 7°까지 증진시켰음을 나타냈으며 그 밖에 다른 연구들에서도 확인되었지만, 비체중부하(non-weight-beraring)와 체중부하(weight-bearing) 검사 위치에서 고관절의 관절 위치 오류에 대한 의미있는 변화는 없었다 (Vincenzino 외). 하지만, 대상자들은 끝점에서 신장 감각과 지각에서 중요한 변화들을 표현했다 (예를 들어, 마치 SLR이 더 높이 이루어진 것처럼 느껴지거나 신장 감각이 감소되는 것). 이러한 차이들은 다음과 같은 수많은 요인에 의한 것일 수 있다. (1) 후자의 연구는 관절 위치 오류에 대한 결함은 없지만, 하지 직거상의 범위에서 결함을 가지고 있는 대상자들에게 MWM을 평가했다. (2) 발목과 하지 거상에 대한 MWM 기법은 매우 다른 기법이다. 이러한 차이들 각각은 MWM에 의해 만들어진 치료 효과로 의미 있는 것임에 틀림없다.

MWM에 대한 균형 효과

감각 기능 증진에 대한 증거 역시 균형 조절에 대한 연구에서 비롯되었다. 그러나, 이것이 감각이나 운동 기능의 변화로 인한 것인지 구분하기는 어렵다. 균형은 몸의 상태에 대한 감각 정보(관절 위치, 중력과 관련된 지남력), 혼란과 관련된 감각 정보, 감각 정보에 대한 이해, 운동 반응에 대한 계획(척수 회소에 의해 조절된 단순 반사 반응에서부터 좀 더 상위 중추에 의해 지휘되는 복잡한 전신 반응까지), 그리고 동작의 발생(운동 명령의 발생과 명령을 수행하기 위한 근육의 능력에 따른)을 포함하는 복잡한 기능이다. 그래서, 균형 조절의 복잡성 때문에 어떻게 MWM이 균형을 증진시키는지 결정하기 어렵지만, 이러한 자료는 MWM이 움직임을 변화시킨다는 후속 증거로 제공된다.

Merlin 등은 최근에 측부 인대 복합체의 손상을 받은 8명의 환자들의 저측 굴곡/내번 움직임 동안 외측 복사뼈의 후방-머리쪽 활주(posterior-cephalad glide)를 10회씩 3세트 반복한 효과를 연구했다 (기법에 대해서는 19장에 자세히 묘사됨). 비골 활주 MWM은 눈을 감고 Rhomberg 한발 서기 검사에서 평균적으로 9.6초(6.27->12.93)의 향상 (95% 신뢰구간

[CI])을 보였을 뿐 아니라 배측굴곡 관절가동범위(ROM)에서 체중부하 위치에서 평균적으로 1.6cm(0.53->2.67)의 증가를 나타냈다. 비록 초기의 소규모 연구이지만, 본 연구는 운동과 감각운동계에 대한 MWM의 직접적인 영향을 보여주는 것일지도 모른다. 또한 Merlin 등은 손상받지 않은 30명의 대상자를 연구했으며(주: 우리는 효과에 대한 예상을 점수로 계산하기 위해 이 자료를 얻기 힘들다), MWM을 이전에 손상이 있을 때 목적 있는 임상적 적용을 받았을 수 있다는 것을 포함해서 측정한 결과 아무런 변화가 없음을 보고했다.

Hopper 외 는 한쪽의 만성 발목 불안정성을 가진 20명의 레저 운동선수에게 Merlin 등에 의한 MWM 기법 연구와 동일하게 고안된 비골 테이핑 기법에 대한 균형의 효과를 평가했다. 그들은 테이핑 기법이 휴식 상태이거나 피로한 상태 하에서 정적 혹은 동적 균형 평가를 변화시키지 않았다고 보고했다. 이러한 결과는 Merlin 등의 연구와 차이가 있지만, 이것은 손으로 MWM을 적용한 것과 테이핑 등을 적용한 것 사이의 차이들을 반영할지도 모른다. 그렇지만, Hopper 등의 코호트(cohort) 연구에 의하면 최소한으로 손상된 만성 발목 불안정성을 나타내는 기능적 발목 장애 지수(Functional Ankle Disability index, FADI)가 84.2%(표준편차(SD)±9.4)로 측정되었다. 그러므로 이 그룹은 중요한 효과에 대해 정확히 측정하기 위해 가능성을 제한할 필요가 있을지도 모른다.

Reid 외 는 눈을 뜨고, 감았을 때, 그리고 경추 신전을 동반한 채로 정적인 서기에서 네발 힘판으로 흔들림 패턴을 측정하여, SNAG(sustained natural apophyseal glide)을 사용하여 경추부 현기증에 대한 경추부 MWM의 효과에 대해 연구했다. 17명의 환자들에게는 SNAG을 적용하여 치료하였으며, 또 다른 17명에게는 플라시보(placebo) 효과를 사용했다. 치료 12주 후에 각 그룹들 사이에는 눈을 감았을 때와 경추 신전 상태에서 흔들림 패턴 지수에서 각각3.7(0.3~7.1)과 2.6(0.1~5.1)의 평균 차이(90% 신뢰구간(CI))가 있었다. 또한 SNAG은 플라시보 치료를 한 그룹보다 경추 신전에서 평균 8.5°(95% 신뢰구간: 1.4~18.3) 더 큰 범위의 가동범위에서 경추부 통증과 현기증의 빈도가 감소했다.

위에서 언급한 바와 같이, 이번 연구들에서 균형 기능의 향상을 위한 근본 메커니즘을 얻어내기는 어렵다. Merlin 등 의 연구와 Reid 등 의 연구에서 한 가지 흥미로운 점은 양쪽 연구 모두 치료 부위에서 ROM의 향상을 나타냈다. 이것은 감각운동 기능과 ROM의 변화 사이에 몇 가지 연관성이 있다는 가능성을 증가시킨다. MWM은 국소적으로 동작 분절을 치료할 뿐 아니라, 균형 검사를 통해 측정된 전체 부분까지 감각운동 기능의 향상을 이끄는 ROM을 증가시키면서 관절에 직접적인 기계적 영향을 준다는 것을 분석하기 쉽게 한다. 그러나 그럴듯하게도 MWM으로부터의 원심성 정보 입력은 ROM의 증가로 인한 통증과 운동 시스템에 변화를 일으킨다.

MWM의 운동/움직임 효과

MWM은 ROM과 같은 움직임의 변화 매개변수에 익숙하다. (예. 3장, 8−12와 14−19) 이 변화의 근본적인 메커니즘은 이전 고찰에서 강조되었던 감각일 수 있다. 그러나, 다른 운동 효과는 가능하다. 어떤 중요한 운동 변화는 MWM의 매뉴얼 적용을 통하여 환자의 통증 없는 움직임이 나타날 수 있다. 그와 같이 MWM은 운동 학습의 자극을 제공할 수 있다. 새로운 움직임을 하기 위한 운동 조절이나 운동 학습의 변화는 움직임의 가변성과 여러 단계의 시도에 달려있다. 건강한 신경 시스템은 몇몇의 가변성과 다른 움직임 단계의 경험한 변화(차이)와 같은 중요한 이점을 가지고 있다. 앞 장에서 언급했듯이, 통증은 종종 움직임의 다양성을 감소시키고 관절 구조의 반복적인 추가적 부담 뿐 아니라 새로운 문제를 해결하기 위한 사람의 잠재력을 제한시킨다. MWM의 적용은 새로운 통증 없는 움직임의 문제를 환자가 반복적으로 배운다. 이 문제는 근육의 운동 단위 사이의 활동에 분포된 변화나 근육 사이에 활동에 균형에서의 변화와 연관된다.

또 다른 의견으로는 MWM에 따른 힘의 증진이다. 여러 연구는 외측상과염(13장)인 환자의 팔꿈치 MWM 적용 후, 쥐기 힘이 증진된 것을 보여준다. Slater 외 는 운동 후의 촉진된 현상을 MWM 힘의 증진일지도 모른다고 주장한다. Merton 등은 '운동 후 촉진'의 효과의기간과 자발적인 등척성 근육 수축 후 운동 피질의 경피자극에 의하여 근육의 반응의 크기가 증진되는 것을 야기한다고 보고했다. 이후 이 촉진은 앞선 근육 촉진을 중단시켰다. Slater 등은 MWM의 반복되는 등척성 근육 수축(외측상과염과 같은−13장)은 MWM 후의 근육 수축의 촉진이 증진되기 충분하며, 그렇게 함으로써 MWM의 유익한 영향을 통해서 메커니즘이 되는 것으로 여겨진다. 그러나 운동 촉진의 입증 뿐아니라 힘의 생성의 차이가 있음에도 불구하고 가설의 메커니즘은 증거로 제공되지 못한다. 운동 후 촉진은 만약 통증이 없는 부위에 테크닉을 잘 적용시킨 MWM 후에 힘의 증진에 효과를 낼 수 있다면 통증이 있는 환자로 제한되지 않을 것이다. 그러나 Abott 등과 Vincenzino 등은 외측상과염인 환자의 손상 받지 않은 팔꿈치에 MWM 외측면의 적용에 따른 쥐기 힘의 증진을 찾아내지 못하였다. 대신에 그들은 손상받지 않은 팔꿈치의 MWM에 힘이(~5%) 감소된 것으로 보이고 MWM 전 기준의 20~50% 순으로 손상받는 팔꿈치에 중요한 영향을 주었다. 게다가, Slater 등은 MWM의 실험상 외측 팔꿈치의 통증을 줄이는 효과를 설명할 수 있다고 하였다. 대신에 MWM 후 힘이 증진될 때 통증을 예상하거나 두려움의 감소의 효과, 통증 감소의 두 번째 효과(예, 억제가 줄어듦) 때문에 근육에서의 활동 재분배의 변화(덜 효과적인 통증을 느끼는 근육에서의 활동의 제한 때문에 변화된 힘의 방향)를 힘의 생성의 이차적 효과적인 증진을 설명해준다.

한 가지 중요한 관찰은 운동 효과가 관절 치료에 제한적이지만은 않다라는 것이다. Abott는 외측상과염 환자 23명의 연구 조사 결과 팔꿈치 MWM은 손상받은 팔의 힘의 증진 뿐 아니라 내회전 관절가동범위가 손상받은 팔의 어깨에서 16.7°(95% 신뢰구간(CI): 7.4~26.0), 손상받지 않은 팔에서 11.1°(95% 신뢰구간(CI): 1.9~20.4) 증진되었다고 보고하였다. 저자는 또한 손상받은 팔의 내회전 7.4° 증진과 손상받지 않은 팔의 일방(one-tailed) t-test에서 3.9° 증진되었다고 보고하였다. 관절의 치료뿐 아니라 어깨의 근육 긴장도에서의 신경생리학적 효과의 변화도 논의하였다. 이것은 운동 시스템에서의 MWM의 광범위한 효과를 강조한다.

[요약 Summary]

앞서 강조했듯이, 기능의 증진과 통증 감소를 위한 MWM의 효과에 기반이 되는 다양한 메커니즘이 있다. 이러한 메커니즘들은 운동 요소와 감각 요소들 모두와 이 둘의 결합을 포함할 수 있다. 통증과 손상은 운동 시스템에 강력한 영향을 미치며 MWM은 여러 단계에 적용할 수 있다. 후속 작업에서 명확하게 근본 메커니즘을 밝힐 필요가 있지만, MWM이 움직임을 변화시킨다는 증거를 담고 있다. 메커니즘에 대한 설명은 테크닉의 완화를 보조하고 테크닉이 가장 효과적으로 적용되는 환자들에 대한 확인에 도움을 준다.

[key point]

- 움직임은 통증이 존재하고 근본 메커니즘이 시간에 따라 나타날 때 영향을 받는다. 다시 말하면, 서로 다른 메커니즘들은 손상이나 통증 발생 초기 이후 대비 만성 통증의 발생이다.
- 전형적인 '악순환'과 '통증 적응' 이론들은 통증을 가진 사람들에게 변화된 움직임에 대한 유사한 기전을 만족스럽게 설명하지 못한다.
- 최근의 증거는 신경계는 다양한 단계에서 근육들 사이와 근육들 내의 활동 재분배를 포함하는 급성기 통증에 보호 전략을 취한다는 것을 나타낸다.
- 만성 근골격계의 통증에서 운동 적응은 복잡하다.
- 만성 근골격계의 통증이 발생하면 부정확한 움직임의 조절을 유발하고 관절 구조 사이에 하중 분배에 변화를 일으키는 근육들 사이와 근육들 내에 활동에 변화가 나타난다.
- 특정 활주 방향에 대한 올바른 조율과 함께, MWM은 근육들 사이와 근육들 내의 불균형한 활동과 관절의 불균형한 하중의 적절한 조절장치가 될 것이다.
- MWM이 움직임의 향상을 이끌면서 감각 운동 신경계에 직접적으로 영향을 미칠 수 있다는 이전 연구가 있다.
- 후속 연구는 어떻게 MWM이 움직임을 향상시키는지 이해할 필요가 있다.

[References]

1. Roland M.. A critical review of the evidence for a pain – spasm – pain cycle in spinal disorders. Clinical Biomechanics 1 (1986) 102 – 109.
2. Lund J.P.; Donga R.; Widmer C.G.; Stohler C.S.. The pain-adaptation model: a discussion of the relationship between chronic musculoskeletal pain and motor activity. Canadian Journal of Physiology and Pharmacology 69 (5) (1991) 683 – 694.
3. Tucker K.; Butler J.; Graven-Nielsen T.; Riek S.; Hodges P.. Motor unit recruitment strategies are altered during deep-tissue pain. Journal of Neuroscience 29 (35) (2009 Sep 2) 10820 – 10826.
4. Arendt-Nielsen L.; Graven-Nielsen T.; Svarrer H.; Svensson P.. The influence of low back pain on muscle activity and coordination during gait: a clinical and experimental study. Pain 64 (2) (1996) 231 – 240.
5. Farina D.; Arendt-Nielsen L.; Merletti R.; Graven-Nielsen T.. Effect of experimental muscle pain on motor unit firing rate and conduction velocity. Journal of Neurophysiology 91 (3) (2004 Mar) 1250 – 1259.
6. van Dieen J.H.; Selen L.P.; Cholewicki J.. Trunk muscle activation in low-back pain patients, an analysis of the literature. Journal of Electromyography and Kinesiology 13 (4) (2003 Aug) 333 – 351.
7. Tucker K.J.; Hodges P.W.. Motoneuron recruitment is altered with pain induced in non-muscular tissue. Pain 141 (1–2) (2009 Jan) 151 – 155.
8. Hodges P.W.; Moseley G.L.; Gabrielsson A.; Gandevia S.C.. Experimental muscle pain changes feedforward postural responses of the trunk muscles. Experimental Brain Research 151 (2) (2003 Jul) 262 – 271.
9. Hodges P.W.; Moseley G.L.. Pain and motor control of the lumbopelvic region: effect and possible mechanisms. Journal of Electromyography and Kinesiology 13 (4) (2003 Aug) 361 – 370.
10. Hodges P.; van den Hoorn W.; Dawson A.; Cholewicki J.. Changes in the mechanical properties of the trunk in low back pain may be associated with recurrence. Journal Biomechanics 42 (1) (2009 Jan 5) 61 – 66.
11. Solomonow M.; Zhou B.H.; Baratta R.V.; Lu Y.; Harris M.. Biomechanics of increased exposure to lumbar injury caused by cyclic loading: Part 1. Loss of reflexive muscular stabilization. Spine 24 (23) (1999) 2426 – 2434.
12. Brumagne S.; Cordo P.; Verschueren S.. Proprioceptive weighting changes in persons with low back pain and elderly persons during upright standing. Neuroscience Letters 366 (1)

(2004 Aug 5) 63 - 66.

13. Flor H.; Braun C.; Elbert T.; Birbaumer N.. Extensive reorganization of primary somatosensory cortex in chronic back pain patients. Neuroscience Letters 224 (1) (1997) 5 - 8.
14. Herbison G.J.; Jaweed M.M.; Ditunno J.F.. Muscle atrophy in rats following denervation, casting, inflammation, and tenotomy. Archives of Physical Medicine and Rehabilitation 60 (9) (1979 Sep) 401 - 404.
15. Hides J.A.; Stokes M.J.; Saide M.; Jull G.A.; Cooper D.H.. Evidence of lumbar multifidus muscle wasting ipsilateral to symptoms in patients with acute/subacute low back pain. Spine 19 (2) (1994) 165 - 177.
16. Hodges P.W.; Galea M.P.; Holm S.; Holm A.K.. Corticomotor excitability of back muscles is affected by intervertebral disc lesion in pigs. European Journal of Neuroscience 29 (7) (2009 Apr) 1490 - 1500.
17. Hodges P.W.; KaigleHolm A.; Hansson T.; Holm S.. Rapid atrophy of the lumbar multifidus follows experimental disc or nerve root injury. Spine 31 (25) (2006) 2926 - 2933.
18. Spencer J.D.; Hayes K.C.; Alexander I.J.. Knee joint effusion and quadriceps reflex inhibition in man. Archives of Physical Medicine and Rehabilitation 65 (1984) 171 - 177.
19. Stokes M.; Young A.. The contribution of reflex inhibition to arthrogenous muscle weakness. Clinical Science 67 (1984) 7 - 14.
20. Le Pera D.; Graven-Nielsen T.; Valeriani M.; Oliviero A.; Di Lazzaro V.; Tonali P.A.; et al. Inhibition of motor system excitability at cortical and spinal level by tonic muscle pain. Clinical Neurophysiology 112 (9) (2001 Sep) 1633 - 1641.
21. Martin P.G.; Weerakkody N.; Gandevia S.C.; Taylor J.L.. Group III and IV muscle afferents differentially affect the motor cortex and motoneurons in humans. Journal of Physiology 586 (5) (2008 Mar 1) 1277 - 1289.
22. Valeriani M.; Restuccia D.; Di Lazzaro V.; Oliviero A.; Profice P.; Le Pera D.; et al. Inhibition of the human primary motor area by painful heat stimulation of the skin. Clinical Neurophysiology 110 (8) (1999) 1475 - 1480.
23. Tsao H.; Galea M.P.; Hodges P.W.. Reorganization of the motor cortex is associated with postural control deficits in recurrent low back pain. Brain 131 (Pt 8) (2008 Aug) 2161 - 2171.
24. Richardson C.; Hodges P.; Hides J.. Therapeutic Exercise for Lumbopelvic Stabilization. 2nd edn (2004) Churchill Livingstone: Edinburgh; New York.
25. Foster N.. Beliefs and preferences: do they help determine the outcome of musculoskeletal problems? Physical Therapy Reviews 12 (3) (2007) 199 - 206.

26. Leeuw M.; Goossens M.; Linton S.; Crombez G.; Boersma K.; Vlaeyen J.. The fear-avoidance model of musculoskeletal pain: current state of scientific evidence. Journal of Be havioral Medicine 30 (1) (2007) 77 – 94.
27. Marras W.S.; Ferguson S.A.; Burr D.; Davis K.G.; Gupta P.. Spine loading in patients with low back pain during asymmetric lifting exertions. The Spine Journal 4 (2004) 64 – 75.
28. Hamill J.; van Emmerik R.E.; Heiderscheit B.C.; Li L.. A dynamical systems approach to lower ex tremity running injuries. Clinical Biomechanics (Bristol, Avon) 14 (5) (1999 Jun 1) 297 – 308.
29. Moseley G.L.; Hodges P.W.. Reduced variability of postural strategy prevents normalisat ion of motor changes induced by back pain — a risk factor for chronic trouble? Behavioral Neuroscience 120 (2) (2006) 474 – 476.
30. Miyatsu M.; Atsuta Y.; Watakabe M.. The physiology of mechanoreceptors in the anter ior cruciate ligament. An experimental study in decerebrate-spinalised animals. Journal of Bone Joint Surgery,. Br. 75 (4) (1993 Jul) 653 – 657.
31. Indahl A.; Kaigle A.; Reikeras O.; Holm S.. Electromyographic response of the porcine multifidus musculature after nerve stimulation. Spine 20 (24) (1995) 2652 – 2658.
32. Solomonow M.; Zhou B.H.; Harris M.; Lu Y.; Baratta R.V.. The ligamento-muscular sta bilizing system of the spine. Spine 23 (23) (1998) 2552 – 2562.
33. Holm S.; Indahl A.; Solomonow M.. Sensorimotor control of the spine. Journal of Electr omyography Kinesiology 12 (3) (2002) 219 – 234.
34. McNulty P.A.; Macefield V.G.. Modulation of ongoing EMG by different classes of low-threshold mechanoreceptors in the human hand. Journal of Physiology 537 (Pt 3) (2001) 1021 – 1032.
35 Macgregor K.; Gerlach S.; Mellor R.; Hodges P.W.. Cutaneous stimulation from patel la tape causes a differential increase in vasti muscle activity in people with patellofemoral pain. Journal of Orthopaedic Research 23 (2) (2005 Mar) 351 – 358.
36. Boyle J.; Negus V.. Joint position sense in the recurrently sprained ankle. Australian Jour nal of Physiotherapy 44 (3) (1998) 159 – 163.
37. Vicenzino B, unpublished data.
38. Hall T.; Anuar K.; Darlow B.; Gurumoorthy P.; Ryder M.. The effect of Mulligan Traction Straig ht Leg Raise in participants with short hamstrings. Annals of the Academy of Medicine (2003 Jan 1).
39. Hall T.; Beherlein C.; Hansson U.; Teck Lim H.; Odermark M.; Sainsbury D.. Mullig an Traction SLR: a pilot study to investigate effects on range of motion in patients with low back pain. Journal of Manual and Manipulative Therapy 14 (2) (2006 Jul 22) 95 – 100.
40. Hall T.; Cacho A.; McNee C.; Riches J.; Walsh J.. Effects of the Mulligan Traction Strai

ght Leg Raise Technique on Range of Movement. Journal of Manual and Manipulative Therapy 9 (3) (2001 Jan 2) 128 – 133.

41. Vicenzino B, unpublished data.
42. Shumway-Cooke A.; Woollacott M.H.. Motor Control. (1995) Williams and Wilkins: Baltimore.
43. Merlin D, McEwan I, Thom J. Mulligan's mobilisation with movement technique for lateral ankle pain and the use of magnetic resonance imaging to evaluate the 'positional fault' hypothesis. Isokenetic: Education Research Department. 2005. Online. Available: www.isokinetic.com/index.cfm?page=centro_studi/congressi/congresso_2005 (accessed 20 May 2010).
44. Hopper D.; Samsson K.; Hulenik T.; Ng C.; Hall T.; Robinson K.. The influence of Mulligan ankle taping during balance performance in subjects with unilateral chronic ankle instability. Physical Therapy in Sport 10 (4) (2009) 125 – 130.
45. Reid S.; Rivett D.; Katekar M.; Callister R.. Sustained natural apophyseal glides (SNAGs) are an effective treatment for cervicogenic dizziness. Manual Therapy 13 (4) (2008) 357 – 366.
46. Madeleine P.; Mathiassen S.E.; Arendt-Nielsen L.. Changes in the degree of motor variability associated with experimental and chronic neck-shoulder pain during a standardised repetitive arm movement. Experimental Brain Research 185 (4) (2008 Mar) 689 – 698.
47. Abbott J.H.; Patla C.E.; Jensen R.H.. The initial effects of an elbow mobilization with movement technique on grip strength in subjects with lateral epicondylalgia. Manual Therapy 6 (3) (2001) 163 – 169.
48. Vicenzino B.; Paungmali A.; Buratowski S.; Wright A.. Specific manipulative therapy treatment for chronic lateral epicondylalgia produces uniquely characteristic hypoalgesia. Manual Therapy 6 (4) (2001 Nov) 205 – 212.
49. Slater H.; Arendt-Nielsen L.; Wright A.; Graven-Nielsen T.. Effects of a manual therapy technique in experimental lateral epicondylalgia. Manual Therapy 11 (2) (2006 May 1) 107 – 117.
50. Merton P.; Morton H.; Hill D.; Marsden C.. Scope of a technique for electrical stimulation of human brain, spinal cord, and muscle. The Lancet 320 (8298) (1982) 597 – 600.
51. Nørgaard P.; Feldbæk Nielsen J.; Andersen H.. Post-exercise facilitation of compound muscle action potentials evoked by transcranial magnetic stimulation in healthy subjects. Experimental Brain Research 132 (4) (2000) 517 – 522.
52. Abbott J.H.. Mobilization with movement applied to the elbow affects shoulder range of movement in subjects with lateral epicondylalgia. Manual Therapy 6 (3) (2001 Aug 1) 170 – 177.

제 4 편

케이스 연구

Maitland, McKenzie, Kaltenborn, Paris, Jull 과 Elvey등은 임상에서의 관찰이나 촉진, 추론 같은 평가를 하는데 있어 그들의 뛰어난 기술을 치료영역과 전문적인 직업영역을 개척하는데 선구적인 역할을 한 사람들이다.

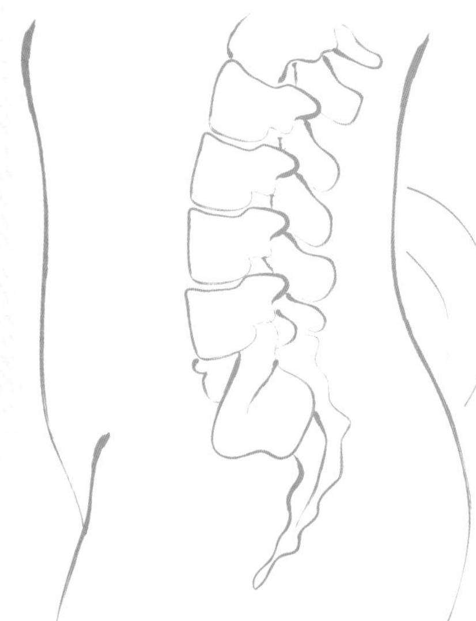

Mobilization with Movement

사례 연구에 서문

이 섹션은 Mobilisation with movement (MWM) 원칙과 기법의 응용 프로그램에서 경험 저명한 임상가에 의해 문서화된 실제 임상적 만남을 통해 12사례 연구로 구성되어 있다. 이 임상가는 국제 임상 명성뿐만 아니라, 멀리건 개념의 영역에서 자신의 교육 전문성과 출판 기록에 근거하여 선정되었다.

이러한 사례는 책의 주요 섹션을 할애할 이유가 있다. 특히 사례 연구 설계에 사용된다 :

1. MWM이 기존의 현대 신경 근 골격 임상 실습, 평가의 일환이지만 더 중요한 치료 개입 등을 모두 통합 할 수 있는 방법을 독자에게 보여준다. 대부분의 신체 영역을 다루는 기계 질환의 다양한 이 방법의 유용성과 적응성을 설명하는 데 사용된다.
2. 효능의 부재에서 MWM 기법을 평가 하는 방법에 지도 제공 (3장 참조)와 증거에 근거를 둔 가이드의 임상 예측 규칙을 선택하고 적용한다. 증거에 대 한 기반 있지만 MWM 급속도 늘어나고, 임상은 여전히 매 적절 한 임상 결정 (2장에서 총체적 으로 자세히)으로 임상 추론에 고급 기술을 사용해야 하는 경우(같은 장에서 총체적으로 자세히)의 고급 기술을 채택해야한다.
3. 임상 결과 점차적 전개로 그들의 생각과 제공자의 비교로 독자는 임상 추론 능력의 개발을 육성한다.

   임상 추론 MWM (4~7 장)는 독특한 맥락에서 적용하고 어떤 특정 환자의 소개에 대 한 과학적 증거를 제시할 수 있도록 하는 프로세스이다.
4. 근골격계 문제의 다양한 치료로 MWM의 효과에 대한 낮은 수준의 증거를 제공한다. 그것은 주로 실험 연구를 착수에 대한 근거 (예 : 무작위 통제 실험 등) 발생하는 현대 임상 사례를 문서화 사례 연구에서이다.

임상의 생각 프로세스는 선택한 MWM 기술의 토대 증거 자료의 그들의 임상 추론 및 응용 프로그램을 강조하기위한 회고 자극 문제의 간헐적 인 사용을 통해 각 사례 연구에 노출되어있다. 독자 기여 임상의를 비교하기 전에 각 질문에 대한 자신의 답을 제시해야한다.

해설은 독자가 추가 관점과 장에서 주요 학습 메시지를 강조 이외에 그림 문제와 유사한 프레젠테이션 MWM의 응용 프로그램에 관련 정보를 고려 할 수 있도록 각 사례 연구의 결론에서 저자에 의해 제공된다. 때때로, 해설 멀리건의 전반적인 접근 방식과 일치, 전통적인 경계를 넘어 생각을 촉진 보인다. 중요한 것은 또한 chapter에 설립 된 임상 추론 frame work의 특정 경우에 MWM의 적용에 관해서 임상의 임상적 추론을 연결한다.

다양한 사례 연구에서 임상 적 추론은 Sackett 등의 '증거 기반 연습'으로 1 장과 3 장에서 정교의 패러다임에서 설명 합니다. 6 장 3 탐구 MWM에 대한 실험 및 생물학적 증거는 각각의 결론에서 저자가 제공하는 임상의 논리에 저자와 해설로 인한 질문에 임상의 응답에서 논의 된 임상 추론을 알리는 데 도움이 되는 토대를 제공 사례 .

임상 추론은 과학적 증거에 의해 정보보다는 지시해야 감안할 때, 용어는 '증거 정보를 임상적 추론'이 사용된다. 사례 연구의 전반적인 목적은 세킷 등의 그것과 일치, 즉, 임상 전문 지식과 환자의 가치관과 환경에 가장 연구 증거의 통합이다.

독자 사례 연구는 세부 주어진 환자에 대한 임상 데이터의 가능한 모든 전자 가능한 항목으로 설계되지 않은 것을 알고 있어야합니다. 의심의 여지가 수행 할 수 있는 환자의 기록과 다른 실제 시험에서 물어볼 수 있는 다른 질문 수 있지만, 어떤 임상 정보는 이 사례 연구에서 제시하는 임상 만남의 실제 시간에 전문 의사에 의해 얻어진 관련 연구 결과를 구성 할 . 사례 연구는 가능한 시간과 임상 만남 (물리적 측정 장비의 접근성)과 독특한 임상 적 접근과 개별 추론 과정의 실제 상황을 반영 제시된 정보와 행동으로, 임상 실습의 실제 예입니다 전문 임상의를 기여. 경우 간 구조의 광범위한 유사성이 있지만 따라서, 프레 젠 테이션의 변화는 각 임상의 일반적인 관행을 캡처하는 데 도움이 보존되어있다. 독자는 마음의 오픈입니다 만, 중요한 프레임 각각의 경우를 탐험하도록 권장합니다. 이 사례 연구는 실제 임상 응용 프로그램 개념 및 이론적 근거에서 MWM의 독자의 이해의 번역을 촉진 도움이 될 것으로 예상된다. 그것은 또한 그들이 독자의 기존의 지배적 임상 추론 방식에서 MWM에 대한 증거 자료를 통합하는 데 도움이 될 것으로 예상된다.

chapter 08

목에서의 단순한 통증 보다 더한 두통

Toby Hall, Kim Robinson

A headache that's more tham just a pain in the neck

병력

Norm은 38세의 학교선생으로서 20년 동안의 두통 병력을 가지고 있다. 그는 합리적으로 활동하고 개인에 맞게 주3회 수영을 즐기고 있다. 그의 두통은 그의 일과 스포츠 활동을 방해 하지 않았으나 빈도, 강도, 기간 때문에 의학적 도움을 찾게 했다. 무엇이 두통을 일으키는 지에 대해 물었을 때, '내 목이 뭔가 잘못된 것이 있는 것 같다'고 제의했다. 수기치료 실시에 대한 생각을 물었을 때, 그는 '내 목에 도움이 되는 것은 일부 운동일 것이다' 라고 제의했다.

현재의 병력

Norm은 두통이 후두골, 정수리부위, 오른쪽 눈으로 퍼지기 전에 목의 우측 면에 주로 불편하고 목이 뻣뻣해지는 느낌이 시작되는 경향이 있다고 설명 했다(그림8.1). 통증은 대부분 우측에 있었고, 일부가 머리 전체로 퍼졌다. 두통이 생기기전에는 어떠한 주의나 전조증상도 없었다. Norm은 또한 통증이 심해 질 때 오른쪽 눈에 약간의 눈물이 나고 울렁거리는 느낌을 설명하였다. 결코 두통의 옆으로 변하거나 두통 발작 동안 구토하지는 않았다. 그의 두통의 빈도는 약 1-2일을 지속되는 증상이 일주일에 평균 두 번 정도 보고되었다. 증상의 지속 기간은 부분적으로 그때 두통의 강도에 의존했다. Norm은 특별한 활동에 따라 다양한 강도의 두통을 경험 하였고, 최악의 경우 시각상사척도(VAS) 8/10에 도달했다. Norm은 상지에는 어떠한 증상도 없다고 했다. 두통은 비록 만성이지만, Norm의 작업 실행의 변화에 의해 18 개월 이전에 악화되었다. 그는 앉은 직업에서 학급생 앞에서 화이트보드에 판서하는 일과 관련된 현재의 직업으로 바꾸었다. 그는 신전과 회전에서 두통이 악화되고 목을 상승 시키고 팔을 잡고 있는 것을 알았다. Norm은 전문 의료 의견을 위해 그를 신경과의사에게 보내 줄 의학적 실무자를 찾아 왔다. 신경과의사는 두통을 편두통으로 진단하였고 인도메타신을 처방하였는데, 그약은 충분한 효과를 얻지 못해 사용을 중지 한 적이 있었다. Norm 자기자신은 침과 카이로프렉터로부터 편안함을 찾아왔다고 했다. 둘다 단기간, 일시적 편안함을 주었지만, 두통은 다시 발생했다. 만약 수기치료가 실패했다면, 그의 다음 단계는 통증 전문의를 방문하는 것이었다.

이전의 병력

Norm은 두통의 시작이 20 년 전에 발병한 특정 사건으로 생각하지 못했습니다.그 이후 두통은 대략 주1회 주기로 약 18개월 전까지 주기의 증가와 더불어 점차 증가되었다.

20 년 이상 자신의 두통이 발생 쇠퇴 하는 기간이었고, 이것과 상관하여 어떠한 구체적인 활동을 할 수없는 것으로 나타났다. 과거에 그는 개업의사로부터 주로 약물, 건강 전문가의 다양한 형태의 치료를 시도했다. 그러나 이 치료는 성공적이지 못했다.

증상유발 행동

악화시키는 활동과 자세는 한시간 이상 컴퓨터에서 작업하는 것과, 엎드려 자거나, 20분 이상 동안 지속적으로 학생들 앞에서 화이트보드에 글을 쓰는 것을 포한 한다. 일단 시작되면, 두통은 만약 유발적인 활동을 피할 수 있다면 24시간 안에 가라 앉는다. Norm 굽힘으로부터 일어서거나 누울 때 증가하는 관련된 고통을 경험하지 않았다. 완화 요소는 기본적으로 컴퓨터와 화이트 보드와 목의 부적절한 위치를 피하기 였다; 예를 들어, 머리 받침없이 의자에서 잠에 떨어지거나 장기간 중립자세를 벗어나 목을 유지하는(예 : 각을 형성하여 영화나 TV를 볼 때). 그는 마치 증상 나타날 때 아스피린을 복용한 것처럼 그의 침대위에서 조용한 휴식은 약간의 편안함을 주었다. Norm은 불면증 없었지만 만약 그가 엎드린 자세에서 잠이 들었거나, 그의 머리를 베개에 거북한 위치에 있었을 때 두통과 함께 아침에 일어났다.

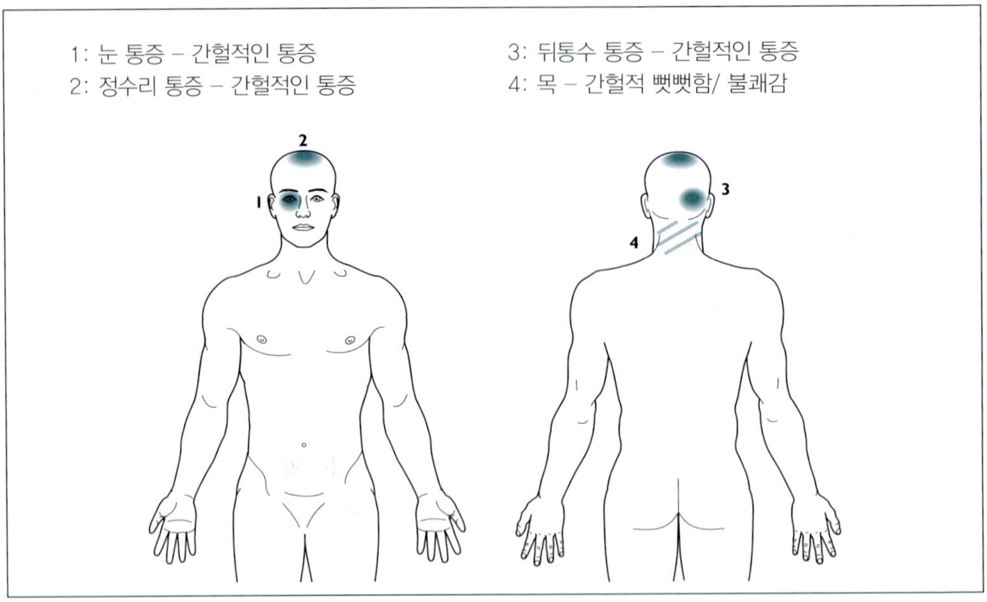

그림 8.1 환자의 투통과 목 통증 부위를 나타내는 신체 도표

그는 기술된 자극적인 활동을 시작하지 않는 한 전형적으로 24시간 동안 그의 통증에 대한 패턴이 없는 것처럼 나타났다. HDI(두통장애 목록)는 두통과 관련된 자기 인식 장애를 측정하는 내적으로 확실하고, 신뢰할 수 있고, 안정적인 도구로 쉬운 관리도구이다. HDI 점수는 일상생활에서 두통의 정신적인 영향과 그 기능을 평가하는 25개의 항목으로 점수화된다. 각 활동은 0~4로 평가되는데 최고 점수는 100점이고 최저 점수는 0점으로 점수화된다. 높은 점수일수록 더 큰 두통으로 인한 장애를 말한다. 평균 점수는 정신적 측면에서 52점 만점에 36점, 기능적 측면에서 48점 만점에 28점으로 총 얻을 수 있는 평균 점수는 100점 만점에 64점이다. 정상 기준에 대한 참조할만한 데이터가 출판되지는 않았지만, 이 점수는 재평가를 위한 유용한 기초선 측정도구로서의 역할을 한다. 평가–재평가의 변화에 대한 95% 신뢰 구간은 29 포인트로 보고 있는데 이것은 ± 29 포인트에 대한 변화가 두통에 미치는 영향에 실질적 변화를 반영하기 위해 필요하다는 것을 의미한다.

의학적 기록과 조사보고

vertebrobasilar(척추뇌바닥) 부전을 포함한 다른 건강 문제에 대한 증거는 없었다. 평균적으로 일반적 건강상의 문제는 좋았고 그는 최근 체중감량이 없다고 보고했다. 방사선사진은

C5-C6 디스크 공간이 보다 작게 좁아지고 있는 것을 보여줬다. 그의 주치의는 또한 뇌의 X-선 단층 정밀 검사(CT촬영)를 조회했고, 그 결과 정상이었다.

근거에 의한 임상 추론

1. 이런 기록에서 Norm의 두통 원인에 관한 가설 혹은 당신의 생각은 무엇인가?

전문가의 반응

현재 증거는 도수 치료가 일부 두통의 형태에 대해서만 효과적이라고 제안한다. Bronfor:등은 non-invasive(비침습적) 물리치료에 대한 두통의 다섯 가지 유형에 대한 증거를 보고했다: 편두통, 긴장성 두통, 경추성 두통(cervicoenic headache, CGH), 편두통과 긴장형의 혼합 및 외상 후 두통.

그들은 매뉴얼 치료가 CGH에 대한 효과가 있다는 증거를 발견했다. 반면, 그들의 검토는 다른 두통 형태의 장기적인 관리를 위한 도수 치료의 사용을 지지하지 않는다. 그것은 따라서 적절한 치료가 주어져야 하기 때문에 두통 장애의 정확한 구분을 따르는 것은 매우 중요하다.

두통은 14가지의 주요 범주로 국제 두통 학회 (IHS)에 의해 분류되었다. CGH는 4.5%의 이환율과 함께 모든 두통의 18%까지 차지하는 IHS에 의해 정의된 두통의 하위그룹 중 하나이다. 두통의 형태는 편두통, 긴장성 두통 그리고 보통 일상적으로 나타나는 두통과 비슷하기 때문에 종종 오진된다.(잘못 진단됨) 실제로, 연구는 케이스 중 50%이상에서 부정확한 두통 진단이 발생할 수 있는 것으로 나타났다. 진단은 기본적으로 임상적인 신체검사 결과와 함께 나타나는 증상에 따라 달라진다. 두통의 많은 형태들과 징후 및 증상 간의 유사성은 몇 가지 두통 유형간의 차이점에 대한 도전에 확실히 기여한다. 반면 독특한 특성을 가진 투통의 유형들은 더욱 쉽게 식별된다. diagnostic challenge(진단 도전)는 CGH, 편두통, 긴장성 두통이나 다른 두통의 형태의 혼합된 특성을 가진 환자의 상당 비율에서 특히 어렵다.

하지만 최근 연구는 유용하게 증명할 것이다. 즉 상대적으로 '순수' CGH와 '순수' 편두통의 경험자들 간 두통 프로파일에 있어 차이점이 드러난다는 것이다. 편두통 경험자들은 여성이 될 가능성이 크며 메스꺼움, 광선 공포증, 음성공포증 및 욱신거리는 통증이 더욱 자주 보고될 것이다. 또한, 편두통의 시작은 앞머리에서 그리고 단지 드물게는 기계적으로 자극하는 활동(어색한 목의 위치를 지속하는 것과 같이)에 의해서 가져오는 것인데 공간적 방향의 변화(예를 들어, 누운 자세에서 일어날 때 또는 앞으로 굽힌 자세에서 직립 자세로 이동할 때)에 의해 악화된다. 이 단계에서, Norm은 CGH로부터 고통받고 있는 것으로 나타났다. diagnostic challenge(진단 도전)는 편두통으로부터 CGH을 차별화하는 것이다. Norm의 케이스 과거력은 환자이고 광선 공포증이나 음성공포증을 나타내지 않고 욱신거리는 통증을 기술하지 않기 때문에 CGH가설을 지지한다. 게다가, 그의 통증은 후부 목에서 시작해서 머리로 퍼지고 그것은 공간적 방향(spatial orientation)의 변화에 의한 것이 아니라 신체 활동과 어색한 머리 위치에 의한 것이다. 전반적으로, 과거력에서 얻어진 정보는 Norm의 두통 발병에 있어 경추와 관련된 가능성을 입증한다. 신체적 검사는 이제 CGH 가설을 테스트하도록 요구되고 그래서 그 진단을 입증한다.

2. 이 초기 단계를 고려한 치료 가설을 가지고 있는가? 그렇다면, 당신의 경험과 과학적 증거를 기반으로 환자의 과거력에 있어서 어떤 요소들을 당신의 치료적 가설로 입증할 수 있는가?

전문가의 반응

이러한 초기 단계에서, CGH의 진단을 암시하는 과거 요인들이 있었다 할지라도 이것은 여전히 확실하지 않다. 신체적 검사는 진단을 확인하는 데 필요하다. 게다가, CGH은 관절, 신경 및 근막시스템(myofascial systems)내에서의 기능저하(장애)로부터 발생할 수 있는 것으로 확인된다. 따라서 치료에 관한 가설은 매우 기본(예선단계)이 될 것이다. 다만, Norm은 잠재적인 치료를 식별하는 도움이 될 수 있는 몇 가지 정보를 제공해왔다. 예를 들어, 그는 그의 목에 어떤 문제가 있다고 믿었고 (비록 이 관념이 이전 치료 실무자들에 의해 단련되었을 수도 있지만)그래서 그는 이러한 영역에서 어떤 기능장애를 해결하기위한 운동을 실시하고자 했다.

예를 들면 그는 자신의 목에 문제가 있었다고 믿었다. 이러한 생각이 이전에 의사에게 치료받는 상태였다 하더라도 그리고 그는 이 부분에서 기능이상을 수정하기위한 운동을 받을 의향이 있었다. 게다가 Nprm은 단기간에 이익이 될 뿐인 카이로 프랙틱 치료(경부 수기치료)를 받고 있었다 이것은 나쁜 운동 조절로 인한 관절 질환으로 제시 되었다. 두통에 있어서 단기 향상을 유도하는 수기치료와 빠르게 손실되는 동작은 두개경부근육(Craniocervical M.)의 나쁜 기능을 나타낼 뿐만 아니라 다른 형태의 두통을 나타낼 수도 있다. 두개경부근육(Craniocervical M.)의 근력과 지구력에서의 손상은 CGH[13]의 형태를 정의 하는 것 처럼 보인다 이것은 그의 이전의 치료를 나타내는 것은 아니며 잠재적인 관리 방법의 한 측면이다. 확실히 Norm에 따르면 어떠한 형태의 운동도 이전의 치료에서는 나타나지 않았다.

신체 검사

자세

선자세에서 Norm은 그의 골반은 견갑대에 대해서 앞쪽으로 위치한채 천추 만곡증이 있었다. 흉추는 후만으로 증가되었고, 턱이 앞으로 나간 자세에서 미치는 전방으로 더 나간자세를 하고 있다. 견갑골은 전인,하강, 하방회전되어 있다. 앉은 자세에서 골반은 후방경사 되어있고, 그의 요추, 흉추 후만과 함께 chin posture를 가지고 있다. 그의 골반 손으로 교정 했을때 앉은 자세와 선자세에서 그의 전반적으로 호전되었다.

능동적,수동적인 신체적 움직임

앉은 자세에서 경추의 능동적 관절가동범위는 우측회전, 굴곡 상태에서 통증이 없는 범위로 약간 제한 된다. 특히 상위 경추 신전에서 그범위는 제한되어 지지 않고 부족하게 조절되어진다. 우측회전의 압박은 목의 우측 기시부분에서 두통증상처럼 약간의 통증을 유발시킨다.

C2의 고정에 의한 C2위에서의 독립적 회전은 왼쪽, 오른쪽 회전 사이에서 수동적 움직임 있어서 다르게 나타난다:우측회전은 대략 5도정도 제한된다 그리고 Norm은 이움직임을 할때 중등도의 통증을 유발한다고 보고 했다. 비슷하게 중립적위치에서 하위경추와 능동적 굴곡된 상위경추는 예상되는 범위를 반정도 제한 시키고 상위 부분 목부분에 과압박으로 통증을 유발시킬수 있다.

신경조직 흥분검사

상위경추 제한 관점에서, 상위경추 신경조직의 기계적감각민감도를 위한 screening test가 쓰여졌다. 다리 뻗고 앉은 자세에서 상위경추의 수동적 굴곡과 비교하여 바로누운 자세에서 상위경축의 수동적 굴곡과함께 어깨 90° 외전만큼 대조된다.

바로 누운 자세에서 양쪽 어깨와 경추 굴곡이 위로 향한 90도로 외전하였다.

상부 경추 굴곡 범위에는 차이가 발견되지 않았고, 게다가 또 다른 신경조직의 섬세한 동작과 기계적인 섬세함에 대한 검사는 계속 되지 않았다.

수동적인 분절 움직임 검사들

수동적인 생리학 척추들 사이의 움직임 검사는 C1~C2 분절 움직임에서 오른쪽으로의 회전이 과도한 움직임이 보여졌다. C2의 오른쪽 관절기둥에 전후방으로 압력을 적용하고, C1에는 좀 더 낮은 정도에 적용시 목의 통증이 상당히 줄어든다. 경추극이 45도 오른쪽으로 회전하고, 오른쪽 한방향으로 후전방 압력을 가하면, C2에서 더 통증이 심해지나 C1척추의 압력에 대한 통증은 변하지 않았다. 굴곡회전 검사는 C1−C2관절의 이상기능에 대한 양성검사로 32°보다 더 제한적이고 오른쪽 회전에서 제한을 보였다. 이 검사과정에서 환자들은 바로 누운자세에서 경추가 수동적으로 끝 범위까지 굴곡된다. 치료사들은 오른쪽과 왼쪽으로 머리를 회전시킨다. 경추굴곡은 모든부분과 c1−c2부분을 구별하여 움직임 제한을 생각할수 있는데 그것은 어떠한 경추자세에서도 회전을 할 수 없는 해부학적인 구조 때문이다.

다른 경추의 움직임은 끝 범위에서 c1−c2분절의 움직임을 제한시킬 수 있다.

오직 5도에서만 오른쪽 회전의 완전한 부재와 왼쪽으로의 최소한의 제한으로 기준으로 하였다. 이 검사가 수행되었을 때 부정적인 결과를 피하기 위해 목을 조심스럽게 끝 범위에서 굴곡을 유지하였다.

근육의 기능

앉은 자세와 선자세에서 좋지 않은 자세조절의 증거가 있다. 또한 흉쇄유돌근의 양측의 돌기는 주목할 만 했다. 하위 후두 근육을 촉진하고 근육의 길이를 검사했을 시 대부분 상위 경추의 극 지역에서 움직임이 발생시 능동적인 경추의 움직임 조절에서 신전부분이 좋지 않다. cranoicervical 굴곡 검사시 심부 목 굴곡근들의 기능은 융쇄위돌근 근육들의 과 활동이 없이 상위 경추 극의 굴곡이 눈에 띄게 사용되지 않는 것과 함께 중요하게 작용하지 않는다고 밝혀졌다. 상위경추굴곡의 유지정도와 표면적인 목근육들의 활동없이 5초동안 자세를 유지하는 것으로 기준을 할 수 있었다. 게다가 목근육의 장애는 잘못된 견갑골의 통제의 증거가 되었다.

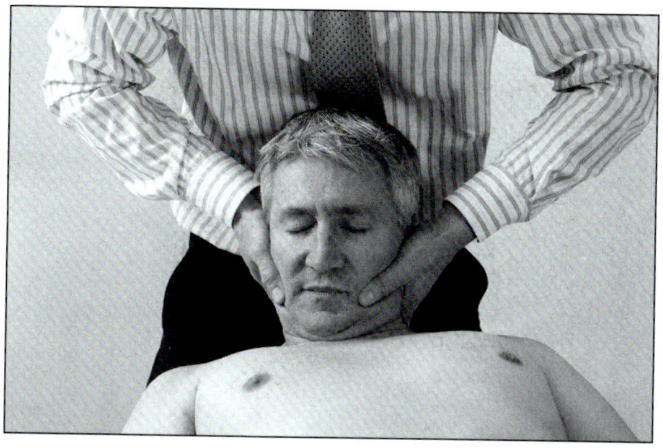

그림 8.2 C1–C2의 굴곡–회전 검사

다른 테스트

척추뇌저동맥부전의 어떤 증거가 없었고 다른 모든 테스트는 부정적이었다.

근거에 의한 임상 추론

1. 물리적 시험후에 CGH에 대한 당신의 가설은 확인했는가?
   어떠한 임상적 도출이 이 결정을 가져옴에 있어 가장 적절했는가?

전문가의 반응

두통형성의 대다수는 몇 가지 예외적 진단 외에 물리치료사와 직접적이 연관이 있는 것은 아니다. 각각의 두통의 형성은 병리학적 기반을 가지고 있기 때문에, 잘못된 다른 치료는 치료실패로 이어 질 수 있다. 물리치료가 대다수의 두통형성에 영향을 못 미칠 거 같기 때문에, 이러한 잘못된 진단은 물리치료의 개입에 있어서 특별히 중요하다. 대다수의 두통형성은 또한 각기 다른 진단과 관리에 있어서 더 큰 노력을 요하는 다양한 두통형성이 공존한다. CGH(경추성두통) International Study Group(이하 CHISG)에 따른 특성들이 표 8.1에 나와 있다. 빈센트와 루나는 두통형성의 혼합을 가지고 있는 이러한 진단적 기준의 타당성에 대해 검토하다. CGH 환자들은 긴장 타입의 두통이나 편두통 환자보다 기준에 더 가깝습니다. 그러나, 비록 남아있는 2/3환자는 아직 규명 되지 않았지만 CGH환자들의 30%는 편두통에 대한 IHS 기준을 만족하는 반면에 단지 3%의 CGH환자들만이 긴장타입의 두통의 기준을 만족한다.

Antonaci 등은 CGH에 대한 진단법을 형성하기 위해서 CHISG의 진단적 기준들 중 적어도 다섯 가지는 발표되어져야 한다고 보도했다. 더욱이 빈센트는 만일 모든 기준이 존재한다면 높은 단계의 민감성과 평범한 단계의 특별성을 가지고 있는 긴장타입의 두통과 편두통으로부터 CGH를 구분해 낼 수 있다고 제시해왔다.

표 8–1. 경추성 두통에 대한 국제적인 연구 그룹의 진단 기준

주요 기준	1. 목 관련의 증상 그리고 징후 (a) 비교 가능한 증상의 출현(precipitation): (1) 목 운동 그리고/ 또는 유지된, 어색한 머리 위치 그리고 /또는 (2) 후두 또는 상부 경추 영역의 외부 압력 (b) 목 운동 범위의 제한 (c) 동측 목, 어깨 또는 팔 통증 2. 진단 마취 차단에 의한 확증적인 기록 3. 옆으로 이동 없이 머리 통증의 일방성(unilaterality)
머리 통증의 특성	4. 보통 목에서 시작하는 중간–심한, 욱신거리는 통증 (a) 다양한 지속시간, 또는 변동하거나, 지석적인 통증의 에피소드.
몇 가지 중요한 다른 특성	5.인도메타신(indomethacin) 효과의 부족 (a) 에르고타민(ergotamine)과 sumatriptan 효과의 한계 또는 부족 (b) 여성 (c) 보통 중간 정도 이상의 머리 또는 간접적인 목 외상은 호발병력
덜 중요한 다른 특성	6. 종종 발현 그리고/ 또는 발현될 때 적당하게 나타나는 다양한 발병과 관련된 현상 (a) 구역질 (b)소리공포증 그리고 광선공포증 (c)현기증 (d)동측의 ' 희미해진 시야' (e)삼킴 어려움 (f) 주로 눈 주위 동측 부위에 부종

그럼에도 불구하고 앞으로 내민 머리 자세가 목의 깊은 굴곡 근육뿐만 아니라 관절이나 신경 조절 장애와 관련된 상부 경추 척추의 이상을 나타낼 수 있어, 추가 검사가 필요하다.

제한된 옥의 가동범위는 CGH의 주요 진단 기준 중 하나로 간주된다. 전부는 아니지만 일부 연구에서 큰 손실 때문에, 시상면에서, 특히 신전에서 능동적인 움직임의 제한과 함께 CGH

환자의 경추 ROM이 줄었다고 보고하였다. 경추의 굴곡과 회전 제한, 특히 상부경추부위에서 오른쪽 회전 제한은 CEH 국제 연구그룹의 제안대로 CGH에 대한 기준과 부합하였다. CGH는 상부 경추 세 분절의 기능 장애에서 주로 발생하는 것으로 생각된다. Zito 등은 도수검사에 의해 결정되는 상부 경추 관절의 기능부전의 존재는 CGH 환자 식별에 대한 가장 중요한 기준이 된다고 보고했다. 더욱 최근에 Jull 등은 CGH에 대해 단지 촉진테스트를 포함하여 도수 검사를 간략화 했다. 과가동성이나 또는 저가동성 보다는 오히려 통증 반응 확인은 경부 기능 장애 식별을 단순화하고 필요한 기술을 줄여준다. 그러나 자체에 대한 정보가 CGH 식별할 수 있는 충분한 감도와 특이성을 제공하기에 충분하지 않으며 평가의 다른 형식이 필요하다. 규격의 경우 C2 척추 부위 촉진에 따른 분명한 통증 유발과 함께 상부 경추 관절 장애의 도수 검사의 증거가 있었다. 굴곡-회전 검사는(그림 8.2), C1-C2 관절 장애와 CGH 환자를 식별하는 멀리건 개념 내에서 사용된 도수검사의 단순화 된 형태이다. 굴곡-회전 검사를 하는 동안 회전 범위는 정상적으로 각 측면으로 40-44°이다. 반면, C1-C2 관절에 장애가 있는 환자는 확실히 작은 움직임을 가지고 있고, 32°가지 제한 되거나 또는 그 이하로 나타날 것이다. 이 검사를 사용하여 고도로 훈련 된 수기치료사는 CGH 형태의 무증상 환자와 편두통을 가진 환자를 차별화 하는데 높은 민감도 (91%) 및 특이성 (90%)을 가진다. 굴곡-회전 검사가 C1-C2보다 다른 레벨에서 발생하는 CGH 환자를 포함하여 더 많은 잡다한 샘플에서 평가되어 질 때 유사한 기준이(진단 정확도 = 89%, kappa = 0.85, 긍정적인 절단 값 = 33 %)보고되었다. 비록 미숙한 검사자는 굴곡 회전 검사에 대한 움직임의 더 큰 범위를 기록할지라도, 민감도 (>83%), 특이성 (> 83%) 및 일치(kappa>0.67)를 여전히 허용하고 있다. 굴곡-회전 검사의 또 다른 장점은 잠자는 자세, 나이, 성별, 그리고 새로이 만들어진 우세손이나 직업 (활동이 신체 한쪽의 반복적인 사용과 관련된) 등 다른 요인에 독립적이라는 것이다. 결과적으로 검사는 연령, 성별 또는 환자의 생활에 관계없이 유용성이 있다. 규격의 경우 굴곡-회전 검사에서 관찰된 회전 제한은 출판 연구에서 보고된 결과보다 컸다. 회전 범위는 Hall and Robinson에 의해 보고되는 28 °, 그리고 Ogince 등에 의해 보고된 20 °의 평균 값 보다 훨씬 더 작은, 제한된 쪽으로 5 °였다. 표준범위는 또한 각 방향에서 대략 44°로 보고되었고, 두통이 없는 환자에서 이용 가능한 범위를 비교하면 현저하게 제한적이다. 이 범위는 편두통을 가진 환자로 기록된 범위 40도와 비슷하다. 불행하게도 마치 두통의 임상적 평가가 일반적인 것처럼 두통증상의 경추원인을 확실히 하기위해 평가하는 동안 두통을 유발하는 것이 이상적이었던 것에 반하여 이것은 가능하지 않다. 표준의 경우를 고려할 때 CGH에 대한 모든 경추기원성 두통국제적 학회 기준은 진단적 마취 차단술에 의한 확정적인 증거를 제외하고 충실하다는 것은 명백하다. 이러한 절차는 일반적 임상실습보다는 오히려 두통 조사에 좀더 적합하다. 나아가 Jull

등은 상부경추의 촉진 할 때의 통증과 경추후두골 굴곡 테스트에 의해 확인 되는 심부 목 굴곡 장애와 관련하여 전체적으로 제한적인 목의 움직임에는 CGH를 확인하는데 100%의 민감도와 94%의 특이성을 가지고 있다고 발표했다. 이 기준으로, 표준 두통은 자연적인 순수한 경추 기원성으로 나타나고 편두통이나 긴장성 두통의 특징 없이 나타나는 것 같다.

2. 너의 주된 가설에 관한 치료와 관리는 무엇인가? 멀리건 개념을 나타나는가? 그렇다면 왜?

전문가의 반응

장애는 만성, 정적이었고 환자의 의사, 신경학자 그리고 건강전문가에 의해 제공된 이전의 중재의 범위에 의해 도움 받지 못한다. 이는 편두통에 대한 부정확한 진단에 기인한다. 비교적 '순수' CGH 형태를 제안한 것처럼 장애를 엄격히 분류할 수 있게 하는 것은 특별한 기능부전을 목표로하는 적합한 수기치료 중재로 효과적일 것이다.

이전 연구들은CGH에 대해 수기치료 사용을 지지 했으나 편두통이나 다른 형태의 두통은 그렇지 않았다. 효과 있는 가설은 약한 두개경추 근 작용과 관련하여 만성적이고 안정적인 C1-C2움직임 장애였다. CGH증상의 만성 성질과 C1-C2 분절의 기능부전의 상대적인 고립, 굴곡-회전테스트에 대한 움직임의 전반적인 제한, 그리고 과거 치료에 장기간의 좋지 않은 반응과 함께 도수조작으로 단기간의 이완패턴 때문에, 멀리건의 C1-C2회전 자가-SNAG는 우선적으로 선택하는 치료테크닉으로 결정하게 되었다. 이 테크닉은 MWM 치료의 적절한 양을 보장하는 자가-유동술 과정으로서 클리닉 밖에서도 쉽게 실시할 수 있고 C1-C2분절에 강력한 움직임을 제공하기 때문에 선택되었다. 자가 치료는 이전 중재의 누락된 부분인 것으로 보인다. Manipulation은 장기간 편안함을 제공하는데 실패하였다. 이것에 대한 한 가지 이유는 자가-유동술이 제공할 수 있는 치료의 부족한 양 또는 부적절한 단계별 치료라고 할 수 있다. 검사결과 유사두통특징을 가진 환자는 단기간 그리고 장기간 좋은 효과를 가지는 자가치료를 포함한 이 멀리건 mobilisation에 대해 대단히 우호적인 반응을 나타낸다(3장 참고).두개경추 근육 기능장애가 있다는 것은 장기간의 관리가 심부경부굴곡 기능 증진에 대해 중재가 부적절 했다는 것을 나타내는 것이다. 방법론적으로 CGH에 대해 물리치료사의 무작위로 조절된 시도는 경추와 축-견갑 근 기능의 재교육에 대한 운동의 조화는 관절기능부전에 대한 수기치료와 함께 장기간의 최적의 결과를 제공한다.

치료 그리고 관리

치료 1

C1-C2 self-SNAG가 첫 방문에서 치료로 선택되었다. 이 기술은 클리닉에서 사용할수있으며 자가치료로서 적합하다 할 수 있다(적용에 대한 세부 사항 표8.2참고). 이것은 잠재적으로 공격적인 유동 기술로, 이것은 신중히 지침을 따르는 것이 중요하다. 기준과 함께, self-SNAG는 우선 단지 두 번 오른쪽 회전의 방향으로 수행되었다;굴곡-회전 검사에 의해 결정된 유동술의 방향. self-SNAG의 즉각적인 효과는 앉은 자세에서 활동적 회전의 범위를 얻을 수 있고, 그렇게 하면 회전은 왼쪽과 오른쪽의 대칭적 그리고 전범위에서 가능하다. 또한, 굴곡-회전 검사 재평가시에, 우측회전은 정상범위의 대략 반정도의 향상을 보였다. 임상적으로 그것은 흔하지 않게 얻어지는 활동적인 회전운동의 전범위가 아니지만 여전히 굴곡-회전 검사의 범위는 여전히 두드러지게 감소된 것을 찾을 수 있다. 신체적손상의 측정에서 변화는 요통의 총체적인 결과 안에서 통증과 장애를 측정하는 것 보다 작게 반응하는 것 같은 반면에 통증과 ROM에서 세션중간의 변화는 수기치료에 대해서 긍정적인 예측을 나타낸다. 기준은 하루에 두 번 cervical self-SNAG 스트랩을 이용 self-SNAG를 두 번씩 반복하도록 지시하였다(그림8.3). 환자에게 3일 동안 두통증상으로 인한 조금의 변화도 노트에 적도록 하였습니다. 이 경우 그것이 중재의 다른 형태에 추가되어 결정되지 않고, 가정운동의 효과가 결정될 수 있도록 하였다. 환자에게는 엎드려 자기를 피하도록 충고하였고 이전에는 충고하지 않은 사항이었다.

치료 2

기준에선 3일이 지난 후 치료와 재평가를 다시 시행하였다. 그는 첫 번째 치료 과정 후 저녁에는 가벼운 두통을 보고하였다. 기준에서는 또한 그것이 정상적으로 끝나지 않을 것 같지 않은 이상 그리고 상당히 심각하지 않은 경우, 다음날까지 두통이 있을 수 있다.

표 8-2. C1-C2에서 회전 손실을 위한 회전 SNAG

지표 굴곡	회전 검사에서 나타난 C1-C2에서의 움직임 상실과 함께 경추에 발생하는 두통 또는 목 통증	
자세	환자	의자에 앉은 환자는 몸통으로 의자등받이에 지지한다. 경추 self SNAG 스트랩은 환자의 목 뒤쪽으로 위치한다. 스트랩의 두 개의 손잡이는 환자의 각 손에 쥐도록 한다. 두통 측 반대쪽 손에 쥐게 되는 스트랩의 위쪽부분은 c1분절주위를 싸게 되고, 다른 끝쪽 부분은 환자 가슴을 가로질러 쥐게 된다.

<table>
<tr><td>적용지침</td><td>• 고정되고 과도하지않은 힘이 self-SNAG 스트랩에 적용 되어 저야 한다. 과도한 힘은 환자 목에 불편함과 통증을 유발할수있다.
• self-SNAG 스트랩을 통해 유발된 힘은 목의 중립위치에서 상위 경추에 있는 수평 방향인 facet joint 면을 따라 바로 전달되어 져야 한다. gliding force 올바른 적용을 위해 환자는 스트랩의 위쪽 부분이 항상 수평이 유지 되도록 하고, zygomatic arch 보다 더 높이 위치하지 않도록 한다.
• 우선 올바른 치료기법의 준비가 성취된다면, 환자는 스트랩의 위쪽 끝을 향해 확고한 힘을 바로 적용하고, 가슴을 가로질러 스트랩의 아래쪽 끝으로 반대 힘을 유지한다.
• 치료 어떤 단계에서든지 통증이나 다른 증상이 경험 되어져서는 안 된다. 환자는 어떤 통증이나 다른 증상들을 경험하게 된다면 치료기법은 멈추어 져야 하거나 수정 되어야한다.
• 스트랩에 수평 힘을 유지한 채로 환자는 천천히 머리를 통증이 있거나 또는 제한이 있는 방향으로 회전 시킨다. 이 동작을 하고나서, 환자는 스트랩 위쪽 부분을 얼굴 앞으로 바로 유지한다.
• 치료기법이 바람직하게 적용 되었다면, 환자는 문제가 되는 방향으로의 완전한 범위로 능동적인 회전을 통증 없이 성취할 수 있게 될 것이다.
• 만약 통증이나 다른 증상을 경험한다면, 치료사가 힘적용 방향이 수평방향인지, 그리고 시상면 에서 cervical spine이 중립위치에 있는지를 확인하도록 치료기법은 일시적으로 중단 되어져야 한다. 그리고나서 치료기법이 통증 해소를 할 수 있도록 필요에 따라 수정이 이루어 져야 한다.
• 수정이 이루어진 후에도 통증이 지속된다면, 치료기법은 사용 하지 말아야한다.
• 일단 통증없는 움직임이 성취된다면 두 번만 반복 해라.
• 환자에 의해 완전한 범위로 통증 없는 능동적 회전이 성취 될 수 있다면, 치료사는 부드럽고 수동적인 한 회전 과압력을 환자에게 1-2초간 적용한다. 이것 또한 통증 없이 이루어 져야 한다.
• 차후재평가에서 통증 없는 ROM에서 상당한 향상이 나타 나야한다.
• 첫 적용 후에 움직임 범위와 통증 감소에서 향상이 있다면 환자는 가정치료로서 치료기법 을 사용하도록 권장 하여야 한다.
• 환자는 하루 두 번, 각 두 번의 self-snag을 반복 적용 해야 한다.</td></tr>
<tr><td>코멘트</td><td>• 힘이 스트랩에 바르게 적용되었는지 주의 깊게 확인해야 한다.
• 시작 위치로 환자가 능동적으로 돌아올 때 까지 회전움직임 일어나는 모든 범위에서 스트랩에 힘이 유지 되어야 한다.
• 환자에게 최대 끝 범위 위치까지 성취하도록 장려 하는 것이 중요하다.</td></tr>
</table>

치료 신체 부위	중립 자세에서 경추
치료사	치료사는 (a) 환자 뒤에 선다:(b) 움직임이 시작 할때 까지 gentle finger 압력으로 스트랩을 유지하고 (c) 또한 환자가 올바른 방향으로 스트랩을 가지고 힘을 적용할 수 있게 스트랩이 올바른 각도로 유지되도록 주의한다.
치료사의 손	환자가 본질적으로 자가치료 로서 치료기법을 적용하기 때문에, 치료사의 손은 오직 스트랩의 올바른 방향과 각도를 유지 하는 것에 대한 보조로 사용 되어 져야한다. 일단, 환자가 자가치료를 안전하고 올바르게 적용하는 방법을 배우게 되면, 집에서 치료기법을 사용하도록 한다.

신체검사에서 회전의 능동적 움직임 범위는 왼쪽 그리고 오른쪽으로 대칭적 이였고, 오른쪽 회전에 대한 과입력은 더 이상 통증을 유발하지 않았다. 능동적 상위 경추 굴곡

또한 완전한 범위로 향상 되었고 과압력에 대해 더 이상 통증을 유발 하지 않았다. c2가 고정된 체 앉은 자세에서 오른쪽으로의 회전 범위는 약 10도 증가하였다.

굴곡 회전 검사에서 현재 약 30도의 오른쪽 회전을 보이고 있었다. 첫 번째 일견으로

이러한 결과들은 비지속적인 것처럼 보인다. 하지만 임상적 관찰에 기반해서 앉은자세에서 c1−c2회전검사의 정상범위는 15−20도 이다. 그러므로 c1−c2 회전에 대한 양 검사 모두

절반이상의 범위를 보여주었다. 하지만 여전히 조금의 제한이 있다. 심부 목 굴곡근 재검사에서 몇몇의 향상된 기능을 보여 주었다. 피험자는 목을 5도까지 구부릴 수 있었고 각 10초, 3번의 세트동안 표면 근육 활동 없이 일정한 자세를 유지 할 수 있었다. 이러한 향상은 부분적으로 상위 경추 굴곡 가능 범위의 증가와 저운동성인 c1−c2분절에 대한 관절가동화에 따른 후두하근 신장성의 결과적인 증진으로 설명 될 수 있다.

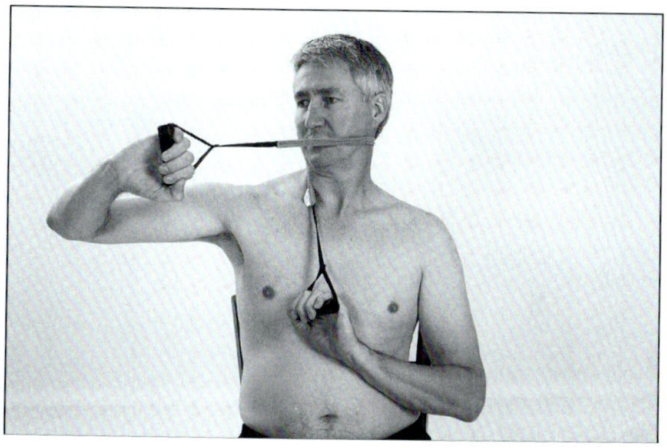

그림 8.3 경추자가 SNAG스트랩을 이용한 C1－C2자가 SNAG 테크닉

첫 번째 치료 세션에서의 긍정적이고 지속된 반응을 고려하여 C1−c2 self−SNAG을 반복하도록 하였다. 그 외에 심부목굴곡근육에 대한 재교육 프로그램이 시행 되었다.

피험자는 후두 목 굴곡근육의 과활동 없이 상위 목 척추 굴곡 수행에 대해 교육받았다. 처음에 피험자는 이러한 방법을 사용하여 아주 작은 상위 목척추 굴곡 움직임 만을 할 수 있었기 때문에, 각 10초간 5번 반복하는 낮은 수준의 활성을 하루 두번 수행하도록 교육 받았다. 세션의 마지막에서 굴곡−회전검사에서 오른쪽방향 40도에서 약간의 제한만 있었다. 간혈적 두통 현상을 고려하여 다음 세션은 두통빈도에 어떤 변화가 있는지 결정 하기위해 일주일간을 스케줄로 잡았다.

치료 3

피험자는 상당한 두통증상의 감소를 보고하였다. 지난주 동안 오직 한번의 두통을 경험하였고 두통은 3시간만 나타났다. 그는 학생들로부터 중간 방학기간 중에 있었고 그것은 화이트 보드 앞에서 더 적은시간을 그러나 컴퓨터 앞에서는 더 많은 시간을 보내게 됨을 의미하였다.

두통에 대한 한 가지 에피소드는 컴퓨터 앞에서 앉게 된 후 4시간동안 나타나기 시작했다.

굴곡–회전 검사는 여전히 오른쪽 회전 40도에서 약간의 제한이 있었고 이전 세션과 변화가 없었다. 피험자의 자가 관절가동술에 대한 점검에서 첫 번째 세션에서 교육 받은 것 처럼 과압력에 대한 보조에 있어 다른 사람(클리닉에서 훈련사 또는 가정에서 와이프)의 참여를 하지 않게 한 것은 분명해 졌다. 그 후 굴곡–회전 검사가 수행되는 동안 C1–C2 self–SNAG이 과압력하에 그리고 완전한 오른쪽 회전 범위에서 반복되어졌다. 피험자는 강력하게 그의 부인에게 C1–C2 self–SNAG 동안 회전 과압력적용을 요청하도록 권장되어졌다. 이것은 명백하게 그 기법의 매우 중요한 요소이기 때문이다. 심부목굴곡근육 기능 또한 향상 되었다. 피험자는 이제 흉쇄유돌근의 과활동성없이 상위 경추 굴곡 정상범위의 약 절반 범위를 성취 할 수 있었다. 심부목굴곡운동 범위 내에서 진행 되어졌다. 반복횟수 역시 이틀에 한번, 한번에 10번의 반복이 수행 되어질때 까지 점차적으로 늘려 졌다. 그 외에 견갑골과 척추에 대한 재교육이 시행 되어졌다.

치료 4

2주후 피험자는 더 많은 향상을 보고하였다. 그는 업무 중에 화이트보드 사용을 지속하였음에도 불구하고, 두통 빈도는 약 1주일에 1번 호소하였고 훨씬 덜 심했으며(10/2) 단지 3시간만 지속되었다. 신체검사에서 굴곡–회전 검사 동안 오른쪽 회전은 현재 통증없이 약45도의 완전한 범위 였다. 심부목굴곡근육 기능 또한 향상 되어졌으며 환자는 또한 흉쇄유돌근의 과활동없이 상위 척추 굴곡의 절반 범위를 10초 동안 유지 할 수 있었고 10번의 반복을 할수 있었다. 두통증상에 있어 상당한 향상을 고려하여 피험자는 현재 운동프로그램을 계속 하도록 교육받았다. C1–C2 self–SNAG은 가동을 유지하기위해 하루 한번만 수행 되어 졌다. 심부목굴곡근육 운동도 점차적으로 진행 되어졌고, 상위 척추 굴곡 범위를 얻게 되었다. 게다가 척추 신전 역동적 조절의 향상을 위한 운동 또한 시행 되어졌다. 이것은 화이트보드에 글을 쓸 때 상위 척추 신전에 대한 컨트롤을 향상시키기 위함 이었다.

치료 5

4주후 피험자는 지난 2주 동안 어떠한 두통도 경험하지 않았다고 보고하였다.

그는 교육받은 대로 운동을 계속 하였다. 재평가에서, 경추 굴곡 회전검사는 통증 없이 완전한 범위로 이루어졌다. 심부목굴곡근육 기능은 상위 경추 굴곡의 4분의3 범위에서 좋았다. 자세조절과 심부목굴곡근육 운동이 진행 되어졌다. 눈에 띄는 상당한 향상을 고려하여 환자는 하차 하게 되었다. 4달 후 전화로 연결되었는데, 그는 약 한 달에 한번 컴퓨터에서 지속되는 업무와 일치하여 나타나는 두통을 보고하였다. HDI 에대한 재평가에서 44점의 향상을 나타냈는데, 이것은 두통영향에 대한 실질적인 변화를 감지하는 데 필요한 수치 보다 훨씬 높은 것이었다.

저자의 MWM 코멘트

C1-C2 회전 골절가동범위은 특히 CGH 케이스 관리에 있어 성공 적이었다. 사용된 중재의 직접적 결과로서 통증, ROM 그리고 신체적 장애 모두 향상 되어졌다. 피험자를 치료하기 위해 사용된 self-SNAG 기법은 CGH관리에 있어 효과적이었음을 나타내고 굴곡-회전검사에서의 양성 결과는 주요한 포함 기준이 된다. 연구에서, 굴곡-회전검사에서 모두 양성인 32명의 CGH 환자들은 C1-C2 회전 self-SNAG 또는 placebo 운동 둘 중 하나로 치료받게 했다. 두 운동 모두 하루 두 번 수행 되어졌다. 두통 빈도, 강도 그리고 기간에 따른 두통증상에 대한 후속 평가는 4주후에 수행되었고 그리고 다시 1년후에 수행되었다. 첫 번째 날 C1-C2 self-SNAG 그룹에서 굴곡-회전 검사 동안 움직임 범위는 15도 까지 증가 하였다.($p<0.001$) 이것은 placeo 운동 그룹에서 기록된 5도의 증가보다 상당히 높았고,($p<0.001$) 검사에 필요한 6도의 보고되어진 최소 감지 변화수치 보다 높은 것이었다. 게다가, 4주차($p<0.001$) 그리고 12달 때($p<0.001$) 두통 지수 점수가 placebo 운동 그룹과 비교하여 self-SNAG 그룹에서 총 54 퍼센트의 감소로 상당히 낮았다. 피험자의 케이스에서 극적인 두통증상의 향상은 부분적으로 운동 조절 기능장애 향상을 위한 부가적인 운동으로 설명 될 수 있다. 게다가 운동 조절 향상을 위해 고안된 운동이 CGH환자에 상당히 긍정적인 이점을 가진다는 것이 나타났다. 확실히 운동 조절 재훈련 과 도수 치료의 결합은 이 중재법들이 따로 사용 되어 졌을 때 보다 장기 환자 결과에 있어 10퍼센트 더 좋은 반응을 생산하는 것으로 나타내어 졌다. 이번 케이스는 단순한 통증해소 관절 가동화기법이 통증감소 그리고 CGH 환자의 장애에 긍정적인 이점을 가질 수 있다는 것을 예증한다. 많은 연구들은 CGH 관리에서 수기치료가 효과적일 거

라는 것을 보여주고 있지만, 운동 조절 훈련과 관련하여 SNAG 기법 사용을 설명하는 첫 번째 케이스이다. 현 케이스는 최소한의 치료사 보조가 요구되는 CGH를 위한 자가 관리 프로그램이다. 소비 지향적 사회에서 자가관리는 바람직한 목표로서 보여 져야 하고 이번 케이스는 이런 고려사항에 본보기를 제공한다. C1-C2 회전 self SNAG 기법이 두통증상을 감소시킬 수 있다는 가능한 메카니즘은 다른 쳅터 에서 다루었다 (예. 4-7장) 관절가동화는 척수에 있는 운동 뉴런 p내분안전억제선의 변화를 야기하는 것으로 알려져 있다.(촉진과 억제효과를 생성한다.) C1-C2 분절의 근육 긴장도의 변화들은 굴곡-회전 검사 동안의 회전 범위 부족과 C1-C2 self-SNAG 후의 빠른 반응으로 설명 될 수 있다. 아마도, 굴곡-회전 검사에서 경추 회전범위의 증가에 대한 좀 덜 그럴듯한 설명은 C1-C2 self-SNAG이 관절의 뻣뻣함을 감소 시켰을 거라는 것이다. 관절가동화는 조직을 싸고 있는 stretch와 몇몇의 instance에 있는 유착을 깨는 것으로 생각되어 진다. 점차적으로 일어나는 그 후의 진행에서, 회전범위의 향상은 즉각적이고, 아마도 관절 뻣뻣함에 대한 작은 효과로, C1-C2 self-SNAG 기법이 통증 조절과 분절의 근육긴장도에 있어 신경생리학적 변화에 관련이 있음을 제안한다. 부가적으로 제공된 관절가동화기법의 기계적 효과는 척추의 작은 골격위치 변화, mal-tracking 문제의 교정 그리고 기능적 척추 단위의 운동축의 변화를 포함한다. 위에 나타난 효과들 중 어떤 것이 C1-C2 self-SNAG으로 보여진 향상에 대한 기반이 되는지, 이에 대한 구체적으로 조사한 연구가 없기 때문에 알려진 바가 없다. 분명히 C1-C2 self-SNAG 작용에 대한 메카니즘을 구체적으로 확인하기위한 연구가 필요 하다.

[References]

1. Jacobson G.P.; Ramadan N.M.; Aggarwal S.K.; Newman C.W.. The Henry Ford Hospital Headache Disability Inventory (HDI). Neurology 44 (5) (1994 May) 837 - 842.
2. Jacobson G.P.; Ramadan N.M.; Norris L.; Newman C.W.. Headache disability inventory (HDI): short-term test-retest reliability and spouse perceptions. Headache 35 (9) (1995 Oct) 534 - 539.
3. Bronfort G.; Nilsson N.; Haas M.; Evans R.; Goldsmith C.H.; Assendelft W.J.; et al. Non-invasive physical treatments for chronic/recurrent headache. Cochrane Database Syst Rev (3) (2004). CD001878.
4. International Headache Society. (2nd edn) The International Classification of Headache Disorders. 24 (2004) Cephalalgia. Supp. 1:19 - 160.

5. Nilsson N.. The prevalence of cervicogenic headache in a random population sam ple of 20 - 59 year olds. Spine 20 (1995) 1884 - 1888.
6. Sjaastad O.; Bakketeig L.S.. Prevalence of cervicogenic headache: Vaga study of headache epidemiology. Acta Neurologica Scandinavica (2007 Nov 20).
7. Pfaffenrath V.; Kaube H.. Diagnostics of cervicogenic headache. Functional Neur ology 5 (2) (1990 Apr - Jun) 159 - 164.
8. Sjaastad O.; Fredriksen T.A.; Pfaffenrath V.. Cervicogenic headache: diagnostic criteria. The Cervicogenic Headache International Study Group. Headache 38 (6) (1998 Jun) 442 - 445.
9. Nicholson G.G.; Gaston J.. Cervical headache. Journal of Orthopaedic & Sports Physical Therapy 31 (4) (2001 Apr) 184 - 193.
10. Sjaastad O.; Bakketeig L.S.. Migraine without aura: comparison with cervicogen ic headache. Vaga study of headache epidemiology. Acta Neurologica Scandinavi ca (2007 Nov 20).
11. Antonaci F.; Ghirmai S.; Bono G.; Sandrini G.; Nappi G.. Cervicogenic headac he: evaluation of the original diagnostic criteria. Cephalalgia 21 (5) (2001 Jun) 573 - 583.
12. Hall T.M.; Briffa K.; Hopper D.. Clinical evaluation of cervicogenic headache. Jo urnal of Manual and Manipulative Therapy 16 (2) (2008) 73 - 80.
13. Jull G.; Barrett C.; Magee R.; Ho P.. Further clinical clarification of the muscle dysfunction in cervical headache. Cephalalgia 19 (3) (1999 Apr) 179 - 185.
14. Hall T.M.; Elvey R.L.. Management of mechanosensitivity of the nervous system in spinal pain syndromes. In: (editors: Boyling G.; Jull G..) Grieves Modern Ma nual Therapy. 3rd edn (2005) Churchill Livingstone: Edinburgh, pp. 413 - 431.
15. Zito G.; Jull G.; Story I.. Clinical tests of musculoskeletal dysfunction in the dia gnosis of cervicogenic headache. Manual Therapy 11 (2) (2006) 118 - 129.
16. Ogince M.; Hall T.; Robinson K.; Blackmore A.M.. The diagnostic validity of the cervical flexion–rotation test in C1/2–related cervicogenic headache. Manual Th erapy 12 (3) (2007 Aug) 256 - 262.
17. Fishbain D.A.; Cutler R.; Cole B.; Rosomoff H.L.; Rosomoff R.S.. International Headache Society headache diagnostic patterns in pain facility patients. Clinical

Journal of Pain 17 (1) (2001 Mar) 78 - 93.

18. Sjaastad O.; Fredriksen T.A.; Pfaffenrath V.. Cervicogenic headache: diagnostic criteria. Headache 30 (11) (1990 Nov) 725 - 726.
19. Vincent M.B.; Luna R.A.. Cervicogenic headache: a comparison with migraine and tension-type headache. Cephalalgia 25 (1999 Dec) 11 - 16. 19 Suppl.
20. Vincent M.. Validation of criteria for cervicogenic headache. Functional Neurolo gy 13 (1) (1998 Jan - Mar) 74 - 75.
21. Jull G.; Niere K.. The cervical spine and headache. In: (editors: Boyling G.; Jull G..) Grieves Modern Manual Therapy. 3rd edn (2005) Churchill Livingstone: Ed inburgh, pp. 291 - 309.
22. Griegel-Morris P.; Larson K.; Mueller-Klaus K.; Oatis C.A.. Incidence of comm on postural abnormalities in the cervical, shoulder, and thoracic regions and their association with pain in two age groups of healthy subjects. Physical Therapy 72 (6) (1992 Jun) 425 - 431.
23. Watson D.; Trott P.. Cervical headache: an investigation of natural head posture and upper cervical flexor muscle performance. Cephalalgia (1993). 2782-284.
24. Yip C.H.; Chiu T.T.; Poon A.T.. The relationship between head posture and sev erity and disability of patients with neck pain. Manual Therapy (2007 Mar 14).
25. Dumas J.P.; Arsenault A.B.; Boudreau G.; Magnoux E.; Lepage Y.; Bellavance A.; et al. Physical impairments in cervicogenic headache: traumatic vs. nontrau matic onset. Cephalalgia 21 (9) (2001 Nov) 884 - 893.
26. Hanten W.P.; Olson S.L.; Russell J.L.; Lucio R.M.; Campbell A.H.. Total head excursion and resting head posture: normal and patient comparisons. Archives of Physical Medicine and Rehabilitation 81 (1) (2000 Jan) 62 - 66.
27. Treleaven J.; Jull G.; Atkinson L.. Cervical musculoskeletal dysfunction in post-concussional headache. Cephalalgia 14 (4) (1994 Aug) 273 - 279. discussion 57.
28. Jull G.; Amiri M.; Bullock-Saxton J.; Darnell R.; Lander C.. Cervical musculos keletal impairment in frequent intermittent headache. Part 1: Subjects with sing le headaches. Cephalalgia 27 (7) (2007 Jul) 793 - 802.
29. Zwart J.A.. Neck mobility in different headache disorders. Headache 37 (1) (1997 Jan) 6 - 11.

30. Hall T.; Robinson K.. The flexion–rotation test and active cervical mobility — a comparative measurement study in cervicogenic headache. Manual Therapy 9 (4) (2004 Nov) 197 – 202.

31. Bogduk N.. Headache and the neck. In: (editors: Goadsby P.; Silberstein S..) Headache. 17th edn (1997) Butterworth–Heinemann: Melbourne, pp. 369 – 381.

32. Dvorak J.; Herdmann J.; Janssen B.; Theiler R.; Grob D.. Motor–evoked potentials in patients with cervical spine disorders. Spine 15 (10) (1990 Oct) 1013 – 1016.

33. Amiri M.; Jull G.; Bullock–Saxton J.. Measuring range of active cervical rotation in a position of full head flexion using the 3D Fastrak measurement system: an intra–tester reliability study. Manual Therapy 8 (3) (2003) 176 – 179.

34. Ogince M.; Hall T.; Robinson K.. The diagnostic validity of the cervical flexion–rotation test in C1/2 related cervicogenic headache. Manual Therapy 12 (2007) 256 – 262.

35. Hall T.; Robinson K.; Fujinawa O.; Kiyokazu A.. Inter–tester reliability and diagnostic validity of the cervical flexion–rotation test in cervicogenic headache. Journal of Manipulative & Physiological Therapeutics 31 (2008) 293 – 300.

36. Smith K.; Hall T.; Robinson K.. The influence of age, gender, lifestyle factors and sub–clinical neck pain on cervical range of motion. Manual Therapy 13 (2008) 552 – 559.

37. Ogince M.; Hall T.; Robinson K.. The diagnostic validity of the cervical flexion–rotation test in C1/2 related cervicogenic headache. Manual Therapy 12 (3) (2007) 256 – 262.

38. Dvorak J.; Antinnes J.A.; Panjabi M.; Loustalot D.; Bonomo M.. Age and gender related normal motion of the cervical spine. Spine 10 (1992 Oct) S393 – S398. 17 Suppl.

39. Jull G.; Trott P.; Potter H.; Zito G.; Niere K.; Shirley D.; et al. A randomized controlled trial of exercise and manipulative therapy for cervicogenic headache. Spine 27 (17) (2002) 1835 – 1843.

40. Mulligan B.R.. Manual Therapy: 'NAGS', 'SNAGS', 'MWMS' etc. In: Plane View Services. 5th edn (2004) New Zealand: Wellington.

41. Bronfort G.; Haas M.; Evans R.L.; Bouter L.M.. Efficacy of spinal manipulation

and mobilization for low back pain and neck pain: a systematic review and best evidence synthesis. Spine 4 (3) (2004) 335 - 356.

42. Hall T.. Ho Tak Chan B, Christensen L, Odenthal B, Wells C, Robinson K. Efficacy of a C1/2 self-SNAG (sustained natural apophyseal glide) in the management of cervicogenic headache. Journal of Orthopaedic & Sports Physical Therapy 37 (3) (2007) 100 - 107.
43. Pengel L.H.; Refshauge K.M.; Maher C.G.. Responsiveness of pain, disability, and physical impairment outcomes in patients with low back pain. Spine 29 (8) (2004 Apr 15) 879 - 883.
44. Tuttle N.. Do changes within a manual therapy treatment session predict between-session changes for patients with cervical spine pain? Australian Journal of Physiotherapy 51 (1) (2005) 43 - 48.
45. Hall T.M.; Chan H.; Christensen L.; Odenthal B.; Wells C.; Robinson K.. Efficacy of a C1-2 Self-sustained natural apophyseal glide (SNAG) in the management of cervicogenic headache. Journal of Orthopaedic and Sports Physical Therapy 37 (3) (2007) 100 - 107.
46. Niere K.; Robinson P.. Determination of manipulative physiotherapy treatment outcome in headache patients. Manual Therapy 2 (4) (1997) 199 - 205.
47. Hall T.M.; Briffa K.; Hopper D.; Robinson K.W.. Intratester reliability and minimal detectable change of the cervical flexion-rotation test. Journal of Orthopadic & Sports Physical Therapy 40 (4) (2010) 225 - 229.
48. Jensen O.; Nielsen F.; Vosmar L.. An open study comparing manual therapy with the use of cold packs in the treatment of post concussional headache. Cephalalgia 10 (1990) 241 - 249.
49. Li C.; Zhang X.L.; Ding H.; Tao Y.Q.; Zhan H.S.. Comparative study on effects of manipulation treatment and transcutaneous electrical nerve stimulation on patients with cervicogenic headache. Zhong Xi Yi Jie He Xue Bao 5 (4) (2007 Jul) 403 - 406.
50. Nilsson N.; Christensen H.; Hartvigsen J.. The effect of spinal manipulation in the treatment of cervicogenic headache. Journal of Manipulative & Physiological Therapeutics 20 (5) (1997) 326 - 330.

51. Schoensee H.; Jensen G.; Nicholson G.; Gossman M.; Katholi C.. The effect of mobilisation on cervical headaches. Journal of Orthopaedic and Sports Physical Therapy 21 (1995) 181 – 196.

52. Whorton R.; Kegerreis S.. The use of manual therapy and exercise in the treatment of chronic cervicogenic headache. Journal of Manual & Manipulative Therapy 8 (2000) 193 – 203.

53. Dishman J.D.; Ball K.A.; Burke J.. First Prize: Central motor excitability changes after spinal manipulation: a transcranial magnetic stimulation study. Journal of Manipulative & Physiological Therapeutics 25 (1) (2002 Jan) 1 – 9.

54. Mulligan B.. Extremity joint mobilisations combined with movements. The New Zealand Journal of Physiotherapy 20 (1992) 28 – 29.

55. Petty N.; Moore A.. Neuromusculoskeletal Examination and Assessment: A Handbook for Therapists.. (1998) Churchill Livingstone: London.

56. Wilson E.. Mobilisation with movement and adverse neural tension: an exploration of possible links. Manipulative Physiotherapist 27 (1995) 40 – 46.

57. Hearn A.; Rivett D.; Cervical S.N.A.G.S.. a biomechanical analysis. Manual Therapy 7 (2) (2002) 71 – 79.

chapter

09 어지럼증의 진단 딜레마

A diagnostic dilemma of dizziness

병력 History

Howard(하워드)는 그의 오래된 어지럼증에 대하여 상담한 신경학자에게 물리치료 평가 및 치료에 관하여 문의를 했다

하워드는 매장 매니저로 은퇴한 71세의 노인이며, 취미는 정원을 장식하는 것이다.

그 밖에 자신의 정원을 관리하고 또한 이웃들의 넓은 정원과 두 개의 기하학식 정원을 적은 비용으로 관리해주고 있다.

그는 또한 열성적인 수영선수였지만 어지럼증 때문에 18개월 동안 수영을 할 수 없었다.

하워드의 부인은 6년 전에 돌아가셨고 큰 아들이 그와 같이 살고 있다.

증상 Symptoms

현재 하워드는 주로 중간정도의 통증을 매일 호소하는 어지럼증을 앓고 있다.

그는 자기의 어지럼증을 불안정하거나 또는 균형능력이 떨어지는 느낌이 있다고 설명하고 있다.

비록 그는 실제로 떨어지지는 않지만 종종 떨어질것 같다는 느낌을 받는다.

의심스러운것은 하워드의 어지럼증은 결코 핑 도는 느낌은 아니고 침대에서 굴러떨어지는(rolling over)것도 아니지만 그는 어지럼증이 더 현저하게 나타날 때 메스꺼움을 느꼈다.

그는 또한 뒷목의 뻣뻣함, 뒤-위쪽 목 통증, 뒤통수 부분에서 간헐적인 둔한 두통을 호소했다(그림9.1)

하워드는 종종 오른쪽 귀의 먹먹함을 느꼈고, 종종 이명(귀울림)도 경험했다. 그리고 얼굴 오른쪽 부분 동굴(sinus)에 뭔가 가득차는 것이 악화됨을 느꼈다.

상지, 흉추, 혹은 척추 부근의 어떠한 통증이나 증상도 없었고 척골기저핵순환부전(증, VBI)을 생각나게 하는 다른 증상 또한 없었다.

자가보고측정 Self-report measures

하워드는 완전한 세 가지의 자가 보고 측정 도구 양식에 대하여 받았다

첫 번째는 기능적, 감정적, 신체적인 측면으로 어지럼증의 정도를 측정하는 DHI(어지럼증 장애 검사표, Dizziness handicap Inventory)이다.

스스로 감지할수 있는 핸디캡의 최고 가능점수는 100점이다.

이 측정에서 하워드는 34점 이었고, 중간정도의 핸디캡을 보였다.

두 번째는 어지럼증을 10cm의 선으로 측정하는 VAS(visual analogue scale)로 한쪽끝은 "어지럼이 없는 상태"즉 "0" 이고 다른 한쪽끝은 "가장 심한 어지럼이 있는 상태"즉 "10"으로 표시되어 있는데 10중에 5.2 였다.

마지막 자가 보고 측정은 목통증과 두통을 10cm 선으로 측정하는 VAS(visual analogue scale)로 측정하는데 한쪽 끝은 "통증이 전혀 없는 상태" 즉 "0" 이고 다른 한쪽 끝은 "통증이 가장 심한 상태" 즉 "10"으로 표시하는데 10중에 3.4 였다.

이 두 가지 측정된 점수는 몇 일 앞에 보다 평균치 이상 이었다.

증상의 양상 Symptom behaviour

하워드의 어지럼증이 생기는 가장 주된 동작은 빨래를 말리기 위하여 빨랫줄에 빨래를 거는 동작이다.

만약 그가 빨랫줄을 쳐다보면 균형을 잃을 것이고 "Irish jig(아일랜드 춤곡의 일종)를 추는 사람_즉, 지그재그의 동작을 취하게 되는 것"이 될 것이다.

그는 주로 옷걸이를 이용하고 쳐다보는것을 피해야 한다.

하워드는 또한 그가 장식용 나무를 장식하는 작업을 하면서 위로 쳐다볼때 불안정한것을 경험하였다.

더군다나 그는 위로 쳐다보는것을 조심해야 하고 사다리를 피해야 되므로 더 이상 백열전구를 교체할수 없어 아들에게 부탁을 해야한다.

마찬가지로 그가 식료품을 구입하길 원할때 높은 선반에 있는 물건은 꺼내지 못할것이며 다른 사람에게 부탁을 해야한다.

지난해 하워드는 차를 후진하기가 더 어려워 졌다는것을 알게 되었다.

그의 어지럼증은 지난 6개월 동안 더 심해졌고, 심지어 짧은 거리를 운전할때에도 불안한 상태이다.

그의 아들과 함께 가지 않으면 가게를 가기 위하여 운전 하는 것을 좋아하지 않는다.

어지럼증과 통증이 감소할때는 목이 중립자세이면서 엎드린 자세로 누워 있을때거나 혹은 목에 2개정도의 배게를 지지한 상태로 누워있을때이다.

그의 증상이 하루 일과중에 특별한 패턴이 있는건 아니고 증상이 나타나는 동작은 활동(움직임)을 했을 때와 관련이 있다.

현재병력 Current history

하워드는 몇 달 동안 초음파와 레이저 치료로 구성된 물리치료를 받았지만 통증 감소는 돼지 않았다.

신경학자는 하워즈의 어지럼증에 대한 원인으로 중추신경계, 심장계통, 전정기관, 정신과적인 것은 배제하였다.

그의 평가는 보행과 균형검사, 눈 움직임 검사, 딕스-할파이크테스트(Dix-Hallpike manoeuvre), 그리고 칼로리 검사(칼로리 검사는 전정기관이 정상적인 기능을 하는지 검사하는 것: 내이는 따뜻하고 찬물로 자극을 주고, 안구진탕을 검사하기 위하여 눈을 관찰한다)와 같은 안뜰척수기능, 안뜰안구기관과 불균형을 포함한 신체 검사에 의해 측정되었다.

이러한 검사들은 모두 정상이었고 하워드는 그의 어지럼증과 비슷한 통증을 유발하는 움직임을 시행할 때 목의 뻣뻣함과 통증이 있었고, 신경학자는 그의 어지럼증이 목뼈에서 시작이 된다고 하였고 수기치료를 이야기 하였다.

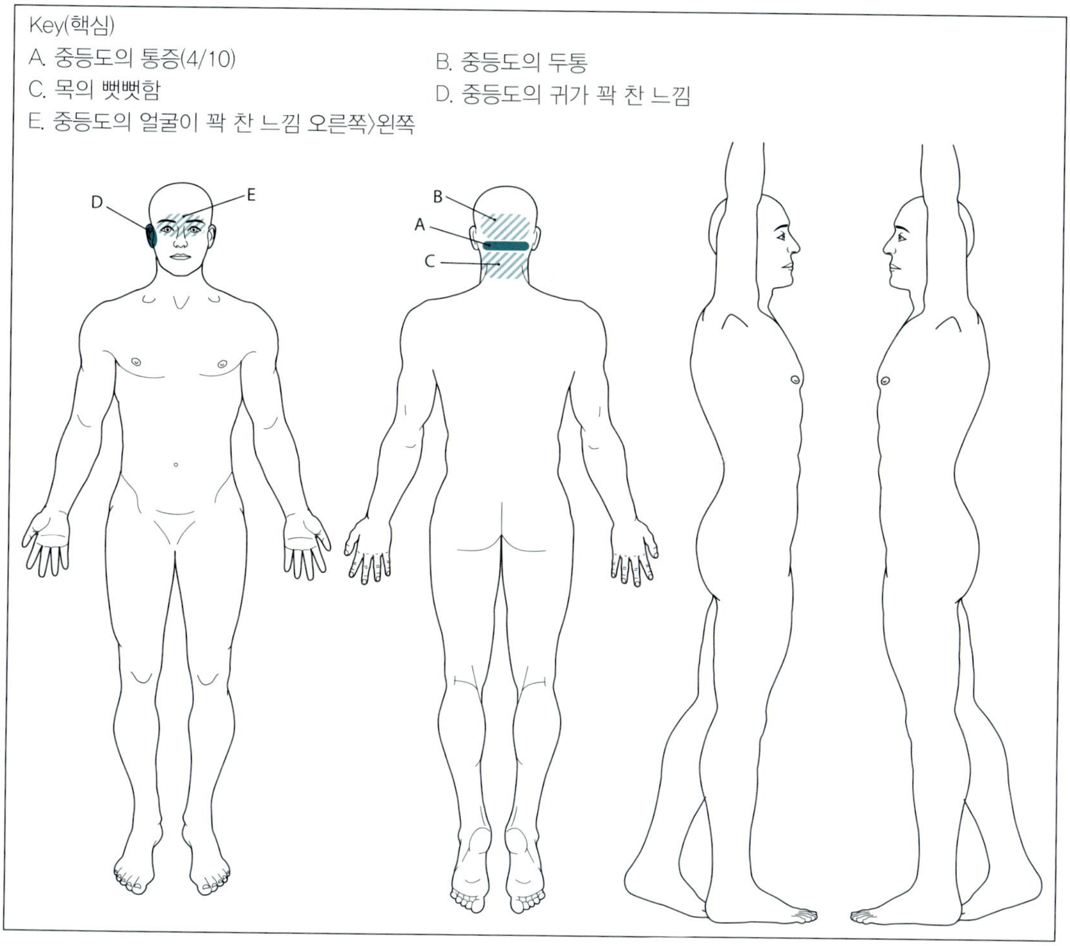

그림 9.1 **환자 증상의 영역을 표시하는 환자 차트**

과거력 Previous history

하워드는 그의 일상적인 생활인 일요일 아침 수영 세션을 한 후에 약 3년정도 어지럼증이 있었다.

그는 자유형을 할 때 오른쪽으로 호흡을 한다.

이때 쯤 그는 또한 야간에 식료품 선반을 포장하는 일을 하였다.

그는 높은 선반에 물건을 놓는 것이 특히 어려웠고, 약간의 어지럼증이 발생하였다.

하워드는 40년전 교통사고를 당했고 그 때 편타성 손상이 생겼다.

그는 사고후에 목 통증과 뻣뻣함을 경험하였다.

X-ray 소견으로 상위목뼈의 퇴행성 변화가 약간 보였다(그림9-2).
하워드의 일반적인 건강소견은 괜찮았고 어떤 약물 투여도 하고 있지 않았다.

근거중심 임상추론
EVIDENCI-INFORMED CLINICAL REASONING

1. 하워드의 어지럼증에 대한 원인에 대하여 당신의 최초 생각은 무엇입니까?
 그의 병력에서 당신의 가설(전제, 가정)을 지지하거나 이의를 제기할 무엇을 발견하였나요?

치료사의 대답 Clinician's response

목뼈(경부)성 어지럼증은 불균형 혹은 불안정 같은 느낌(핑도는 느낌이나 현기증 보다 더한)이고 주로 목의 위치나 움직임에 따라 발생이 된다.

주로 목뼈 통증, 뻣뻣함 혹은 두통이 동반되어 발생이 된다.

하워드의 병력은 이용가능한 연구와 임상적 경험에 의하면 그의 어지럼증 원인은 목뼈의 문제 때문이다.

첫 번째로, 어지럼증은 '균형능력이 떨어짐' 으로 표현이 될 수 있고 핑도는 느낌(주로 전정기관의 문제로 생기는 현기증)은 아니다.

두 번째로 침대에서 구를때 경험했던 어지럼증에 대하여 질문했을때 아니라고 대답하였다.

이것은 일반적으로 내이에 문제가 생겼을때 발생하는 양성발작성체위성현기증(체위성 발작성 현훈, Benign Paroxysmal Positional Vertigo)라고 볼 수 있다.

추가적으로 BPPV가 일시적으로 발생하는것에 비하여 어지럼증은 2-3년 이상 거의 매일 발생을 한다.

세 번째로 어지럼증은 목의 뻣뻣함과 통증을 동반한다.

마지막으로 어지럼증이 최초로 시작된 시점은 목뼈를 폄(슈퍼마켓에서 높은 선반을 포장할때)했을 때와 오른쪽 회전(수영에서 자유형을 할때)을 하는 그러한 동작들을 한 후에 시작이 되었다.

유사하게, 현재 통증이 발생되는 동작들은 회전(예를 들어 자동차 후진할 때) 뿐만 아니라 백열전구를 교환 할 때와 빨랫줄에 빨래를 널 때와 같은 목뼈의 폄을 유발하는 움직임이나 자세를 취할 때를 포함한다.

흥미롭게도, 하워드의 목뼈 문제는 그가 40년 전에 교통사고가 나서 채찍질 손상(whiplash injury)을 받은 시점에 시작이 되었다.

채찍질 손상 후 어지럼증의 발병률은 비록 현재 상태보다 더 직접적으로 보고되었지만 20–58%, 40–80%, 80–90%로 다양하게 보고되고 있다.

그럼에도 불구하고 X–ray상에서 보여지는 상부목뼈의 퇴행성 변화는 교통사고와 관련이 있고 아마도 어지럼증의 발병과 관계가 있을 가능성이 있다.

그것에 비해 역학적인 목뼈 문제와 관련되어 보고된 이명은 어떻게 발생되는지 바로 명백하게 나타나지 않는다.

그러나 목뼈부 어지럼증과 귀가 꽉 찬 느낌, 메스꺼움, 시야가 흐려보임, 발한, 이명의 느낌이 연관되어 있는 것으로 이야기하고 있다.

2. 당신은 어지럼증의 원인이 척골기저동맥순환부진(VBI)에 의한 것이 가능하다고 고려하고 있는가?

치료사의 설명 Clinician's answer

비록 하워드의 어지럼증이 척골기저동맥순환부진(VBI)의 자세에 따른 통증 재현(예를 들어 목의 회전 또는 폄은 척골기저동맥순환부진(VBI)에 의해 척추동맥의 혈류가 감소된다) 과 일치하는 목뼈의 움직임과 자세에 의해 발생이 되었다고 할지라도 어지럼증의 다른 원인은 신경학자에 의해 미리 배제된다: 경추부 어지럼증은 원래 진단에서 제외된다.

즉, 어지럼증의 다른 원인은 첫 번째로 반드시 경추부 어지럼증을 진단하기 전에 병력, 이학적 검사, 전정기능검사를 기초로하는 것을 제외해야 한다.

더욱이 깨끗하지 않은 신경혈관 증상 혹은 증세(징후), 그리고 척골기저동맥순환부진(VBI)은 전형적으로 현기증의 느낌과 더욱더 관련이 있다.

반면에, 상부목뼈에서 퇴행성 변화는 비록 분명한 방사선 영상이 이것을 결정하는 것은 부적당할지라도 아마도 척추 동맥의 씹히는 증상이 있을수 있고, 마름뇌(hindbrain)로 가는 혈류를 방해할 것이다.

메스꺼움과 이명은 비록 완전히 특이하지 않은 증상일지라도 일반적으로 척골기저동맥순환부진(VBI)와 같이 발생한다고 보고되고 있다.

상부목벼와 뒤통수부에서의 통증은 또한 척추동맥의 상태와 관계가 있다, 비록 그것이 전형적으로 한쪽에서 발생이 되고 환자가 이전에 경험해 보지 못한 격렬함, 날카로움, 그리고 급성 상태일지라도 이러한 경우 보다 더 짧은 기간(예를 들어, 년보다 오히려 매일)에 발생을 한다.

대체로, 척골기저동맥순환부진(VBI)는 지나치게 원인이 불분명 하다.

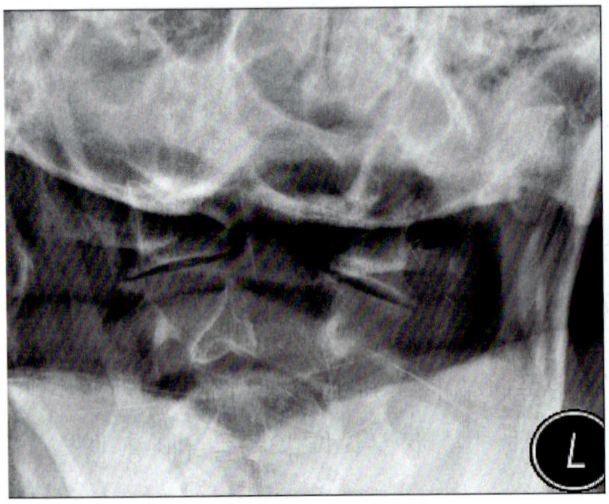

그림 9.2 상부목뼈에서 보여지는 퇴행성 변화에 대한 X-ray

신체검진 PHYSICAL EXAMINATION

관찰 Observation

하워드는 머리가 앞쪽으로 나온 자세이고 뒤로 기대어 누운 자세로 앉아 있다

목뼈의 능동 움직임 Cervical spine active movements

하워드는 안정상태에서 통증이나 어지럼증을 경험하지 않았으나 오른쪽 귀는 "막힌(blocked) 느낌이 있고 얼굴의 오른쪽 부분은 "가득찬"의 느낌이 있다.

목뼈운동범위(CROM) 측정 도구를 가지고 목뼈 움직임을 측정하고 평가한다.(Performance Attainment Associates, St Paul, MN, USA) :

- 굽힘 : 40도 그리고 통증없음
- 폄 : 40도 그리고 약한(slight, 가벼운) 어지럼증
- 왼쪽 회전 : 70도 그리고 통증 없음
- 오른쪽 회전 : 오른쪽 목의 약간 통증을 동반한 50도 그리고 뻣뻣한 느낌

- 왼쪽 가쪽 굽힘 : 40도 그리고 통증 없음
- 오른쪽 가쪽 굽힘 : 40도 그리고 통증 없음

수동관절움직임 Passive joint movements

국소 통증으로 인한 중간정도의 움직임은 C2와 약간 신전된 C3의 움직임이 중간 후-전부 부수적으로 움직일 때 발견이 된다.

일반적으로 통증은 오른쪽 C2-C3의 과한 움직임과 오른쪽 C3-C4 파셋 관절의 약간 폄 상태에서 재현이 된다.

수동적인 척추간 움직임은 오른쪽 폄과 회전상태에서 C2-C3사이 움직임이 감소되는 것을 볼 수 있다.

딕스할파이크 검사법 Dix-Hallpike manoeuvre

양성 발작성체위성현기증(BPPV-일반적인 대부분의 어지럼증 원인)에 의한 어지럼증 원인을 배제하기 위하여 딕스-할파이크 검사법(Dix-Hallpike manoeuvre)를 수행하였다.

딕스-할파이크 검사법(Dix-Hallpike manoeuvre)를 자세적인 안구진탕증을 검사하는 것이고, 후방 반고리관 양성 발작성체위성현기증을 위한 더 특별한 검사법이다.

안구진탕증은 환자가 길게 앉은 자세에서 재빨리 일어설 때 발생이 되고 왼쪽 혹은 오른쪽 목뼈회전(45도) 그리고 나서 누운상태에서 머리들기(검사 테이블에서 30도 미만으로),

이 검사법은 양쪽 모두 수행을 한다.

발작성 자세 안구진탕증은 일반적으로 향지성(굴지성) 회전 안구진탕증이다.

3-10초 정도 높은 주파수(frequency)에서 높지만 30-60초 안에 흩어진다.

회선과 직선 눈떨림이 있고 그리고 나서 환자가 앉은 자세로 돌아올 때 반대 방향에서 발생이 된다.

또한 피로감을 나타낸다 즉, 반복된 자세로 인한 현기증과 안구진탕증은 빠르게 사라진다.

목뼈부 어지럼증 검사는 목뼈움직임 때문에 발생되는 어지럼증을 검사할 것이지만 안구진탕증을 일으키지는 않을 것이다.

하워드가 검사를 할 때 그의 머리를 오른쪽으로 돌릴 때 약간의 어지럼증을 호소하였으나 안구진탕증 소견을 보이지 않았다.

균형검사 Balance testing

균형은 직렬스탠스(다른쪽 발 앞에 한쪽 발을 놓고 선 상태)에서 눈 뜬 상태, 눈 감은 상태, 목이 폄된 상태에서 하워드를 관찰하여 측정하였다.

폄상태와 눈을 감은 상태에서 하워드는 매우 불안정을 느꼈고 10초 동안 직렬스탠스를 유지할 수 없었다.

근거중심 임상추론
EVIDENCE-INFORMED CLINICAL REASONING

1. 병력을 들은후에 당신의 예상과 일치하는 이학적 검사로부터 발견한 것이 있는가?

치료사의 대답 Clinician's answer

목뼈부 어지럼증은 일반적으로 상부목뼈(C0−C3)의 역학 기능부전과 연관이 있다. 하워드의 경우에서 이 가설(추측,가정)을 지지하는 이학적검사를 통하여 얻는 것이 많이 있다

가장 뚜렷하게, C2−C3의 수동 움직임에서 현저하게 나타나는 상부목뼈의 움직임 장애 뿐만 아니라 목의 능동폄과 오른쪽 회전의 현저한 제한이 나타났다(CROM기계를 이용한 목뼈 운동범위의 표준값에 대한 Tousignant 등의 논문(참고문헌 21번) 참조)

추가적으로 머리가 앞으로 돌출되는 자세가 하워드는 아마도 상부목뼈관절이 폄의 끝범위와 스트레칭시에 심부 목 굽힘 근육에 의한 문제라고 할 수 있는데, 목뼈 움직을 조절할 때 그것들이 덜 효과적이라는 것을 나타낼 가능서도 있다.

딕스−홀파이크(Dix−Hallpike) 검사법의 음성반응은 어지럼증의 원인이 양성발작성체위성현기증(BPPV)가 될 확률이 낮다는 것을 나타낸다.

종합해보면, 이러한 결과는 병력을 들어봤을 때 예상했던 부분과 일치를 하고 확실히 목뼈부 어지럼증과 일치하는 것을 알 수 있다.

2. 이 단계에서 당신이 선택하는 우선적인 치료법은 무엇이며 왜 그런 치료법을 선택하는가?

치료사의 대답 Clinician's answer

이학적 검사가 끝날 무렵 하워드의 치료법으로 Sustained Natural Apophyseal Glides(SNAGs)을 사용하기로 결정하였고 이 치료법은 브라이언 멀리건이 창시한 치료법으로 목뼈부 어지럼증을 위한 치료법이다.(참고문헌22번)

Reid 등에 의해서 시행된 무작위 대조 시험에서 SNAGs이 목뼈부 어지럼증과 목과 관련된 통증에 효과적인 수기치료기법인 것을 증명하였다.(3장)(참고문헌23번)

SNAGs는 이 연구에서 목뼈의 기능부전에 의해서 발생되는 어지럼증, 목 통증 및 불안정성을 즉시 감소시켜주고 12주 정도 유지해주는 효과를 나타내는 치료법으로 임상적으로 중요한 것이라는 것을 보여주고 있다.

이 연구는 목뼈부 어지럼증을 치료하기 위한 다른 중재방법에 대하여 연구하는 소수의 연구자들과 SNAGs의 효과를 경험한 개원의들에게 가장 중요한 정보라고 보여진다.

그밖의 고려할 점은 SNAGs는 능동과 수동 움직임이 필요하고 그로 인해 관절과 근육 수용기 기능부전을 즉시 증가시켜 줄 것이다.

추가적으로 만약 병원에서 효과가 나타났다면 그들 자신이 가정에 가서 운동치료를 할 수 있게 즉시 제공을 해준다면 치료사가 직접 치료를 해주는 효과가 나타날 것이다.(2장볼 것)

치료와 관리 TREATMENT AND MANAGEMENT

하워드는 Reid 등의 연구에서 설명한 치료 방법으로 4주동안 일주일에 한번씩 SNAGs치료를 받았다.

첫 번째 치료 Treatment 1

하워드에게 목뼈부 어지럼증에 대하여 설명을 하였다.

그의 목이 경직되어있고 그로 인해 뇌로 비정상적인 메시지를 전달하기 위해 관절과 근육의 수용기를 자극한다.

뇌는 어지럼증과 같은 비정상적인 메시지를 감지한다.

더 나아가 SNAG 치료법은 목뼈 관절과 근육의 기능에서 즉시 양성 효과를 나타내고 그로 인해 뇌에게 정상적인 신호를 저장하도록 도와주고 어지럼증의 느낌을 감소시켜준다는 것에 대하여 설명하였다.

그의 병력으로부터 목 폄은 불쾌한 움직임으로 확인이 되었고(예를 들어, 빨래를 너는 것과 같은 매일 해야하는 일상생활 동작에서 그의 어지럼증의 원인이 되는 움직임) 따라서 SNAG의 치료방향을 결정하였다.

체중을 지지한 앉은 자세에서 그의 생리학적 범위내에서 그의 목을 능동 폄하는 동안 C2의 가시돌기에 대하여 전방으로 수동적인 부수적 움직임(글라이딩)을 적용하여 유지한다.

이 동작을 여섯 번 정도 반복을 한다(표 9.1, 그림 9.3).

하워드는 이러한 치료를 적용하는 동안 다른 어지럼증이나 혹은 다른 증상이 나타나는것에 대하여 말해주도록 요청을 받았다.

만약 그가 다른 어지럼증이나 목 통증을 호소한다면 능동 움직임 범위를 감소시키고(증상이 시작되기 직전) 더 확실한 치료를 하기 위하여 미끄러짐의 각을 약간 변경하거나 적용점을 변경하면 통증이 없어진다.

폄 SNAG를 반복하여 시행한 하워드는 각 움직임에서 더 증가된 범위를 움직일 수 있다.

치료를 받은 하워드는 그의 오른쪽 귀가 "막혀있지 않은 상태" 가 되었다.

능동 목 폄은 재검사를 하였고 현재 50도 이고 통증은 없다.

두번째 치료-일주일 후 Treatment 2

하워드는 느낌이 훨씬 좋아졌고 과거에 경험했던 두통도 없어졌고, 이러한 것은 그에게 여느 때와 다른 느낌이었다.

그의 귀와 얼굴은 훨씬 더 깨끗한 느낌이었다.

치료후에 그는 “굉장하다”는 것을 느꼈다.

그는 어지럼증이 줄어드는 것을 느꼈고 빨래줄에 옷을 널수가 있고 빨랫줄을 위로 쳐다볼수가 있으며 그의 균형 능력이 떨어지지 않았다.

하워드는 두 개의 VAS 를 다시 자가 측정하였다.

어지럼증 VAS 점수는 1~10중에서 1.5였다. 목 통증과 두통 VAS 점수는 1~10중에서 0.6이었다.

검사에서 목 폄은 50도를 유지하였고 여전히 증상은 없었다.

오른쪽 회전은 55도이고 오른쪽에 목 통증이 약간 있었다.

이때 치료를 더 잘 하기 위하여 폄 SNAG 반복 횟수를 6에서 10으로 증가시켰다.

이 치료후에 목 폄은 55도로 증가했고 증상은 없었다.

하워드는 또한 앉은 자세에서 전방으로 돌출된 머리 자세를 거꾸로 목을 들임 시키는 운동을 어떻게 하는지 배웠다.

표 9–1. 목뼈부 어지럼증을 위한 SNAG

적응증	불균형 혹은 불안정한 상태에서 발생되는 어지럼증인데 목 폄 자세나 움직임이 있을 때 재현이 되는 것	
위치	환자	편안하게 허리를 세우고 앉은 자세
	치료할 신체 부분	목뼈의 중립 자세
	치료사	환자 뒤에 바로 가까이에 선다
	치료사의 손	C2의 가시돌기에 엄지손가락의 원위 지절의 손바닥 방향 그 위에 다른 엄지손가락을 보강해준다.
가이드라인	• 치료사는 양 엄지를 C2의 가시돌기를 앞쪽으로 민다. • 치료사가 C2의 앞쪽 미끄러짐과 일정한 각도(관절면과 관계된)를 유지하는 동안 환자는 천천히 목을 끝범위까지 폄한다. 치료사는 환자의 목이 폄되었을 때 그 자세를 유지하기 위한 미끄러짐 각도를 유지해야한다. • 증상이 없다면 환자는 이마에 한손을 이용하여 가벼운 폄 과압력을 주고 그것을 몇 초 정도 유지한다. • 앞쪽 엄지 손가락 압력은 환자가 시작 자세로 가기 위하여 목을 제자리로 할 때 까지 유지한다. • SNAG를 6번 반복한다.	
주의점	• 이러한 치료를 할 때 모든 요소에서 통증이 없어야 한다. • 만약 통증이 있다면 미끄러짐 방향이나 엄지손가락의 접촉점을 약간 변경하여야 한다.	
Variation	• 목뼈 치료 벨트(혹은 수건의 가장자리)를 이용한 폄 자가 SNAG는 C2 가시돌기 위에 벨트를 걸쳐서 수행을 할 수 있고 양손으로 벨트의 끝 부분을 잡고 앞쪽으로 잡아당겨서 수행할 수 있다. 환자는 반드시 목을 폄했을 때 글라이딩 각도를 유지하기 위하여 벨트가 위턱 라인에 위치하는 것을 잘 유지해야 한다. • 오른쪽 회전시 어지럼증이 나타난다면 오른쪽 엄지손가락은 오른쪽 C1 가로돌기에 위치하고 그위에 다른 엄지를 포개어 댄다. 압력은 앞쪽 방향으로 적용하고 치료사는 환자가 천천히 오른쪽으로 머리를 돌리는 것을 유지하고 미끄러짐 각도를 유지한다. 환자는 왼쪽 광대뼈활에 왼손을 사용하여 가벼운 회전 과압력을 적용하고 이것을 몇 초간 유지한다. 이 방법은 또한 폄 문제에 대하여 위에서 언급했던것 처럼 시행을 하면 된다. 만약 이 기술이 성공적이지 못했다면 반대쪽 가로돌기 미끄러짐을 시도하여 한다. • 오른쪽 회전 자가 SNAG 는 치료벨트(혹은 타울)을 사용하여 수행할 수 있고 C1위에 벨트를 위치시키고 반대쪽 손은 벨트의 끝을 잡는다. 왼쪽손을 유지(왼쪽 팔꿈치는 의자의 뒤에 걸고 할 수 있다)하고 오른쪽 손은 벨트의 왼쪽 끝을 잡아당기고 목 회전에서 앞쪽 글라이딩을 유지한다. 이 방법은 반드시 통증이 없는 상태에서 시행을 해야하고 강력한 테크닉이기 때문에 단지 초기에 2–5회 정도 반복을 할 수 있다.	

그는 정상적인 요추 전만을 유지한 채 중립 기립자세로 앉는 것을 배웠다.
오래 앉기 위하여 허리 지지대의 사용에 대하여 서로 이야기 하였다.

하워드는 하루에 몇 번 정도 목 들임을 수행하는지에 대하여 운동방법이 적혀있는 서면으로 된 운동지침서를 받았다.

이것을 잘 수행하기 위하여, 앉은 자세에서 각각의 운동을 5번 반복하는 것을 제안받았다.

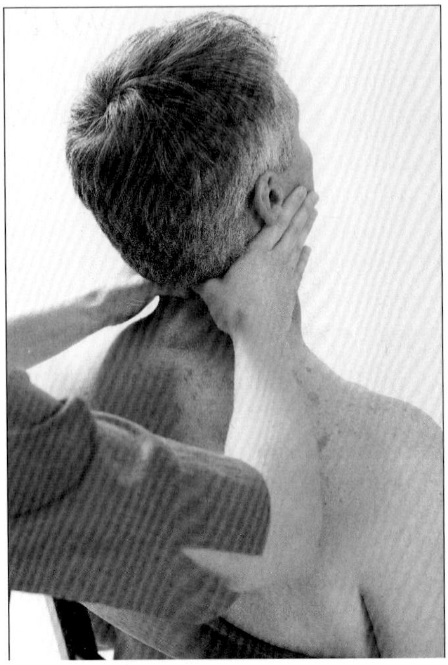

그림 9.3 목 폄과 함께 목뼈기원성 두통을 위한 폄 SNAG

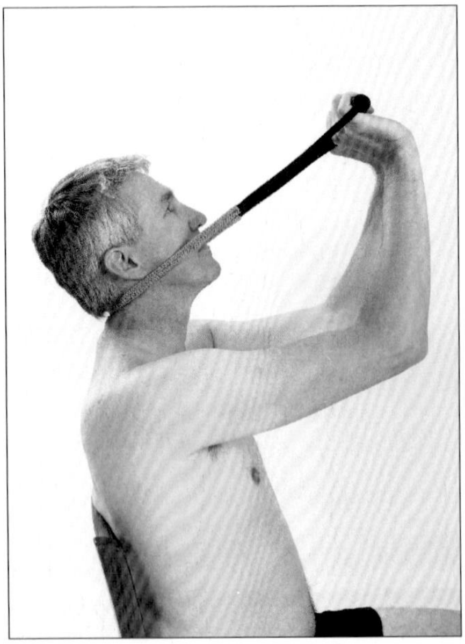

그림 9.4 목 폄과 함께 목뼈기원성 두통을 위한 자가 폄 SNAG

세번째 치료-일주일 후 Treatment 3

하워드는 더 좋아진 느낌을 받았다. 그는 지난 치료 후에 목을 폄한 상태에서 그의 목을 지지하고 뒤로 누운상태로 그의 포장마차(대형트럭) 밑에서 일을하는동안 어지럼증을 단지 한번 경험을 하였다.

그 어지럼증은 1시간 후에 없어졌다.

그는 어떤 목 통증이나, 두통, 메스꺼움, 귀 또는 얼굴에 가득찬(fullness) 느낌이 없었다.

그는 빨래를 널 수 있었고 불안정한 느낌도 없었고 그리고 어떤 문제 없이 높은 수풀의 장식을 다는것도 할 수 가 있다.

하워드의 어지럼증 VAS 점수는 0.5이고 목통증과 두통 VAS 점수는 0 이다.

이학적 재검사에서 능동 목 폄은 65도 였고 증상은 없었다.

이것은 2주 전에 검사했던 수치보다 25도 증가한 수치였다.

오른쪽 회전은 아직 변하지 않았다.

하워드가 그의 어지럼증을 유발하는 목 폄 자세를 유지(백열전구를 바꿀 때 혹은 그의 포장마차 밑에서 일을 할 때)하는 것을 이야기 했기 때문에 SNAG 방법은 가벼운 과압력을 적용한 채 10초에서 그 이상 폄의 끝 범위를 유지하게 하였다.

하워드는 또한 목 폄 자가 SNAG 치료 벨트를 받았고 자가 SNAG 폄 운동 방법을 배웠다(그림9.4).

운동시 가볍게 하라는 조언을 받았고 자가 SNAG는 통증이 없이 수행 해야 한다고 하였다.

하워드는 서면운동지침서를 받았고 매 월요일 마다 10회 반복 운동을 해야한다.

목뼈 들임 운동은 체크 받았고 이 방법을 잘 하기 위하여 계속 조언을 받았다.

네번째 치료-일주일 후 Treatment4

하워드는 지난 주 동안 불균형이나 어지럼증과 같은 어떠한 증상들이 재발되지 않았다.

그는 빨래를 널수 있었고 혼자 식료품 쇼핑을 갈수 있고 운전할 때 예전보다 더 자신있게 할 수 있었다.

그는 목 통증, 두통, 귀 혹은 얼굴의 증상도 전혀 나타나지 않았다.

하워드는 현재 "다시 살기 위하여" 할 수 있다는 것을 느꼈고, 치료 벨트를 이용한 자가 SNAG 운동을 더 잘 할 수 있는 상태이다.

어지럼증과 통증 VAS 점수는 둘다 0 이다.

어지럼증 장애 진단표 현재 점수는 약간의 핸디캡이 있는 12점이다.

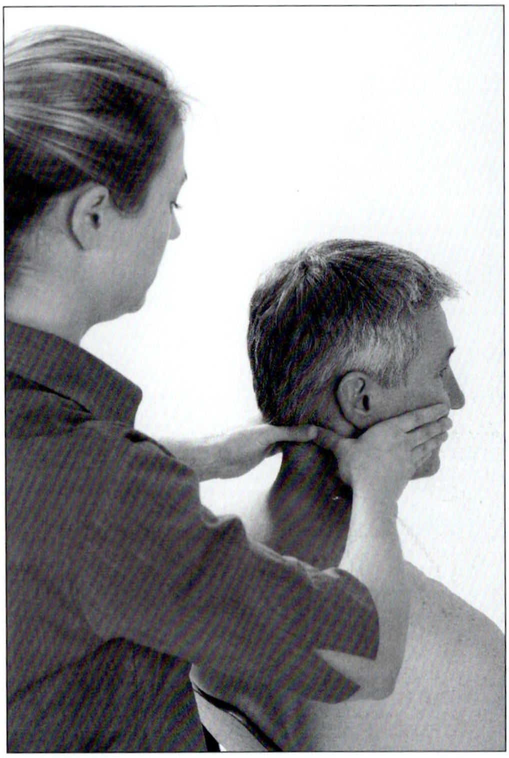

그림 9.5 목 회전과 함께 경추기원성 어지럼증을 위한 회전 SNAG

능동움직임 수치는 다음과 같다:

굽힘 : 45도

폄 : 65도

왼쪽 회전 : 70도

오른쪽 회전 : 55도

오른쪽 가쪽 굽힘 : 40도 ; 모든 움직임은 통증이 없음

추가적으로 지난번에 적용했던 폄 SNAG에 오른쪽 회전 SNAG를 추가하였다 왜냐하면 왼쪽 회전의 범위에 비하여 오른쪽 회전의 움직임 범위가 적기 때문이다

오른쪽 회전 SNAG 는 하워드가 그의 목을 가능한한 최대한 오른쪽으로 천천히 돌리는 동안에 오른쪽 C1 가로돌기를 앞쪽방향으로 힘을 주어 적용을 하고(그림 9.5), 과압력을 적용하여 따라간다.

이 방법은 어떤 증상이 없는 상태에서 10회 반복한다.

앞쪽 방향 압력은 이러한 경우(왼쪽에 반대되는) 오른쪽 가로돌기에 적용이 되고 이것은 오른쪽으로 회전을 할 때 통증이 없다.

하워드는 치료 벨트를 이용한 회전 자가 SNAG 운동법을 배웠다.(그림9.6)

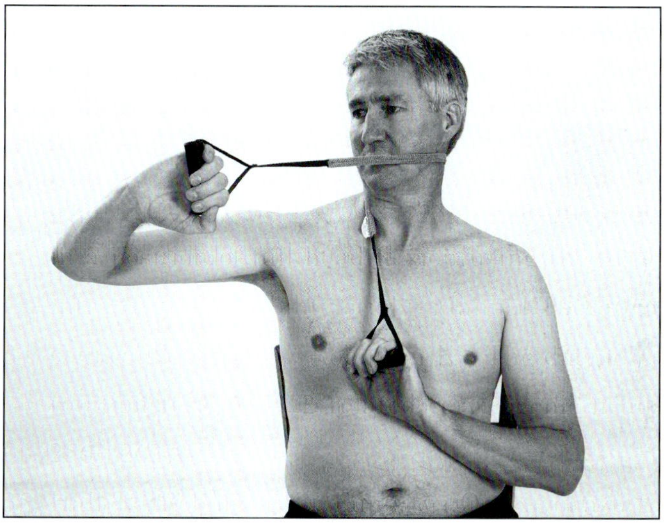

그림 9.6 목 회전과 함께 경추기원성 어지럼증을 위한 자가 회전 SNAG

그는 오른쪽 회전의 마지막 약간의 각도를 찾고 어떤 증상의 재발도 방지하기 위하여 매 월요일 이 운동을 단지 10번 정도 반복만 하면 될것이라고 말하였다.

그는 폄 SNAG와 들임 운동에 대하여 더 잘하기 위하여 지속적으로 요청하였다.

중재결과 Outcome of intervention

완전한 치료를 마친 6주후에 만났을 때 하워드는 어지럼증 증상이 없었고 어지럼증과 통증 VAS 점수는 0 이었다.

어지럼증장애진단(DHI) 점수도 하워드는 6점 이었다(가벼운 핸디캡)

근거중심 임상추론
EVIDENCE-INFORMED CLINICAL REASONIG

1. 임상적 발견과 과학적 근거를 바탕으로 당신은 왜 하워드는 경추부 어지럼증이라고 생각하는가?

치료사의 대답 Clinician's answer

목뼈부 어지럼증의 근거는 상부 경추에서 구심성 감각으로부터 오는 정보의 잘못된 결과이다.

게다가 어지럼증과 낮은 균형(poor balance)능력을 유발시키는 목뼈부의 Type I 관절 기계수용기로부터 정상적인 입력이 소실 된 것을 볼 수 있다.

또한 연구에서 목뼈부의 돌기사이관절낭에서 기계적 수용과 유해수용 신경 종말이 나타나는 것을 볼 수 있는데 그것은 고유수용성과 통증 감각에서 이 관절로부터 들어오는 신경이 중요하다는 것을 암시한다

이런 이유로 경추부 어지럼증을 경험하는 환자는 또한 상부 목 통증과 두통을 경험하는것이 놀란 만한 일이 아니다.

하워드의 경우는 어지럼증(통증과 관련된)의 발생시기와 야간 식료품 선반 포장 작업과 수영시 나타나는 증상(단지 오른쪽으로 돌리면서 숨 쉴때)이 나타나는 시기와 일시적으로 연결이 되어있고, 이러한 행동들은 아마도 관절 기계수용기로부터 비정상적인 구심성 입력으로 상부목뼈의 관절 구조가 손상을 받았고 그로 인해 어지럼증이 발생 되었다는 것을 강하게 암시하는 것이다.

폄, 오른쪽 회전, 그리고 비정상적인 수동 보조 움직임에서 목뼈부 관절운동범위(ROM)의 제한은 확실히 이러한 가설과 일치한다.

채찍질 손상 후 그 다음해에 목뼈부 어지럼증으로 발전하는 경우가 일반적인 경우이다.

어떤 연구자 들은 목의 근육, 인대, 관절낭, 감각신경, 그리고 연부조직의 외상이 채찍질 손상으로 고유수용기가 손상을 당함으로써 어지럼증을 유발시킬수 있다고 하였다.

상부목뼈주머니의 인대의 찢어짐 혹은 과도한 스트레칭 후, 그리고 굳은 섬유증은 아마도 관절에서 만성적인 저가동성을 유발시킬 것이다.

관절 저가동성은 통증을 유발시키고 그로 인해 움직임을 감소시키고 결과적으로 기계수용기의 손상된 자극이 발생되고 어지럼증을 일으키는 원인이 된다.

하워드의 경우에는 비록 충분한 시간 간격으로 인해 가능성이 줄어들긴 하였지만 채찍질 손상의 병력이 어지럼증을 유발시키는 인자가 되었다.

수기치료에서 비교적 가볍게 첫 번째 세션(session)에서 SNAG 치료법을 단지 6회 정도 반복을 하여 즉시 반응이 나타났고 또한 그것은 채찍질 손상과 관련된 만성, 섬유성 변화 같은 좋지 않은 것들이 하워드의 증상을 유발시켰다.

하워드의 어지럼증을 더 발전시킨 다른 요소들은 아마도 방사선 이미지에서 나타난것 처럼 상부목뼈에서 발생된 나이와 연관된 퇴행성 변화 일것이다.

흥미 있는 것은 Wyke의 보고에 의하면 인체의 모든 조직들은 나이가 들어감에 따라 진행이 되는 퇴행성은 기계수용기 구심성 활동의 소실이 된다고 하였다.

2. 당신은 하워드의 장기적인 예후를 볼때 무엇을 고려하는가? 당신의 가설을 뒷받침 하는 요소와 이의를 제기할 요소는 무엇인가?

치료사의 대답 Clinician's answer

하워드의 장기적인 예후는 대체적으로 좋다

그는 SNAG 치료법에 빨리 반응하고 두드러졌고 마지막 치료 후에 6주간 어떤 안좋아지는 징후도 없었다.

더군다나 그는 치료사가 시키는데로 자신의 관리요법을 잘 수행하였고 활동적이었고 잘따라와 주었다.

그 반면에 방사선 사진상에 상부 목뼈의 퇴생성 변화가 보였고 3년간 어지럼증을 앓고 있었고 심지어 40살에 채찍질 손상을 당한 이래로 목 통증은 계속되었다.

그의 머리 돌출 자세는 또한 상부 목뼈 기능부전의 한 요소가 될 가능성이 있었다.

그는 전문가의 조언에 주의를 하였는지 아닌지(예를 들면 자유형을 할때 숨을 쉴때 한쪽으로만 숨을 쉬지말고 양쪽을 다 사용을 하는것) 그의 활동들에 의해서 많은것이 좌우가 되었다.

그러나 하워드는 현재 어지럼증이 처음 시작된 시점부터 자신의 상태를 관리하기 위하여 이러한 것들을 수용하였다.

저자의 MWM치료견해 AUTHOR'S MWM COMMENTARY

만약 환자의 어지럼증 원인이 목뼈부 어지럼증이라면 상부 목뼈에 적용된 SNAGs 치료법과 같은 임상적 경험과 그에 따른 연구적인 측면 모두가 수기치료에서 즉각적인 좋은 반응을 보일것이다.

그러한 치료법으로 3-4회 정도 치료후에 안 좋은 반응이 나오는 것은 아마도 어지럼증을 유발시키는 다른 원인이 있을 것이다.

하워드는 첫 번째 SNAG 치료 후에 통증과 어지럼증이 감소되었다.

하워드는 상부목뼈에 도수 치료를 받은 후에 어지럼증이 즉시 경감되었는데 그것은 상부목뼈의 역학적 기능부전이 문제의 시발점이 되었고 목뼈부 어지럼증의 가설이 정확하였다는 것을 추론해 볼수 있다.

몇몇 임상의사들은 정상적인 관절의 부수적인 움직임이 저장이 되어 있었고 통증이 없는 수의적인 생리학적 움직임은 그때 자극이 되어서 정상 기능과 증상이 사라지는 것을 유도하였다는 멀리건의 주장을 이야기 하였다.

이 가설(주장)은 상부목뼈에 SNAGs 치료법을 적용한 후 관절운동범위, 통증, 어지럼증이 개선이 되었다는 하워드의 반응에 의해서 뒷받침된다.

목 폄은 하워드의 어지럼증을 대부분 재현시킨 움직임이며 그래서 SNAG 치료법을 적용할 때 움직임의 첫 번째 방향은 목 폄이었다.

멀리건이 보고한것에 따르면 폄은 대부분 일반적으로 목뼈 어지럼증과 관련이 있는 움직임이다.

이러한 주장은 Reid등에 의한 연구에서 뒷받침 해주고 있는데 이 연구에서 목 폄이 실험참가자의 59%에서 통증을 재현하는 움직임이었다.

하워드의 목폄 범위가 증가된 것은 치료후에 나타났다.

그의 어지럼과 폄 관절운동범위 둘다 동시에(수반되어) 개선이 된 것은 아마 역의 상관관계를 암시하는 것이다.

SNAGs 치료법은 목뼈에서 저장되어 있는 관절 움직임과 그로 인해서 관절과 근육에 있는 기계적수용기와 고유수용기의 정상적인 구심성 입력은 충분히 목뼈부 어지럼증의 증상을 감소시켜 줄 수 있다는 것을 제안한 방법이다.

이 질환에서 SNAGs의 사용을 뒷받침해주는 근거는 하워드의 경험에 의해 이러한 기술이 적용 되어 졌을때 즉각적이고 충분한 반응은 만성 질환의 경우에서 색다른(특별한) 것이 아닌 것을 무작위 대조 시험한 Reid 등에 의해서 증명되어졌다(3장보기)

그러나 이러한 반응들을 유지할려면 그것을 지속할 수 있는 형태의 프로그램이 필요하다.

이 치료법은 또한 비록 증명을 해야 할 일이 남아 있긴 하지만 균형의 개선은 아마도 노인에게서 낙상의 위험을 줄일 수 있는 효과를 얻을 수 있을 가능성이 있다.

[References]

1. Jacobsen G.P.; Newman C.W.. The development of the dizziness handicap inventory. Archives Otolaryngology Head Neck Surgery 116 (1990) 424–427.
2. Treleaven J.. Dizziness Handicap Inventory (DHI). Australian Journal of Physiotherapy 52 (1) (2006) 67.
3. de Jong P.T.V.M.; de Jong J.M.B.V.; Bernard C.; Jongkees L.B.W.. Ataxia and

nystagmus induced by injection of local anaesthetics in the neck. Annals of Neur ology 1 (1977) 240 – 246.

4. Furman J.; Cass S.. Balance Disorders: A Case–study Approach.. (1996) FA Da vis Co: Philadelphia.
5. Heikkila H.. Cervical vertigo. In: (editors: Boyling J.D.; Jull G.A..) Grieves' Mo dern Manual Therapy, the Vertebral Column. (2004) Elsevier Churchill Livingsto ne: Edinburgh, UK.
6. Hain T. Benign Paroxysmal Positional 2004. Online. Available: www.dizziness–and–balance.com/disorders/bppv/bppv.html (accessed 3 November 2009).
7. Wrisley D.; Sparto P.; Whitney S.; Furman J.. Cervicogenic dizziness: a review of diagnosis and treatment. Journal of Orthopaedic and Sports Physical Therapy 30 (12) (2000) 755 – 766.
8. Oostendorp R.A.B.; van Eupen A.A.J.M.; Van Erp J.; Elvers H.. Dizziness foll owing whiplash injury: a neuro–otological study in manual therapy practice and therapeutic implication. The Journal of Manual and Manipulative Therapy 7 (3) (1999) 123 – 130.
9. Heikkila H.; Johansson M.. Wenngren B I. Effects of acupuncture, cervical mani pulation and NSAID therapy on dizziness and impaired head repositioning of sus pected cervical origin: a pilot study. Manual Therapy 5 (3) (2000) 151 – 157.
10. Hinoki M.. Vertigo due to whiplash injury: a neurotological approach. Acta Otola ryngologica (Stockholm) Supplementum 419 (1985) 9 – 29.
11. Humphries B.; Bloton J.; Peterson C.; Wood A.. A cross–sectional study of the associati on between pain and disability in neck pain patients with dizziness of suspected cervical origin. Journal of Whiplash and Related Disorders 1 (2) (2002) 63 – 73.
12. Ryan G.M.S.; Cope S.. Cervical vertigo. Lancet 31 (1955) 1355 – 1358.
13. Wing L.; Hargrave–Wilson W.. Cervical vertigo. Australian and New Zealand Jo urnal of Surgery 44 (1974) 275 – 277.
14. Bogduk N.. Cervical causes of headache and dizziness. In: (editor: Grieve G.P..) Modern Manual Therapy of the Vertebral Column.. (1986) Churchill Livingstone: New York, pp. 289 – 302.
15. Magarey M.; Rebbeck T.; Coughlan B.; Grimmer K.; Rivett D.A.; Refshauge K..

Pre–manipulative testing of the cervical spine review, revision and new clinical guidelines. Manual Therapy 9 (2004) 95 – 108.

16. Rivett D.A.. The vertebral artery and vertebrobasilar insufficiency. In: (editors: Boyling J.D.; Jull G.A..) Grieves' Modern Manual Therapy of the Vertebral Col umn. 3rd edn (2004) Churchill Livingstone: Edinburgh, pp. 257 – 273.
17. Rivett D.A.; Shirley D.; Magarey M.; Refshauge K.. Clinical Guidelines for Asse ssing Vertebrobasilar Insufficiency in the Management of Cervical Spine Disorde rs. (2006) Australian Physiotherapy Association: Melbourne.
18. Baloh R.; Honrubia V.. Clinical Neurophysiology of the Vestibular System. 2nd edn (1990) FA Davis Company: Philadelphia.
19. Bronstein A.. Vestibular reflexes and positional manoeuvres. Journal of Neurolo gy. Neurosurgery and Psychiatry 74 (2003) 289 – 293.
20. Froehling D.; Silverstein M.; Mohr D.; Beatty C.. Does this dizzy patient have a serious from of vertigo? Journal of American Medical Association 271 (5) (1994) 385 – 389.
21. Tousignant M.; Smeesters C.; Breton A.M.; Breton E.; Corriveau H.. Criterion validity study of the cervical range of motion (CROM) device for rotational range of motion on healthy adults. Journal of Orthopaedic Sports Physical Therapy 36 (4) (2006) 242 – 248.
22. Mulligan B.R.. Manual therapy 'NAGS', 'SNAGS', 'MWMS' etc. 5th edn (2004) Pl ane View Services: Wellington.
23. Reid S.; Rivett D.A.; Katekar M.G.; Callister R.. Sustained natural apophyseal glides (SNAGs) are an effective treatment for cervicogenic dizziness. Manual The rapy 13 (2008) 357 – 366.
24. Reid S.; Rivett D.A.. Manual therapy treatment of cervicogenic dizziness: a syst ematic review. Manual Therapy 10 (2005) 4 – 13.
25. McKenzie R.; May S.. The Lumbar Spine Mechanical Diagnosis and Therapy. 2nd edn (2003) Spinal Publications: New Zealand.
26. Brandt T.; Bronstein A.M.. Cervical vertigo. Journal of Neurology. Neurosurgery and Psychiatry 71 (1) (2001) 8 – 12.
27. Wyke B.. Cervical articular contributions to posture and gait: their relation to se nile disequilibrium. Age and Ageing 8 (1979) 251 – 258.

28. Hulse M.. Disequilibrium caused by a functional disturbance of the upper cervical spine, clinical aspects and functional diagnosis. Manual Medicine 1 (1) (1983) 18 – 23.
29. Fitz–Ritson D.. Assessment of cervicogenic vertigo. Journal of Manipulative and Physiological Therapies 14 (3) (1991) 193 – 198.
30. Grieve G.P.. Common Vertebral Joint Problems.. (1981) Churchill Livingstone: Edinburgh.
31. Kaltenborn FM, Evjenth O. Manual Mobilization of the Extremity Joints (4th edn). Oslo, Norway: Olaf Noris Bokhandel 1989.
32. Oostendorp R.; van Eupen A.A.J.M.; Elvers J.W.H.; Bernards J.. Effects of restrained cervical mobility on involuntary eye movements. The Journal of Manual and Manipulative Therapy 1 (4) (1993) 148 – 153.
33. Mulligan B.R.. Vertigo … Manual therapy may be needed. Manipulative Physiotherapists Association of Australia. (1991) 7th Biennial Conference: Blue Mountains, Australia.
34. Karlberg M.; Johansson M.; Magnussen M.; Fransson P.. Dizziness of suspected origin distinguished by posturographic assessment of human postural dynamics. Journal of Vestibular Research 6 (1) (1996) 37 – 47.
35. Tjell C.. Cervicogenic vertigo: with special emphasis on whiplash–associated disorder. In: (editor: Vernon H..) The Cranio–cervical Syndrome. (2001) Butterworth–Heinemann: Toronto, Canada.
36. Maitland G.. Vertibral Manipulation. 5th edn (1986) Butterworth Heineman: London.
37. Mulligan B.R.. SNAGS: Mobilisations of the spine with active movement. In: (editors: Boyling J.; Palastanga N..) Grieves Modern Manual Therapy, the Vertebral Column. 2nd edn (1994) Churchill Livingstone: Edinburgh, pp. 733 – 743.
38. Mulligan B.R.. Manual therapy 'NAGS', ' SNAGS', 'MWMS' etc. 4th edn (1999) Plane View Services: Wellington, New Zealand.
39. Malmström E.; Karlberg M.; Melander A.; Magnusson M.; Moritz U.. Cervicogenic dizziness–musculoskeletal findings before and after treatment and long–term outcome. Disability Rehabilitation 29 (15) (2007) 1193 – 1205

chapter 10 턱관절 기능부전 입을 벌리고 다물었을 경우

Temporomandibular joint dysfuction: an open and shut case

Mark Oliver

병력 Hystory

처음에 캐서린이 상담을 받을 때는 나이가 33세 였고 공장에서 제품생산 관리자로 일을 하고 있었고 어린 아이가 한명 있었다.

그녀는 앉아서 일하는 직업이었고, 그러나 그녀가 20대 중반까지는 발레 댄서였다.

캐서린은 이비인후과 전문의에게 다음과 같은 진단을 받았다 :

" 그녀의 문제는 아주 심각하다. 그러나 나는 관절경과 수술을 하기전에 관리가 필요하다고 생각을 한다".

치과의사는 통증의 근본 원인에서 치아의 문제를 배제시켰다.

현재 병력 Current history

현재 증상은 때때로 날카로운 통증이 있는 심한 왼쪽 턱관절 통증이 있고, 지속적이지만 자주 변하는 왼쪽 관자부, 위턱과 아래턱 통증, 간헐적인 전두통을 동반한 양쪽 아래뒤통수 통증, 그리고 목뼈를 가로지르는 뻣뻣함이 있다(그림 10.1) .

캐서린은 또한 오른쪽 턱관절에서 간헐적으로 소리가 나는것을 경험하였으나 이것은 그녀가 염려하는것은 아니고 여러해 동안 나타난 증상이었다.

캐서린은 12개월 이전부터 왼쪽 턱관절의 심한 통증이 악화되는것을 경험하였는데 왜 이러한 증상이 나타나는지 알지 못했다.

그녀는 우울증을 위하여 일반적으로 사용되는 선택적 세로토닌 재흡수 억제제계열 치료약인 셀렉사(Celexa/citalopram hydrobromide)란 약을 처방 받았다.

과거력 Past history

캐서린은 최근에 동유럽으로부터 오스트레일리아로 이민을 와서 다양한 치과 검사를 받았다.

왼쪽과 오른쪽 첫 번째와 세 번째 어금니가 이를 악물거나 이를 가는 습관에 의해 부러졌기 때문에 여러개의 치관을 이용하여 맞춰놓은 상태이다.

캐서린은 간헐적으로 왼쪽 턱관절의 잠김 현상과 입을 벌릴때 통증성 제한 증상이 발생한지 오래되었고 과거 그녀는 이를 악물거나 잘 때 이를 가는것을 알고 있었다.

그녀는 교합 보조기를 사용하였으나 초기에 사용하는 것을 멈추었다.

캐서린은 잘 때 더 이상 이를 갈지 않는다.

24시간동안 나타나는 증상 24-hour symptom behaviour

이를 악물때(심지어는 매일 가볍게) 왼쪽 턱관절에 날카로운 통증이 발생하고 그 결과로 캐서린은 씹는것을 피하기 위하여 부드러운 음식과 혼합음식을 선택하여 먹었다.

그녀는 12개월 동안 이렇게 생활하였고 매우 비참하다는것을 알게 되었다.

날카로운 턱관절 통증은 입을 벌릴때 나타났고 입을 움직임이 고통스럽게 제한이 있었다.

따라서 그녀는 그녀의 입에 정상적인 크기의 물건을 넣지 못하고 하품을 할때 통증을 경험하였다.

왼쪽 관자부, 위턱 그리고 아래턱의 통증은 왼쪽 턱관절로부터 퍼져 나왔고 날카로운 턱 관절 통증은 이를 악물거나 움직일때 주로 발생이 되고 매일 더 심해지는 낮은 단계의 지속적인 통증이 나타났다.

이러한 증상은 매일 더 악화가 되었고 아침에는 조금 덜 했다.

양측 뒤통수아래 통증과 목뼈부를 가로지르는 뻣뻣함은 일을 할때 머리와 목을 구부리는 동작을 유지할 때 더 악화되었다.

영상 진단 Diagnostic imaging

멀티 탐지장치 컴퓨터 단층촬영을 이용한 나선형 컴퓨터 축 단층촬영(CAT)은 입을 벌리고 다물때 턱관절의 삼차원 인식을 만들어내는데 이용되었다.

이러한 영상은 턱관절과 주변 조직의 상태를 보기에 아주 훌륭했다.

오른쪽 턱관절의 CAT 영상은 입을 다물었을때 아래턱 융기가 아래턱 오목에 뒤쪽으로 위치해 있으면서 앞가쪽 디스크의 위치가 약간 이동이 되어있었다.

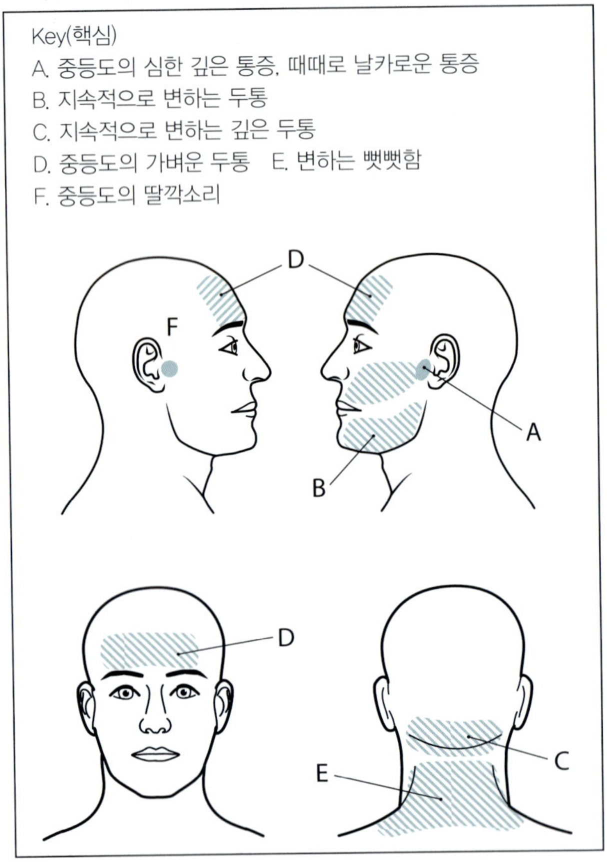

그림 10.1 환자의 증상을 영역별로 표시한 환자 차트

입을 벌렸을때는 관절융기(condylar)의 이동은 심하게 제한이 되었고, 디스크의 움직임은 없었고 단지 약간 디스크가 제자리로 왔을뿐이다.

위가쪽 관절 공간은 좁아져 있었고 아래턱 관절융기는 초기 골관절염을 동반한 상태였다.

아래턱오목은 정상소견이고 관절융기는 뚜렷하였다(방사선의사는 “정상적으로 다름” 이라고 표현하였다)

방사선 의사는 관절내 유착이 있다고 이야기 하였다.

왼쪽 턱관절의 CAT영상에서 입을 다문상태에서 앞쪽 디스크가 이동되어 있는것이 보였다.

입을 벌릴때는 관절융기의 병진에 약간 제한이 있었고 디스크는 회복(제자리를 찾음)되지 않았다.

디스크는 찌그러져 있고, 형태가 변했고, 앞쪽에 활액염이 있었다, 그리고 위관절 공간이 더 좁아졌다.

관절융기의 부식 흔적이 불규칙한 관절면에 나타나 있고, 피질하 경화증의 소견이 보였다.

근거중심 임상추론
EVIDENCE-INFORMED CLINICAL REASONING

1. 턱관절 통증의 현재 증상이 나타나는 요인이 무엇이라고 생각하는가?

치료사의 대답 Clinicana's response

캐서린은 비록 그녀가 과거에 그러게 했다는 것을 깨달았지만, 이를 악물고 밤에 이를 간다는 사실을 믿지 않았다,

통증은 아침에 좀 줄어들었고 낮에는 증가하였고, 그녀의 주장을 뒷받침 하였다.

만약 그녀가 여전히 이를 악물고 이를 간다면 그것은 낮에 발생되는 것일 가능이 높다

이를 악무는것과 가는것과 관계있는 근육활동은 턱관절 인대구조들의 구심성 활동이

동시에 작용하는 수용기의 손실이 있는 조직 악화가 감소될때 종종 줄어든다.

이것은 아마도 왜 이를 악무는 것이 과거에 그랬던것 처럼 지금은 중요하지 않는가를 설명해주고 있다.

캐서린은 최근에 동유럽으로부터 이주를 했고, 자녀를 돌보고 그녀가 즐겁지 않은 곳에서 일을 하고 있는것에 대하여 심한 스트레를 경험했다.

그녀는 또한 건강을 잃어 버렸고 씹을때의 통증으로 인해 그녀의 음식 먹는 습관 변화로 아마 좋은 영양을 유지하지 못했을 것이다.

신체검진 PHYSICAL EXAMINATION

척주, 견갑대, 골반의 전체적인 평가가 이루어졌으나 이러한 검사는 턱관절의 구성 성분에 대한것은 대부분 제한적이었지만 단지 중요한 문제점은 포함되어 있다.

자세 및 관찰 Posture and observation

척추 자세는 머리가 전방으로 나온 자세이고 견갑대는 내밈되어있다.

왼쪽과 오른쪽 첫 번째와 세 번째 어금니는 6-7년 전에 뽑았다.

치아와 치관을 덮어 씌운 것을 유지하는 것은 중요한 부분이다

수직으로 입 길이 감소가 나타났고 캐서린은 10년 전 보다 더 오래전의 사진과 비교했을때 그녀가 입주위의 물리적인 현상이 변하는것에 대하여 확인하였다.

능동움직임 Active movements

능동적인 턱의 벌림은 움직임의 마지막 1/3에서 아래턱의 왼쪽 기울어짐을 동반한 통증으로 인해 25mm정도로 제한이 되어있다.

가능한 범위의 끝에서 왼쪽 턱관절에 통증이 증가되고 턱을 벌릴때와 닫을때 오른쪽 턱관절에 소리가 들리고 촉진이 되어진다.

촉진으로 입을 벌릴때 아래턱뼈융기가 앞쪽 병진으로 움직이는 것이 제한되는것을 알 수 있고 CAT영상에서도 보여진다.

오른쪽 이를 악무는것은 왼쪽 턱관절에서의 날카로운 통증을 만들어낸다.

그 통증은 왼쪽 송곳니에서 첫 번째에 위치하는 치아에서 나타나고 그리고 나서 약한 교합을 동반한 오른쪽으로 아래턱의 미끄러짐이 일어난다(그것들이 기능적으로 접촉할 때 위턱과 하악 치아의 관계-관련성)

캐서린은 그녀가 이러한 움직임이 발생 되는것을 알고 있었고, 깨무는것이 현저하게 변하는 것을 알고 있다.

치아가 없고 치관을 입혔다 할지라도 캐서린은 교합이 12개월 전에 급성으로 왼쪽 턱관절 통증이 시작되기 전에는 좋았다는 것을 확신했다.

다양한 위치에서 혀 하강의 이용은 이를 악물때 치아 사이의 통증을 20-30% 감소시킨다.

교합에서의 통증은 때때로 치아의 교합(맞물림)을 방지하기 위하여 사용하는 분리기에 의해 감소될 수 있다.

오른쪽 가쪽 운동시 왼쪽 턱관절 통증이 심하게 유발되고 아래턱의 적당한 능동 왼쪽 가쪽 운동시 왼쪽 턱관절의 가쪽 끝과 후부를 넘어서 통증이 증가되었다.

5mm 보다 작은 외측 움직임은 통증이 발생한 시점보다 더 전에 각 방향에서 가능하다.

후방운동은 능동적으로 가능하지 않다 그리고 수동 후방운동시 왼쪽 턱관절에서 통증이 발생되고, 특히 후방 움직임이 왼쪽 사선방향일때 그렇다.

전방운동은 왼쪽으로 약한 편위가 있을때 약간 제한이 되고 아래턱의 생리적인 편한 자세로 돌아올때 왼쪽 턱관절에서 통증이 증가되고 오른쪽 턱관절에서 소리가 난다(생리적인 편한 자세라 함은 환자가 직립자세에서 편안하게 있을때 그리고 융기가 중립 위치, 관절오목에서 긴장시킨 자세; 자세유지와 중력을 이겨내기 위한 아래턱근육의 작은 긴장 수축의 상태)

촉진 Palpation

왼쪽 턱관절의 관절주머니, 가쪽인대 그리고 원판 뒤조직은 매우 통증을 많이 느끼고 오른쪽 관절의 촉진시에 압통이 더 작았다.

특히 왼쪽 원판 뒷 부분의 촉진은 관절, 아래턱 그리고 관자부에 방사된 날카로운 통증을 유발시킨다.

비록 CAT 영상이 오른쪽 아래턱가 아래턱오목에서 후방으로 빠져있다고 할지라고 이것은 촉진에서 명확하게 나타나지는 않는다.

비슷하게도, 비록 오른쪽 관절 디스크가 앞쪽으로 빠져 있다고 하여도 촉진시에 아래턱머리는 대체적으로 대칭적이다.

수동 부수적인 움직임 검사 Passive accessory motion tests

오른쪽 아래턱의 작은 수동 회전은 이를 악물때 왼쪽 턱관절 통증을 감소시킨다, 그러나 씹는 느낌은 나쁘다.

왼쪽으로 조금 아래턱을 회전하는 것은 오른쪽 이를 악물때 매우 심한 왼쪽 턱관절 통증을 유발시킨다.

턱관절의 오른쪽 가로병진 운동은 약간 제한이 되지만 확실한 증상을 나타내지는 않는다.

왼쪽 병진운동은 비교적 움직임이 쉽고 통증이 없다.

왼쪽 턱관절 후부 병진 운동은 움직임의 느낌 혹은 끝느낌이 느껴지기 전에 심한 날카로운 통증을 유발시킨다.

관절 융기면에서 평행하게 하방으로 경사지게 하는 왼쪽 턱관절 전방 병진운동은 약간 제한되어 있고 날카로운 통증을 유발시키지만, 후방 병진 운동이 일어났을 때보다는 통증이 심하지 않다.

전-하방 병진운동은 아마도 정상적인 것과 비교했을때 약간 제한이 있고 오른쪽 턱관절 후방 병진운동은 특이사항은 없다

양쪽 관절에서 디스크 융기의 관계 때문에 다른 방향에서 불안하고, 병진운동 검사의 상대적인(비교하는) 움직임과 끝느낌은 정상적인것과 왼쪽에서 오른쪽 까지 비교가 어렵다.

근육 기능 Muscle function

구강 안면 근육 강화와 지구력 검사는 통증에 의해 제한되었지만 심한 증상이 장기적으로 발생이 되는것은 씹는 근육의 현저한 약화가 발생 되었다는 것을 예상할 수 있다

삼킴 동작은 왼쪽 턱관절 통증이 치아에서도 발생이 될 때 약간 증가하는 결과를 초래하였으나 삼킴의 역학적인 동작은 정상이었다.

Buman등과 von Piekartz의 검사 절차에 관한 연구에서 목뿔위근과 목뿔아래근의 움직임에 의해 왼쪽에서 오른쪽으로 정상적이고 대칭적인것을 결정하게 된다.

촉진시에 압통점은 씹기근과 가쪽날개근(입속과 입바깥에서 촉진했을때)이고, 오른쪽 보다 왼쪽에서 현저하게 나쁘다.

관자근의 앞쪽과 중간 부분 또한 촉진시에 양쪽모두 통증이 있었다.

척주 Spinal column

목뼈 왼쪽 회전은 약간 제한이 되어 있고, 왼쪽 중간과 상부 목뼈의 끝범위(EOR) 통증을 유발시킨다, 그러나 다른 목뼈 움직임은 특이할 만한 증상을 유발시키지 않는다.

Dvorak 등에 의해 시도된 굽힘-폄을 이용한 C1, C2의 분절별 움직임 검사는 왼쪽 C1-C2의 돌기사이 관절을 넘어서 촉진할때 현저하게 압통을 유발시켜 왼쪽 움직임에 제한이 약간 발생한다.

목뼈와 등뼈 접합부을 촉진할 때 발생되는 뻣뻣함은 현저한 국소 압통은 왼쪽과 오른쪽 C4와 C5의 앞쪽 돌기를 촉진할 때 발생이 된다.

뒤통수아래근은 부드럽고 양측 위목덜미선과 아래목덜미선을 따라 압통이 있고팽팽하다.

자세근육 톤은 목과 견갑대에서는 약하다.

머리 위치와 교합사이의 확실한 관계를 보여주는 연구가 있다, 그러나 머리, 목 그리고 어깨를 재배치한 경우에서는 입을 벌리거나 다물때 경험한 통증의 현저한 변화는 발생하지 않았고 교합이 변하지도 않았다

근거중심 임상추론 EVIDENCE-INFORMED CLINICAL REASONING

1. 이학적 검사후에 당신의 진단 가설은 무엇인가?

치료사의 대답 Clinician's response

캐서린의 경우는 왼쪽 턱관절의 CAT 영상에서 관절디스크가 찌그러지고 변형이 된 것, 융기의 전하방 병진움직임이 일어나지 않고 영구적인 디스크 이탈이 발생된것이 보였다.

아래턱 머리의 후방 병진 움직임에서 심각한 통증이 발생되었고 원판뒷조직은 촉진시에 증상의 퍼짐을 동반한 심한 통증을 느꼈다.

원판뒷조직은 많은 신경과 혈관이 분포하고 있다.

후방으로 이탈된 아래턱 융기에 의한 원판뒷조직 스트레스는 아마도 심한 부종, 활액 주머니에서 염증성 활액의 유출, 그리고 통증을 동반한 염증반응, 특히 크게 교합(맞물림)을 하는 동안 부어오른 조직을 융기가 누를때 발생할 것이다.

원판뒷조직의 부종과 관절주머니 내의 부종은 아마 중립 교합 위치에서 급성 부정교합(정반대 치아의 어울리지 않는 관계)이 원인일 것이다.

캐서린은 급성 부정교합으로 보였고, 심지어 12개월 동안 심각한 통증을 나타났다.

그녀의 CAT 영상은 또한 왼쪽 상하 관절에 활액낭염증 소견이 보였고, 부종은 아마도 부정교합과 턱의 제한된 움직임이 발생하는 원인이 되었을 것이다.

손상받은 턱관절에서 발생되는 통증의 기원은 아마도 근육 기능이 약해짐으로 인해 부정유합과 턱 움직임의 통증성 제한에서 발생이 되었을 것이다.

이런한 것들은 주로 씹기근육의 보호성 동시수축의 형태로 발생하게 된다.

염증과 통증이 장기간 나타나는것 때문에, 이차적으로 방사통을 포함한 중앙부위 강한 자극효과와 압통, 씹기근의 동시수축과 같은 이차적인 근육 증상이 나타난다.

약해진 구강 앞면 근육의 반응과 통증은 아마도 C1–C2와 위 목뼈 근육들의 문제 때문에 발생이 될것이다.

위목뼈신경(C1,2,3)의 감각 섬유는 뇌줄기에서 수렴되고 회백질의 기둥으로 지나가고 삼차신경 핵과 연속되어 진다.

회백질 부분은 하나이거나 혹은 결합된 핵(삼차경부 핵)일 수 있다.

삼차신경 핵은 얼굴과 턱 부위에 분포되어 있는 삼차신경의 세 가지로부터 감각 신경을 받는다 위목뼈에서 조직 손상 혹은 스트레스로부터 발생되는 삼차경부 신경핵의 자극은 시상과 대뇌겉질에 신경 충격을 전달하는 결과를 만들 수 있다.

지속적인 구심성 유해수용기의 활동은 삼차신경이 분포하는 부분으로부터 인접한 개재신경원을 흥분시킬 수 있는데 그것은 환자가 얼굴에서 통증을 인식할 수 있게 해준다.

만약 중앙부위의 강한 자극효과가 원심성 삼차(운동) 개재신경원을 흥분시킨다면 그것은 아마도 구강 안면 근육 활동을 약하게 하는 결과를 초래할 것이다.

2. 환자 관리를 위하여 진단가설은 어떻게 계획을 세울 수 있는가?

치료사의 대답 Clinician's response

오래된 턱관절 기능부전(TMD)시 턱관절 구성요소를 치료할 때 정확한 진단과 적합한 방사선검사가 아주 중요하다. 특히 영구적인 디스크 탈출의 결과로 인해서 움직임 소실이 발생된 것인지 아니면 변화된 디스크 탈출로 인해서 발생된 것인지를 구별하는 것이 중요하다. 만약 감소되지 않은 디스크 이탈이 자발적으로 발생한것이 아니라면 치료는 초기에 적절한 관절가동술을 이용하여 장애를 줄일수 있다. 감소, 변형(reducible)된 디스크 이탈을 동반한 턱관절에 잘못된 관절가동술의 적용은 영구적인 디스크 이탈의 결과로 관절에 손상을 줄 수 있다

특히, 잘못된 스트레칭 기법을 사용하는것은 위아래 원판뒷부분의 영구적인 변형의 원인이 될 수 있다(그림 10.2). 입을 최대한 벌리는 동안 상 원판의 탄력 섬유는 최대한 스트레칭 되고 디스크에서 약한 후방 움츠리는(쏙들어가는) 힘을 만들어 낸다. 그것은 단지 그렇게 할 수 있는 능력이 있는 구조이고 만약 그것이 탄력을 다시 회복하지 못할정도의 손상을 받았다면 그것에 의해서 아래턱융기와 관절 디스크 사이의 관련성에 대하여 혼동이 올 것이다. 캐서린이 경험한 통증은 매우 심하고, 그래서 초기에는 턱관절의 통증을 유발시키는 외부인자, 또한 턱관절, 구강안면 근육 그리고 목뼈에서 발생되는 통증을 직접 제거하거나 조절하는 치료가 필요하다.

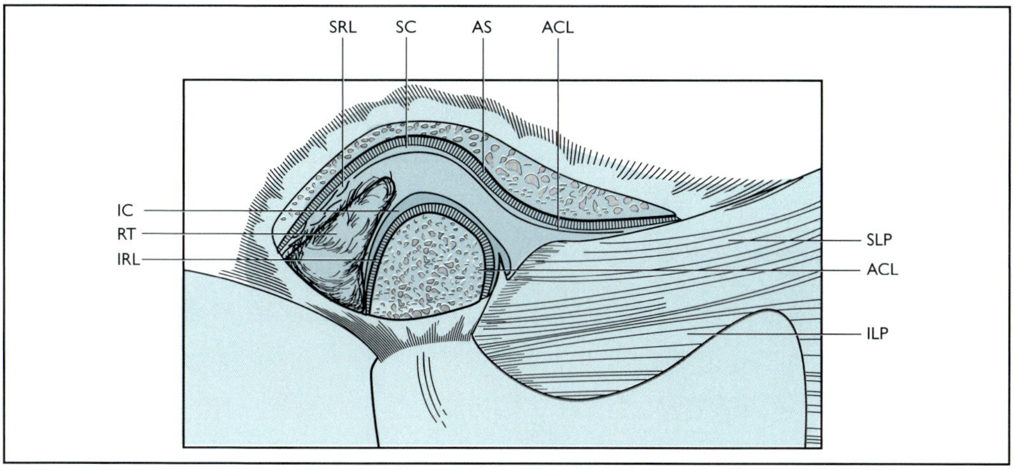

그림 10.2 측두하악관절의 해부학적 구조를 외측에서 보여주는 그림
AS(관절면), IC(하관절강), ILP(하외측 익돌근), IRL(하후디스크 판), RT(후원판디스크 조직)
SC(상관절), SRL(상후디스크 판)

또한 턱관절의 움직임을 동반한 관절가동술(MWM)을 통하여 턱관절 움직임과 교합의 역학적 장애를 직접 치료하는 것이 필요하다. 캐서린의 경우 디스크와 아래턱융기와의 정상적인 해부학적 관계가 정립될 시기가 없었다. 그래서 스트레칭 기술로 인한 관절의 손상을 염려할 필요가 없다. 다른 요소들, 즉 스트레스, 영양, 그리고 운동 단계에 관한 정보들도 필요하다. 이비인후과 전문의는 일반적인(고전적인) 치료로 해결하기 위한 심각한 증상을 예상하지 못했고 수술을 고려하였다. 그러나 그것은 만약 증상이 치아의 평가를 통해 치과 보철학자에 의해 조절이 가능하기를 기대한 것이었다. 만약 통증이 조절되지 못한다면 임상 정신과 의사나 혹은 통증 전문가에게 의뢰를 하는것이 적절하다. 재정적으로 부담이 되는 부분이 있다면 자가 치료 기술이 필요하다. 캐서린은 무엇이든 열심히 하고 훌륭한 운동 기술, 이해력과 동기를 가지고 있었다.

치료와 관리 TREATMENT AND MANAGEMENT

턱관절 기술을 효과적으로 적용하기 위하여 치료사는 반드시 턱관절과 구강안면 해부의 올바른 지식이 필요하다. 그것은 관절사이에서 관절 융기의 경사에서 변화는 중요하다. 턱을 열었을 때 융기가 더 경사지는 것은 앞으로 움직일 때 아래로 움직이게 된다.평편한 융기를 가진 사람은 입을 벌리는 동안 융기에서 디스크의 작은 후방회전이 생긴다. 경사가 증가되기 때문에 융기의 전방 병진 움직임이 되는동안 디스크와 융기 사이에서 더 회전 움직임이 필요하다.

턱관절의 상관절 치료면은 관절융기의 경사에 평행하다(그림10.3). 관절융기의 경사를 결정하기 위하여 앞아래 미끄러짐 각도는 최대한 많은 병진 움직임을 만들어내기 위하여 자주 변한다. 병진의 최대 움직임 범위를 만들어 내기 위한 각도는 관절융기의 경사와 위관절 치료면의 모양에 평행하다. 움직임과 힘이 적용된 치료면에 대한 것은 2장을 보면 더 자세하게 알 수 있다.

치료 1 Treament 1

혀와 턱의 중립 위치에서의 훈련을 포함한 첫 번째 치료법은 간단한 척추 자세 교정 운동과 통합되어서 실시한다. 낮에 턱관절 통증이 악화되기 때문에 주간에 이를 악무는 것을 조절하는 것이 중요한 요소이다.

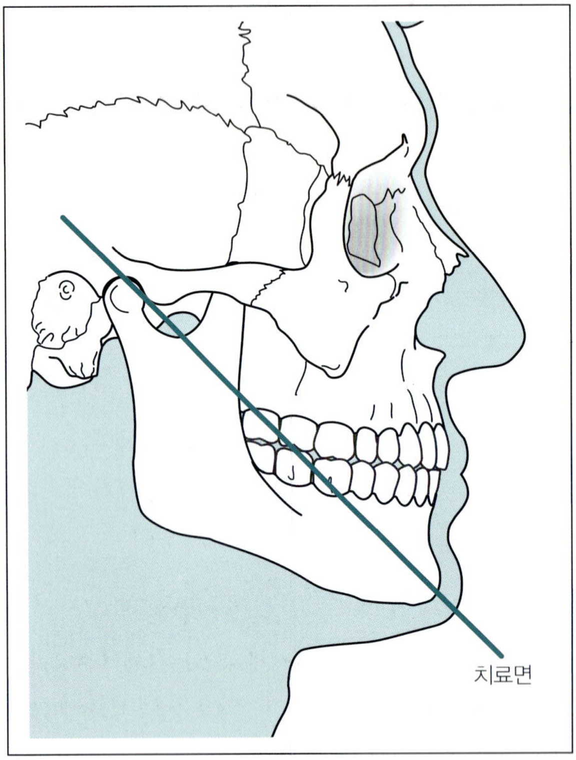

그림 10.3 관절융기의 경사에 평행한 턱관절의 위관절 치료 면
아래관절의 치료면은 관절 디스크의 오목한 아래 표면에 가로질러 놓여 있음

오래된 위아래 치아의 맞물림에 대한 중요성을 캐서린에게 설명하였고 그녀는 그녀가 교정된 중립위치(척추자세교정을 동반한 혼합된)를 위하여 위아래 치아의 맞물림을 알게되고 세 번 정상적인 호흡을 유지하는 것을 교육을 받았다.

그녀는 또한 2번 치료후에 매 한시간에 5번 이러한 교정을 교육받았다. 캐서린은 턱을 벌릴

때 첫 번째 단계에서 대칭적으로 다시 자리잡기 위하여 딱딱한 입천장에서 혀의 앞쪽 반을 가볍게 위치시키면서 입을 벌리는 연습을 했고 주간에 6일 동안 6번 반복하였다.

그녀는 자세 교정 운동과 함께 이 운동을 결합하여 하는 방법을 교육 받았다.

압통점 이완 테크닉은 씹기근과 가쪽날개근을 위하여 사용하였으나 스트레칭 기법은 턱관절의 악화를 피하기 위하여 사용되지는 않았다.

부드럽고 반대 natural apophyseal glides(NAGs)은 C7−T3까지 시행되었다.

캐서린은 이를 악물거나 밤에 이를 갈지 않는 것처럼 보였고 비록 아침에 나타나는 통증이 줄었지만 베게 높이의 수정, 수면 자세 그리고 턱에 접촉하는 손을 피하는것에 대하여 상의(토론)했다.

치료 2 Treatment 2

캐서린은 그녀의 습관적인 혀와 치아의 위치에 대한 확신이 없고 현재와 과거 상태에 대하여 평가를 요구 받았다. 그녀는 혀가 아래턱 앞 치아 뒤에서 앞쪽으로 밀고 있고 자주 치아의 끝과 밑바닥에 접촉을 하게 되고 심지어 접촉시 통증도 유발되었다.

그녀는 치료 1에서 교육 받은 것처럼 혀와 치아를 위해 보호하는 자세를 점차 확실히 하고 있다. 캐서린은 양측 전방 두통을 경험하였고 아마 그녀가 치료 받기 전에 경험했던 것 보다는 더 나쁜 상태였다. 턱에서 나타나는 증상은 변하지 않았다. 왼쪽 회전시 나타나는 왼쪽 C1−2 관절 제한은 여전히 분절 움직임 검사에서 알 수 있다. 왼쪽 C1−2 관절에 대한 SNAG시도는 왼쪽 회전 상태에서 수행하였다. SNAG를 수행했을때, 캐서린은 통증 없이 왼쪽으로 목을 회전할 수 있었고 전 범위가 가능했다.

2장에 봤던것 처럼 MWM 미끄럼운동을 시행할 때 실질적인 감소가 있었을때 더 반복하는 근거가 된다.

끝범위에서 과압력을 동반한 6회 2세트는 계속해서 적용 되었고 왼쪽 목뼈 회전을 통증 없이 전범위를 회복하였다. 강화 운동은 어깨뼈간 근육과 심부 목 굽힘근을 위하여 제공되었다.

가쪽 날개근과 씹기근 압통 이완 테크닉(스트레칭없이)은 반복되었다.

치료 3 Treatment 3

캐서린은 두 번째 와 세 번째 치료 세션사이 기간에 현저한 감정적인 스트레스를 경험했고 이것은 잘못된 그녀의 악무는 것과 두통이 관련되어 스트레스를 증가시켰고 밥을 먹을때 턱 통증이 증가되는것을 알게 되었다. 그녀는 또한 교정된 턱과 척추 자세를 채택한 것이 그녀의 두통과 목의 뻣뻣함을 현저하게 경감 시켰다는것을 알게 되었다. 증상의 재현과 관계된 스트레스에도 불구하고 일반적으로 목 통증과 뻣뻣함, 그리고 두통은 더 심하지 않았고 자주 발생하지도 않았다. 캐서린은 강화 운동을 하면서 관리를 잘 하였다.

이학적 검사에서 통증 없는 능동 생리학적 목 왼쪽 회전은 지속되었고 분절 움직임 검사인 C1-2 움직임은 왼쪽과 오른쪽이 동일하였다. C4-5 분절의 전방 결절 위를 촉진 하는것이 통증은 없었지만 여전히 약간 뻣뻣함은 있다. 입을 벌리는 관절가동범위와 통증은 변함이 없었고 턱을 악무는것은 여전히 통증이 있었다. 이것은 왼쪽 턱관절 아래턱 융기의 전-하방 병진에 대하여 크게 문제는 없지만 후방 병진은 여전히 왼쪽 턱관절 통증을 증가시키는 움직임이라는 것을 나타내는 것이다. 그것은 가쪽 날개근과 씹기근의 촉진시 현저히 적은 압통이 있다. 높은 비정상적인 씹기 근육 톤은 턱관절 MWM 기술을 수행할 수 어렵게 만들 수 있지만 씹기근에서 보호 동시수축 톤의 감소는 MWM을 사용하기 위하여 적절하다고 생각하였다.

최대한 치아 접촉을 한 턱 닫기를 위한 턱관절 MWM을 선택하였다(표 10.1, 그림10.4). 원판 후조직의 통증성 압박을 피하기 위하여 아래턱은 약간 전-하방으로 재위치시켰다. 충분한 힘은 왼쪽 아래턱 머리가 이를 악물때 아래턱 오목에서 후방으로 움직이는 것을 멈추기 위하여 사용되었다.

아래턱 머리의 교정된 위치가 유지되었다면, 이를 악물때 통증이 없다. 그리고 나서 캐서린은 능동적으로 입을 10mm 가깝게 벌리고, 가볍게 이를 악무는것을 하기 위하여 다시 입을 다무는 것을 요청 받았다. 그 움직임을 통하여 치료사는 왼쪽, 오른쪽 융기의 움직임 대칭을 유지하기 위하여 왼쪽 아래턱의 전-하방 압력을 유지하였다. 3회 2세트 후 재검사에서 악물기 위하여 입을 다무는 것은 현저히 통증이 줄었고 턱을 벌리는데 발생되는 통증도 약간 감소하였다.

표 10-1. 경추부 어지럼증을 위한 SNAG

적응증	급성 부정교합을 동반하거나 혹은 동반하지 않으면서 입을 다물때 통증이 있는경우. 이 기술은 근육의 불균형 혹은 턱관절 내부장애에 의한 급성 부정교합에 사용되었지만, 치아 부정렬에 의한 부정교합에는 사용되지 않는다.	
위치	환자	눕거나 혹은 거울을 보는 앉은자세
	치료받는 신체 부분	턱관절이 편한 자세
	치료사	만약 환자가 누운자세이거나 의자에 앉은 환자의 뒤에 있다면 머리쪽에 선다.
	치료사의 손	머리의 측면에 손바닥을 대고 턱위에 손가락을 편안하게 대는데 턱뼈가지 뒤쪽으로 네 손가락 끝은 아랫방향으로 향하게 한다.

적용지침 (가이드라인)	• 이 가이드라인은 이러한 사례연구에서 설명하기 위해 특별하게 준비되었다. • 치료사의 손바닥은 손가락의 근위부분이 환자가 이를 악물때 안정적으로 턱이 다물어지기 위하여 아래턱에 위치하는 동안 머리에 안정적으로 사용되어졌다. • 관절가동술 방향은 턱관절의 상하 치료면을 고려하여 수행되었다. • 왼쪽 손가락은 왼쪽 아래턱머리를 아래턱 오목에서 약간 앞쪽으로 움직이기 위해 사용되어졌다(1mm이하). 충분한 압력은 환자가 천천히 턱을 닫을때 통증이 있는 원판후조직 에서 아래턱 머리가 뒤쪽으로 움직이는 것을 방지하기 위해 사용되었다. • 어떤 방향에서 아래턱머리의 위치가 미묘하게 변화되는 것은 통증이 없는 움직임을 만드는 자세가 될 때까지 만들 수 있다. • 관절가동술 힘이 적용되고 유지될때, 환자에게 턱을 더 견고하게(단단하게) 다물라고 요구한다. • 만약 정상적인 교합이 가능하고 통증이 없다면 끝범위에서 과압력은 환자에게 가볍게 이를 악 물라고 하면서 시행될때 효과적으로 적용된다. • 치료를 할 때 3회 2세트를 수행하고 나서 턱을 닫고 그때 재평가한다. • 만약 치료가 성공적이었다면 더 나아가 6회 2-3세트를 수행한다.
주의점	• 만약 턱을 닫을 때 발생되는 통증이 급성 부정교합과 관련되어 있다면 통증이 줄어드는 자세는 편안하게 정상적으로 무는 동작의 회복이 동시에 일어날수도 있다. • 최소한의 압력은 이 기술을 위하여 필요하다 • 만약 교합이 불량하거나 치아에 통증이 있다면 환자는 설압자나 치열 교정기에 저항해서 닫을수 있다 하지만, 이것은 치열 교정기 혹은 설압자만 사용하는(MWM 적용하지 않은상태)것은 통증없이 움직임을 만들 수 있는것을 기록하기 위하여 중요하다 • 만약 반대편 관절에 증상이 있다면 그것은 그 관절의 통증이 있는 후방으로부터 아래턱머리를 막기 위하여 가볍게 앞쪽으로 힘을 적용하는 것이 필요할 것이다.
Variation	• 통증이 있는 관절의 아래턱머리는 아마 턱을 통증 없이 닫을 수 있고 편안하게 교합이 되도록 만드는 어느 방향으로는 움직였을 것이다. • 이 기술은 자가치료(그림10-5)처럼 수행할 수 있다. 환자의 손은 각 아래턱 위에 위치하고 엄지 손가락의 원위 손가락은 턱뼈가지 뒤에 편안하게 위치하는데 IP 관절은 턱의 각에 위치한다 그리고 무지구와 소지구 사이에 편안하게 턱의 아래부분에 위치한다. 그리고 나서 손가락은 뒤위 방향으로 대고 검지 손가락은 턱관절 위를 지나서 위치한다. 환자는 오른손이 오른쪽 관절오목에서 오른쪽 턱뼈융기가 뒤쪽으로 움직이는것을 막기위하여 사용하는 동안에 왼쪽에서 앞쪽과 아래쪽으로 턱을 가볍게 움직이기 위하여 왼손을 사용한다. 그리고 나서 환자는 통증 없이 턱을 닫을 수 있게 만들기 위한 기술을 치료사의 시범을 통해서 가이드 라인을 따라 하는 방법을 교육 받았다. 만약 치료법이 성공적이면, 환자는 가정 운동으로 자가 MWM을 수행할 수 있다. 만약 증상이 급성이면 매 시간 6회 하루에 6번 부분적인 자가 MWM을 수행 할 수 있을 것이고, 상태가 좋아지면 지속적으로 횟수를 줄여나가면 된다. 자가 MWM은 아마도 만성상태에서 일주일에 3-4번 정도 수행할 수 있다. 만약 먹는 중에 턱을 닫는 동작에서 통증이 있다면, 음식을 먹기 전에 6회 자가 MWM을 한세트 정도 시행하면된다. 만약 먹을때 통증이 있다면 환자는 또한 음식을 씹는 중에 턱뼈가지에 앞쪽 혹은 외측으로 가볍게 압력을 적용할수도 있다.

환자는 그리고 나서 자가 MWM 기술을 어떻게 하는지 보았다(그림10.5) 그 기술을 첫 번째 적용했을때 기술을 적용하는 동안 캐서린은 전-하방 힘이 약해졌고 날카로운 왼쪽 턱관절 통증도 경험했지만, 그녀는 그러한 기술을 통하여 교정하는 큰 힘을 유지하였고 통증없이 반복적으로 입을 다물고 악물수 있게 되었다. 캐서린은 이 기술을 1일 6회 여섯 번 이상 반복하기 위한 교육을 받았다.

그녀는 그 기술을 누운 상태에서나 앉은 상태에서 성공적으로 수행 할 수 있었다.

작은 진폭의 끝범위 전-후방 편측 관절가동술은 또한 중립자세에 C4-5 전방 돌기에 적용되었다. 캐서린과 7일 후에 전화통화를 하였고 턱 관절가동범위에서 현저한 개선이 있었고 턱을 열고 닫을때 통증이 현저하게 줄었다는 것을 보고 받았다. 그녀는 운동을 계속하는것에 대하여 교육 받았다.

치료 4-5주 후 Treatment 4

다음 약속은 치료사가 연습을 체크하지 않고 5주가 지난 후였다. 캐서린은 전문가와 마지막 상담을 한 이후 자가 MWM을 규칙적으로 반복하였다. 그녀는 지금 통증 없이 먹을 수 있고 이를 악 물수 있지만 입을 벌리는 것은 여전히 통증이 있고 제한적이다. 그녀는 마지막 방문 이후로 약을 복용하지 않는다. 검사에서, 턱을 닫는것과 악 무는것은 통증이 없었고 캐서린은 치아가 정상적으로 맞닿는 느낌을 느꼈다고 이야기 하였다. 턱을 여는것은 약간 왼쪽으로 편위되면서 30mm로 제한되었고 왼쪽 EOR 턱관절 주위에 약간의 통증이 있었고, 과압력을 적용했을때 더 증가되었다. 왼쪽 가쪽운동시 통증은 없으나 가벼운 끝범위 과압력이 적용되면 왼쪽 턱관절에서 약간의 통증이 유발된다. 오른쪽 가쪽운동은 약간 제한되었고 끝범위 과압력 적용시 왼쪽 턱관절 부분에 약간의 통증이 발생되었다. 입을 벌리기 위한 턱관절 MWM이 시도되었다(표 10.2 그리고 그림 10.6). 왼쪽 편위는 쉽게 조절 되었고 통증이 없는 입 열기는 가능하였다. 끝범위 과압력을 적용한 6회 반복 1세트는 끝범위와 왼쪽 턱관절 통증보다 작은 최소 왼쪽 편위를 가지고 입 열기는 33mm 범위에서 수행되었다. 그리고 나서 캐서린은 입 열기 위한 자가 MWM을 시도하였다(그림10.7) 특별한 기술이 선택되었고 그것은 "스크림 스트레칭"이란 것인데 그것은 최대 끝범위 스트레치를 달성하기 위하여 가장 적절한 것이고 환자가 수행하기 쉬운 것이다. 자가 MWM을 하는중에 캐서린은 치료사가 적용했을때보다 더 많은 범위를 얻게 되는것이 가능하였다.

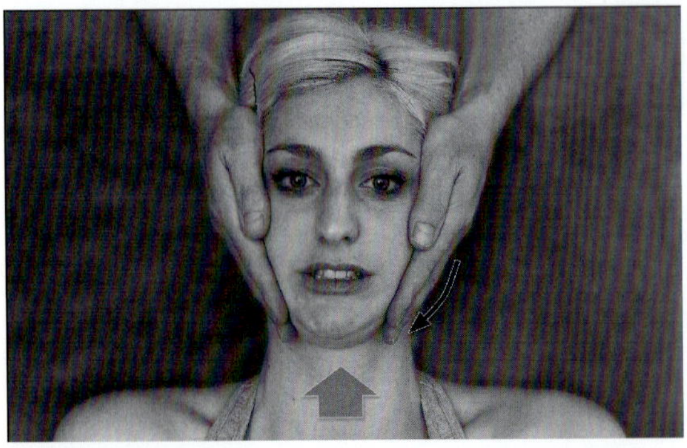

그림 10.4 급성부정교합과 턱을 닫을 때 통증이 있을 때 적용하는 턱관절 MWM

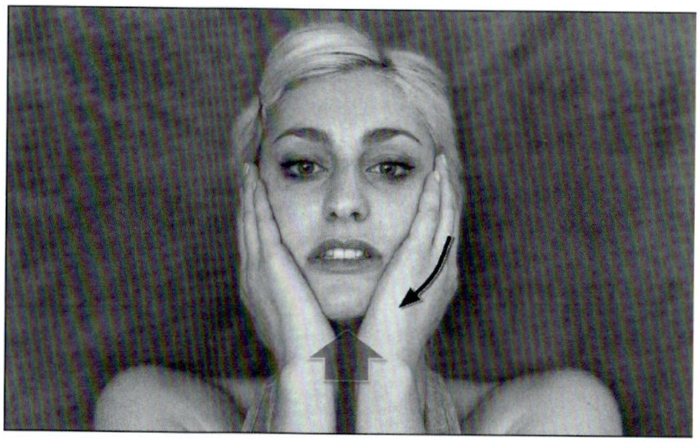

그림 10.5 급성부정교합과 턱을 닫을 때 통증이 있을 때 적용하는 턱관절 자가 MWM

여섯 번의 턱관절 자가 MWM 스트레칭은 감독하에 수행을 하였고 정중선에서 왼쪽으로 약간 편위된 상태에서 입을 벌리는 범위가 더 증가하였다. 통증 없이 최대 치아의 맞물림이 가능하였다. 캐서린은 증명하였다. 그녀가 운동과 자가MWM 기술을 배워서 쉽게 수행 할 수 있다는 것을 보여주었고, 이러한 것들을 성실하게 수행하였다. 자가치료 기술은 집에서 수행하였고 때때로 그러한 운동들을 더 자주 수행할 수 있게 되었고 재정적인 문제를 줄일 수 있었다. 캐서린은 다음 주 동안 하루에 1~2회 5회 턱관절 자가 MWM 스크림 스트레칭을 수행하는것에 대하여 교육을 받았고 만약 관절가동범위는 개선이 되고 통증은 여전히 남아 있다면 이틀에 한번씩 으로 감소시키는 것을 교육 받았다. 그녀는 또한 다른 운동도 계속 수행하였다. 마지막으로 NAGs는 목뼈와 등뼈접합부와 C4과 C5에 적용하는 전방 관절가동술을 다시 수행하였다.

치료 5–4주 후 Treatment 5

캐서린은 현재 왼쪽 턱관절에 아주 때때로 욱신거리는 통증만 있을 뿐이다. 그녀는 안전하게 씹을 수 있지만 아직은 단단한 음식은 피하고 있다. 검사에서 입을 벌릴 때 왼쪽으로 약간 편위가 되고 관절가동범위는 더 좋아졌다(40mm). 이를 악물 때 통증이 없고 아마 치아의 상태가 좋아지면서 교합은 좋아질것이라는 기대를 하고 있다. C1–C2 분절별 왼쪽과 오른쪽 회전은 대칭적이고 통증은 없다. 캐서린은 입 벌릴 때 그리고 다물 때 턱관절 자가 MWM을 잘 수행하고 있고 변형할 필요가 없다. 목뼈 관절가동술은 치료4에서처럼 반복을 했다.

마지막 결과(12주 후) Final outcome(12 weeks later)

3개월 추적검사를 시도하였다.

캐서린은 통증을 경험하지 못하였고 현재 음식을 선택할 수 있는 범위가 넓어져서 아주 안전하게 음식을 먹을 수 있다. 그녀는 계속 부드러운 음식을 먹고 관절의 병리학적 상태에서 보여지는 음식을 씹는 것을 피하는 것을 교육 받았다. 턱 움직임은 충분한 범위이다. 턱관절 움직임의 질은 양쪽 관절에서 적당한 병진 운동이 가능할 정도로 개선이 되었다. 촉진시에 오른쪽 턱관절에서 " 까칠까칠한 " 감각이 있긴 하지만 소리는 나지 않는다. 캐서린은 한때 3주 동안 턱관절 자가 MWM 운동을 중단했다 그리고 통증이 다시 나타나기 시작하는것에 주의를 기울였다. 이런 경험들과 관절 병리의 심각함을 볼 때 일주일에 적어도 3-4일은 운동을 계속해야 한다. 방사선 검사 소견과 심각성 그리고 초기에 나타난 증상을 고려해볼 때 이 시점에서 결과는 만족할만하다. 캐서린은 현재 턱을 벌리는 범위가 충분하고 통증 없이 턱을 기능적으로 움직일 수 있고, 안면 통증도 없고 약간 목의 불편함은 있고 두통은 없는데 이러한 것들은 턱 혹은 목뼈에서 비롯되었다고 볼 수 있다. 목과 턱을 위한 운동은 현재상태를 유지하는 프로그램으로 구성되어 있다. 턱 운동은 자세, 입의 위치, 일반적인 심혈관의 건강과 강화에 주의해서 일주일에 3-4회 수행을 하였다. 등척성 턱 강화운동은 약해진 방향에서 비중을 두고 시행을 하였다. 캐서린은 수술요법과 관절경 치료 의견을 제시했던 이비인후과 전문의에 의해 다시 진료를 받았을 때 더 이상 치료가 필요하지 않다고 하였다. 치아의 회복을 위하여 치과보철을 할려하는 계획이 있었지만 경제적인 고려가 필요한 것이다.

저자의 MWM견해 AUTHOR'S MWM COMMENTARY

아래턱 움직임의 패턴은 직립자세와 누워 있을때와는 완전히 다르다, 그래서 그것은 중요하다, 다른관절의 MWM 기술과 같이, 턱관절 MWM 기술은 어느 위치에서나 가능하다.

표 10-2. 아래턱 하강시 통증이 있는 제한이 있을 때 적용하는 턱관절 MWM(그림10.6보라)

적응증	아래턱의 외측편위를 동반하거나 동반하지 않으면서 통증성 제한 혹은 무통성 제한
의견	제한은 아마도: • 정복 없는 약한 턱관절 내부장애에 의한 원인 • 심각한 내부장애에 대하여 자발적이거나 혹은 치료사의 정복(reduction)후에 남아있는 • 관절낭 혹은 관절내부 유착, 혹은 씹기 근육의 기능부전 때문에 만약 움직임 제한이 심각한 변형된 내부장애에 의한 원인이라면 이것은 적절한 MWM 기술을 이용한 치료를 하거나 혹은 Okeson에 의해 밝혀진 다른 정복 기술을 사용해야한다. 만약 제한의 원인이 알려져 있지 않으면 치아 전체와 방사선 검사가 첫 번째로 필요하다. 그 기술은 사례연구의 그것보다 더 복잡한 상태를 묘사하였다. • 왼쪽 턱관절에서 움직임 제한과 통증을 동반한 턱의 벌림 동작을 할 때 왼쪽 하악의 기울임(편향) 턱을 벌릴 때 왼쪽 하악두의 제한된 앞쪽 glididng과 오른쪽 하악두의 과도한 전방 gliding과 부수적인 움직임 검사 • 왼쪽 아래턱머리는 아래턱오목와에서 약간 뒤쪽으로 위치해 있다. 하악두의 이탈은 왼쪽으로 평행하게 되었다. 왼쪽두를 촉진하면 하악와에서 현저하게 외측으로 나와있고, 오른쪽 하악두는 오른쪽 하악와에서 오목하게 내측으로 되어있다.

위치	환자	거울을 보고 앉은자세
	치료 신체 부분	부분: 이완된 중립자세에서 턱관절
	치료사	환자뒤에 선다
	치료사의 손	• 엄지손가락은 광대활 위에 올려놓은 상태에서 손가락을 펴서 측두근 위에 손을 올려 놓는다. 왼쪽 검지 손가락은 턱관절을 지나 아래턱의 후연 앞에 평행하게 놓는다. 오른쪽 손가락은 왼쪽과 같게 위치하거나 혹은 검지와 중지는 저작근의 전연 앞에 아래턱 몸통의 외측·향에 위치할 수도 있다.
적용지침 (가이드라인)	• 이 기술의 목적은 정중선의 자세를 유지하고 환자가 최대한 입을 벌리는것과 같은 턱관절 구성요소의 해부학적 관계를 교정(또는 "가능한한 최대로" 영구 내부관절의 경우)하는데 있다. • 이것은 아래턱머리의 어떤 횡이탈을 바로잡기 위해 아래턱을 옆쪽으로 옮김으로서 이루어지고 제한된 앞쪽 글라이딩의 옆쪽에서 앞쪽 미끄러짐을 적용하고, 과도한 앞 미끄러짐을 허락하지 않는 제한되지 않은 쪽을 조절하는 것이다. • 만약 입을 다무는 것이 문제가 없다면, 환자는 가볍게 이를 악물수 있고 근육의 긴장을 줄이기 위하여 턱을 몇 번 정도 이완시킬 수 있다. • 왼쪽 검지의 손바닥 부분을 아래턱머리의 횡이탈을 교정하기 위하여 오른쪽으로 아래턱을 가벼게 미끄러짐 시킨다. • 이 자세를 유지하는 동안 환자는 왼쪽손의 세 번째 네 번째 손가락으로 왼쪽 턱관절의 전방 병진력(상관절의 치료면을 따라 직접 전하방으로 적용)을 적용하는 동안 턱을 벌리기 위한 교육을 받고 오른쪽 손의 손가락은 오른쪽 턱관절의 과도한 전방 미끄러짐을 방지한다. • 범위 끝에서 환자는 턱에 한손의 손가락을 내림 시키면서 과압력을 적용한다. 가쪽 운동을 허락하면 안된다. 정중선 자세는 환자는 과압력을 조금 약하게 하고 턱을 다무는 것을 유지한다. • 턱을 넘어서 위치한 손을 사용하여 환자는 과압력을 적용하는 것 만큼 그만큼 정중선으로부터 기울임과 편위를 조절하는 것을 도움으로써 보조할 수 있다. • 관절가동술은 초기에 3회 수행하고 그때 재평가한다. 6회 반복 2-3세트는 종종 도움을 받지 않는 움직임에서 현저한 변화를 만들어 낸다.	
주의점	• 만약 변형을 동반한 내부장애를 알지 못하고 부적절한 기술 적용은 아마도 관절의 영구적인 손상의 원인이 될 것이다. • 스트레칭 감각은 아마도 저가동 관절에서 나타날 것이지만 모든 MWMs을 적용하는 동안 통증은 없을 것이다. • 제한된 관절의 적당한 세기의 관절가동술을 허용하는 동안 MWM 기술은 정상 혹은 과가동성 관절을 보호한다 • 정상 혹은 과가동성이 있는 턱관절의 반대쪽 움직임을 조절하기 위하여 충분한 힘을 사용하는 것이 중요한데 왜냐하면 만약 이 기술을 적용할 때 특히 원판후 조직이 민감하다면 과도한 후방력이 적용되었을 때 아마도 통증이 있을 것이다. • 만약 과가동성 혹은 저가동성 관절에서 현재 소리가 난다면 기술이 수행되었을 때 소리는 종종 현저하게 줄어들었거나 혹은 없어졌을 것이고 장기간 소리가 나지 않을 것이다. • 만약 씹기근에 의해 발휘되는 근력은 줄어든 근육의 과활동에 직접 조절하기 위한 큰 힘은 아마 MWM 기술이 적용되기전에 사용하기 위하여 필요할 것이다. • 거울은 치료사와 환자가 턱의 움직임을 모니터 하는데 매우 유용하다. 그것은 또한 거울을 이용하여 가정 운동치료를 위해 환자가 준비해야 한다. • 만약 교정 움직임 경로가 유지되지 못한다면 MWM을 적용하는동안 관절운동범위는 반드시 제한이 될 것이며 그것은 조절할 수 가 있다.	

Variation	• 다른 방법으로 치료사 손의 위치는 움직임을 조절하기 위해 두 손 사이에 아래턱을 받힌다. • 이 기술은 다른 방향에서의 움직임에서 통증성 제한이 있을때도 사용을 할 수 있고 특히 외측으로 움직일 때 • 때때로 좋은 관절가동범위와 대칭적인 것이 성취되었을 때 환자는 아마도 단지 최소압력이 필요할 때 그들 자신의 손을 거울 앞에서 사용할 수 있다. • 만약 적용이 잘 되었다면 이 기술은 턱과 관련된 근육을 재교육 시키고, 저항 등척성운동, 어떤 관련된 통증의 감소와 같이 통합적으로 할 수 있다. • 만약 아래턱 하강의 전범위가 이 기술을 통해 회복할 수 없다면 자가 MWM의 용어 정의는 "비명을 지르는(스크림) 스트레칭"이라고 사용될 수 있다.(그림10.7) 환자는 거울을 보고 앉아서 한손은 턱 위를 잡고 첫 번째 물갈퀴 공간의 제일 깊은 부분은 하악의 정중선에 위치하는데 단지 턱 위에 위치하고 검지의 외측연은 한쪽에서 아래턱의 모서리 위에 놓고 엄지의 내측 부분은 다른 쪽 모서리 위에 위치한다. 다른 손은 이마위에 수평으로 위치한다. 입이 능동적으로 벌어지는 것은 혀의 앞쪽 반은 입의 꼭대기에 붙여서 유지하면서 가능한 멀게 해야한다. 이것은 입 벌림의 20mm 이상을 허락한다. 이 지점에 도착했을 때 혀는 밑으로 내려가고 턱은 끝범위 까지 안전하게 벌어진다. 턱 주위에 있는 손은 중앙선으로부터 경사나 혹은 편위를 교정하기 위하여 사용된다. 만약 움직임이 정중선에서 유지되지 못한다면, MWM의 다음 단계를 진행하지 못한다. 아래턱 하강의 끝범위에 도달했을 때 아래턱은 턱위에 있는손에 의해 자세를 유지한다. 환자가 위를 쳐다보고 능동적으로 상부경추를 신전하는 것은 턱을 더 잘 벌리게 해준다. 만약 통증이 없다는 것을 경험했고 정중선에서 움직임을 유지할수 있다면 머리위쪽에 위치 한 손은 목 폄상태에서 가볍게 과압력을 적용할 수 있다. 이 스트레칭은 2-3초 유지하고 그리고 나서 환자는 아래를 쳐다보고 턱을 다물기 위하여 머리를 아래로 내린다. 머리를 시작 자세를 위하여 아래로 내릴 때 환자는 유지한 턱을 이완하고 입을 최대한 다문다.만약 관절내 유착이 턱을 여는데 제한이 있다면 스트레칭은 한번에 3-6회 반복하는 것을 하루에 2-3회 정도 반복할 수 있다. 만약 목뼈문제가 있다면 반드시 이 기술을 사용하여 치료를 해야만 한다.

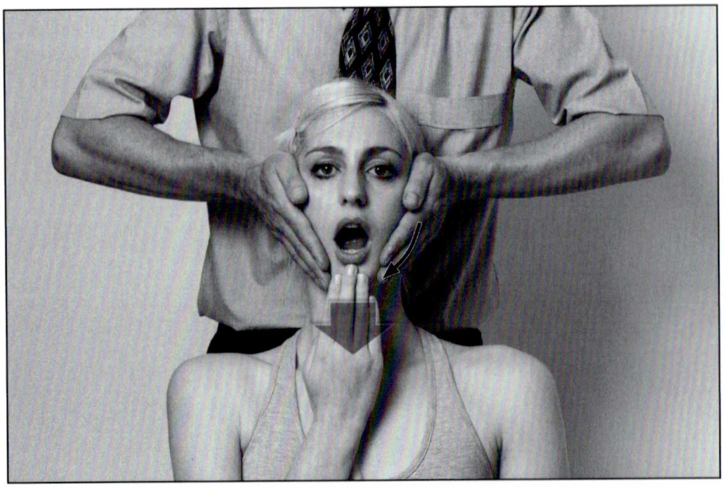

그림 10.6 아래턱 내림을 할 때 통증으로 인한 제한이 있을 때 사용하는 턱관절 MWM

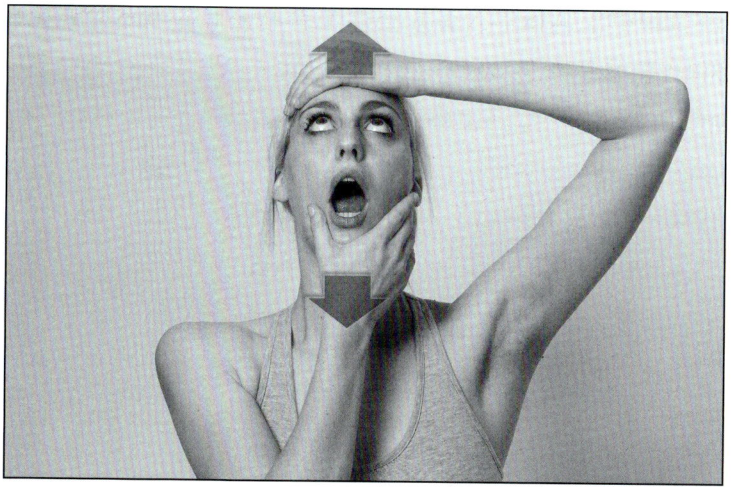

그림 10.7 아래턱 내림(스크림 스트레치)의 범위가 소실되었을 때 사용하는 턱관절관절 MWM

목 움직임과 턱의 움직임 사이가 아무 문제가 없이 깨끗한 것을 보여주었지만 턱관절 움직임 운동은 턱관절 움직임에 기여한 목뼈를 포함하지 않았다. 목과 턱의 움직임 사이의 자연스러운 커플 움직임이 기능적으로 가능하다는 가설(가정)은 하품을 할수 있다는 것이다. 목 폄은 턱을 벌리는 근육의 긴장을 줄여줌으로써 턱이 좀 더 넓은 하품을 할 수 있게 하고 이러한 근육의 재구조화는 턱을 벌리기 위한 더 적합한 자세를 얻을 수 있다. MWM 스크림 스트레칭은 단지 턱을 전범위로 벌리기 위한 하나의 방법이다. 그것은 또한 환자가 위를 쳐다보게 만드는 안구경부 반사를 일으키고, 그로인해 위목폄근과 굽힘근의 활동을 자극한다. 통증 없는 움직임을 만들기 위해 MWM 원리를 이용하여 즉시 현재 턱관절 운동 프로그램으로 시행 할 수 있다. 통증이 없는 움직임을 만들기 위하여 MWM 구성요소의 추가는 씹는 근육의 신경근 억제 기전을 제거하는 것이 가능하다(7장을 보라) 때로는 어떤 장애는 감소되었고 MWM 기술은 아마도 정상 움직임 패턴을 재확립하는 동안 융기머리와 디스크 사이 해부학적 관계를 교정하기 위해 유지하는 것을 도와준다.

[References]

1. Okeson J.P.. Management of Temporomandibular Disorders and Occlusion. 5th edn (2003) Mosby: St Louis.
2. Mosby's Dental Dictionary. 2nd edn (2008) Elsevier: Sydney.
3. Buman A.; Lotzmann U.; Mah. TMJ Disorders J.. Orofacial Pain: the Role of De

ntistry in a Multidisciplinary Diagnostic Approach. (2002) Elsevier: Sydney.

4. von Piekartz H.. Craniofacial Pain: Neuromusculoskeletal Assessment, Treatment and Management. Edinburgh. (2007) Butterworth–Heinemann.
5. Dvorak J.; Antinnes J.A.; Panjabi M.; et al. Age and gender related normal motion of the cervical spine. Spine 17 (10 Suppl) (1992) S393–S398.
6. Ishii M.; Koide K.; Ueki M.; et al. Influence of body and head posture on deviation of the incisal point undergoing dental treatment. Prosthodontic Research & Practice 6 (4) (2007) 217–224.
7. Makofsky H.W.; Sexton T.R.; Diamond D.Z.; et al. The effect of head posture on muscle contact position using the T–Scan system of occlusal analysis. Cranio 9 (4) (1991) 316–321.
8. Visscher C.M.; Huddleston Slater J.J.; Lobbezoo F.; et al. Kinematics of the human mandible for different head postures. Journal of Oral Rehabilitation 27 (4) (2000) 299–305.
9. Yamada R.; Ogawa T.; Koyano K.. The effect of head posture on direction and stability of mandibular closing movement. Journal of Oral Rehabilitation 26 (6) (1999) 511–520.
10. Broton J.G.; Sessle B.J.. Reflex excitation of masticatory muscles induced by algesic chemicals applied to the temporomandibular joint of the cat. Archives of Oral Biology 33 (10) (1988) 741–747.
11. Lund J.P.; Olsen K.A.. The importance of reflexes and their control during jaw movement. Trends in Neurosciences 6 (1983) 458–463.
12. Smith A.M.. The coactivation of antagonist muscles. Canadian Journal of Physiology and Pharmacology 59 (1981) 733–747.
13. Stohler C.; Yamada Y.; Ash M.M. Jr.. Antagonistic muscle stiffness and associated reflex behaviour in the pain–dysfunctional state. Schweiz Monatsschr Zahnmed 95 (8) (1985) 719–726.
14. Okeson J.P.. Bell's Orofacial Pains. 5th edn (1995) Quintessence Publishing: Chicago.
15. Hu J.W.; Yu X.M.; Vernon H.; et al. Excitatory effects on neck and jaw muscle activity of inflammatory irritant applied to cervical paraspinal tissues. Pain 55 (2) (1993) 243–250.
16. Bogduk N.. Headache and the neck. In: (editors: Goadsby P.J.; Silberstein S.D..)

Headache.. (1997) Butterworth–Heinemann: Boston, pp. 369–381.

17. Bell W.E.. Temporomandibular Disorders. 3rd edn (1993) Year Book Medical Publishers: Chicago.
18. Simons D.G.; Travell J.G.; Simons L.S.. Upper Half of the Body. 2nd edn Travell & Simons' Myofascial Pain and Dysfunction: the Trigger Point Manual. vol 1 (1999) Lippincott Williams and Wilkins: Philadelphia.
19. Snodgrass S.J.; Rivett D.A.; Robertson V.J.. Manual forces applied during cervical mobilization. Journal of Manipulative and Physiological Therapeutics 30 (1) (2007) 17–25.
20. Tingey E.M.; Buschang P.H.; Throckmorton G.S.. Mandibular rest position: a reliable position influenced by head support and body posture. American Journal of Orthodontics and Dentofacial Orthopedics 120 (6) (2001) 614–622.
21. Eriksson P.O.; Haggman–Henrikson B.; Nordh E.; Zafar H.. Co–ordinated mandibular and head–neck movements during rhythmic jaw activities in man. Journal of Dental Research 79 (6) (2000) 1378–1384.
22. Eriksson P.O.; Zafar H.; Nordh E.. Concomitant mandibular and head–neck movements during jaw opening–closing in man. Journal of Oral Rehabilitation 25 (11) (1998) 859–870.
23. Haggman–Henrikson B.; Nordh E.; Zafar H.; Eriksson P.O.. Head immobilization can impair jaw function. Journal of Dental Research 85 (11) (2006) 1001–1005.
24. Yamabe Y.; Yamashita R.; Fujii H.. Head, neck and trunk movements accompanying jaw tapping. Journal of Oral Rehabilitation 26 (11) (1999) 900–905.
25. Koolstra J.H.; van Eijden T.M.. Functional significance of the coupling between head and jaw movements. Journal of Biomechanics 37 (9) (2004) 1387–1392.
26. Kraus S.L.. Physical therapy management of TMD. In: (editor: Kraus S.L..) Clinics in Physical Therapy: Temporomandibular Disorders. 2nd edn (1994) Churchill Livingstone: New York.
27. Morrone L.; Makofsky H.W.. TMJ home exercise program. Clinical Management in Physical Therapy 11 (2) (1991) 20–26.
28. Rocabado M.; Iglarsh Z.A.. Musculoskeletal Approach to Maxillofacial Pain.. (1991) Lippincott: New York.

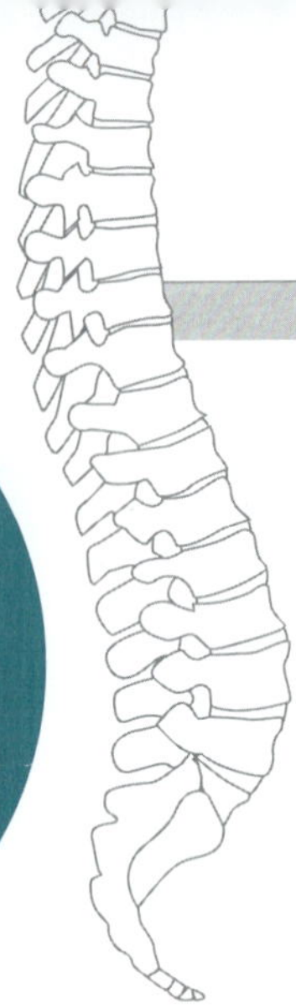

chapter 11

골프의 흉추통증의 치료

Golfer's back : resolution of chronic thoracic spine pain

병력 Hystory

데이비드는 만성적으로 편측 중부 등뼈 통증을 스포츠 의학 전문의에게 진단을 받았다. 그는 그때 나이가 42세 였고 결혼을 하고 두명의 아이가 있고 직장에서 풀 타임 관리자로 일을 하고 있다.

그는 다섯 번 마라톤을 완주한 동호회 마라톤 선수이고 한달에 친목 도모로 두 번 골프를 즐긴다.

과거력 Previous history

그를 소개받기 9개월 전쯤부터 그는 골프를 쳤다. 8번 티에서 그는 드라이브(오른손 잡이 골퍼)를 쳤고 스윙 단계에서 갑자기 중간등뼈에서 날카로운 통증이 시작되었다. 초기 통증은 중앙 부위에서 느꼈지만 저녁때 쯤에는 현저하게 오른쪽 통증이 생겼다. 데이비드는 클럽 스윙시 관련된 날카로운 통증 때문에 계속 골프를 칠 수 없었다. 데이비드는 손상 후 일주일 정도 중간 정도의 통증, 지속적인 두통, 몸을 가로지르거나 혹은 머리위로 팔을 뻗을려고 하는 동작을 하는 동안 파열될 것 같은 심한 통증, 또는 통증이 있는 쪽으로 목을 돌릴 때(예를 들어 후진을 할 때) 통증이 발생하였다. 그는 더 이상 일을 할 수도 없었다.

2주 후 지속적인 두통은 경감되었지만 현재 여전히 움직일 때 통증이 있다. 그때 그는 다시 골프와 달리기를 시도하였지만 그의 등뼈 통증은 즉시 악화되었다. 데이비드는 일반 개원의에게 구강 항염증약을 처방 받았는데 손상 후 첫 번째 두달을 잘 못 생각했었던 것 같다고 하였다. 4개월 후에 그는 8회 정도 카이로프락틱 치료를 받았지만 그의 증상에 현저한 변화는 없었다. 데이비드는 스포츠 의사의 소견을 받기전의 의학적 의견과 물리치료는 더 이상 신뢰하지 않았다.

현재 상태 Current presentation

초기 물리치료를 받았을 때 데이비드는 오른쪽 중간 등뼈부위에 지속적인 낮은 단계의 통증을 호소하였다(그림 11.1) 그 통증은 일반적으로 아침에 강도가 약했지만 낮에는 특히 앉아서 일을 할 때(구두 통증 척도에서 최대 5/10) 강도가 증가하였다. 그는 야간에는 통증이 없었고 증상이 있는 부위에서 뻣뻣함을 느꼈는데, 그것은 아침에 걷기 할 때 약간 더 심해졌다. 데이비드는 비록 주의깊게 움직이고 빠른 움직임을 피한다 할지라도 통증의 재연없이 대부분의 일상생활 활동을 수행할 수 있다고 이야기 하였다.

증상의 양상 Symptom behaviour

앉은 자세를 유지할 때 중간 단계 정도의 통증이 증가 되었지만 앉은 자세를 유지하거나 그의 활동(직업)을 수행하는데 제한이 되는 것은 아니었다. 비록 데이비드는 호흡성 통증이 아니거나 혹은 걸을 때 통증이 나타난다 할지라도 그는 여전히 그의 등뼈부위 통증이 즉시 시작되기 때문에 달릴수 없고 만약 그냥 계속 했더라면 더 악화가 되었을 것이고 또한 클럽으로 스윙을 시도할 때 나타나는 통증 때문에 골프도 칠수가 없다. 그의 통증은 만약 이러한 활동들에 의해 나타난다면 5분 이내 기본적인 강도에 도달할 것이다. 그의 통증은 등뼈 굽힘에서 움직일때 경감이 되고 15분 동안 누워 있으면 완전히 경감이 된다. 데이비드는 그의 등쪽 움직임이나 스트레칭이 필요한 것을 느꼈지만 그는 그의 질환(장애)에서 장기간 어떠한 변화를 만드는 그러한 방법을 쓸 수 없었다.

의학적 병력 및 조사_연구 Medical history and investigations

데이비드는 현재 등뼈 통증에 관한 어떤 약도 복용하고 있지 않고 그 외 다른 약도 먹고 있지 않다. 그의 엑스레이 소견은 초기 퇴행성 변화가 관찰되었고 특이하게 T3–T7사이의 전방 척추체의 골변연이 현저하게 나타나 있다. 그는 현재 그의 증상에 대한 다른 의학적 혹은 방사선 검사를 하지 않았다. 데이비드는 등뼈 통증에 대한 과거 병력이 없었지만 2년 전에 축구 경기 중 급성 허리 통증을 경험한 적이 있다. 그렇게 경험한 통증이 결국 지속이 되었지만 몇 개월 후에는 거의 경감이 되었다. 등뼈 통증과 관련된 검사인 "red flags(위험신호)"는 음성이였다.

데이비드는 그의 동기가 그의 허리 문제를 해결하기 위하여 도움을 줄 수 있는 어떤 것을 결정하기 위하여 요구된다는 것을 지시받았다. 특히 그의 목표는 달리기와 골프를 다시 시작하는 것이다.

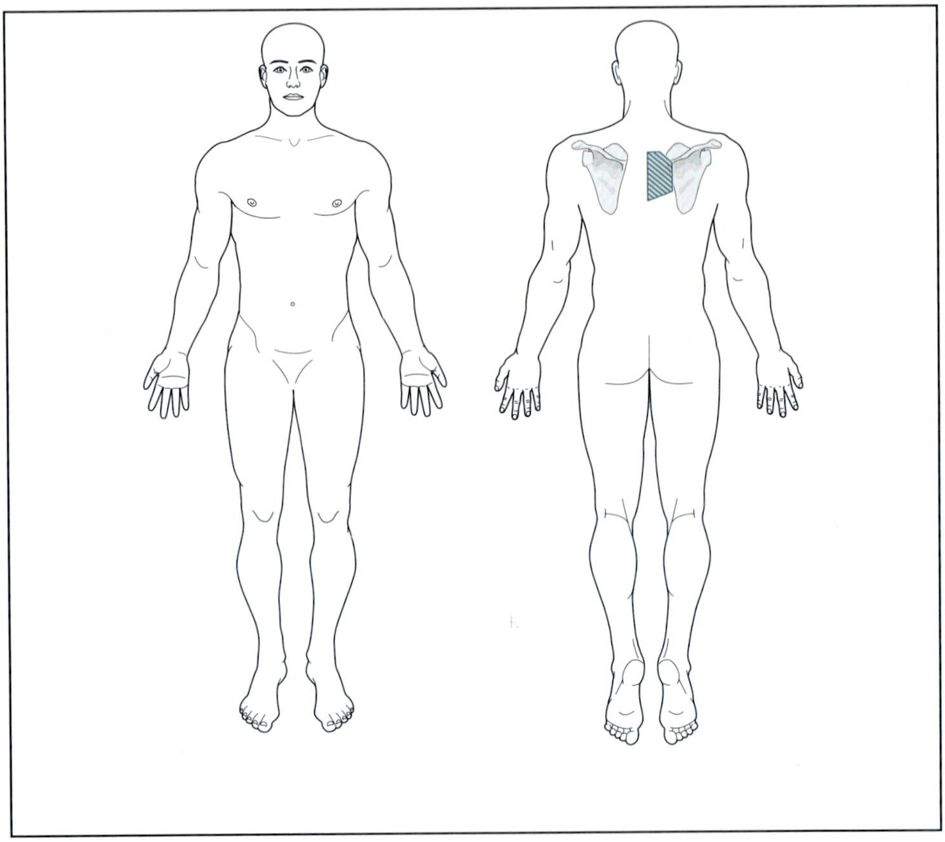

그림 11.1 신체 차트

근거 중심 임상 추론
EVIDENCE-INFORMEND CLINICAL REASONING

1. 이 단계에서 어떤 임상적인 패턴을 가지고 진단상에 중요한 특징은 무엇인가?

치료사의 대답 Clincian's response

병력에서 알 수 있는 중요한 진단상의 특징이 포함하고 있는것 :

- 손상의 기전 – 골프 스윙시 역학적 과부하(overloads) 때문에 조직이 " 염좌 " 되었다. 골프 스윙의 역학은 아마도 손상을 더 가중시키는 요소일 것이고 또한 재발과 관련해서 중요한 부분이다.
- 증상 병력 – 급성 통증으로부터 회복되었지만 비정상적인 조직의 비해결적 생리학 : 그 내용은 등뼈 역학의 통증과 불완전한 회복이 진행되는 원인은 염증이다.
- 정확한 통증부위 동반한 편측 통증 부위 – 후방에서 발생되는 통증의 나타남(그러나 일정하지는 않은_결정적이지는 않은)
- 역학적 기능과 연결된 증상 – 정적 부하(앉은자세)에 의해 재현된 약간의 통증, 그러나 동적 부하(달리기)와 움직임(골프)에 의해 더 쉽게 통증 재현
- 엑스레이 판독 – 경증 디스크 퇴행은 일반적으로 사람들에게 이 연령대와 증상(통증) 있는 부정렬로 인해 자주 발생이 되다.

그러나 퇴행성 디스크는 분절별 움직임과 고빈도 혹은 부하의 양(한번 혹은 반복적인)에 따른 분절 움직임의 내성에 영향을 준다.

2. 당신은 진단을 하지 않은 다른 추가적인 것에 대하여 고려하고 있는가? 당신은 진단 이외에 다른 가설(가정)을 할 만한 것이 있는가?

진단과 직접적인 연관이 없는 추가적인 생각 :

- 데이비드는 계속 발생되는 통증과 기능적인 제한이 생기는 이유를 논리적인 설명이 필요하다. 그는 그의 회복에 도움이 되는 동기를 충분히 가지고 있는 것으로 보인다.
- 치료 목표에 대한 것은 데이비는 명확하고 병력을 기본으로 하면 적절할 것으로 보인다.

- 이 손상에 적용을 했던 물리치료(카이로프락틱)의 미비한 효과는 예후와 관련이 있기 때문에 중요할 것이다. 그 치료에 대한 자세한 사항들은 의미가 없지만 데이비드가 운동 및 자가 관리에 대한 어떠한 명확한 계획을 준비하지 않았다는 것을 나타낸다.
- 예전에 경험했던 허리통증이 천천히 경감이 되는 것은 이 손상의 예후를 알 수 있을 것이다.

신체검진 PHYSICAL EXAMINATION

자세 Posture

선 자세에서 이마면 상에 나타나는 기형(통증성 혹은 구조적), 혹은 폄근 활동 혹은 근육의 크기는 명확하지 않다. 시상면에서 중부 등뼈는 약간 과후만이 보이지만 이것은 통증을 피하기 위한 것으로 보이지는 않는다. 앉은 자세에서 데이비드는 습관적으로 이완된 자세를 취하고 그것은 등허리뼈부위 굽힘의 끝범위를 증가 시키게 되었다. 그는 이 자세가 편안하다는 것을 알았고, 그의 통증이 서있을 때보다 앉아 있을 때 약하게 재현되었다.

선 자세보다 앉은 자세에서 나타나는 그 통증은 척추에서 증상이 나타나는 분절에서 움직임이 제한되거나 혹은 폄근수축과 관계된 부하가 증가되었기 때문일 것이다.

그의 등허리 자세 교정은 그의 긴 척추 기립근에 의해 조정이 되는 큰 움직임이다.

능동 움직임 Active movements

모든 능동 움직임은 앉은 자세에서 검사를 한다. 등뼈 굽힘은 전범위 가능하고 통증은 없다(쉽게 수행함). 폄은 통증이 있고 제한되고 오른쪽 등뼈 통증의 재현과 관계가 있다. 오른쪽 회전은 약 25도(관찰 측정)로 제한이 되고 비슷한 통증이 있고, 중부 등뼈 부위에서 “S"자 모양의 커브의 편평함이 있었다. 이 움직임은 팔을 끝 범위까지 올리는 동작을 수행할 때 더 제한이 되었고 통증이 발생되었다. 왼쪽 회전은 약 45 ° 이고 비록 데이비드가 끝 범위 통증의 범위에서 팽팽한 느낌을 이야기 했지만 통증은 없었다. 오른쪽 가쪽굽힘은 약간의 통증을 발생시키고, 중부 등뼈 운동 범위의 감소를 통반한 약간의 제한이 있다. 왼쪽 가쪽굽힘은 제한이 명확하지는 않지만 오른쪽이 “타이트해지는” 것과 관련이 있다. 폄과 오른쪽 회전의 가능한 끝 범위에서 흡기는 등뼈 통증을 더 증가(약간)시키는 원인이 되었다.

등척성 근육 검사 Isometric muscle tests

중립 척추 자세에서 검사를 할 때 양방향에서 회전의 등척성 검사는 약간의 불편함을 유발시킨다. 오른쪽 회전시 통증이 없는 끝 범위를 검사할때는 오른쪽 등뼈 통증이 약간 발생이 되지만 왼쪽 회전 검사시에는 그렇치 않다. 중립 자세에서 폄의 등척성 검사 또한 중간 강도 정도의 오른쪽 등뼈 통증이 발생되었다.

촉진 및 수동 부수적인 움직임 검사 Palpation and passive accessory motion tests

통증이 있는 영역에서 척추 옆 근육을 촉진할 때 명확한 압통과 반동이 있다. T3에서 T5까지의 가시돌기의 압통은 인접한 다른 부위와 비교했을 때 더 증가되었다. 거기에 대응되는 오른쪽 갈비가로돌기접합부(갈비3번 에서 5번)은 촉진시 매우 민감하였고 후방 내측면 위를 촉진하였을 때 오른쪽 갈비3번에서 5번도 또한 그러했다. 오른쪽 갈비4번 그리고 거기와 관련된 갈비가로돌기접합부는 인접한 다른 부위보다 더 민감하였다.

후방-전방(PA) "부수적인“ 추간 움직임 검사는 척추옆 근육 촉진시 압통이 재현되기 때문에 T3-T5 척추 분절 검사는 수행할 수 없었다. 비슷하게도, 후방전방력은 압통 때문에 늑골 3번에서 5번에 적용할 수가 없었다. 주의해서 이 갈비의 미끄러짐 움직임은 위가쪽과 아래 안쪽 방향으로 검사를 할 수 있었다. 중요한 소견은 왼쪽 갈비의 4번과 5번과 비교하여 오른쪽 늑골 4번과 5번의 아래 내측에 제한이 있었다는 것이다.

수동 생리학적 움직임 검사 Passive physiological motion tests

검사는 단지 능동 움직임 검사에서 제한이 되었던 방향에 대해서만 수행을 하였다. 분절별 회전(옆으로 누운자세에서 측정한)은 T3-T4, T4-T5의 오른쪽에 약간의 제한이 있었다. 앉은 자세에서 오른쪽 가쪽굽힘은 약간 제한이 있었고, 폄시 T3-T4, T5-T6으로부터 모든 분절에서 매우 심한 제한이 있었다. 오른쪽 늑골 4번과 5번의 후방 회전 또한 앉은 자세에서 오른쪽 등뼈 회전을 수동적으로 검사 할 때 제한이 있었다. 오른쪽 회전 검사는 앉아 있는동안 흉곽의 수동 회전을 하는동안 늑골의 후면을 촉진하면서 검사를 수행하였다.

신경조직 재현검사 Neural tissue provocation tests

앉은 상태에서 목을 완전히 굽힘 했을때와 등뼈를 굽힘했을때는 통증이 없었다. 마찬가지로, 완전한 슬럼프 자세에서 한쪽 무릎이던지, 양쪽 무릎이던지 모두 폄했을때 증상이 나타나지 않았다.

근거중심임상추론 EVIDENCE-INFORMED CLINICAL REASONING

1. 이학적 검사를 통하여 알아낸 중요한 것은 무엇이며 그것이 당신의 진단에 어떻게 도움이 되었나?

이학적 검사에서 나타난 중요한 것들 Clinician's response

- 통증 재현을 동반한 증상이 있는 쪽의 움직임 장애, 특히 오른쪽 회전과 폄 굽힘상태에서 통증 감소는 아마도 통증성 구조(만약 부하의 변경된 패턴이 분절별 증상의 범위 안에서 유지된다면 앉은 상태에서 통증이 발생되는 것처럼 통증이 재현 되는것)의 "비부하" 때문이다. 통증이 발생되는 특정 부위 그리고 통증과 움직임이 일치하는 것은 대부분 후관절(예을 들어 파셋 · 혹은 갈비가로돌기접합부)통증일 것이다. 결합 움직임 검사는 데이비드의 증상의 민감함 때문에 초기에는 시행하지 않았고 증상과 관련이 있는 움직임 장애는 단방향 움직임 일때 나타났다.
- 앉아서 어깨 올림을 한 상태에서 체간 회전은 중부 등뼈 분절에서 더 분리된 움직임이다. 이 검사는 이 등뼈 부위에서 통증과 관련된 장애를 확인하는데 도움을 주고 연합된 척추 폄은 하부 흉추에서의 움직임을 나타낼 것이다.
- 왼쪽 회전과 가쪽 굽힘시 나타나는 타이트함은 흉곽에서 증상이 나타나는 부분에서의 감소된 연부조직 신장성을 보여주는 것이다.
- 통증이 발생되는 근육이 어디인가를 알아 볼려고 할때 중립 자세에서 등척성 수축을 통해 통증이 나타나는 근육이 문제의 근육일것이라 추측할 수 있다. 통증이 발생되는 방향의 끝 범위에서 등척성 수축을 검사를 통하여 재현된 통증은 증가된 척추 부하 때문일 것이다. 등뼈 폄근의 수직방향은 척추 분절과 관련되어 압박 부하를 만들어 낸다.

2. 이학검사의 끝에서 당신이 첫 번째로 가정(가설)한 것은 무엇인가? 관리를 위하여 당신의 계획은 어떠한 것들이 있는가?

치료사의 대답 Clinician's response

척추 통증 질환에서 특이한 통증(구조적인)의 근원을 확인하는 것은 어렵다. 등뼈에서 확인을 하는 것은 갈비척추관절 혹은 갈비가로돌기관절이 가로돌기의 앞쪽에 있기 때문에 직접 촉진하기 가능하지 않기 때문에 심지어 더 어렵다. 더군다나 수동 보조 운동 검사는 갈비에 적용되는 힘은 양쪽 관절에 모두 영향을 미칠것이고, 그래서 관절이 이 검사의 기초를 두고 통증의 근원을 결정짓는 것은 가능하지 않다. 골스캔(bone scan)과 같은 핵의학 영상을 통해 교정을 도울 수 있을 것이다.

이것에도 불구하고 데이비드가 만성 염좌 손상을 가지고 있고, 대부분 T3-T4에서 T5-T6 척추 분절 혹은 갈비관절과 관련된 구조적인 문제일 것이라는 가설(가정)이 적당할 것이다. 이것은 특별한 손상의 병력, 증상이 나타나는 특정한 부분, 이학적 검사 소견에 기초를 둔 것이다. 척추 기능의 주된 장애는 움직임의 세 가지 역학적인 연결된 방향과 연관이 있는 움직임일 때 통증이 나타나는 것이고 반대 방향에서의 움직임은 통증이 경감되었다. 데이비드 통증의 자세적 부하 구성요소는 질환의 판단에서 두 번째로 고려되었지만 관리(치료) 계획을 짜는데 중요하게 고려를 해야 될 부분이다. 이러한 증상은 비정상적 조직 생리학의 비결속 때문에 발생이 되는데 그것은 초기 손상에 대한 반응이다.

조직 생리학은 역학적 요소에 의해 큰 영향을 받고, 정상 척추 역학의 회복과는 무관하게 환자의 무능력은 비정상적인 조직 생리학과 관련된 통증이 진행 되는 것을 자극할 것이다.물리치료는 이러한 질환의 판단에 기초를 두고 실시를 하고 특징이 없는 것과 같은현상(red flag-위험신호)에는 금기이다. 등뼈의 수동 혹은 보조 관절가동술 방향은 데이비드가 능동 움직임의 회복을 도와주기 위한 양성 자극과, 그 결과로 비정상적 조직 생리를 독립적으로 고려 할 수 없다. 비정상적인 등뼈 역학은 아마도 계속되는 증상을 유발시키는 중요한 요소가 될 것이고, 또한 데이비드의 질환에 대한 제한된 이해와 자가 관리를 위한 방법을 찾는것이 중요하다. 이후 관리 계획의 구성요소들은 아마 전에 데이비드가 카이로프락틱 치료에서 적절하지 않았을 것이다.

치료와 관리 TREATMENT AND MANAGEMENT

치료 1 Treatment

우선 첫 번째로 그의 손상이 왜 아직 해결이 되지 않았는지에 대한 진단과 약간의 생각을 데이비드에게 설명을 해주었다. 치료계획의 대한 기본적인 설명과 어떻게 그를 도울수 있는지를 이야기 했다. 특히, 관리를 할 때 데이비드의 자발적인 참여의 중요성을 이야기 하였는데 특히 클리닉에서 치료를 하기 위하여 필요하였다. 또한 치료가 좋은 결과를 만들어 내기위하여 필요한 것이고, 그것은 주어진 증상의 기간, 회복에서의 안정기 그리고 앞전 물리치료의 좋지 않은 효과에 대한 확신이 가능하지 않았다. 물리치료의 첫 번째 목표는 등뼈 움직임의 장애를 개선시키는 것이다.

가장 고려를 해야 될 부분은 저가동성 분절에서 과도한 연부 조직의 높은 민감도이다.

초기에 접근은 증상 있는 부위의 척추옆 근육을 종-횡으로 연부조직 마사지를 하는 것이다. 이 치료를 하는 동안 데이비드는 국소 압통의 단계적인 감소가 있었다고 이야기 하였고 이 기술에 반응에서 척추옆 근육의 이완이 촉지되었다. 재검사에서 능동 왼쪽 회전시 느꼈던 팽팽함은 감소되었지만 오른쪽 회전에서는 변화가 없었다. 오른쪽 회전 제한을 치료하기 위한 초기 접근법은 4번 갈비뼈 위에 손을 올려놓은 상태에서 MWM을 사용하였다(그림 11.2와 표 11.1).

그것은 증상이 있는 구조물에 필요한 직접 진동력이나 직접 압박을 적용하는것 보다 훨씬 편안한 기술이었다. 그것은 또한 움직임 제한이 앉은 상태에서 어떻게 변하는지 보기 위하여 고려되어 사용되었다. 선택된 이 기술의 생역학적 원리는 갈비에 적용된 힘은 움직이기 전에 시작 자세를 변화시킨다는 것이다. 이것은 후방 갈비 회전과 갈비의 꼬리쪽 미끄러짐과 관련된 정상적인 패턴의 회복을 도와 줄 수 있다. MWM을 적용하는 동안 데이비는 통증이 시작되기 전 약 40도 정도 오른쪽 회전을 할 수 가 있었다.

이 기술은 6회(통증이 발생되는 지점) 반복했고 재평가할 때 오른쪽 회전이 MWM이 능동 움직임을 유지하는 동안 이루어졌다. 그러나 능동 등뼈 폄 범위는 재평가때 변함이 없었다. 데이비드는 이 지점에서 휴식시 통증이 증가되어서 관절 가동술을 이 치료 세션에서는 더 이상 수행하지 않았다 오른쪽 회전 범위의 개선을 유지 하기 위하여 데이비는 각 치료 때마다 6회 반복을 집에서 하루에 2번을 네발 기기 자세에서 회전 가동성 운동을 하였다.(그림11.3)

이 운동 자세는 움직이는 동안 척추에 압박력을 줄여주기 위하여 선택되었고 환자는 제한된 움직임 안에서 스트레칭을 더 수동적으로 할 수 있다. 데이비는 또한 일반적인 활동의 단계를 계속하기 위하여 격려를 받았고 그의 증상에서의 어떤 변화를 기록하였다.

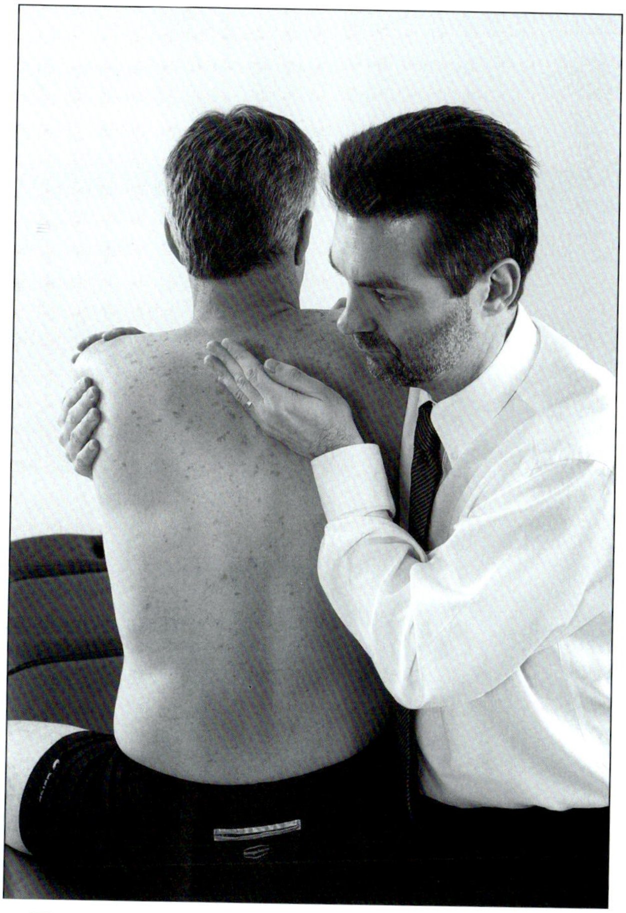

그림 11.2 **4번째 갈비뼈 위에 손을 얹고 시행하는 MWM**

치료 2 Treatment 2

4일 후에 데이비는 전에 받았던 치료보다 그의 흉통이 약간 감소한 것을 경험하였다고 보고하였지만, 다음날에 일반적인 단계로 다시 돌아왔다. 그는 교육 받은 되로 회전 운동을 수행하였고 움직일 때 뻣뻣함과 통증이 줄어드는 것을 느꼈다. 앉은 상태에서 발생되는 통증은 비슷하였다. 검사에서 등뼈 오른쪽 회전은 40도 인데 끝범위에서 약간의 통증이 있지만 폄 관절운동범위와 통증의 변화는 없었다. 왼쪽 등뼈 회전은 현재 끝범위에서 타이트함 없이 전 범위가 가능하다. 척추 주변 근육의 압통은 감소하였고 오른쪽 T4,5 가로돌기 넘어 편측 뒤쪽에서 앞쪽 힘을 적용하기가 가능하다. 이런 뒤-앞쪽 힘(손의 자뼈모서리 따라서 적용된)에 반응하는 움직임은 왼쪽에서 동일한 검사를 수행할 때 보다 현저하게 줄어들었다. 등뼈 움직임 장애에서 뚜렷한 개선은 이 세션에서 초기 치료는 갈비4번에 오른쪽 MWM을 반복 하였다. 이 적용을 하는 동안 통증 없이 데이비드는 오른쪽 회전의 전 범위를 움직이는 것이 가능하게 되었다. 이 기술을 6회 반복 2세트 적용하였고 그 후에 능동적인 오른쪽 회전은 비록 압박을 가할 때 약간의 통증이 아직 남아있지만 통증없이 전 범위를 시행할 수 있었다.

표 11-1. Thoracic SNAG

적응증	등뼈가 움직이는 동안 통증 그리고/또는 움직임의 소실	
자세	환자	치료사 옆으로 얼굴을 하고 치료 테이블에 환자는 걸터 앉는다.
	치료 신체 부분	등뼈의 중립자세
	치료사	증상이 있는 쪽(방향)에서 환자의 뒤에 선다.
	안정화(고정) 하는손	증상이 있는 분절에 수직자세로 가깝게 가슴위에 앞쪽으로 상완을 위치한다. 이 팔은 미끄러짐하는 손으로부터 수직힘을 보조한다. 미끄러짐하는 손 : 소지구 융기는 증상이 있는 쪽의 가로돌기와 갈비뼈사이에 접촉해서 위치한다.
적용가이드라인	• 미끄러짐하는 손과 안정적으로 위치하고 있는 손을 통해서 발생되는 힘은 반드시 수직 방향으로 파셋 관절면을 따라 직접 올라가야 한다. • 손의 접촉에 의해 발생되는 압통은 스폰지 고무를 사용하여 줄일 수 있다. 통증이 있거나 제한된 움직임을 수행하기 위하여 환자에게 지시해야하지만 통증이 발생되는 움직임을 피하기 위하여 통증이 시작되는 시점에서는 멈추어야 한다. 긍정적인 치료 결과는 통증 없이 제한된 범위를 현저히 개선시켰다. • 예방을 위하여 초기에는 특히 질환이 급성일때는 가벼운 미끄러짐 힘을 적용한다 강한 미끄러짐 힘은 등뼈 움직임이 통증보다 더 뻣뻣함에 의해 제한 되었을때 주로 필요하다. 만약 환자의 움직임이 통증 없이 완전히 일어나지 않는다면 강한 글라이딩 힘이 필요하다. • 만약 통증 없이 회전이 가능하지 않다면 힘의 각도를 변경할려고 시도하여야 한다. 정상적인 해부학에서의 변화는 미끄러짐 하는 힘의 방향을 바꾸는 것을 명령(지시)한다. • 등뼈 레벨 변화는 만약 움직임이 변하지 않거나 첫 번째 적용에서 안 좋은 결과를 만들었다면 SNAG를 적용해야 한다. • 통증을 경감시키기 위하여 많은 횟수의 시도를 하는 것은 역효과가 나타나기 때문에 통증 없이 움직임을 얻기 위하여 4회이상 시도하지 않는다. • 통증이 없는 움직임에서 한번 6-10회 움직임을 반복하는 것을 시행한다. • 차후 재검사에서 등뼈 움직임의 통증이 없는 범위에서 현저하게 개선된 것이 나타났다. • 3~5 세트 이상 반복하는 것은 질환의 심한 정도, 민감성, 특징에 따라 수행 할 수 있다.	
주의점	• 환자가 시작 자세로 다시 돌아올 때 까지 움직임을 통하여 미끄러짐 하는 힘을 지속해야 한다. • 만약 필요하다면 과압력이 적용되는 부위의 최대 끝범위 자세를 달성하기 위하여 환자를 격려하는 것은 중요하다.	

Variation	• 등뼈 SNAG의 적용을 위한 미끄러짐 하는 손의 접촉 부위는 가로돌기, 가시돌기, 갈비뼈이 될 수 있다(그림 11.2, 11.4) • 한번 전범위 능동 움직임은 과압력과 함께 달성되었고 등뼈 SNAG 기술은 복합된 자세 혹은 중립 자세에서 벗어난 상태에서 수행될 수 있다. 한 예로 회전의 시작 자세에서 폄이 한 예였다. • 자가 치료 기술(그림 11.5)은 임상에서 사용되는 SNAGs의 효과를 더욱더 증가시키기 위하여 매우 중요하다. 등뼈 자가 SNAG는 자가 치료 스트랩 혹은 좁고 가는 천 조각의 사용이 필요하다 . 스트랩을 사용하는 목적은 관련 분절의 가시돌기에 위치한 치료사의 손에 의해 제공되는 글라이딩 하는 힘에 반대편으로 작용하기 위함이다. 환자는 파셋관절면 다음에, 증상이 있는 분절 아래 스트랩을 위치한 상태로 스트랩에 대하여 위 그리고 앞쪽으로 당긴다. 이 운동은 반드시 적어도 하루에 세 번 10회 반복해야 한다.

등뼈 폄은 초기 검사와 비교해서 개선되지 않아서 갈비뼈 4번 폄 MWM을 적용하였다. 이것은 폄의 운동범위의 어떤 변화도 만들어 내지 못했고 5번 갈비에 MWM을 적용했을 때 나타나는 반응과 비슷했다. 척추옆 조직의 압통이 증가하였기 때문에 등뼈 SNAG은 T4의 오른쪽 가로돌기 아래 손을 댄 상태로 폄을 위하여 시도하였다.(그림11.4) 이 테크닉을 사용하여 데이비는 단지 끝 범위에서만 통증 있지만 폄의 전 범위를 할 수 있다. T4 편측 SNAG는 여섯 번 반복하였고 폄의 범위는 치료가 능동 폄의 재평가에서 유지되는 동안 수행되었다. 그 치료법은 휴식시에 어떠한 통증의 증가도 만들어 내지 못했다. 데이비드는 누운 상태에서 특정 부분의 등뼈 폄 스트레칭 운동을 하루에 두 번씩 6회 실시하는것과 추가로 치료1에서 적용했던 회전운동을 권유 받았다. 또한 데이비드가 만약 이러한 동작들에 대한 통증 반응에서 변화가 있다면 짧게 적용하는 것도 권유 받았다.

치료3 Treatment 3

일주일 후 데이비드는 전에 치료 이후로 그의 증상이 악화되는 것을 경험하지 못했다고 했고 앉은 상태에서 나타났던 통증은 감소하였다. 그는 또한 그의 초기 병력에서 나타냈던 흉추의 뻣뻣한 느낌도 약간의 개선이 있다고 하였다. 데이비드는 약 5분 동안 두 번 정도 완전히 달릴 수 있고 달리는 동안이나 혹은 그 이후에도 통증이 없는 것을 경험하였다. 그는 폄 가동성 운동을 하였으나 그것을 수행하기에는 너무 불안함을 느껴서 멈추었다.

회전 운동은 어떤 문제도 없이 계속되었다. 검사에서 데이비드는 능동 오른쪽 등뼈 회전시 끝범위에서 약간의 통증이 있었고 왼쪽 회전시에는 통증이 없었다. 등뼈 폄은 중간 정도의 통증에 의해 여전히 제한이 있었으나 범위는 이전 치료에서 남았던 끝 범위를 달성하였다. 오른쪽 T4 가로돌기에 폄 SNAG를 반복했고 데이비드는 최대 범위에서 약간의 통증이 있는 폄의 전 범위를 움직일 수 있었다. 이 기술은 적용하는 동안 달성되었던 같은 범위로 능동 폄 범위가 개선된 후 여섯 번 반복했다. 6회 반복 이상 SNAG를 적용 하는 동안 끝 범위 통증을 감소시켰지만 능동 폄 재평가에서 통증은 여전히 남아있었다. 이 단계에서 데이비드는 T4 가시돌기에 적용했던 자가 SNAG 힘을 생각하였다.(그림 11.5) 이 기술을 사용하는 동안 데이비드는 통증 없이 끝 범위까지 폄을 할 수 있었지만 5회 반복후에 능동 움직임 검사에서 반응(통증)이 남아 있었다. 수동 보완 움직임 검사에서 오른쪽 T4 가로돌기 위에 뒤-앞 힘에 반응하는 움직임은 아직 왼쪽 보다 제한되어있다. 관절가동술의 양성 반응과 움직임 장애의 규칙적인 패턴에 적용을 할 수 있는 것은 추력기법(manipulative thrust technique)일 것이다.

그것은 추력기법이 관절에서 볼륨이 일시적으로 증가하여 ROM 증가와 관련이 있다는 것을 설명 하고 있다.

그 기술의 설명 후에 높은 빠르기의 추력기법은 T4-5 분절 움직임에 대하여 누운 상태에서 적용하였다.

재평가에서 끝 범위 통증은 폄시 여전히 남아있었지만 추력기법 전보다 강도는 감소하였다. 데이비드는 집에서 자가 SNAG를 6회 반복을 하루에 세 번 수행하도록 권유 받았다.

그의 주된 움직임 제한이 있은 이후로 현재 그의 스포츠 활동은 증상이 나타나는 반응에 대하여 그의 건강이 허락하는 동안 그의 달리기 횟수와 기간을 증가시키는 것을 제안 받았다.

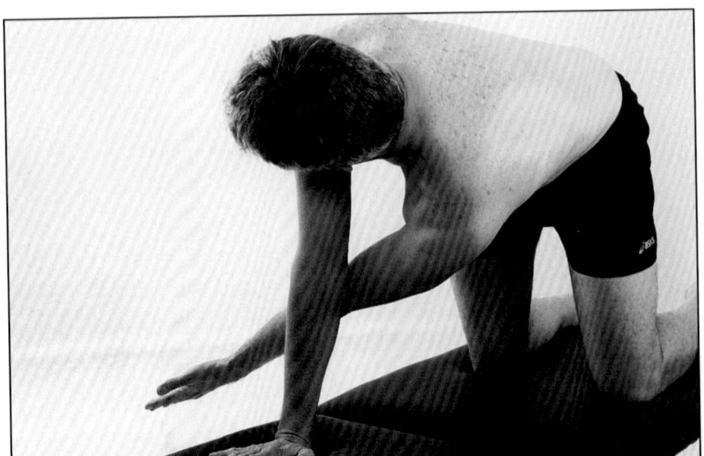

그림 11.3 네발기기 자세로 집에서 하는 흉부 회전 운동

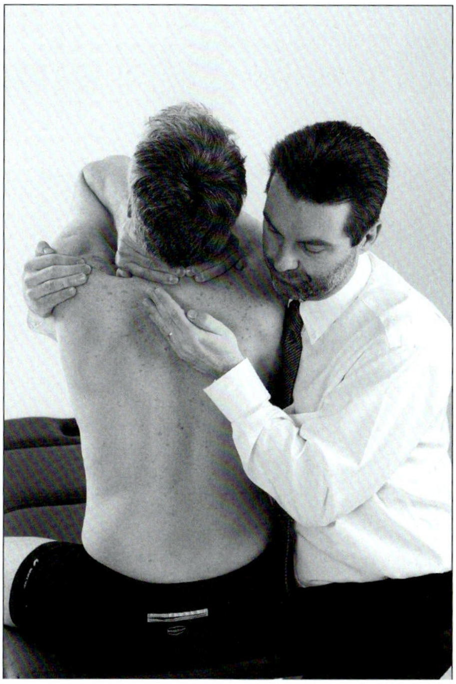

그림 11.4 네 번째 등뼈의 오른쪽 가로돌기아래 손을 대고 시행하는 등뼈 펌 SNAG

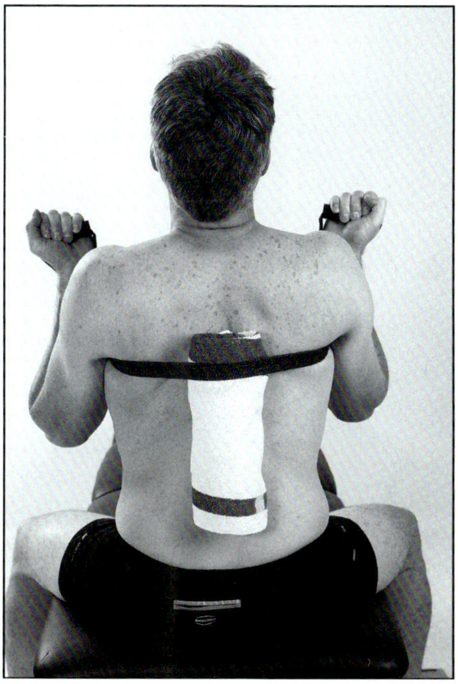

그림 11.5 관절가동술 스트랩을 이용하여 가정에서 할 수 있는 등뼈 펌 SNAG 운동

치료 4 Treatment 4

데이비드는 2주 앞전 치료 세션 이후로 자가-SNAG 치료를 권유 받았고, 폄의 끝 범위에서 통증이 단계적으로 감소되는 것을 인지 하였다. 앉은 자세에서와 주간의 끝에 등뼈에서 느끼는 뻣뻣함과 같은 통증은 경감되었다. 그는 30분정도 까지는 이틀에 한번 달리기를 하였고 모든 상황에서도 어떠한 통증도 경험하지 못하였다. 검사에서 데이비드는 통증 없이 양 방향에서 전 범위 회전이 가능하였다. 그는 여전히 능동 폄의 최대 범위에서 약간의 통증이 있었다. 오른쪽 T4 가로돌기 위에 가해지는 뒤-앞 압력에 대한 움직임 반응은 여전히 딱딱한 끝느낌이 있으면서 약간의 제한이 있었지만 통증은 아주 미미했다. 폄 SNAG는 폄 상태에서 움직이는 것 보다 그 전에 약간의 오른쪽 회전을 할 때 데이비드의 등뼈 자세에 의해 변경 되었다(그림 11.6) 약간 오른쪽 회전상태에서 6회 반복했던 폄 SNAG, 그것은 끝 범위 통증을 경감시켰다.

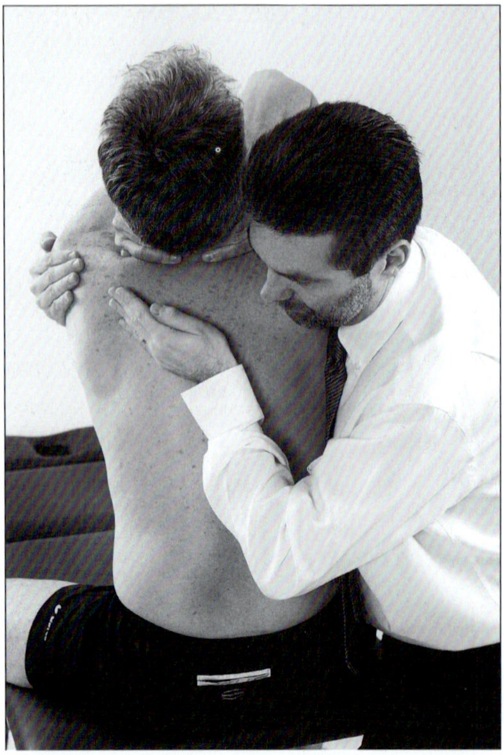

그림 11.5 가벼운 오른쪽 회전을 시작으로 하는 등뼈 폄 SNAG

재검사에서 능동 폄은 현재 전범위를 할 수 있고 통증은 없다. 그 기술은 반복되었고 회전상태에서 능동움직임인 마지막 폄 검사도 여전히 전 범위를 할 수 있었고 통증은 없었다. 높은 속도의 추력기법은 T4-5에 누운 상태에서 이 치료 세션의 끝 부분에서 반복하여 적용하였다.

데이비드는 회전 요소를 포함하기 위하여 어떻게 그의 폄 자가-SNAG를 변경하는지 보았고 하루에 한번 6회 반복하는 프로그램을 가정에서 계속 할 것을 권유 받았다. 그는 또한 달리기를 하는 기간을 계속 증가시키는 것을 권유 받았고 어떠한 통증도 없었다. 데이비드는 골프를 치고 싶어 하였고 집에서 천천히 초기에 공 없이 수행하는 스윙 연습을 약간 시도하는 것을 제안 받았다.만약 이것이 어떤 통증도 유발시키지 않는다면 그는 골프를 치는 동안에 나타나는 반응과 운동 후에 나타나는 반응을 결정하기 위하여 몇 개의 공을 칠 수 있다. 여기에서 기본은 그러한 것들을 달성하였다는 것은 사회 골프의 9번홀 골프를 다시 즐길수 있다는 것이다.

마지막 결과 Final outcome

데이비드는 3주 후에 다시 보았고 지난 치료 이후로 두 번 골프를 쳤다. 그는 골프를 칠 때 통증이 없었지만 첫 번째 게임 후에 손상 부위에 약간의 통증이 있었지만 두 번째 게임 후 에는 훨씬 덜 해졌다. 데이비드는 감소된 횟수로 폄 자가-SNAG를 계속 하고 있었고 이 운동이 그의 통증이 없는 범위를 유지하는데 유용하다는 것을 알았다. 그는 통증 없이 달리기를 계속 할 수 있었고 평일 근무의 끝 시간쯤에도 통증이 없었다. 이학 검사에서 데이비드는 현재 관절 가동 범위의 지속 기간 혹은 끝 범위에서 통증 없이 모든 방향으로 능동 움직임의 전 범위를 움직일 수 있다. 여전히 오른쪽 T4-5 갈비가로돌기 접합부위를 촉진할 때 약간의 압통이 있지만 가로돌기와 갈비 위에 적용한 뒤-앞 힘에 대한 움직임 반응은 현재 왼쪽의 상태와 유사하다. 데이비드는 두 달 후에 모래에서 외바퀴 손수레를 밀다가 생긴 급성 요부 통증으로 클리닉을 다시 찾았다. 그가 허리 부분의 불편함을 호소하는 동안 그는 그의 흉추에는 별다를 문제를 이야기 하지 않았다.

저자의 MWM 견해 AUTHORS' MWM COMMENTARY

골프를 치는 동안 생기는 염좌는 관절과 관절외 조직과 관련이 있는 생리학적 반응(염증)에 의해서 생긴 결과이다. 이것이 손상에 대한 정상적인 반응이라면, 2~3주 내에 그러한 반응이 나타날 것이다. 역학적 환경(사정) 아래에서 치유 조직 기능은 생리학적인 것과 관련된 통증의 비정상적인 조직 결속에서 중요한 요소이다. 통증 혹은 조직 역학에서의 변화 때문에 생기는 독립적으로 정상 역학 기능을 회복하는 것에 대한 환자의 무능력함은 비정상적인 조직 생리학 및 통증과 관련되어 비결속에서 기여하는 요소가 될 것이다.(정보와 관련된 6장과 7장 보기) MWM 기술의 초기 선택은 데이비드의 임상 연구에서 두 가지 중요한 이슈에 기초를 두었다. 첫 번째로 통증과 관련된 기능 제한(예를 들어 달리기와 골프)은 부하가 있는 상태에서의 등뼈 움직임이 필요하다. 두 번째로 통증이 있는 분절에서 생기는 강도 높은 국소 압통이 있을 경우 효과적인 수동 관절 가동술의 적용은 매우 어렵다. MWM 기술은 이러한 이슈 두 가지 다 생리학적인 부하 상태 하에서 적용되었고 유지되는 관절 가동술 힘, 그것은 불편한 부분에 접촉하여 최소로 적용할 수 있다. 흉곽에서 MWMs의 적용에서의 경험은 갈비뼈 가동성의 장애와 관련된 척추 분절을 치료하기 전에 적용하는 것을 제안한다. 그러나 이러한 고려는 또한 척추와 갈비뼈 가동성과 제한된 각도와 관련성이 있다. 그것은 MWM과 SNAG 기술은 데이비드의 치료가 손상된 구조의 정상적인 역학 기능의 회복을 위한 자극인 것을 포함하였고, 그 결과로 비정상적 구조 생리학과 통증과 관련된 것의 결속인 것을 가정하였다.(더 많은 정보를 위하여 5~7장 보기). 이런한 가정이 현재는 조직 생물학의 지식에 바탕을 두고 있지만 그것은 연구와 임상 연구에서 더 많은 평가가 고려되는 것이 필요하다.

[References]

1. Dreyfuss P.; Tibiletti C.; Dreyer S.. Thoracic zygapophyseal joint pain patterns. A study in normal volunteers. Spine 19 (7) (1994) 807 - 811.
2. Girard C.; Schweitzer M.; Morrison W.; et al. Thoracic spine disc-related abnormalities: longitudinal MR imaging assessment. Skeletal Radiology 33 (4) (2004) 216 - 222.
3. Edmondston S.. Clinical biomechanics of the thoracic spine including the ribcage. In: (editors: Boyling J.; Jull G..) Grieve's Modern Manual Therapy. 3rd edn (2004) Churchill Livingstone: Edinburgh, pp. 55 - 65.
4. Lotz J.; Hsieh A.; Walsh A.; et al. Mechanobiology of the intervertebral disc. Biochemical Society Transactions 30 (6) (2002) 853 - 858.
5. Chou R.; Qaseem A.; Snow V.; et al. Diagnosis and treatment of low back pain: a joint clinical practice guideline from the American College of Physicians and the American Pain Society. Annals Internal Medicine 147 (7) (2007) 478 - 491.
6. Adams M.; Dolan P.. Spine biomechanics. Journal of Biomechanics 38 (10) (2005). 1972-193.
7. Austin G.; Benesky W.. Thoracic pain in a collegiate runner. Manual Therapy 7 (3) (2002) 168 - 172.
8. Hing W.; Reid D.; Monaghan M.. Manipulation of the cervical spine. Manual Th

erapy 8 (1) (2003) 2 – 9.

9. Gibbons P.; Tehan P.. Manipulation of the spine, thorax and pelvis — an osteop athic perspective. 2nd edn (2005) Churchill–Livingstone: Edinburgh.

10. Monaghan M.. Spinal Manipulation: a Manual for Physiotherapists. (2001) Nels on: Aesculapius.

11. Muto T.; Shigeo K.; Kanazawa M.; et al. Ultrastructural study of synovitis indu ced by trauma to the rat temporomandibular joint (TMJ). Journal of Oral Pathol ogy and Medicine 32 (1) (2003) 25 – 33.

12. Woo S.–Y.; Abramowitch S.; Kilger R.L.; et al. Biomechanics of knee ligaments: injury, healing, and repair. Journal of Biomechanics 39 (1) (2006) 1 – 20.

13. Kannus P.; Parkkari J.; Jarvinen T.; et al. Basic science and clinical studies coi ncide: active treatment approach is needed after sports injury. Scandinavian Jou rnal of Medicine and Science in Sports 13 (3) (2003) 50 – 54.

14. Buckwalter J.; Grodzinsky A.. Loading of healing bone, fibrous tissue, and musc le: implications for orthopaedic practice. Journal of the American Acadamy of Or thopaedic Surgeons 7 (5) (1999) 291 – 299.

15. Pitsillides A.; Skerry T.; Edwards J.. Joint immobilization reduces synovial fluid hyaluronan concentration and is accompanied by changes in the synovial intimal cell populations. Rheumatology 38 (11) (1999) 1108 – 1112.

chapter 12

수영선수 어깨의 관리에서 MWM

Mobilisation with Movement in the management of swimmer's shoulder

Pamela Teys Bill Vicenzino

병력 History

자넷은 26세 여자이고, 일주일 동안 하루에 1500 미터 수영을 할 때 돌아오는 과정에서 해결되지 않는 앞가쪽 어깨 통증의 병력을 6주 정도 가지고 있다. 이 세션에서 자유형과 관련된 반복연습을 많이한다. 그녀는 2년 동안 수영을 하지 못하였다. 자넷은 그 6주 동안 수영을 정지 한 상태로 치료도 하지 않았다. 그녀의 수영 연습과 경기 역사를 보면 그녀가 16세 때 국제 수준 캐나다 수영 선수 중 엘리트로 선발이 될 만큼 열심히 했다는 것을 단적으로 보여주고 있다.

그녀는 10세 이후로 수영경기에 출전했었고 그녀가 13세 때 시니어 반으로 옮겼을 때 어깨 통증이 시작된 것을 알았다. 이 움직임은 매일 10~12km 이상 세션을 매일 두 번 연습할 때 현저한 증가를 보였다. 그녀는 매일 연습량이 증가하였고 첫 번째 수영법은 자유형 이었다.

증상의 양상 Symptom behaviour

클리닉에 왔을 때 초기 상태에서 환자는 그녀의 오른쪽 어깨의 앞-가쪽면 위에 지속적인 깊은 통증을 이야기 하였고, VAS에서 3/10 이었다.(그림 12.1) 머리위로 어떠한 동작을 취할 때 VAS에서 9/10 정도였고 증가된 날카로운 통증이 있었다. 그녀는 또한 오른쪽으로 잠을 잘 때 간헐적인 저림(무감각) 증상과 오른쪽 팔 아래쪽으로 바늘로 찌르는 듯한 통증이 있었다고 하였고 그것은 자세를 변경하면 5분 이내 가라 앉았다.

근거 중심 임상추론 EVIDENCE-INFORMED CLINICAL REASONING

1. 인터뷰 끝에서 자넷의 어깨 통증에 관하여 당신의 생각 혹은 가설은 무엇인가?

치료사의 대답 Clinician's response

현재 나타나는 증상과 행동에서 어깨의 익숙치 않은 과사용으로 인한 손상과 일치하고 어깨뼈 봉우리 아래 공간에 위치하는 구조물 특히 가시위근 힘줄의 끼임을 동반하였다. 그 공간은 돌림근띠 근육과 어깨뼈봉우리아래 윤활주머니를 위한 매우 작은 공간이며 특히 수영할 때 팔이 머리위로 위치할 때 반복적인 움직임시 충돌이 일어날 수 있다. 바늘로 찌르는 듯한 통증은 흔하지 않은 증상이 아니고 위팔뼈머리가 전방으로 올라가고 위팔신경얼기으로부터 신경 구조의 손상에 의해 전방 관절주머니가 이완된 상태에서 발생한다고 생각하였다.

2. 병력으로부터 주어진 정보는 당신이 초기 단계에서 고려되는 치료법과 진단 가설을 결정할 수 있는가? 만약 그렇다면 환자의 병력에서 당신의 경험과 과학적인 근거, 당신의 치료 가설을 뒷받침하는 요소는 무엇인가?

치료사의 대답 Clinician's response

수영 훈련은 상지의 근육 특히 돌림근띠의 높은 반복적인 부하가 걸린다. 스포츠 의학에서 일반적으로 인정되는 개념은 이전의 손상은 운동 선수의 다른 손상에 영향을 줄 수 있다. 이것을 위한 정확한 역학적인 것은 알려져 있지 않지만 관절의 운동조절과 연부조직의 변화는 통증 과 손상 이후에 빈번하게 발생한다. 우리의 경험에서 이것은 운동을 오래 동안 쉬었다가 다시 시작하는 그들의 능력보다 과대평가 되는 엘리트 혹은 높은 단계의 선수들에게 흔하지 않은 것은 아니다. 자넷은 그녀가 어떤 준비도 없이 하루에 1500미터 수영을 다시 시작한 특징이 있다.

이 거리는 그녀가 수영을 마지막으로 연습할 때 했던 것 보다 훨씬 적었고, 그것은 이슈를 만들어 내기 위한 충분한 상황이었다. 신체의 회복을 위하여 하루도 쉬지않고 하루에 이 거리를 수영할 수 없었을 것이다 그리고 부과된 신체 요구의 적응은 그녀의 어깨 문제 탓인 부분이 있다.

신체 검진 PHYSICAL EXAMINATION

관찰에서 양측 어깨뼈의 내밈, 벌림 그리고 안쪽돌림시 오른쪽 위팔뼈머리는 왼쪽 위팔뼈머리에 비하여 약간 앞쪽으로 나와 있었다. 중부 등뼈의 약간 편평함이 있었고 그것은 비교적 전형적인 수영선수의 어깨-등뼈 자세이다. 능동관절가동범위(AROM) 검사에서 가쪽돌림(중립 거상 상태에서 시행된)에 제한이 보였는데 왼쪽이 65도 정도에서 통증이 시작되었는것에 비해 오른쪽은 25도 정도에서 통증이 시작되었다. 어깨 벌림은 85도 정도에서 통증이 시작되었고 110도 정도에서 제한이 왔다(통증지수는 3/10), 그러나 굽힘은 끝범위에서 약간의 미세한 통증을 동반한 전범위 가동범위가 가능했다. 손을 등 뒤로 해서 척추 분절에 손목이 어느정도 닿는지를 측정하는것에서는 오른쪽은 등뼈6번, 왼쪽은 등뼈 2번이었다. 가시위근힘줄과 어깨뼈위팔관절의 앞쪽과 앞가쪽의 연부조직을 촉진하였을때 환자는 통증이 있었다.(통증지수는 6/10) 캔비우기 검사를 통한 벌림과 안쪽돌림 근수축 검사에서 통증이 발생되었다(통증지수 5/10).

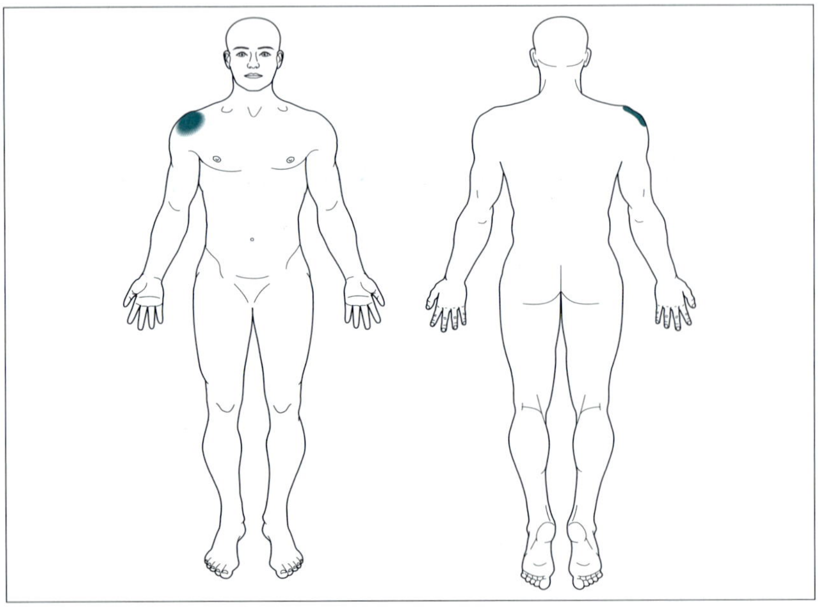

그림 12.1 신체 차트

반대로 캔 비우기 검사는 음성이었다. 근길이 검사에서는 양쪽 작은가슴근이 긴장되어 있었고, 오른쪽 넓은등근에 약간의 긴장이 있었다. 벌림 90도 수행 할때 왼쪽이 60도인 것에 비하여 분리된 안쪽돌림은 30도 가능하였다.

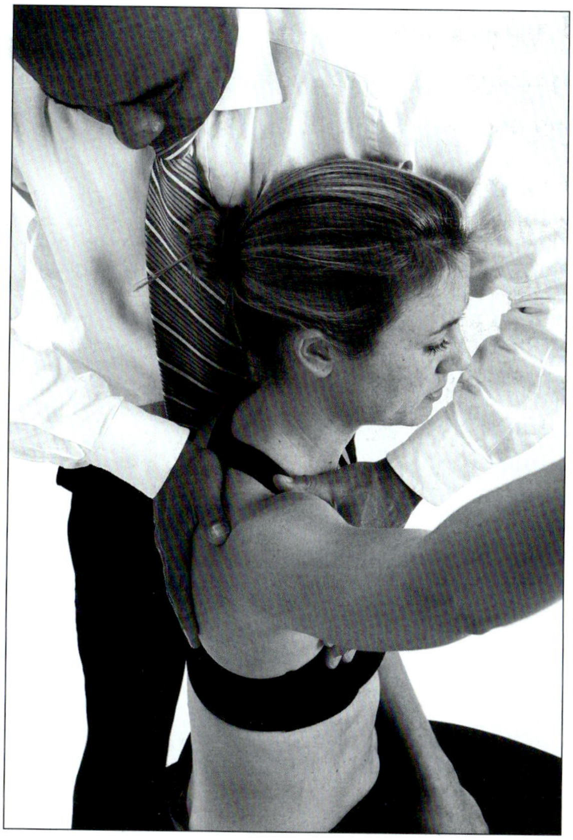

그림 12.2 거상을 위한 견흉관절 MWM

통증은 또한 Neer & Hawkins-Kennedy의 충돌(끼임) 증후군 검사에서 나타났다. 관절 오목의 면에서 부수적인 글라이딩 검사(Hwakins의 부하와 shift 검사)에서 과도한 전방병진이 발생되었고 왼쪽에 비해 오른쪽에서 후방 병진에 저항이 증가되었는데 이것은 검사에서 부분적으로 위팔뼈머리가 그렇게 보이는것과 일치하였다. 수평굽힘은 어깨뼈가 흉곽 위에서 안정되어 있을때 중립위에서 제한을 나타내는데 이것은 후방 어깨주머니의 긴장을 나타내는 것이다. 치료사가 더 이상적인 자세에서 어깨뼈를 매뉴얼로 위치를 시키는 동안 반복된 벌림은 125도 정도에서 통증이 시작 되었고 그것은 또한 환자가 경험했던 통증 단계에서 3/10정도이다. 이러한 자세에서 어깨뼈의 위치에 대하여 치료사는 뒤에 서서 어깨뼈의 등쪽 부분 위에 손을 위치시키고 가볍게 모음힘을 적용하고 환자가 올림을 시작하기 전에 후방회전과 가쪽돌림을 실시한다. 환자가 어깨를 벌림하는 동안 치료사는 후방회전과 가쪽회전 뿐만 아니라 어깨뼈의 위쪽돌림 미끄러짐을 실시한다(환자가 올림을 하는 동안 움직일 때 정상적인 어깨뼈움직임의 관계를 생각해서 반복하고 촉진시키도록 해야함)

이것은 전형적인 어깨등뼈 MWM 방법이다(그림12.2와 표 12.1보기). 치료사 손의 위치와 힘의 방향을 다양하게 적용하는 것은 정상적인 어깨뼈 위치를 잡아주고 어깨뼈 면에서 벌림 ROM을 얻는데 약간의 개선이 될 수 있다. 만약 이것이 좋은 결과가 나온다면 치료사는 어깨위팔관절을 움직이고 관절오목에서 위팔뼈머리의 뒤가쪽 미끄러짐을 할려고 해야 한다.(그림 12.3, 표 12.2)

이것은 과압력을 주었을 때 180도 벌림시 통증이 없는 범위가 나타나는 결과를 만든다. 이러한 것은 가쪽회전에서 같은 미끄러짐을 적용했을 때의 케이스와 같은데 이것은 미끄러짐을 유지하면서 적용한 전범위 통증이 없는 ROM이다. 목뼈의 움직임은 전범위였고 C3-4(후-전방 미끄러짐)의 중심부를 촉진했을 때 약간의 국소 압통이 있었다. 신경학적 검사에서 파워(힘), 감각 또는 반사에서는 이상이 없었다. 상지의 신경동적검사에서 통증 재현은 나타나지 않았다.

근육 검사에서 중립위 벌림에서 팔의 안쪽회전 저항 검사를 했을때 오른쪽 어깨뼈 안정화의 힘은 좌우 차이가 있었다. 어깨뼈의 안쪽모서리는 안쪽회전과 안쪽돌림 된다. 감소된 힘은 오른쪽 가쪽돌림에서 나타났다(grade 4). 자넷은 90도 벌림상태에서 아래돌림을 수행하는 동안 위팔뼈 머리를 중간 위치에 유지하기 힘들다는 것을 발견했다.

근거중심임상추론 EVIDENCE-INFORMED CLINICAL REASONING

1. 이학적 검사 후에 당신의 가설을 증명하는 것은 무엇인가?
   이러한 결과가 나오게 된 가장 주된 임상적인 발견은 무엇인가?

치료사의 대답 Clinician's response

자넷의 검사에서 비정상적 위팔-어깨뼈의 관계에서 이차적으로 끼임과 전방 관절주머니의 느슨함, 후방 구조 타이트함, 그리고 돌림근띠의 피로가 나타났다. 이러한 것은 자넷이 물에서 그동안 했던 부하와 관련되어 잘못된 연습의 하나인데 그것은 그녀가 미리 준비하지 않았다

(예를 들어 너무 많이 너무 빨리). 그러나, 한가지 확실한 점은 혼자 쉬고 있을 때 통증이 가라앉지는 않았고, 그러한 과사용으로 인한 손상은 흔하지는 않다. Magarey와 Jones에 의하면 통증과 손상은 돌림근띠 기능의 소실, 특히 그것의 심부(관절이 닫혀 있을 때) 안정자로서의 기능과 관계 있다는 약간의 근거(비록 간접적인지만)를 제시하고 있다. 만약 이러한 근육들의 손상이나 피로가 있을 때 위팔뼈 머리는 아마도 중심을 유지하지 못할 것이다. 그것은 자유형이라는 수영 영법을 지속적으로 하기 때문에 수영선수들이 엎드린 자세를 취할 때 어깨밑근이 피로가 온다고 알려져 있다.

이것은 어깨 올림시 운동 범위 제한이나 통증을 유발 할 수 있다. 감각적인 증상은 통증을 유발하는 위팔뼈 수평전방의 예민한 구조인 위팔뼈 머리가 앞뒤로 이동할 때 아마도 위팔뼈 머리의 중심을 유지하기 위한 돌림근띠 조절의 부족에 의해 유발되었을 것이다. 재미있는것은, 돌림근띠 병리학의 임상적인 검사에서 Hughes등은 양성 Hawkins-Kennedy 검사는 돌림근띠 병리학(끼임증후군)의 발생이 증가하지 않았다고 보고하였지만, 음성 검사에서는 끼임증후군이 발생할 가능성이 증가하였다. 그들은 병적인 요소가 기반이 되는 것으로부터 다른 쪽으로 초점을 맞추라고 권하였는데 사인과 증상은 병적으로 심한 것을 제외하기 위한 분류를 강조하였다. "어깨 증상 변형된 절차"에서 Lewis는 어깨뼈와 어깨의 신체적 검사(예를 들어, 어깨뼈 위치, 위팔뼈 머리 병진 등)는 가장 최적의 직접적인 방법과 치료 접근을 위한 구조적인 목표가 있는 상태에서 이학검사 하는 동안에 시도하였다고 언급하였다 멀리간 MWM 접근법을 통하여 통증이 있는 움직임이 통증이 없을 때 까지 반복하는 동안 관절 미끄러짐은 유지해야한다.(2장 볼 것)

표 12-1. 어깨 올림을 위한 어깨등뼈관절 MWM (그림 12.2 볼 것)

적응증	통증 그리고(또한) 벌림 또는 굽힘을 통하여 어깨 올림의 움직임의 제한	
위치	patient	편안하게 이완된 자세로 앉은 자세
	Treated body part	환자의 팔은 전완은 뒤침, 손가락과 엄지는 폄한 상태로 편안한 상태 그리고 엄지손가락 위치는 가쪽방향으로의 움직임
	Therapist	환자와 얼굴을 마주 보고 선 상태, 통증이 있는 어깨의 반대방향
	Therapist's hands	환자의 몸에 가로질러 치료사가 위치함. 어깨뼈의 위치를 조절하기 위하여 손가락을 펼친 상태에서 어깨뼈의 안쪽 부위에 오른쪽 손을 위치하고 왼쪽 손의 손바닥 부분은 환자의 빗장뼈 위에 위치한다.

적용지침 (가이드라인)	• 양손은 최적의 자세를 위하여 어깨뼈를 재위치 시키기 위한 바른힘을 적용할 것이다. 이러한 경우에는 뒤돌림과 가쪽돌림과 함께 벌림력을 적용해야한다. 또다른 수정을 해야 할 경우는 환자의 중립 위치에서 평가에 기초를 두고 선택을 해야한다. 최종적으로 MWM을 위한 양성적인 반응은 어깨뼈 재위치를 결정하기 위하여 매우 중요한 사실이다. • 최적의 어깨뼈 위치를 유지하는 동안 환자는 통증이 처음 생기기 시작한 지점과 시작지점으로 다시 돌아가기 위하여 벌림을 하는 동안 팔을 적극적으로 올림하도록 요구해야 한다. • 환자가 벌림을 하는 동안 치료사는 뒤돌림과 가쪽돌림을 일으키는 만큼 그만큼 어깨뼈의 위돌림을 허락한다(똑같이 일어나도록 조준/정상 견갑상완리듬을 촉진) • 만약 기술이 적용되었다면 환자는 통증없이 매우 큰 올림의 운동 범위를 달성할 수 있을 것이다. • 만약 통증이 지속된다면, 심지어 변경 후에도 그렇다면 기술은 사용되지 말아야 한다. • 만약 통증이 지속된다면 어깨뼈 재위치를 위한 힘의 방향에서 약간의 변경이 포함되어야 한다. 게다가 변경은 어깨관절의 위팔뼈 재위치와 더불어 어깨뼈 재위치를 포함한다 • 어깨뼈 재위치의 능동적인 움직임을 재평가 하기전에 6–10회 움직임을 반복해야한다. 차후의 평가에서는 통증이 없는 운동 범위내에서 중요한 개선이 나타나야 한다. 게다가 6–10회 반복하는 것이 한 세트가 될 것이다.
주의점	• 부드럽고 과도하지 않은 힘을 어깨뼈 재위치를 위하여 적용해야 한다. 과도한 힘은 기술의 적용을 방해하는 불쾌함이나 통증의 원인이 될 것이다. 이것은 특히 손상 범위를 넘어서 국소 압통이 나타나는 급성 손상시 현저히 나타날 것이다. 국소 압통이 있는 경우에 접촉부위를 부드럽게 하기 위하여 스펀지 고무의 두꺼운 조각부위를 사용하는 것이 적당하다. • 환자는 관절가동술 혹은 능동 움직임의 어느 단계에서나 통증 혹은 다른 증상이 없는 것을 경험해야만 한다. 통증이 발생되면 기술은 어깨뼈 위치를 변경시켜 적용해야 한다.

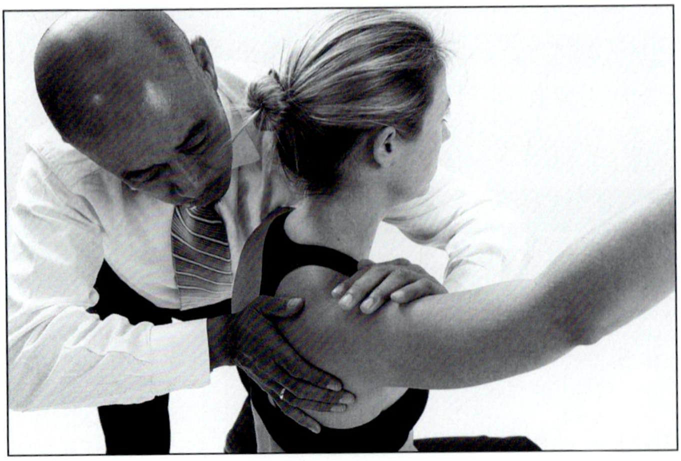

그림 12.3 올림을 위한 어깨위팔관절 MWM

2. 환자 관리를 위한 당신의 첫 번째 가설은 무엇인가? 멀리건 컨셉이 적용되었는가? 만약 그렇다면 왜 그런가?

치료사의 대답 Clinician's response

관리를 하는 기간에 어깨위팔관절에 대하여 연부조직의 불균형이 생기는 지점에 대하여 임상 검사를 통하여 알아내어 운동 치료를 실시해야 한다. 수기치료는 종종 통증 없이 움직이고 근 수축을 위하여 운동치료를 실시 할 때 보조적으로 사용이 되는데 그때 운동은 통증이 없는 범위에서 촉진되어야 한다.

후방 미끄러짐에 저항을 기준으로 하여 앞을 보고 앉은 자세는 위팔뼈머리에 후방 미끄러짐을 적용하였을 때 ROM의 개선을 보인 것은 이러한 경우 잘못된 자세였다는 것을 추측하기 위함이다. 그러나 MWM을 적용하면서 증가된 어깨의 올림에 대하여 4장에서 논의 되었던 잘못된 위치에 대한 가설은 잘못된 위치에 대한 충분한 근거를 구성하지 못했다. 잘못된 자세를 고려했음에도 불구하고 여전히 어깨관절에 존재하였는데 그것은 MWM 기술이 어깨 문제를 관리할 때 도움이 된다는 높은 신뢰를 제공하여 그러한 방법적인 측면에 대하여 환자가 의사 결정을 하는 과정에서 이러한 것들이 두드러지게 나타난다.

MWM 기술의 초기 효과에 대한 무작위 대조실험을 통한 근거는 어깨의 올림을 증진시키는데 초기에 MWM의 사용이 효과 있다는 것을 뒷받침해준다. 어깨 올림을 할때 통증과 제한을 가지고 있는 24명의 환자들에게 이중 맹검 무작위 대조실험에서 단지 한번 어깨 MWM 치료 후에 어깨뼈 면에서 양쪽 ROM 증가와 압통역치가 통계학적으로 유의성이 있는 증가가 나타났다. DeSantis와 Hasson의 다른 연구에서 동일한 어깨 MWM 치료의 12 세션 치료에 다른 도수 치료 기술을 더하여 적용하였을때 어깨 ROM은 95도에서 180도로 완전히 회복했고 숫자 통증 비율 척도(NPRS)에서 벌림할 때 통증이 7/10에서 0/10으로 감소되었다. 이러한 두 개의 연구에도 불구하고 대체로 이러한 영역에서의 질이 낮은 논문과 모든 것을 고려해볼 때 확실치 않은 정보들이 남아있는 근거들이 있다는 것에 대하여 문헌수집과 평가하는 논문들(3장)의 결론을 기억하는 것이 중요하다. 정상적인 어깨 움직임을 하는 동안 위팔뼈머리는 관절오목를 따라 적은 병진 미끄러짐을 하는 동안 현저하게 중간(앞–뒤 방향)을 유지하는것을 고려해야한다.

표 12-2. 어깨 올림을 위한 어깨위관절 MWM(그림12.3 보기)

적응증	어깨 올림에서 벌림 또는 굽힘 그리고/또는 가쪽돌림의 통증 그리고/또는 제한	
위치	patient	편안하게 앉은 자세
	Treated body part	아래판은 뒤침시킨 상태, 손가락과 엄지손가락은 폄 그리고 엄지손가락의 위치는 움직의 방향에서 가쪽으로 위치하면서 환자의 팔은 편안하게 가쪽에 위치한다.
	Therapist	치료사는 통증이 있는 어깨의 반대쪽에서 환자를 보고 선다.
	Therapist's hands	치료사는 환자의 몸통을 가로질러 열십자로 선다. 오른쪽 어깨의 어깨뼈를 안정화 시키기 위하여 오른쪽 손의 엄지두덩는 어깨뼈의 가시 위에 대고 나머지 손가락은 밑에 댄다. 미끄러짐 하는 손은 위팔뼈 머리의 앞쪽 방향에 손바닥을 컵 모양으로 만들어 편안하게 댄다. 이 손은 부리돌기 가쪽에 가깝게 댄다.
적용지침 (가이드라인)	• 관절오목에 평행하게 따라 위팔뼈머리를 미끄러짐하는데 뒤가쪽력을 적용한다. 미끄러짐을 적용할 때 어깨뼈의 충분한 안전성을 유지해야함 • 뒤가쪽미끄러짐을 적용해서 유지하는 동안 환자에게 통증이 최초로 발생되는 지점에서 벌림을 하면서 팔을 올림하라고 이야기하고 시작하는 지점으로 돌아온다. • 어깨뼈은 가쪽돌림을 하면서 정상적인 움직임을 유지해야한다. 어깨뼈 잘 움직이지 않는다는 것은 정상적인 어깨의 생역학적인 부분과 외전을 하기위한 움직임의 제한을 의심해 볼 수 있다. • 만약 그 기술이 바람직하다면 환자는 통증 없이 벌림을 할 수 있을 것이다. • 만약 통증이 존재하거나 심지어 수정을 해서 적용한 후에도 통증이 존재한다면 그 기술은 사용이 되면 안된다. • 만약 통증이 계속 있다면 글라이딩하는 힘과 각도를 수정 하는 것은 가능하다. 거기에다가 위팔뼈과 어깨뼈의 위치를 다시 재위치 시키는것도 수정에 포함시켜야 한다. • 미끄러짐의 독자적인 능동 움직임을 재평가하기 전에 6-10번 정도 반복한다. 차후에 실시하는 재평가는 통증없이 움직이는데 대하여 중요한 개선점을 알리는 것이다. 더 나아가 한 세트에 6-10회 반복하는 것을 지시해야한다.	
주의점	• 부드럽고 과도하지 않는 힘이 위팔뼈머리 앞쪽으로 적용이 되어야 한다. 과도한 힘은 아마도 불편함 또는 통증으로 인해서 기술을 적용시키는데 방해가 될 것이다. 특히 급성 손상 부위 위에 국소적으로 나타나는 압통이 있을 경우는 더욱이 그러하다. 이때는 국소 압통의 경우에 부드럽게 접촉하기 위하여 스펀지 고무의 두꺼운 조각을 사용하기를 권한다. • 환자는 반드시 어느 단계에서 관절가동술 혹은 능동 움직임이 일어나도 통증이나 혹은 다른 증상이 없는것을 느껴야 한다. 통증으로 인해 위팔뼈 머리에 적용되는 관절가동술 힘의 양이나 방향을 수정함으로써 기술을 변경할 수가 있다.	
Variation	• 스트레칭 시킨것(저자극성)과 스트레칭 시키지 않은 두 개의 스포츠 테이프는 아마도 관절가동술의 효과를 높이기 위하여 각각 꼭대기 부분에 적용을 할 수 있다. 수기치료 벨트는 치료사 손의 위치에서 사용되어 질 것이다. 이러한 MWM을 향상시키기 위해 가정 운동도 설명을 해야한다. 치료사는 운동과 다른 기술적인 변화에 대하여 더 자세하게 알기 위하여 멀리간 서적을 참고해야 한다.	

이것은 정확함과 힘을 갖춘 기능적인 상지를 만들게 된다. Magarey 와 Jones에 의하면 어깨위팔뼈관절의 안정자로서 돌림근띠의 기능이 통증을 유발시키는 약간의 근거가 있다고 했다. 만약 이 근육의 손상 혹은 피로가 있다면 위팔뼈머리는 아마 중간을 유지하지 못 할 것이다. 마찬가지로 만약 돌림근띠 혹은 관절주머니의 일부분에 타이트함이 있다면 위팔뼈머리가 중간을 유지하는 것을 방해할 것이다. 이러한 상태들은 수영을 하는 사람들이 어깨에 반복적인 부하가 일어날 때 어깨위팔 기능이 손상되고 어깨위팔에서 약간의 느슨함이 충분히 일어날 수 있는 일이고, 이러한 이유로 통증과 장애가 발생될수 있다고 Janet이 보고하였다. 자유형을 하는 동안 손은 물 앞쪽으로 머리는 가쪽으로 어깨는 안쪽으로 위치하는데, 이러한 위치는 끼임 검사(예을 들어, Neer and Hawkins–Kennedy 검사)와 다르지 않다. 어깨 끼임이 있는 환자는 위팔뼈 머리의 근위 병진 움직임과 어깨봉우리밑 공간의 감소를 가지고 있고 그것이 구조물들을 손상시킬 가능성이 있다고 여러학자들이 실험에서 보고하였다.

치료와 관리
TREATMENT AND MANAGEMENT

환자는 MWM, 테이핑, 물리치료사와 일대일로 6회 협의 하는 것을 포함하는 7주 이상 운동의 결합에 의해 관리되었다.

치료 1 Treatment 1

첫 번째 단계에서 치료사는 이학적 검사에서 감소된 ROM에 대하여 후방 MWM 미끄러짐을 적용하였다(표 12.1에 서술되어 있는 모든 내용 보기). 이것은 벌림의 끝 범위에서 과압력을 포함한 전범위 관절가동범위를 달성하는 동안 어깨 벌림을 위하여 여섯 번 적용되었다. MWM을 적용한 다음 벌림의 재평가는 마지막 30도에서 약간의 통증이 있었다. 어깨 가쪽돌림은 통증이 시작되는 시점은 45도에 가까웠다. 환자는 치료 세션 사이에서 어떤 자가 치료를 요구받지 않았지만 수영을 할 때 어깨 통증을 모니터 하고 어깨를 악화시키는 것을 자제하는 동작을 계속 하는 것을 요구받았다.

치료2 Treatment 2

3일 후에 환자는 이전 세션이후 지속되는 통증(~1/10)이 줄어들었지만 머리위로 팔을 올려서 하는 움직임은 여전히 문제가 있다(~8/10). 검사에서 관절가동범위는 MWM 적용하기 전에 첫 번째 세션과 많은 부분 동일 했다. 유사한 MWM(과압력을 동반한)은 적용되었고 관절 운동범위에서 감소는 다시 기록되었다. 첫 번째 세션 이후 상태는 악화되지 않았고, 개선된 것은 유지되지 못했고, 반복은 첫 번째 세트에서 10 감소하였다. 재평가에서 벌림은 여전히 마지막 30도에서 약간 통증이 나타났다(~2/10). 10회 반복을 두 세트 시행하였고, 그리고 나서 재평가에서 어깨 벌림의 마지막 10도 정도에서 통증이 1/10에 가깝게 감소하는 것을 알 수 있었다. 가쪽돌림에서 현재 통증이 시작되는 범위는 55도이다. 이것은 이번 세션에서 충분히 얻었고 테이프를 이용하여 치료사가 적용한 MWM의 효과를 나타나게 하였다. 그 테이프는 위팔뼈머리의 후방 미끄러짐과 T10의 레벨에 오른쪽 상흉곽을 내리는 것으로 구성되었다. 이 단계에서 테이프를 이용한 벌림은 현재 통증이 없고 전범위를 나타낸다.

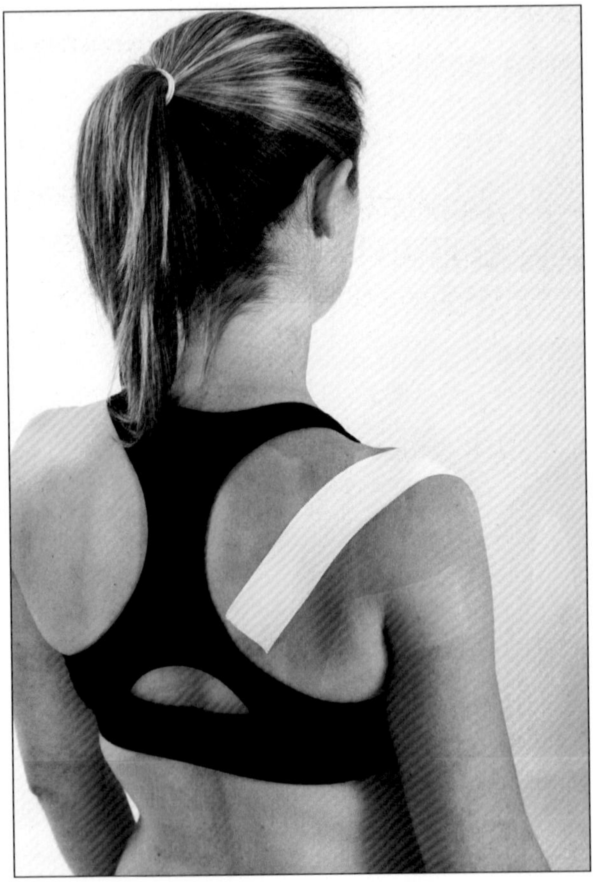

그림 12.4 어깨위팔관절의 MWM와 비슷한 효과를 내기 위한 어깨 테이핑

치료3 Treatment 3

환자는 지속된 통증(0/10)의 현저한 감소를 보인 첫 번째 세션 후 일주일 간 주의하였고 머리 위로 팔을 올려서 사용하는 횟수를 줄이면서 통증이 감소했다.(~3/10). 자넷은 또한 첫 번째 세션에서 더 이상 바늘로 찌르는 듯한 통증 혹은 저린감(무감각)을 느끼지 않았다. 그 테이프는 여전히 부착되어 있었고, 평가 하기 전에 제거하고 피부는 깨끗하였다. 이학적 검사에서 벌림시 120~140도 근처에서 동통호가 있었지만 끝 범위에서 통증은 없었다. 가쪽돌림은 통증이 시작되는 부위가 45도 정도이고 등뒤로 손을 하는 것은 첫 번째 세션에서 첫 번째 평가 때와 비슷하다. 전방과 앞-가쪽 위팔관절 연부조직의 촉진은 여전히 통증(~4/10)이 유발이 되긴 하지만 벌림과 안쪽돌림 근수축 검사는 통증(2/10)이 적었다. 위팔관절에서 분리된 안쪽돌림은 외전 90도 수행될 때 여전히 30도 정도이고 이 검사를 하는동안 환측에서 치료 테이블이 움직이지 않기 위하여 어깨뼈를 허락하는 경향이 있다. 이 세션의 초점은 만약 자넷이 MWM과 유사한 방향에서 그녀의 위팔뼈머리 위치를 조절할 능력이 있는가를 확인하는 것이다. 이것은 상지를 완전히 지지하면서 앉은 상태로 MWM을 적용함으로 익숙해졌고 자넷은 위팔뼈머리의 위치를 변화시키는 방법을 알게되었다. 그녀는 이탈 그리고 방향에 대한 적당한 느낌을 한번정도 느꼈고 자넷은 치료사의 손 아래에 같은 움직임을 시도하기를 권유받았다. 자넷은 소리 운동감각 인지가 나타났고 적절히 짧은 시간에 관절오목 아래 더 중앙으로 위치하기 위하여 위팔뼈머리를 뒤로 당길 수 있다. 이러한 것을 10회 정도 반복한 후에 비로소 위팔뼈머리 위치를 유지 하였고 덧붙여서 가쪽돌림 약간의 능동 내부 범위는 6회 반복을 하는 동안 어깨뼈면(60도)에서 능동 항중력 거상을 도와주는 것을 시행 할 수 있었다.

마지막 세 번째 벌림 움직임은 보조(도움) 없이 능동적으로 시행하였다. 이렇게 한 다음, 벌림의 재평가에서 동통호는 초반에 나타났지만 여전히 증상이 나타났다. 치료사는 벌림을 동반한 MWM의 10번 반복 3세트를 적용하였고 그 후에 어떤 통증 없이 벌림 관절가동범위가 전범위가 나왔다. 가쪽회전은 마지막 5도 정도에서 약간의 통증이 있었다. 그 테이프는 다시 적용되었고 재평가에서 통증 없이 전 범위 벌림이 되었다. 자넷은 그리고 나서 한세트에 60초 이상하지 않는 6회 반복 3세트를 할 때 위팔뼈머리 재위치 운동을 연습 하는 것에 대하여 권유받았다. 그녀는 다음 3일 뒤에 종종 가능(최소한 하루 두 번, 그러나 적어도 연습 세션 사이는 한시간)하게 되었다. 앞으로의 운동을 위하여 자넷은 양측 어깨뼈 위치에 대하여 상담을 받았는데 어떻게 그것이 최적일 때 보다 적은지 그리고 어떻게 그녀가 움직일 수 있고 어깨뼈의 더 적합한 위치를 연습할 수 있는지에 대한 것이었다. 이것은 실제적인 촉감을 느낄 수 있는 치료 벤치(집의 마루바닥)을 이용하여 누운 자세에서 처음 수행하였고, 그리고 나서 그녀가 어깨뼈 움직임에 대하여 생각을 할 때 그녀는 촉감 없이 선 자세에서 그것을 수행하도록 권유받았다. 이러한 어깨뼈 자세 운동은 적어도 최소 몇 시간(2~4시간)에 의해 분리되어 하루에 두 번 수행을 해야 한다. 그 누운 자세는 또한 작은가슴근 스트레칭을 할 때 사용되었고, 악화시킨 어깨뼈들임의 유지를 증가하기 위하여 자넷에게 권유되었고, 후방 회전과 가쪽회전은 하루에 8~12회 반복에 15~60초 사이이다

치료 4 Treatment 4

자넷은 3일 후에 그녀는 어떤 지속적인 통증을 경험하지 못했고 단지 머리 위로 팔을 움직일 때 약간 통증이 있었다고 하였다(~1/10). 교육받은 그녀는 물리치료사에게 오기 전에 테이프를 제거하였다. 벌림은 통증이 없었고 전 범위까지 움직였고 가쪽돌림 마지막 10도 정도에서 약간의 통증이 있었다. 그녀는 위팔뼈머리 재위치 운동을 최소 하루에 네 번 정도 연습하였고 그녀는 좋은 운동 자세를 보여주어 좋은 평가를 받았다 어깨뼈 자세운동은 또한 진행이 잘 되고 있었고, 자넷은 되풀이 하여 똑같이 하는 것도 잘 진행이 되었다. 어깨 90° 벌림을 하면서 안쪽돌림 하는 동안 위팔뼈머리 위치의 움직임과 조절의 질은 첫 번째 세션에서 약간 변하였지만 현재 안쪽돌림은 쉽게 50° 정도를 할 수 있다. MWM 기술을 적용하였지만 가쪽돌림 할 때 이러한 시간은 목표 움직임이다. 10회 반복 1세트는 가쪽돌림에서 통증 없이 전 범위를 달성하였다. 재평가는 벌림과 가쪽돌림에서 전 범위 관절가동범위를 보여줬다. 어깨뼈 위치 운동은 진행된 전범위에 걸쳐 시행 되었고 자넷은 아주 잘 수행을 할 수 있었다. 테이핑은 이 세션에서 다시 적용하지는 않았다.

90도 벌림에서 안쪽돌림 하는 동안 위팔뼈머리와 어깨뼈 자세의 진행된 조절이 초점이다. 위팔뼈머리 재위치 방법에 접근하는 유사한 촉감은 좋은 효과를 가져오게 되었다. 자넷은 그리고 나서 10RM의 부하(탄력 밴드 저항을 사용하여)로 시작하여 8회 반복 3세트를 사용하여 간단한 둘레근띠 강화 운동을 수행하도록 교육 받았지만 운동을 하는 동안 혹은 운동을 한 후에 통증이 없었다. 그 운동은 본질적으로 가쪽돌림과 안쪽돌림은 완전한 범위가 가능하였지만, 완전히 위치된 어깨뼈과 위팔뼈머리에 기초를 두고 있다(예를 들어, 위팔뼈머리는 관절오목 아래 중앙에 위치). 이러한 운동은 측면(예를 들어 0° 거상)에 팔을 들기 시작하고 어깨뼈와 위팔뼈머리의 조절은 되었고, 위팔뼈머리의 위치는 0°에서 45° 사이에서 진행이 되었고 그리고 나서 90°까지 진행을 한다. 이것은 2주이상 시행하였다.

치료 5 Treatment 5

4번째 치료 10일 후에 자넷은 치료가 진행되는 것이 행복하고 머리위로 움직이는 것을 포함하여 움직임에서 어떤 통증도 발생하지 않았다고 보고하였다. 수영은 아직 다시 시작하지 않았다. 이학적 검사는 운동에 초점을 맞추었다. 자넷은 모든 운동을 잘 할 수 있게 되었고 수행할 때 통증이 없었다. 그녀는 현재 어깨 90° 벌림의 안쪽돌림을 하는 동안 위팔뼈머리 위치를 더 잘 조절할 수 있게 되었다.(탄력밴드 저항 없이-그녀는 아직 저항 회전 운동에서 90° 벌림은 완벽하게 수행하지 못했다) 끼임 검사는 여전히 약간 통증이 재현이 되지만 근수축과 캔 비우기 검사는 정상이다. 촉진시 가시위근 힘줄의 부위 위에 압통이 있었지만 이것은 초기 세션에서 많이 감소 되었다. 자넷은 돌림근띠 강화 운동을 아주 잘 수행하였고 이 운동의 진행을 교육 받았다(높은 저항 탄력 밴드). 엘리트 레벨 웨이트 트레이닝을 경험하였고 자넷은 어깨 운동 위치와 2-3주 안에 부하를 증가 시킬 수 있다는 것을 확신하였다. 그녀는 다시 수영을 하는것에 대하여 상담하였다. 토론(검토)은 점차적으로 각 수영 세션에서 거리를 늘리고 강도를 높이는 동안 수영 세션 사이에서 충분한 회복과 적응/회복 기간을 포함하여 수영을 점차 다시 시작해야하는 필요성에 관하여 이루어 졌다. 자넷은 수영을 다시 하기 위하여 수영을 반복 연습하는 것을 포함하지 않았고(예를 들어 킥 연습과 다른 수영 영업의 사용) 어려운 훈련 단계에서 수영 세션을 나누어서 진행하는 것을 권유 받았고 그녀는 수영을 시작하는 날을 기억 할 수 있었다. 그녀의 종합적인 피트니스 프로그램에서 다른 운동 세션을 포함하기 위하여 필요한 것은 또한 점검이다. 예를 들어 체중 부하 세션이 고려 되었던 것처럼 자전거 에르그 측정기와 타원형 트레이너도 고려 되어야 한다.

치료 6 Treatment 6

자넷은 한달후에 물리치료 전문가 자문을 받았고 어떤 어깨 통증 없이 일주일에 3일 수영을 할 수 있다고 하였다. 그녀는 또한 지구력에 바탕을 둔 체중 부하 훈련과 함께 타원 트레이너 위에서 복합된 약간의 심혈관 운동을 하는 운동을 현재 체육관에서 3세션을 포함하고 있다. 이학적 검사에서 그녀는 휴식시 위팔뼈머리 위치를 조절하기 위한 그녀의 수용력을 유지하고, 어깨 돌림과 올림을 하는 동안도 마찬가지이다. 능동 움직임과 근육 수축시 통증 혹은 장애가 없었다. 끼임 검사는 현재 통증이 재현 되지는 않지만 여전히 앞-가쪽 위팔관절 위에 촉진시 약간의 압통이 있다. 2달 후에 통화했을 때 자넷은 어깨와 좋은 몸 컨디션으로 돌아오는 것은 어떤 문제도 없이 잘 진행되고 있다고 하였다.

저자의 MWM견해 AUTHOR'S MWM COMMENTARY

Tate 등은 끼임 증후군이 있는 선수들에 관한 연구에서 98명의 선수 중에 46명이 어깨뼈의 재위치가 끼임 검사를 하는 동안 즉시 통증을 경감 시킨것을 보았다. 그들은 어깨뼈 재위치가 어깨 상태를 관리할 때 장애 종류를 파악하는데 기초가 되는 것으로 유용할 것이라고 결론을 내렸다. 흥미로운것은, 자넷에게 적용했던 우리의 이학 검사에 포함된 견흉 MWM은 Tate등이 연구했던 어깨뼈 재위치 방법과 많이 유사한 점이 있다. 비록 어깨뼈 MWM 기술이 환자에게 장애의 실질적인 변화(관절가동범위)를 달성할 수 없었고 그래서 위팔관절에 MWM 적용을 진행하였다. 이것은 Lewis에 의해 밝혀진 어깨 증상 변화 절차와 상이하지 않다. 그는 제안했다 개업의사들은 증상이 있는 상태에서 어깨뼈, 위팔관절, 목뼈 혹은 등뼈의 방법의 효과를 치료를 책임지기 위한 임상적 결정을 돕기 위하여 검사할 것이다. 우리가 초기에 적용했던 어깨등뼈 MWM은 Tate등의 연구에 의한 지식에 기초를 두고 있지만 어깨등뼈의 비정상적인 자세의 관찰에 의해서도 기초를 두고 있다. 돌아보면, 만약 체중부하 자세에서 우리가 편측 위팔뼈머리 전방 자세에 대항하여 어깨등뼈 부분의 양측 부정렬 자세를 관찰 했다면 우리는 첫 번째 단계에서 위팔뼈관절에 MWM 적용을 선택했을 것이다. 그것은 뼈와 관절의 비정상적인 정렬의 그들의 인식된 관찰을 사용하기 위하여 개업의사를 위한 현명한 접근으로 보이고, 비록 어렵긴 하더라고 MWM의 초기 적용에 가이드가 될 수 있다. 이런한 경우 적용된 MWM 미끄러짐의 방향은 관찰된 부정렬 자세의 반대로 적용하였다.

그것은 MWM의 양성반응은 치료를 선택하는 임상의사, 클라이언트(환자,고객) 둘 다 그리고 어깨 상태에 관한 전체적인 관리에 대하여 임상적으로 가이드라인을 제공해준다는 것을 반드시 기억해야 한다. 그것은 확실한 자세 결함에는 사용될 수 없다(4장 보기) 전체적인 관리에서 MWM의 역할은 대부분 보조일 것이지만 자넷과 같은 경우 운동 치료에서는 그렇지 않다. 이학적 검사에서 적어도 약간의 습관 등이 남아있는 상태에서 적용을 했을때 즉시 장애가 실질적으로 개선이 되었다(2장보기). 그래서 MWM의 조작상의 한정(정의_설명)에 의해서 그것은 관리 프로그램에서 통증 장애가 있는 움직임의 개선과 적절한 운동 수행을 위한 근 수축의 의미와 같은 그러한 이유 때문에 MWM을 포함하지 않을 수 없다.

이러한 경우, 어깨위팔 MWM은 환자의 관절가동범위와 증상이 없는 상태를 회복하는데 도움이 되고 돌림근띠의 강화를 도와줄 수 있다. 어깨위팔관절의 연부조직 불균형과 특히 후방 관절낭의 타이트함 또한 MWM을 적용할 때 고려되어져야 한다. 만약 어깨위팔 MWM을 적용할 때 반응이 이런한 경우에서 크기가 관찰되지 않았다면 우리는 위팔뼈머리의 후방 병진을 감소시키고 후방 관절주머니 구조의 신장성을 가능하게 하는 기술(수기치료와 능동 운동)을 사용하는 것을 고려해야한다. 사체 연구에서 위팔뼈머리에 꼬리측으로 직접 적용된 글라이딩에 대한 양성 반응이 나타났고 또한 이것을 위한 이유로 후방 관절주머니의 신장이 증명되었다.

[References]

1. Krishnan S.G.; Hawkins R.J.; Warren R.F.. The Shoulder and the Overhead Athlete.. (2004) Lippincott, Williams & Wilkins: Philadelphia.
2. Ellenbecker T.. Clinical Examination of the Shoulder.. (2004) Elsevier: St Louis.
3. Magarey M.; Jones M.. Dynamic evaluation and early management of altered motor control around the shoulder complex. Manual Therapy 8 (4) (2003) 195 - 206.
4. Zachazewski J; Magee D; Quillen W. Athletic Injuries and Rehabilitation. (1996) WB Saunders: Philadelphia.
5. Hughes P.C.; Taylor N.F.; Green R.A.. Most clinical tests cannot accurately diagnose rotator cuff pathology: a systematic review. The Australian Journal of Physiotherapy 54 (3) (2008) 159 - 170.
6. Lewis J.. Rotator cuff tendinopathy: a model for the continuum of pathology and related management. British Journal of Sports Medicine 44 (13) (2010) 918 - 923.
7. Conroy D.E.; Hayes K.W.. The effect of joint mobilization as a component of comprehensive treatment for primary shoulder impingement syndrome. Journal of Orthopaedics and Sports Physical Therapy 28 (1) (1998) 3 - 14.
8. Bang M.D.; Deyle G.D.. Comparison of supervised exercise with and without manual physical therapy for patients with shoulder impingement syndrome. Journal of Orthopaedics and Sports Physical Therapy 30 (3) (2000) 126 - 137.
9. Teys P.; Bisset L.; Vicenzino B.. The initial effects of a Mulligan's mobilization with movement technique on range of movement and pressure pain threshold in pain-limited shoulders. Manual Therapy 13 (1) (2008) 37 - 42.
10. DeSantis L.; Hasson S.. Use of a mobilisation with movement in the treatment of a patient with sub-acromial impingement: a case study. Journal of Manual and Manipulative Therapy 14 (2) (2006) 77 - 87.
11. Graichen H.; Stammberger T.; Bonel H.; et al. Glenohumeral translation during active and passive elevation of the shoulder — a 3D open-MRI study. Journal of

Biomechanics 33 (5) (2000) 609 - 613. 2000.

12. Lin J.; Lim H.; Yang J.. Effect of shoulder tightness on glenohueral translation, scapular kinematics, and scapulohumeral rhythm in subjects with stiff shoulders. Journal of Orthopaedic Research 24 (5) (2006) 1044 - 1051.
13. Malicky D.; Kuhn J.; Frisancho J.; et al. Nonrecoverable strain fields of the anteroinferior glenohumeral capsule under subluxation. Journal of Shoulder and Elbow Surgery 11 (6) (2002) 529 - 540.
14. Ludewig P.; Cook T.. Translations of the humerus in persons with shoulder impingement symptoms. Journal of Orthopaedic and Sports Physical Therapy 2002 (6) (June 2002) 32. 248 - 59.
15. Hallstrom E.; Karrholm J.. Shoulder kinematics in 25 patients with impingement and 12 controls. Clinical Orthopaedics and Related Research 448 (2006) 22 - 27.
16. Tate A.R.; McClure P.W.; Kareha S.; et al. Effect of the scapular reposition test on shoulder impingement symptoms in overhead athletes. Journal of Orthopaedics and Sports Physical Therapy 38 (1) (2008) 4 - 11.
17. Hsu A.T.; Ho L.; Ho S.; et al. Immediate response of a caudally directed translational mobilization: a frech cadaveric study. Archives of Physical Medicine and Rehabilitation 81 (11) (2000) 1511 - 1516.

chapter 13 항공 기술자 팔꿈치의 어려운 사례

A recalcitrant case of aircraft engineer's elbow

Leanne Bisset 와 Bill vicenzino

병력 History

앨런은 12년간 오른쪽 팔꿈치 외측부에 통증을 가지고 2003년 6월에 방문했었다. 통증은 이전 직업인 항공 유지 기술자를 하면서 나타났었고 이 직업은 상당히 무거운 수작업량과 장시간 반복적인 수작업 활동이 필요했다. 팔꿈치 통증은 수술 같은 치료로 나아지지 않아서 결국 항공 유지부를 그만 두고 사무직을 맡게되었다. 그는 아들과 함께 크리켓 놀이와 볼 던지기 같은 레크레이션 스포츠 활동도 즐기지 못하게 되어서 가족과의 생활에도 영향을 미치게 되었다. 레져시간에 스카우트 안내를 했지만 통증과 주로 사용하는 팔 기능이 부족한 수준이여서 주말에 캠핑을 가지도 못했다. 상태에 대해 물어보면 앨런은 문제가 되는 건을 제거하는 수술을 받아도 상태가 호전되지 않았기 때문에 근본적인 문제가 무엇인지 확실히 알지 못했다. 그는 테니스 엘보우 관련한 우리 연구를 주의 기울여 듣고서 우리 부서를 방문하였고 실험군에 참여하고 싶다고 의사를 표현하였다. 앨런의 상태는 그 당시 우리가 처리할 실험군에 부적합했지만 보증된 치료라면 상담 받고 시작하고 싶다는 의견을 제안했다.

과거력 Past History

오른쪽(오른손잡이)팔꿈치(그림 13.1) 통증은 1991년 항공 유지 기술자로 일하던 기간에 발생하였다. 그 당시 그의 직업은 큰 항공 엔진 안에서 하중을 받으며 반복적으로 팔을 움직여야 했었다. 특히 팔꿈치 통증은 바쁜 작업을 마친 후에 시작되었고 상지 기능을 제한시키는 극심한 통증을 느낄 때까지 일주일을 넘게 서서히 악화되었다. 통증은 종이비행기 날리기 같은 가볍게 던지는 동작과 컴퓨터 타이핑, 운전, 드라이버를 이용한 회외 혹은 회내와 잡는 동작에서 쉽게 악화되었다. 앨런은 1991년에 세 번의 코르티코스테로이드 주사, 보조기, 비스테로이드성 항염 약물 치료, 물리치료, 침을 포함하여 치료 받은 것에 대해 보상 청구를 제기 했다. 물리치료는 심부 마찰 마사지와 전완 신전근 스트레칭, 초음파 치료를 받았었다. 지속된 극심한 통증과 기능 상실로 1993년 수술을 받았지만 만성적인 팔꿈치 통증을 덜어주지 못했었다. 1995년 그의 직업을 계속해서 할 수 없어서 항공 관찰 사무관으로 일을 바꿔서 시작했다. 1995년 노동자 보상청구가 중단되었다. 새로운 직업은 이전 직업의 수작업도구에서 벗어나 대개 사무직이었다. 작업 활동 수중이 변화에도 통증은 줄어들지 않았다.

증상 행동 Symptom behaviour

최초의 검사에서 상완골 가쪽 위관절융기(그림 13.1) 부분인 팔꿈치 외측부 통증으로 확인 되었고 그의 과거력을 생각하게 하는 동작에도 여전히 악화되었다.

지각 착오나 무감각 같은 신경학적 증상은 없었다. 목과 어깨, 손목, 손은 통증이나 경직을 경험하지 않았다. 방문 당시 지난 주 동안 수치통증척도는 2/10 정도의 심한 통증이 나타났었다. 그러나 상대적으로 낮은 통증 수준은 증상을 유발을 피하려고 극단적으로 모든 상지 활동을 수정했기 때문이었다. 그는 어떤 악화시키는 활동을 하고나면 통증이 갑자기 8/10까지 올라가서 짜증이 난 상태가 남은 하루 동안 지속 된다고 한다. 아침에 일어날 때 가끔씩 팔꿈치가 아프고 자주 통증으로 일찍 깨어나 조심스레 움직여 진정시킨다고 한다. 수면은 잘 취하며 건측 팔 쪽으로 옆으로 눕지만 않으면 깨지 않지만 자세를 바꿀 때는 빨리 팔의 위치를 잡아야 한다.

의학적 과거력과 조사연구 Medical history and investigations

이전에 골절을 포함한 동반한 병력으로 없으며 팔꿈치 통증으로 약물을 복용한 적이 없었다. 세부 항목에 대한 '적신호(red flag)'는 없었다.

통증과 기능의 측정 기준선
Baseline measures of pain and function

사례보고서의 내부 타당성(validity)을 개선하기 위해, 우리는 치료를 하지 않은 3주 기간 동안 8가지 조건의 통증과 기능을 측정하여 안정성을 결정하였다. 이 기간 동안, 환자는 팔꿈치 평가 질문지 점수가 평균 69점(표준 편차 11)으로 자신의 상태를 평가,[1] 최고의 고통경험을 100mm에 통증이 시각적 상사척도(VAS)가 69(14)mm(100mm은 상상할 최악의 고통을 나타냄)으로 VAS에서 54(15)mm(동일하게 전체 기능적 움직임을 100으로 하고 팔걸이 하고 있을 때 0으로).

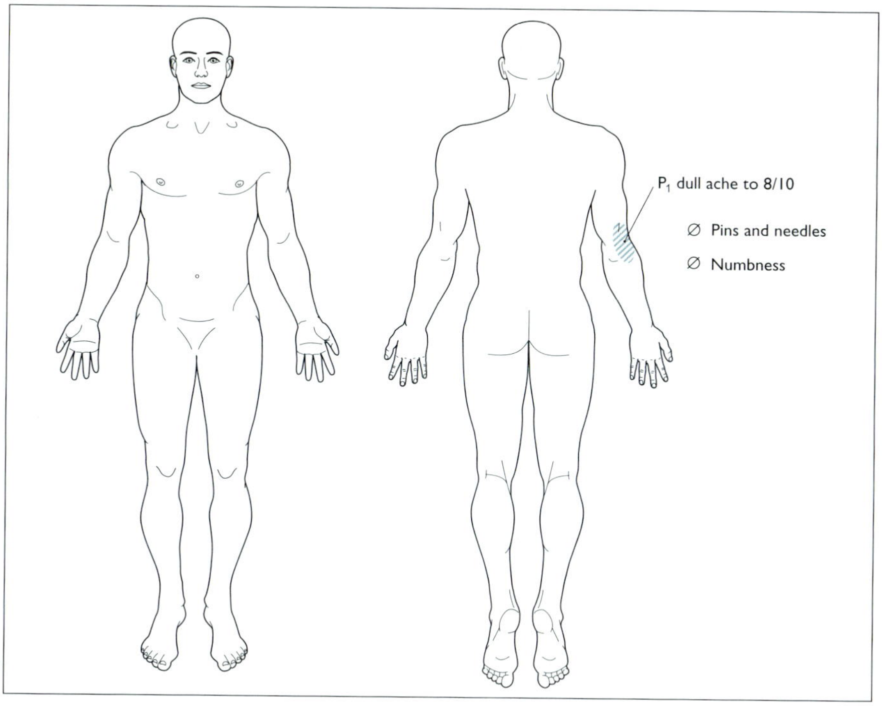

그림 13.1 신체 도표

증거정보에 근거한 임상적 추론
EVIDENCE-INFORMED CLINICAL REASONING

1. 병력의 마지막에 앨런의 팔꿈치 통증에 관하여 당신의 생각이나 가설은 무엇입니까?

임상가의 응답 Clinical's response

앨런은 손을 이용한 반복되는 작업에 의해 발생되는 가쪽팔꿈치(가쪽위관절융기에 초점을 맞춘) 통증을 동반하는 측면 상과통증(epicondylalgia)의 고전적인 증상과 병력(또는 테니스 엘보우나 외측 팔꿈치 건병증(tendinopathy))을 제시했다.[2] 그렇지만 일반적으로 이 조건의 발병률은 약 3 % 이고, 예를 들면 식품 가공, 건설, 조립, 제조 및 임업과 같이 손으로 반복적으로 작업이 요구되는 직업에서 더 높은 발병률(~ 15%)이 나타난다. 뿐만 아니라 앨런은 증상의 발병, 위치와 행동의 메커니즘의 측면에서 전형적인 나타난다고 발표하였고, 또한 고전적인 연령 범위(35~55세)에서 주로 사용하는 상지에 발병했다고 하였다.[3,7−10] 앨런은 이례적으로 이전의 치료와 수술이 가지고 있는 문제에 대하여 반론을 제시하였고, 반면에 이러한 상태의 환자들의 대부분은 6~24개월 동안 회복되는 경향이 나타났다.[11−14]

만성적이고 되풀이 되는 질병은 보전적인 치료로 증상이 완화되지 않을 때에 결국 수술을 받아야 할 것이다.[4] 반면에 다양한 수술적 방법들은 문헌에 나타나있지만, 외측상과통증을 위한 수술의 효과에 대한 증거는 거의 없었다. 흥미롭게도 가쪽위관적통증을 위한 수술중재연구의 코크런(Cochrane) 체계적 문헌고찰에서, 저자들은 가쪽위관절 통증을 위한 수술의 무작위 표본 통제에 대해 발표되지 않았고 효과에 대한 중재연구는 아직까지 알려지지 않았다.

오랜 시간 동안 다양한 치료에도 불구하고 힘들고 심각하게 현재까지 남아있는 통증은 유해수용기 시스템 장애라는 암시를 보여준다(제6장). 유해수용기 시스템은 글루타민산염(glutamate)이 높은 수준으로 보고된[16,17] 외측상과통증을 갖은 환자손상이고 이차적인 통증과민(hyperalgesia)에 대한 상응을 나타내는 증거이다.[18 − 20]

상당한 기간 동안 연구자들은 가쪽위관절융기통증에서 항염증성 중재들의 효과 전혀 없음을 보고하여, 염증상태가 아니라고 제안했다.[21 − 23] 그래서 비스테로이드 항염증 약물과 코티코스테로이드주사와 같은 치료들은 이 상태의 개선을 지속시키지 못했다.[24]

2. 앨런의 상태가 길게 지속되고 다루기 힘들어 지게 되었을 때, 초기단계에서의 치료

및 예후의 가설을 검토했는가? 만약 경험과 과학적 증거에 기초하여 치료가설지지, 환자의 병력에 요인이 있다면 무엇인가?

임상가의 응답 Clinician's response

상담 후에 앨런이 신체적 활동에 관련되어 만성적인 가쪽팔꿈치 통증이 발생되었고 지속된 상태가 된 것을 알게 되었고, 그래서 기계적과 근골격계적인 측면에서 기시점(origin)에 문제가 시작되었다. 통증의 이런 유형은 일반적으로 수기치료와 운동치료가 적용되어야 한다. 앨런은 그의 이전의 물리 치료의 일환으로 강화운동 또는 관절가동술을 적용한 적이 없었다. 만성 상지 통증(외측 상과통증을 포함)에 대한 이전의 보고 사례와 다르게, 수술을 하지 않고, 동적인 수기치료(MWM)에 반응을 했다고 말했다.[25 - 28] Vicenzino 와 Wright[28]는 무겁고 반복적인 손으로 하는 작업으로 인하여 발생한 가쪽위관절융기통증을 갖고 있는 39세 환자 사례에서 물리치료(심부마사지와 전기치료) 적용은 실패했다고 보고하였다.

그들은 팔꿈치의 가쪽미끄럼운동 MWM 즉각적인 통증완화 효과를 보여주었고 이 효과는 MWM을 몇 차례 적용하면서 MWM과 전완 근육강화를 하는 자가치료를 병행한 환자에게서 오랫동안 지속되었다(그림 2.1 과 2.8). MWM 기법의 즉각적인 효과는 이전에 실험실내 맹검(blinded)과 위약조절 연구에서 증명되어 왔다(제3장).[29 - 31] Pienimaki 등의 연구[32,33]에 따르면 짧고 긴 기간 모두 초음파검사에서 우수하다는 연구결과를 보여주기 때문에 앨런을 위해서 점진적이고 단계적인 운동프로그램은 무시하고 지나칠 수는 없다. Pienimaki 등의 연구[32,33]에 따르면 앨런과 유사한 만성적이였던(3달 이상 가장 심했던 상황) 환자들에게 전통적인 관리(주사,약물,물리치료)는 모두 실패했다. 통증이 없는 방식으로 실시한 8주간의 점진적인 운동프로그램은 끝냈고, 통증감소효과와 병가를 줄이는데 효과적이며 수술을 포함한 다른 치료의 사용에도 효과적이였다.[32.33] 통증억제와 가능한 움직이지 않기(손상된 팔의 사용을 피하는 보호적 행동, 높은부하의 손으로 하는 작업에서 낮은부하로 바꿈)과 초기손상(아마도 계속된 주사나 수술)을 통해 전완 근육의 상당한 기능이상이 될 것이라는 것에 의심이 있을 수 없다. 이것은 이런 조건을 가진 근육과 운동신경의 악화를 보여주는 수많은 연구가 있어서 예측이 가능하다.[34-37] Pienimaki 등은 또한 초음파진단으로 비교할 때 악력과 신전근력의 향상시키는 운동프로그램임을 보여주었다.[33]

앞에서 언급한 앨런의 상태의 희망적인 전망, 즉 앨런의 상황에 대해 예측하고 치료하는 것은 이전 치료에 효과가 없는 상태라는 것에 대응균형(counter-balanced)의 지혜가 필요하다. 코르티코스테로이드 주사는 매우 높은 단기간 완화효과를 보여주지만 관망하는(아무것도 안

하는)시기에 높은 재발률을 나타낸다.[38]

호전되지 않는 예후를 나타내는 다른 요인들은 앨런의 심각한 통증정도와 증상의 지속이다. Smidt 등은[39] 예후가 통증이 증가하고 증상이 더 길어지는 악화상태라고 보고하였다. 상태였다.

앨런의 통증은 69mm(SD14)로 기준을 넘었고 이것은 Smidt 등의 연구에 평균 55.3(SD23.6)를 넘는 유의한($t7=2.689$; $p=0.03$) 한 결과를 나타냈다. 앨런의 통증기간은 12년으로 예후연구 평균 15주(SD22)를 초과했다.[39]

이학적검사 Physical examination

관절가동범위와 평가 Screening and range of motion tests

관찰에 따르면 특히 손상된 쪽 전완 신전근육군 주위에 사용이 안되고 힘을 못쓰는 어떤 근육도 있었다. 반면에 편안하게 앉은 자세에서 몸통이나 목은 정상적으로 관찰되었다. 팔꿈치통증은 외측상완골 위에서 촉진에 의해 나타났다. 이학적검사에서 나타나는 것은 손목과 2,3번째 손가락 가쪽위팔뼈 신전할 때 적은저항에 대항하는 등척성 수축 후에 점점 더 심한 가쪽팔꿈치 통증을 나타냈다(8/10).

표 13-1. 이학적검사에서 결과 요약.
분명하지 않은 통증이 없는 목, 어깨 그리고 팔꿈치 전체 ROM

관절운동	주로 사용하는(손상받은) 부분	주로 사용하지 않는(손상받지 않은) 부분
팔꿈치 신전	−5° 끝범위에서 제한됨	√√
팔꿈치 신전	전체 ROM시 팔꿈치 통증은 끝 범위에서 발생	√√
신경자극테스트 (radial nerve bias)	전범위 가능, 팔꿈치 신전 어깨 외전 30°, 외측 팔꿈치 통증발현	전체 팔꿈치 폄 어깨 외전 45°
어깨 내회전 (손 뒤)	손목 L1, 통증없는 EOR	√√손목 T10
어깨 외회전	3/4 ROM, 어깨 통증발현 EOR	√√

ROM, 가동범위(range of motion); √√ , full pain-free ROM; EOR, 범위의 끝(end of range); T10, 척수분절(spinal segment)

통증이 없는 상태에서의 악력Pain-free grip force

일련의 이학적 결과 측정은 상태의 정도를 평가하고 치료프로그램의 효율성을 평가하는데 사용되었다. 통증없는 악력(pain-free grip;PFG)은 환자가 바로 누운 상태에서 팔은 옆으로 하고 팔꿈치 신전하고 전완은 회내한 뒤 두 번째 손가락과 엄지가 맞닿는 크기의 상태로 전기 다이나노메타 악력계(Medical Research Ltd; MIE)를 사용하여 측정한다.[7,40] 앨런은 통증이 처음 발생하는 시점까지 악력계를 쥐고 결과 값을 측정하였다. 힘의 양은 3번 측정하여 기록하는데 손상 팔과 정상 팔 악력 모두 기록했다. 근육통이 남거나 측정할 때 통증이 악화되지 않도록 측정과 측정 사이에 최소한 30초를 쉰다. 손상 받지 않은 팔은 완전히 통증이 없고, 최고 악력을 기록했다. PFG의 손상측은 290N이고 정상측은 344N 이였다.

척골 외측 활주를 유지하고 정적인 상태로 반복적인 PFG 검사의 측정 결과는 24%(290N에서 360N까지)힘의 증가를 가져왔다.

압통 역치Pressure pain threshold

꽉 쥐었는 때를 제외하고 가쪽위관절융기통증(테니스엘보우) 환자는 외측 상완골 상과 위를 압박했을 때 민감하고 과민한 반응이 지표가 될 것이다. 이것은 통각계를 사용하면 측정이 가능 할 수 있다. 전기디지털 통각계를 사용하는데(Somedic AB) 팔꿈치의 가장 예민한 영역에 압통증역치(pressure pain threshold PPT)로 측정한다. 변환기를 갖춘 1cm² 프로브 팁은 반응율로 적용된다.[41] 5번 반복측정한 평균(표준편차)을 손상측 팔의 측정값은 324(49)이였고 정상 팔은 427(85)으로 24% 차이가 나타났다. 신경학적 평가는 양쪽 상지에서 정상 심부건반사(deep tendon reflexes DTR)와 정상 가벼운 촉각 감각으로 나타났다.

경추의 수동적 생리학적 척추 움직임의 평가는 C5~C6 우측 측면굴곡과 회전에 음성반응(움직임 저항)을 나타냈지만 팔꿈치 증상은 재현되지 않았다. 한편 모든 경추의 촉진은 앨런의 연령군에서는 평범하게 나타났다.

증거 정보에 근거한 임상적 추론 EVIDENCE-INFORMED CLINICAL REASONING

이학적검사 후에, 외측상과통증 가설과 상태의 예후는 확인했는가? 이런 결정을 하는데 어떤 임상검사소견이 가장 관련 있는가?

임상가의 응답 Clinician's response

외측상과통증의 임상적 두드러진 특징은 통증인데, 촉진, 손을 세게 쥘 때 또는 손목이나 손가락을 신전할 때 악화 된다.[7] 가쪽위관절융기통증은 일반적으로 단요골수근신근(extensor carpi radialis brevis)과 근육의 정지점 부위의 신전 근육이나 건을 포함한다.[3.7.10] 진단은 임상적 제시나 자세한 조사를 통해 대체 진단을 배제하지 않으면 도움이 안된다.

앨런은 외측상완통증의 전통적인 징후와 증상을 보여준다. 또한 앨런은 팔꿈치 신전과 어깨 회전 때 제한이 있는 것과 같이 많은 만성적인 사례에서 발견되는 신호를 갖고 있었다.[42] 뿐만 아니라 의학적인 신경학적 검사에 양성반응이 나타났다.[43,44]

앨런의 인터뷰 후에 오랜 기간에 통증의 심각성이 남아있고 좋지 못한 예후를 나타낸 이전 연구조사를 기반으로 가설이 성립되었다. 하지만 이학적 검사를 통한 보여진 PFG와 PPT에 의해 측정된 외측상과통증의 두 가지 특징은 발표된 손실에 비추어 고려할 때 손상이 없는 팔의 결과(e.g~50%)를 고려하여 비교하면, 비교적 적은 손실(~16%)을 보여주었다.[29.31.45]

문헌과 비교할 때 앨런의 비교적 적은 손실은 인터뷰에서의 표현을 보면 덜 심한 상태를 제나타내는데, 좋지 않은 예후의 최소의 가설은 바람직한 방향으로 변경되었다고 생각된다. 인터뷰와 이학적검사 사이의 차이는 통증은 사전에 관리하도록 치료사에게 정보를 줄 수 있고, 환자의 상태를 지켜보면서 접근하거나 그의 통증을 발생되는 운동프로그램을 통해 알아낼 수 있다.

2. 무엇이 치료(management)와 관련했을 때 첫 번째 가설인가? 그렇다면 왜 멀리건 개념을 적용했는가?

임상가 답변 clinician's response

최근의 무작위로 실험된 연구에서 증명한 바에 의하면 만성 가쪽위관절융기통증 환자에서 MWM과 운동을 같이 하는 치료방법이 효과를 보였다(제3장).[38] 그러나 MWM과 운동을 같이 하는 치료법의 효과는 오랫동안 통증을 가지고 있는 환자에게는 임상 실험적으로 조사되지 않았었다. MWM 테크닉의 응용과 관련한 긍정적인 결과를 예상하기 위해서는, 그 전에 객관적인 환자 별 결과 측정을 수립하고 이 치료법을 하는 동안 MWM 테크닉의 효과를 수치화 할 필요가 있다. 외측상과통증 환자에게는, 쥐는 동작을 하는 동안 때때로 기본적 징후(cardinal sign)가 통증경감과 힘의 부족함을 가져올 수 있다.[37,46-48]

따라서, PFG의 적절한 사용은 MWM 테크닉의 즉각적인 효과를 측정하는 것을 뜻한다(제2

장). 척골 MWM의 외측활주를 적용하여 지속하고, 환자는 PFG 검사를 반복하라고 요청했다. PFG는 치료사들이 MWM을 적용하는 것에 대해서 높은 수준의 신뢰도를 갖는다는 연구가 충분하지는 않았다. 하나의 임상 실험 중에서는 MWM과 운동을 같이 하는 치료에 대해서 PFG를 >25% 수준으로 하는 경우 초기에 PFG를 하는 것이 85%의 성공 확률이 있었다.[49] 이 환자는 이학적 평가를 하였을 때 MWM을 한 번 적용은 24%의 향상을 보여주었는데 이는 환자의 MWM과 운동프로그램의 성공적인 적용을 지원하는 것으로 보인다. 앞에서 언급했듯이 사후 분석 또한 가쪽위관절융기통증을 관리하는데 MWM과 운동이 기능에 대한 예비 임상 예측 규칙을 이끌어 낼 수 있다고 언급했다.[49] 임상 예측 규칙은 하나, 둘 또는 다음 기준 특성의 세 가지가 존재한다면 87~100%에 이르기까지 좋아질 수 있다; 49세 미만에서 PFG 힘은 아픈쪽은 112N 보다 큰 힘으로, 안 아픈쪽은 최고 쥐는 근력이 336N보다 적게 나타난다(LR : 각각 1.8, 37과 무한대). 49세를 약간 지난 50세인 엘런은 아픈쪽은 290N(명확하게 >112N)과 안 아픈쪽은 336N의 최대한의 쥐는 근력으로 PFG를 하였다. 따라서 MWM과 운동은 환자의 상태가 십년이상 정체 되어 있었다는 것을 감안했을 때 그의 상태가 좋아질 수 있는 확률이 높아진다는 것에 대한 이유가 있는 설명이 될 것이다.

위에서 우리는 팔꿈치 가쪽미끄럼운동의 적용에 초점을 맞췄는데, 왜냐하면 대부분의 관절에서 가쪽미끄럼운동의 방향이 첫 번째로 선택방향이라는 점에서(제4장 참고), 그리고 다른 MWM 테크닉들이 팔꿈치(예. 요골두에 후-전방미끄럼운동)나 목(멀리건[50]과 Vicenzino[51]예를 참조)에서 적용된다. 목에 관하여 경추의 촉진시의 움직임 평가에서 작은 반응은 드물지 않게 나타난다.

치료와 관리
treatment and management

이런 상태에서 팔꿈치 MWM 적용과 테이핑 그리고 운동치료프로그램을 활용하는 여러 형태의 치료 접근법은 효과적이[38] 된다. 치료 프로토콜은 팔꿈치에 8주동안 10회 30분 멀리건 수기치료 [29,31,52]와(그림13.2과 표13.2), MWM 테크닉을 모방한 테이핑기술(그림 13.3)[51]과 순차적인 운동치료 프로그램에 의해서 구성됐다.[51,53]

치료 1 treatment 1

팔꿈치에 MWM을 5번 반복하게 적용하고, 척골에 가쪽미끄럼운동를 통증이 없는 쥐는 동작으로 수행하는 것으로 구성된다(표 13.2). 이것은 능동적인 팔꿈치 굴곡/신전 ROM을 통해 척골의 외측 MWM 활주를 10번 반복 2세트를 한다(표13.3). PFG와 MWM을(제2장 참조) 적용 후에 통증이 증가하는 것을 줄이게 할 수 있고, 또한 팔꿈치의 신전범위를 향상시킬 수 있다. MWM 적용하였을 때 기본선(290N)에서 PFG이 아픈 팔에서 29.5% (86N) 향상되었다(159% 아픈 팔과 정상인 팔의 차이 (344N)). 앨런에게 스스로 가쪽미끄럼운동 MWM 적용법을 가르쳐줬으며 집에서 운동할 수 있도록 손목을 굴곡과 신전을 하면서 5번 반복 2세트로 6초 동안 멈추는 등척운동법을 가르쳐 주었다.

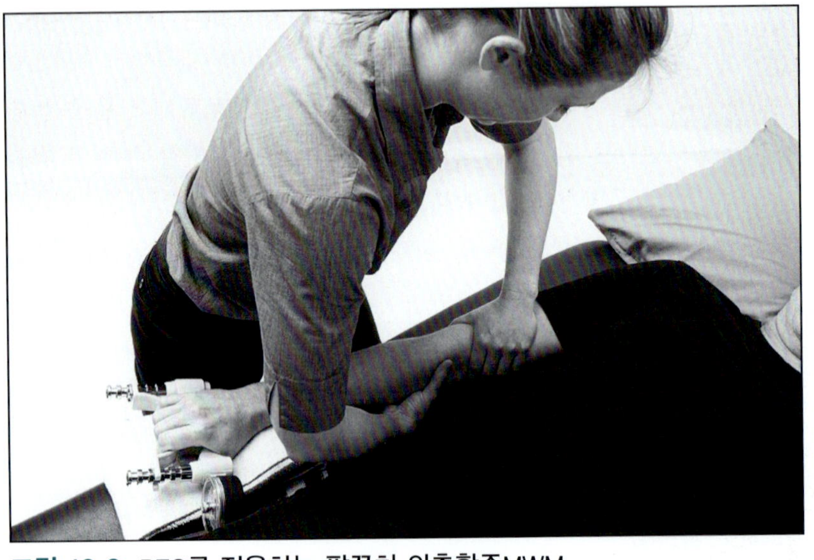

그림 13.2 PFG를 적용하는 팔꿈치 외측활주MWM

표 13-2. PFG에 대한 팔꿈치의 외측활주 MWM의 적용 방법(13.2 그림 참조)		
적용	가쪽위관절융기를 촉진했을 때 압통보다 쥐는 동작에서 팔꿈치 통증이 더 있을 때	
자세	환자	상체가 전부 지지되어있는 침대에 누운자세
	치료부위	편안하게 전완의 회내 상태에서 팔꿈치의 신전 자세
	치료사	환자의 몸을 바라보고 아픈쪽 팔꿈치에 인접한 자세
	치료사의 손	지지하는 손: 손 바닥과 첫 번째 손가락 사이 공간은 상완골 끝쪽의 외측면에 위치 활주 손: 검지와 첫 번째 첫 번째 중수골(metacarpal)쪽은 관절선 끝쪽의 척골 안쪽에 위치

적용 안내	• 환자에게 활주를 적용하기 전에 더 악화되는 움직임이 어떤 것인지를 확인(이를테면 이 사례에서 통증 없이 쥐는 것) • 그립 다이나모미터로 측정결과, 정확한 치료 효과가 나타나는지를 확인 • 팔꿈치 관절에 외측활주를 적용 • 환자가 통증을 더 이상 느끼지 못할 때까지 미끄럼운동 상태를 유지하면서 등척성으로 쥐는 동작을 반복한다. • 쥐는 것을 놓고 활주를 멈추기 전에 쥐는 힘 강도를 기억한다. • 한 세션에서 여러번(6~10번)을 반복. 그러나 쥐는 동작 테크닉을 하는 동안 실질적 통증이 없어야만 더 이상 잠제적인 통증이 바로 따라 나오지 않게 될 것이다. (제2장 2의 MWM 부분 참조)
의견	• 지지하는 손은 환자의 통증 증상이 나타나지 않게 외측상과를 누르지 않는다. • 순전히 외측이나 약간의 뒤쪽 외측(약 5도)방향으로의 직접적인 활주는 대부분의 사례에서 효과가 있을 것이다.[45] 만약 통증이 경감되지 않는다면 이 방법을 그만하기 전에 앞쪽 바깥쪽으로 5정도 또는 약간 아래로 더 활주를 해보아야 한다. 하지만 네 번 이상 시도를 해보았는데도 이것이 긍정적인 효과를 가져오지 못한다면, 이것은 통증을 줄이는데 오히려 역효과적인 방법이 될 것이다. • 쥐는 것을 이완하기 전에 활주를 풀지 않는다. • 우리는 사전연구에서 어느 정도의 힘으로 이 치료기술을 적용하는지를 평가했고 약 2/3의 치료사들이 최고의 힘으로 관절에 적용하는 것을 알아냈다.[51]
변화	• 자세를 바꾸는 동안 환자의 상체가 침대에서 이완이 안되면, 대신에 치료사가 지지를 해주어야한다. 치료사의 오른쪽 손이 상완골의 끝쪽을 지지해주고, 왼쪽 손은 가쪽미끄럼운동을 해준다.[51] • 치료벨트는 치료사의 손의 부하를 줄일 수 있지만 지나치게 많이 사용하는 것은 주의해야한다.

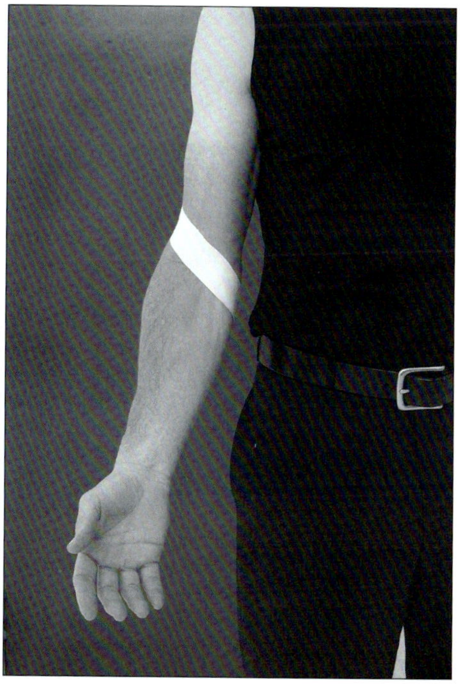

그림 13.3 MWM을 유지시키는 팔꿈치 테이핑

표 13-3. 팔꿈치 굴곡/신전하는 동안 가쪽미끄럼운동 MWM에 대한 방법

적용	• 외측 팔꿈치에 통증이 팔꿈치를 움직일 때가 더 심한 경우 • 척골을 잡고 MWM 가쪽미끄럼운동 후에 신전된 자세에서 처음으로 움직일 때 통증이 발생 할 때	
자세	환자	상체가 침대에 전부 지지되어있는 누운 자세
	치료 신체 부분	상지의 안쪽에서 치료사가 충분히 외전을 할 수 있는 범위의 팔 자세
	굴곡에서 치료사의 손	• 지지하는 손: 두 번째 중수골 외측면에 첫 번째 손가락사이 공간에 상완골 외측면위에 위치 • 활주 손: 첫 번째 손가락사이 공간 척골의 관절선 안쪽 면에 위치₩
	신전에서 치료사의 손	• 지지하는 손: 두 번째 중수골 외측면에 첫 번째 손가락사이 공간에 상완골 외측면위에 위치 • 활주 손: 첫 번째 손가락사이 공간 척골의 관절선 안쪽 면에 위치
적용 방법 의견	• 어떠한 동작(굴곡, 신전 혹은 둘 다)에서 통증이나 제한이 있는지 결정 • 통증이 없는 범위내에서 외측의 직접적인 활주를 적용(예. 만약 굴곡에 문제이면 반대로 신전에서 시작) • 미끄럼운동을하고 있는 동안 환자가 움직임에 통증이 있고 과압력을 주고 있는 경우보다 마지막 범위에서 통증이 없을 때(제4장) • 움직임이 다시 시작자세로 돌아갈 때만 계속되는 미끄럼운동을 풀어줌 • 한 세션에 여러번(6~10번) 반복 • 표 13.2 의견란 추가 • 치료사는 손가락을 관절의 앞쪽으로 배치하여 굴곡동작의 어떤 제한도 예견하면서 이 시나리오를 피할 수 있다.	
변화	• 치료벨트는 팔꿈치 움직임 시 지지하는 손을 방해하지 않고, 벨트는 관절선과 가깝고, 범위의 끝이 벨트를 통해 가쪽미끄럼운동을 하는 것이 효과적임 • 표 13.2에서 쥐는 것을 대신 제외하고 굴곡과 신전을 통한 환자의 팔꿈치 움직임을 외측활주로써 자가검사 • 이 방법은 움직임이 없이 신전 이외 다른 자세에서 통증 없이 쥐는 힘 검사에서 통증이 생길 때 유용하게 사용될 수 있다(예. 통증유발 자세에서 쥐는 동작할 때).	

치료 2 treatment 2

앨런은 첫 번째 치료 이후에 가벼운 움직임에 대해서 통증의 많이 줄어들었지만, 손목의 굴곡/신전 등척운동을 하는 동안에 팔꿈치 통증의 약간의 악화가 있었다. 이 통증은 자가활주를 적용함으로써 빠르게 완화 되었다. 자가 미끄럼운동 기술과 손목 굴곡/신전 등척운동은 동작의 정확성과 촉진을 확인할 수 있다. 척골에 대한 가쪽미끄럼운동 MWM을 반복할 때, 멀리건 치료벨트를 사용할 수 있다(그림13.4). 환자는 쥐는 동작에 MWM이 잘 적용된 첫 번째 치료적용, 척골에 대한 외측활주 MWM과 쥐기가 적용된 4번 반복 3세트의 두 번째 치료, 그리고 열 번 반복의 한 세트의 MWM을 적용하였다. 덧붙여서 테이핑은 팔꿈치 통증 완화 효과를 보완

할 수 있게 치료에 추가되었다(그림13.3). 테이핑 또한 PFG 변화에 효과적이었다. 환자에게 테이핑의 피부 반응에 대해서 이야기해주고 피부반응이 발생되면 어떻게 테이핑을 제거할 수 있는지에 대해서 알려주었다. 만일 테이핑에 아무런 반응이 없다면, 앨런은 그가 효과를 느낄 수 있을 때까지 테이핑을 하고 있을 것이다. 전완 근육의 기능이 정상적으로 보여진다면, 6초 멈춤을 다섯 번 반복하는 것을 한 세트의 전완의 회외 /회내 등척운동을 가정 운동치료 프로그램에 추가시켰다.

운동프로그램은 가정 프로그램의 한 부분의 도구이다. 가정 프로그램의 목표는 PFG 힘의 부족함을 보충하고(신경운동과 지역 형태학(?)), 손목의 자세를 바꿔준다(환자의 손목의 약간의 굴곡과 척골 편위(deviation)할 때 PFG 검사의 최적화). 통증이 없는 모든 운동은 이 프로그램의 성공적인 치료가 되는 필수조건이다.

치료 3-10 Treatments 3 - 10

앨런은 지속적이고 확실한 통증의 감소를 테이핑의 효율성과 편안함에 특히 중점을 두고 보고했다. PFG의 향상은 다시 평가함에 의해서 증명되었다(아픈 팔 PFG은 현재 450N). 치료는 계속됐으며 가정프로그램은 일반적인 상체 운동에 포함되어 늘려갔고(예. 벤치 프레스, 쇼울더 프레스, 벤트 오버 로윙, 바이셉스 컬, 삼두근 신전) 국소적인 전완 운동은 굴곡/신전과 회외/회내를 하였다. 일반적인 상체 운동은 상체를 사용하는 높은 수준의 활동을 가능하도록 국소적인 팔 운동뿐만 아니라 모든 상체 운동 순서에서 예상되는 이득을 볼 수 있도록 추가되었다. 이것은 테니스 엘보우의 만성적인 상체 약화의 결과에 기반을 두고 있다.[34] 척골에 대한 외측활주 MWM과 쥐는 것은 3번의 반복으로 2~3세트를 하였다. 처음 몇 세트의 PFG로 인해 실질적인 개선이 되었고, 가정치료 프로그램의 운동 강도의 증가로 인해서 낮은 강도의 MWM이 선택되었다. 덧붙여서 척골에 대한 외측활주 MWM과 손목 신전 저항운동은(그림 13.5) 치료 세션 5번에 포함되었다. 이 프로그램에서 고무 튜빙은 가벼운 것에서 중간의 저항을 선택하였고 가정프로그램의 일부로 하였다.

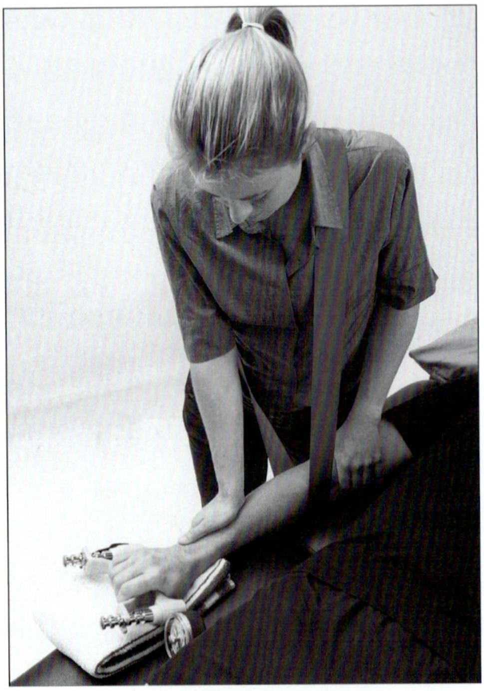

그림 13.4. 치료벨트를 팔꿈치에 가쪽미끄럼운동 MWM 적용

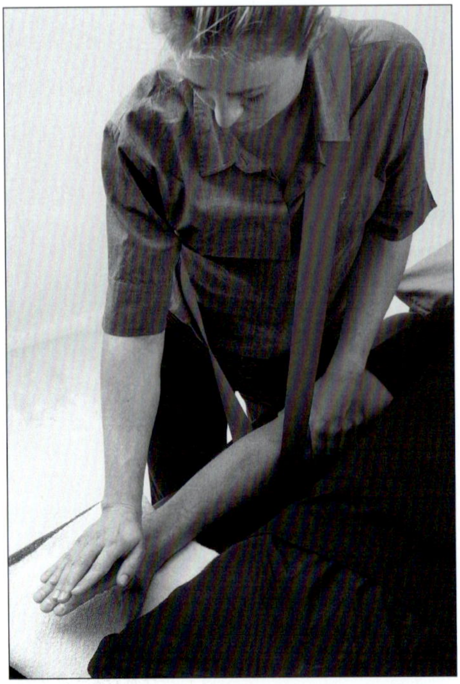

그림 13.5. 손목신전근 운동을 하면서 팔꿈치에 가쪽미끄럼운동 MWM 적용

중재의 결과 outcome of intervention

3주의 기준 기간 후에, 8주의 치료 계획이 들어가고 치료의 시작부터 3,6,12,18,24주와 52까지 결과가 측정되었다. 모든 측정은 3주후에 안정적이었고, 증상의 악화 또는 개선에 대해 유의한 결과가 있는 것은 아니었다(그림13.6). 8주의 치료 처방 후에, 모든 개선된 결과의 변화가 나타나게 되었다. 치료기간 후 측정결과에서 52주가 넘는 기간동안 유지되는 긍정적인 변화를 보았다(그림13.6).

앨런의 자체적인 개선은 6점 척도 리커드(likert)스케일로 나타냈는데, 이것은 '매우 나쁨, 나쁨, 변화없음, 좋아짐, 매우 좋아짐, 완전히 회복' 이렇게 6가지 척도로 측정되었다. 그는 3주후에 그 자신을 '매우 좋아짐' 범주에 넣었고 그것이 52주 동안 이어졌다. 52주 후에 그는 90%의 기능과(기능적 VAS) 465N의 통증없이 최대한의 쥐는 힘은 정상적인 팔(412N)의 최대 보다 더 강하였다. 외측 팔꿈치 통증은 아픈쪽 팔에서 PPT의 490kPa 그리고 아프지 않은 쪽 팔에서 548kPa로 감소하였다. 더 나아가 그는 몇 년 동안 할 수 없었던 카누, 공 던지기와 테니스 등을 다시 할 수 있게 되었다.

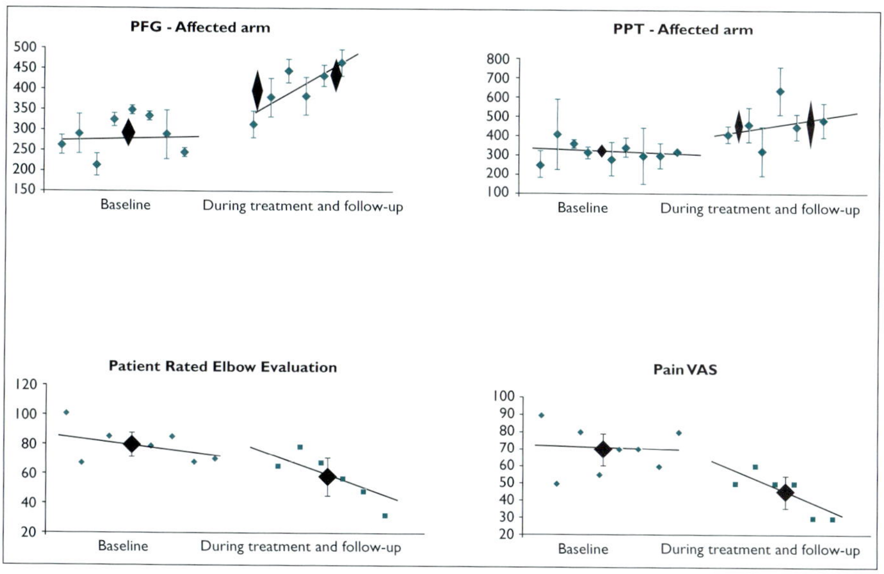

그림 13.6. 기준선(3주간 8번 측정)에서 중요한 측정 결과, 3, 6, 12, 18, 24와 52주 재평가 높은 점수는 좋지않은 기능과 더 심한 통증을 나타낸다.

3회 반복된 측정 평균값과 기준선에서 각 세션 평가에 대한 95% 신뢰도 간격, 각 치료세션과 재평가를 나타낸다. 큰 검은 다이아몬드 표시는 기준선과 치료와 재평가 기간에 대한 각 세션 평가에 대한 95% 신뢰도 간격을 나타낸다.

요약해서 말하자면, 가쪽위관절융기통증은 효과적으로 관리하기 어려울 수 있으며, 어떤 치료에서도 오랫동안 효과적인 치료가 쉽지 않았다. 지난 12년 동안 여러 치료와 수술을 했던 환자로부터 가쪽앞팔뼈미끄럼운동 MWM과 테이핑을 결합한 응용치료로 통증의 감소와 순차적인 운동 프로그램을 긴 기간동안(1년)의 치료에 의해서 효과적인 통증감소, 쥐는 힘 증가를 찾을 수 있었다.

저자 멀리건의 개념 견해 authors' 멀리건 concept commentary

이 케이스는 수술을 포함한 치료에 내성이 있는 만성건병증 환자의 MWM으로 개인적인 관리를 한 환자를 보여준다. 그렇게 함으로써, 이 사례는 가쪽위관절융기통증의 관리에 대해서 MWM과 운동이 최근에 발표된 임상결과 예를 나타냈다.[38]

문헌고찰에서 우리는 짧은 기간의 운동과 즉각적인 테이핑과 함께 팔꿈치 MWM에 의해서 좋은 효과를 찾을 수 있었다.[56] MWM은 만성가쪽위관절융기통증에 상당한 PFG 결과의 호전을 나타내었지만 정상 팔꿈치에서는 증가가 나타나지 않았다는 것은[31,45] MWM은 단지 직접적인 기계적 자극으로 운동시스템에 기능이 증진된 것 보다는 통증-운동 시스템 상호작용을 통한 임상결과에 영향을 나타난 것으로 보여진다.(제7장 참조). 단계적 운동 프로그램과 쥐는 힘과 함께하는 MWM에 의한 통증 완화 효과를 결합하는 것이 직접적으로 이 장애를 해결할 수 있다. 신속하게 통증을 완화하는 것이 더 좋은 경과가 따라오며, 치료사에게서 환자치료 자신감과 치료에 대한 재활프로그램을 더 신뢰할 수 있게 된다. 따라서 재활의 목적은 MWM과 함께 신속한 증상을 해결하여주고, 점진적인 통증 없는 운동을 통한 운동시스템(motor system) 기능을 복원하는 것이다. 흥미로운 것은, 통증 없는 운동 프로그램의 적용은 아마도 가장 임상적으로 확실히 차이가 있는 가쪽위관절융기통증이나 아킬레스나 슬개골건병증 같은 다른 만성 건병증과는 다르며, 약간의 통증의 악화는(완전 악화가 아닌) 올바른 운동부하에 대해서 결정하는 중요한 것으로 간주된다.[57]

앨런의 정상 팔의 쥐는 힘은 344N는(아픈쪽 290N) 그의 나이에 비해서 정상인의 데이터(평균:500N; 범위 284-774N)[58]낮은 쪽에 가까웠다. 완전하거나 보통의 쥐는 힘을 복원하지 못한 만성 외측상과통증을 가지고 있는 사람들은 재발할 수 있는 경향이 많은데,[32] 이것은 앨런에게 있어서 점진적인 단계 운동프로그램이 강조된 것을 알 수 있다. 앨런의 쥐는 힘은 치료를 시작하고 12달 후에 정상인의 평균에 가까워 져서 이는 재발 방지에 역할을 제공할 것으로 예상된다. 운동에 대한 근골격계 질환의 관리에서 일반적인 처방은 아마도 통증의 악화가 올 수 있으며, 이것은 환자들에게 프로그램을 계속하는 것에 대한 부정적인 동기가 될 것이다. MWM과 테이핑을 결합한 운동 프로그램의 장점은 통증감소와 통증이 없는 운동에서의 즉각적인 효과가 있다는 것이다. 환자가 집에서 MWM과 테이핑에 대한 부분적인 자가관리법을 유지할 수 있도록 환자를 교육해야 한다. 효과적이고 지속적인 MWM의 자가활주와 운동에 대한 가정프로그램의 적용은 가쪽위관절융기통증 환자에 대한 성공적인 관리방법으로 중요한 부분이다. 이 환자사례에서 설명된 접근방식은 일정기간 자가치료 프로그램을 적용하는데 동기부여가 된다. 임상적으로, 우리는 가정프로그램의 중요성을 강조하기 위해서 다음 치료과정을 하기 전 또는 이학적검사를 하기 전에 자가치료법을 환자에게 시범으로 보여주는 것이 좋다는 것을 찾아냈다. 이러한 주장은 환자 자신이 관리에 참여의 중요성을 보여준다. 우리가 특히 관심을 가지는 것은 환자에게 자가 MWM을 적용하여 PFG를 향상시키는 것과 또한 환자가 MWM테크닉과 운동을 정확하게 할 수 있도록 하는 능력이다. 환자의 또 다른 지표는 3주가 지난후의 PFG과 운동부하 증진이다. 이 방법은 좋은 퍼포먼스나 나쁜 퍼포먼스를 확인할 수 있는 올바른 테크닉에 대한 피드백으로 사용될 수 있다. 또한 팔꿈치 상태가 아닌 다른 문제를 해결할 시에도 사용할 수 있다. MWM으로 인한 이전의 통증 운동신경 활동에서 빠른 변화에 의한 작용원리는 완전히 이해할 수는 없지만, 내부적 원인에 의한 통증 제어 작용원리를 포함하는 것으로 생각된다. 이것은 MWM 적용에 의해 제공된 구심성(afferent)정보가 입력이 선천적으로 타고난 작용원리를 실행하기에 충분하다고 주장하였다. 제5,6장과 7장은 가능한 작용원리에 대하여 더 자세한 내용을 알려준다.

[References]

1. MacDermid J.C.. Outcome evaluation in patients with elbow pathology: issues in instrument development and evaluation. Journal of Hand Therapy 14 (2) (2001) 105 - 114.
2. Mani L.; Gerr F.. Work-related upper extremity musculoskeletal disorders. Pri mary Care 27 (4) (2000) 845 - 864.
3. Allander E.. Prevalence, incidence and remission rates of some common rheum atic diseases or syndromes. Scandinavian Journal of Rheumatology 3 (3) (1974) 145 - 153.
4. Chiang H.C.; Ko Y.C.; Chen S.S.; et al. Prevalence of shoulder and upper limb disorders among workers in the fish-processing industry. Scandinavian Journal of Work Environment and Health 19 (2) (1993) 126 - 131.

5. Kurppa K.; Viikari–Juntura E.; Kuosma E.; et al. Incidence of tenosynovitis or peritendinitis and epicondylitis in a meat–processing factory. Scandinavian Journal of Work. Environment and Health 17 (1) (1991) 32 – 37.
6. Ranney D.; Wells R.; Moore A.. Upper limb musculoskeletal disorders in highly repetitive industries: precise anatomical physical findings. Ergonomics 38 (7) (1995) 1408 – 1423.
7. Haker E.. Lateral epicondylalgia: Diagnosis, treatment and evaluation. Critical Reviews in Physical and Rehabilitative Medicine 5 (2) (1993) 129 – 154.
8. Binder A.; Hazleman B.. Lateral humeral epicondylitis — a study of natural history and the effect of conservative therapy. British Journal of Rheumatology 22 (2) (1983) 73 – 76.
9. Hamilton P.G.. The prevalence of humeral epicondylitis: a survey in general practice. Journal of the Royal College of General Practitioners 36 (291) (1986) 464 – 465.
10. Shiri R.; Viikari–Juntura E.; Varonen H.; et al. Prevalence and determinants of lateral and medial epicondylitis: a population study. American Journal of Epidemiology 164 (11) (2006) 1065 – 1074.
11. Murtagh J.. Tennis elbow. Australian Family Physician. 17(2) 90 (91) (1988) 94 – 95.
12. Hay E.; Paterson S.; Lewis M.; et al. Pragmatic randomised controlled trial of local corticosteroid injection and naproxen for treatment of lateral epicondylitis of elbow in primary care. British Medical Journal 319 (7215) (1999) 964 – 968.
13. Smidt N.; van der Windt D.A.W.M.; Assendelft W.J.J.; et al. Corticosteroid injections, physiotherapy, or a wait–and–see policy for lateral epicondylitis: a randomised controlled trial. Lancet 359 (9307) (2002) 657 – 662.
14. Hudak P.L.; Cole D.C.; Haines A.T.. Understanding prognosis to improve rehabilitation: the example of lateral elbow pain. Archives of Physical Medicine and Rehabilitation 77 (6) (1996) 586 – 593.
15. Buchbinder R.; Green S.; Bell S.; et al. Surgery for lateral elbow pain. The Cochrane Database of Systematic Reviews (1) (2002). DOI: 10.1002/14651858.CD003525.
16. Alfredson H.; Ljung B.; Thorsen K.; et al. In vivo investigation of ECRB tendons with microdialysis technique — no signs of inflammation but high amounts of glu

tamate in tennis elbow. Acta Orthopaedica Scandinavica 71 (5) (2000) 475–479.

17. Alfredson H.; Lorentzon R.. Chronic tendon pain: no signs of chemical inflamma tion but high concentrations of the neurotransmitter glutamate. Implications for treatment? Current Drug Targets 3 (1) (2002) 43–54.
18. Vicenzino B.; Souvlis T.; Wright A.. Musculoskeletal pain. In: (editors: Strong J.; Unruh A.M.; Wright A.; Baxter G.D..) Pain: a Textbook for Therapists. (2002) Churchill Livingstone: Edinburgh. pp. 327–349.
19. Wright A.; Thurnwald P.; O'Callagan J.; et al. Hyperalgesia in tennis elbow pat ients. Journal of Musculoskeletal Pain 2 (4) (1994) 83–97.
20. Wright A.; Thurnwald P.; Smith J.. An evaluation of mechanical and thermal hyperalgesia in patients with lateral epicondylalgia. The Pain Clinic 5 (4) (1992) 221–227.
21. Khan K.M.; Cook J.L.; Kannus P.; et al. Time to abandon the 'tendinitis' myth. British Medical Journal Clinical Research Edition 324 (7338) (2002) 626–627.
22. Kraushaar B.S.; Nirschl R.P.. Tendinosis of the elbow (tennis elbow) — Clinic al features and findings of histological, immunohistochemical, and electron mic roscopy studies. Journal of Bone and Joint Surgery — American Volume (1999) 259–278. 81–A(2).
23. Nirschl R.; Pettrone F.. Tennis Elbow: The surgical treatment of lateral epicondy litis. Journal of Bone and Surgery — Amercian Volume (1979) 832–839. 61–A(6).
24. Green S, Buchbinder R, Barnsley L, et al. Non–steroidal anti–inflammatory dru gs (NSAIDs) for treating lateral elbow pain in adults. Cochrane Database of Syst ematic Reviews 2001;Issue 4. Art. No.: CD003686. DOI: 10.1002/14651858.
25. Backstrom K.. Mobilization with movement as an adjunct intervention in a patie nt with complicated de Quervain's tenosynovitis: a case report. Journal of Orthop aedic and Sports Physical Therapy 32 (3) (2002) 86–97.
26. Folk B.. Traumatic thumb injury management using mobilization with moveme nt. Manual Therapy 6 (3) (2001) 178–182.
27. Scaringe J.; Kawaoka C.; Studt T.. Improved shoulder function after using spinal mobilisation with arm movement in a 50 year old golfer with shoulder, arm and neck pain. Topics in Clinical Chiropractic 9 (2002) 44–53.

28. Vicenzino B.; Wright A.. Effects of a novel manipulative physiotherapy technique on tennis elbow: a single case study. Manual Therapy 1 (1) (1995) 30 - 35.
29. Paungmali A.; O'Leary S.; Souvlis T.; Vicenzino B.. Hypoalgesic and sympathoe xcitatory effects of mobilization with movement for lateral epicondylalgia. Physic al Therapy 83 (4) (2003) 374 - 383.
30. Paungmali A.; O'Leary S.; Souvlis T.; et al. Naloxone fails to antagonize initial hypoalgesic effect of a manual therapy treatment for lateral epicondylalgia. Jour nal of Manipulative and Physiological Therapeutics 27 (3) (2004) 180 - 185.
31. Vicenzino B.; Paungmali A.; Buratowski S.; et al. Specific manipulative therapy treatment for chronic lateral epicondylagia produces uniquely characteristic hypo algesia. Manual Therapy 6 (4) (2001) 205 - 212.
32. Pienimaki T.; Karinen P.; Kemila T.; et al. Long-term follow-up of conservativ ely treated chronic tennis elbow patients. A prospective and retrospective analys is. Scandinavian Journal of Rehabilitation Medicine 30 (3) (1998) 159 - 166.
33. Pienimaki T.T.; Tarvainen T.K.; Siira P.T.; et al. Progressive strengthening and stretching exercises and ultrasound for chronic lateral epicondylitis. Physiothera py 82 (9) (1996) 522 - 530.
34. Alizadehkhaiyat O.; Fisher A.C.; Kemp G.J.; et al. Upper limb muscle imbalan ce in tennis elbow: a functional and electromyographic assessment. Journal of Or thopaedic Research 25 (12) (2007) 1651 - 1657.
35. Bisset L.M.; Russell T.; Bradley S.; et al. Bilateral sensorimotor abnormalities in unilateral lateral epicondylalgia. Archives of Physical Medicine and Rehabilita tion 87 (4) (2006) 490 - 495.
36. Ljung B.O.; Lieber R.L.; Friden J.. Wrist extensor muscle pathology in lateral ep icondylitis. Journal of Hand Surgery (Br) 24 (2) (1999) 177 - 183.
37. Pienimaki T.; Sura P.; Vanharanta H.. Muscle function of the hand, wrist and fo rearm in chronic lateral epicondylitis. European Journal of Physical Medicine and Rehabilitation 7 (6) (1997) 171 - 178.
38. Bisset L.; Beller E.; Jull G.; et al. Mobilisation with movement and exercise, co rticosteroid injection, or wait and see for tennis elbow: randomised trial. British Medical Journal 333 (7575) (2006) 939 - 941.

39. Smidt N.; Lewis M.. van der windt D. Lateral epicondylitis in general ractice: course and prognostic indicators of outcome. Journal of Rheumatology 33 (10) (2006) 2053 – 2059.

40. Stratford P.W.; Levy D.R.; Gowland C.. Evaluative properties of measures used to assess patients with lateral epicondylitis at the elbow. Physiotherapy Canada 45 (3) (1993) 160 – 164.

41. Brennum J.; Kjeldsen M.; Jensen K.; Jensen T.. Measurements of human pain pressure thresholds on fingers and toes. Pain 38 (2) (1989) 211 – 217.

42. Abbott J.H.. Mobilization with movement applied to the elbow affects shoulder range of movement in subjects with lateral epicondylalgia. Manual Therapy 6 (3) (2001) 170 – 177.

43. Vicenzino B.; Collins D.; Wright A.. The initial effects of a cervical spine manipulative physiotherapy treatment on the pain and dysfunction of lateral epicondylalgia. Pain 68 (1) (1996) 69 – 74.

44. Yaxley G.; Jull G.. Adverse tension in the neural system. A preliminary study in patients with tennis elbow. Australian Journal of Physiotherapy 39 (1) (1993) 15 – 22.

45. Abbott J.H.; Patla C.E.; Jensen R.H.. The initial effects of an elbow mobilization with movement technique on grip strength in subjects with lateral epicondylalgia. Manual Therapy 6 (3) (2001) 163 – 169.

46. Pienimaki T.T.; Siira P.T.; Vanharanta H.. Chronic medial and lateral epicondylitis: a comparison of pain, disability, and function. Archives of Physical Medicine and Rehabilitation 83 (3) (2002) 317 – 321.

47. Stratford P.W.; Levy D.R.. Assessing valid change over time in patients with lateral epicondylitis at the elbow. Clinical Journal of Sport Medicine 4 (2) (1994) 88 – 91.

48. Stratford P.; Levy D.R.; Gauldie S.; Levy K.. Miseferi D.Extensor carpi radialis tendonitis: a validation of selected outcome measures. Physiotherapy Canada 39 (4) (1987) 250 – 255.

49. Vicenzino B.; Smith D.; Cleland J.; et al. Development of a clinical prediction rule to identify initial responders to mobilisation with movement and exercise for

lateral epicondylalgia. Manual Therapy 14 (5) (2009) 550 - 554.

50. Mulligan B.. Manual therapy — 'NAGS', 'SNAGS', MWMS' etc. 4th edn (1999) Plane View Services: Wellington.
51. Vicenzino B.. Lateral epicondylalgia: A musculoskeletal physiotherapy perspective. Manual Therapy 8 (2) (2003) 66 - 79.
52. Vicenzino B.; Cleland J.A.; Bisset L.. Joint manipulation in the management of lateral epicondylalgia: A clinical commentary. The Journal of Manual and Manipulative Therapy 15 (1) (2007) 50 - 56.
53. Vicenzino B.; Bisset L.. Physiotherapy for tennis elbow. Evidence-Based Medicine 12 (2) (2007) 37 - 38.
54. McLean S.; Naish R.; Reed L.; et al. A pilot study of the manual force levels required to produce manipulation induced hypoalgesia. Clinical Biomechanics 17 (4) (2002) 304 - 308.
55. Coombes B.K.; Bisset L.; Vicenzino B.. A new integrative model of lateral epicondylalgia. British Journal of Sports Medicine 43 (4) (2009) 252 - 258.
56. Bisset L.; Paungmali A.; Vicenzino B.; et al. A systematic review and meta-analysis of clinical trials on physical interventions for lateral epicondylalgia. British Journal of Sports Medicine 39 (7) (2005) 411 - 422.
57. Silbernagel K.; Thomee R.; Thomee P.; et al. Eccentric overload training for patients with chronic Achilles tendon pain — a randomised controlled study with reliability testing of the evaluation methods. Scandinavian Journal of Medicine and Science in Sports 11 (4) (2001) 197 - 206.
58. Gunther C.M.; Burger A.; Rickert M.; et al. Grip strength in healthy Caucasian adults: reference values. Journal of Hand Surgery (Am) 33 (4) (2008) 558 - 565.

chapter

14 MRI를 통해 위치결함으로 확인된 엄지손가락의 만성적 통증과 장애

A chronic case of thumb pain and disability with MRI identified positional fault

Chang-yu J Hsieh, Bill Vicenzino, Chich-Haung Yang, Ming-Hsia Hu 와 Calvin Yang

주: 이 연구는 Hsieh, Vicenzino, Yang, Hu 와 Yang 개정 번안함[1]

병력 HISTORY

조안은 손을 짚고 넘어진 후 7개월 동안 우측 엄지손가락통증을 보이고 있는 79세의 여성이다. 비록 처음에는 그 문제가 심각하지 않았지만, 더 심각하게 되었고 현재는 심각한 장애로 인해 일상생활의 여러 활동에서 어려움을 겪고 있다.

현재와 과거병력 Current and past history

그녀의 우측 엄지 통증(그림14.1)은 버스에서 내리다가 넘어진 이후에 시작되었다. 우산을 들고 있는 채로 넘어지면서 오른쪽 엄지손가락가 과외전의 충격을 받았다. 넘어질 때 그녀의 무릎과 우측 뺨으로 착지하였고, 이 부위에 찰과상을 입었다. 그녀는 그 바로 직후에 우측 엄지손가락이 약간 부어오른 것을 알았다. 그날 저녁이 지난 후 조안은 엄지손가락 배측과 손가락

사이(web space)에 퍼진 약간의 멍과 국소적인 엄지손가락통증 또한 느꼈다. 초기에는 장애가 없었기 때문에 그녀는 보건 전문가에게 진찰받지 않았다. 첫 번째 물리치료를 받기 한 달 전, 추운 기후에서 사는 딸에게 방문 하는 동안 증상은 더욱 심해졌다.

증상행동 Symptom behavior

진찰했을 때, 조안은 병의 뚜껑을 열거나 바느질, 마작을 집는 등의 활동들에 의해 통증이 더 심해지는 것으로 나타났다. 그녀는 캔 오프너를 사용할 때 보통에서 심한 정도의 통증을 경험하였고(통증 강도는 상상할 수 있는 가장 심한 통증을 10으로 하는 상사척도(analogue scale)의 10점 만점에 6점으로 평가되었다), 수건(마른행주)을 짤 때 약간 통증이 있었다.

의학적 병력과 진단 Medical history and diagnostic imaging

조안은 골 감소증, 당뇨, 골관절염을 앓고 있으며 약물 치료를 하고 있었다. 우측 엄지손가락의 방사선 투과 검사에서는 오른쪽 첫 번째 노측 손허리뼈 머리에서 약 6.4mm 정도의 변연성 골침식(marginal erosion)이 나타났다. 손허리뼈머리의 치유된 골절이 의심되었다. 우측 엄지손가락의 손허리손가락관절(MPJ)의 과외전 부하검사(stress view) 또한 촬영하였다[2], 그 결과 첫 번째 근위지절골의 기저부 근처에서 골침식이 있었으며, 손허리손가락관절의 요측 또는 척측 모두에서 과도한 관절공의 분리는 없었다. 스트레스검사 동안 엄지의 중수지절관절의 요측에서 환자는 중간정도의 통증이 나타났다(10점 만점에 6점). 우측 엄지를 최대로 굴곡했을 때 뚜렷한 위치 결함(postional fault)은 발견되지 않았다. MRI검사에서는 X-ray의 소견들을 확진하였고, 손가락사이관절(IPJ)속에 비정상적인 액체저류는 발견되지 않았으며, 관절낭과 힘줄의 중대한 손상도 나타나지 않았다.

임상적 추론 근거 EVIDENCE-INFORMED CLINICAL REASONING

1. 이 인터뷰의 마지막에서, 조안의 엄지 통증과 관련된 당신의 생각이나 가설은 무엇이었는가? 어떻게 병력과 진단영상 소견들을 맞출 수 있겠는가?

임상가의 응답 Clinician's Response

외전된 엄지손가락으로 딛고 넘어지면 골절, 탈구 그리고 중수지절관절(MPJ) 주위를 지지하고 있는 관절낭의 손상 및 인대구조들의 손상을 일으킬 수 있다. 이것은 상당한 통증 및 장애와 연관될 것이라고 예상되긴 하지만, 첫 번째 MPJ의 베네트 골절-탈구(Bennett's fracture-dislocation)는 이런 종류의 손상에 의해 일어날 수 있다. 조안은 그와 같은 증상들을 자세히 말하지는 않았지만 나중에 넘어진 이후 멍과 부어오름을 알고 있었다고 말했다. 엄지의 과외전은 MPJ관절의 연부조직 지지구조들 또한 파열시킬 수 있으며 흔히 '스키선수 엄지손가락'(skier's thumb)으로 불리는 것과 다르지 않다. 결국엔, 그녀의 상태에서 이러한 병력 회상은 MPJ관절의 연부조직 손상의 가능성을 나타내고 있다. 그러나 X-ray와 MRI는 과거의 중수골두의 치유된 골절에 대한 증거로써 서로 다른 임상적 양상을 나타내는 경향이 있는데 이는 엄지의 MPJ의 과굴곡에서 손상되지 않은 관절낭과 과도한 관절공간분리가 없다는 것이다.

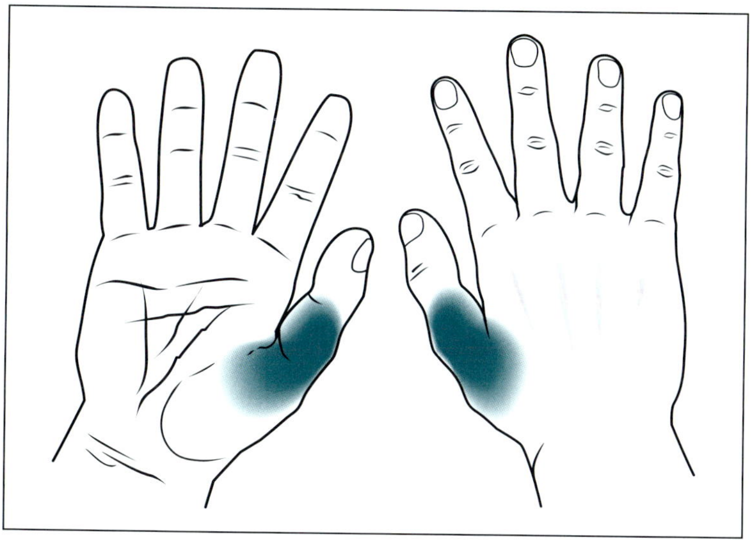

그림 14.1. 신체 도표

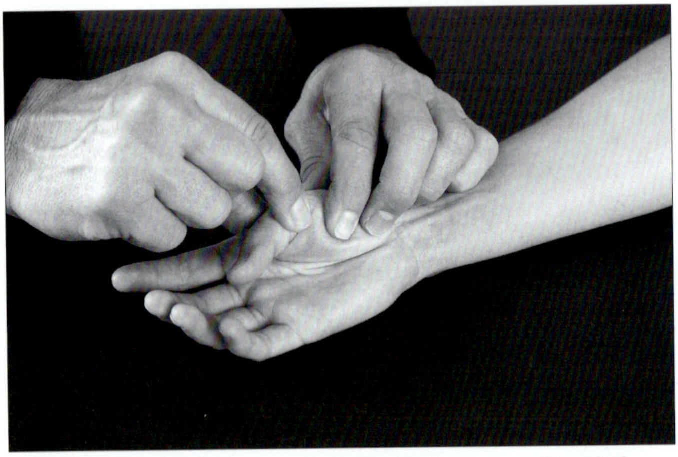

그림 14.2. 엄지손가락 굴곡 중에 회외 MWM 하는 방법

2. 병력이나 MIR로부터 얻은 정보에서, 당신은 초기 단계에서 고려중인 어떠한 치료법이나 예후에 대한 가설이 있었습니까? 만약 그렇다면, 당신의 경험이나 과학적인 증거에 기초하여 그 환자의 병력에서 어떠한 요인이 당신의 가설을 지지합니까?

임상가의 답변 Clinician's response

그 손상을 둘러싼 사건들에 대해 회상된 병력과 진단 영상 간에 명백한 불일치 때문에, 어떤 치료들은 치료와 예후를 계획하는 것뿐만 아니라 이학적 검사를 수행하는 것에 대한 연습이 요구된다. 그러나 손상의 심각성이 낮은 단계일 경우, 환자가 의학적 치료를 받지 않았었던 손상 이후 7개월의 경과기간에는 이것을 상쇄시킬 수 있다.

수기치료의 관점에서는, 병을 열거나 캔 오프너를 쓰거나 수건을 짜는 것과 같은 과업들과 연관된 알려진 기능적 제한은, 실제로 기계적이며 MWM 중재방법에 잘 맞아야하는 상태를 말한다. 그러나 엄지(또는 손목과 손가락)에 대한 MWM의 임상적 시도들은 증거의 측면에서는 미약하지만 치료가설에 관한 임상적 결정에 정보를 제공하는데 사용될 수 있다.

예후의 측면에서는, 어떠한 임상적 결정에 하나의 요인으로 포함해야하는 어느 정도 잠재적인 의학적 상태가 있다. 예를 들어, 조안은 비록 약물로 조절을 하고 있었을지라도, 지연된 치유와 연관될 수 있고 그 자체로서 그녀의 문제의 해결에 더 긴 기간을 암시할 수 있을지도 모르는 당뇨에 대해 말한다. 골감소증 또한 이전의 치유된 골절과 우측 엄지의 근위에서 원위지 절골의 골불규칙성에 대한 진단영상소견을 고려하면 문제를 복잡하게 할 수 있다.

이학적 검사 PHYSICAL EXAMINATION

생리학적 움직임 Physiological movements

초기 검사에서, 각도측정으로는 우측 엄지의 지절관절(IPJ)과 MPJ의 굴곡 범위가 각 45도와 46도로 손상 받지 않은 좌측 엄지의 각도인 72도와 53도와 비교할 때 감소 된 것을 알 수 있었다. 움직임의 끝에서 IPJ와 MPJ 모두에서 통증이 있었고, 조안은 통증강도가 10점 만점에 5점으로 평가되었다. 우측 엄지의 외전에서 약간의 불편감이 보고되었다. 그러나 수동적으로 과외전시켰을 때에는 우측 엄지의 MPJ의 요측에서 보다 더 날카로운 통증이 있었다. 이들은 운동 검사에서 가장 눈에 띄는 소견이었다.

악력 Grip strength

Jaymar 손 다이나노메티(Therapeutic Equipment Corporation, Clifton, USA)를 이용한 3번 이상의 측정에서는 좌측 손(평균 1.6kg(SD 0.7))과 비교할 때 우측 손에서 악력(평균 13.9kg(SD 1.9))이 감소하였다.[4] 쥐는 동안 우측 손에서의 통증은 10점 만점에 4~6점 이었다.

움직임을 통한 모빌라이제이션 시도 MWM trial

MWM의 효과를 보기위한 시도에서, 첫마디손가락뼈의 기저부에서 안쪽미끄럼운동과 가쪽미끄러움운동를 시도해보았으나 굽힘에서 환자의 통증은 감소되지 않았다. 그러나 가까운 손가락관절을 회외시키는 MWM은 움직임 동안에 그녀의 MPJ 통증을 완전히 완화시켰다(그림 14.2 그리고 표 14.1). 위치결함 가설에 의한 제안에 따르면(4장 참조), 통증 및 가동범위의 빠른 변화에 대한 가능성 있는 설명은 첫마디손가락뼈의 위치적 결함의 감소일 것이다. 이 가설을 평가하기 위해서, 많은 MRI 스캔이 MWM의 적용 전에 그리고 중간에, MWM 과정 이후에 측정되었다.

표 14-1. 엄지 굴곡 동안 회외 MWM의 적용방향

적응증	하엄지나 손가락의 MPJ 또는 IPJ의 통증 및 움직임 제한. 다음의 예는 첫 번째 MPJ의 굴곡제한에 대한 것이다.	
자세잡기	환자	환자는 팔중지관절을 굴곡하고 전완을 이완한 채로 테이블 위에 앙와위로 눕거나 앉는다.
	치료된 신체부위	환자의 전완은 중립위에서 손목과 함께 회외된다. 손등은 지지되는 면에 놓고 어느 방향에서든 엄지의 움직임이 자유롭게 한다.
	치료사	치료사는 환자와 마주보고 서 있는다.
	치료사의 손	굴곡에서 MPJ의 움직임을 자유롭게 하기 위해 척골과 요골 면에서 치료사는 한손의 엄지와 검지로 첫 번째 중수골의 원위부 끝을 고정하고 다른 손의 엄지와 검지가 근위지절골의 근위부 끝을 잡는다.
적용지침	• 회외력은 스핀회전으로 적용한다. • 회외력을 유시하는 동안 환자는 그 엄지를 능동적으로 굴곡하도록 한다(그림14-2). • 만약 그 기법이 효과가 있다면, 환자는 통증 없이 상당히 더 큰 굴곡 범위를 성취할 수 있게 될 것이다. • 수정을 한 후 에도 만약 통증이 지속된다면, 그 기법은 사용되지 않아야 한다. • 활주의 독립적인 능동 움직임을 재평가하기 전에 그 움직임을 여러 번 반복해라. 차후의 재평가에서는 통증 없는 가동범위로 현저한 향상이 나타나야 한다. • 만약 완전한 가동범위와 통증 없는 능동굴곡이 회외 활주로 성취될 수 있다면, 치료사는 1-2초 동안 부드럽고 수동적인 굴곡압력을 적용한다. 이 움직임 또한 통증이 없어야 한다는 것이 중요하다.	
코멘트	• 부드럽고 과도하지 않은 회외력이 근위지절골에 적용되어야 한다는 것을 명심해라. 과도한 힘은 그 기법의 적용에서 방지해야하는 불편감과 통증을 일으킬 수 있다. 이것은 현저한 국소 압통과 부종(swelling)이 있을지도 모르는 급성 손상에서는 특히 사실이다. 국소 압통의 측면에서 접촉면을 부드럽게 하기 위해 두툼한 스펀지고무를 사용하는 것을 추천한다. • 환자는 관절가종술 또는 능동운동의 어느 단계에서든 통증 또는 다른 증상들을 느끼지 않아야 한다. 만약 통증이 유발된다면, 그 기법은 근위지절골에서 힘의 가동 방향이나 적용된 힘의 양을 변화시킴으로써 수정되어야 한다.	
변화	• 비신장성 스포츠테이프의 두 개의 얇은 조각들은 회외 가동술의 효과를 일으키기 위해 하나를 다른 하나 위에 포개어 적용될 수 있다. • 세심한 지도로 환자는 가정 운동으로 MWM을 재현할 수 있을 것이다.	

치료전 MRI 스켄 MRI scans before treatment

초전도자석(GE 1.5Tesla Signs short bore magnet)을 이용한 양측 엄지손가락의 MRI 검사는 무릎용 표면코일로 측정되었다. 영상은 처음에 양 엄지가 완전히 굴곡되었을때(손상측에는 통증이 있는 자세) 촬영되었고, 그러고 나서 MWM 하는 상태에서 우측 엄지손가락이 촬영되었다. 첫 번째 자세의 스캐닝은 약 40분이 소요되었고, 두 번째 자세는 약 20분이 소요되었다. 환자는 그 과정들을 잘 참았고 두 자세 간에 약 5분간의 휴식이 있었는데 환자는 걷거나 스트레칭 하였다. MRI의 단면 축(axial section)은 지절골과 인접한 수근중수골의 회전위치를 측정하기 위해 검사되었다. 육안으로는 우측 첫 번째 근위지절골과 첫 번째 손허리손가락뼈 모두 좌측 첫 번째 근위지절골과 수근중수골 보다 더 회내되어 있었다. [1]

MRI 디지털화 장치(digitizer)를 이용한 축의 면(axial plane)에서 첫 번째 손허리손가락뼈 근위 첫번째 손가락뼈의 상대적인 위치를 비교했을 때, 우측 가까운 손가락관절은 우측 첫 번째 손허리손가락뼈보다 상대적으로 9도가 회내되어있었다는 것을 알 수 있었다. 반면에, 좌측 근위지절골은 인접한 손허리손가락뼈에 비해 상대적으로 5도 회내되어있었다. 그리하여 우측 엄지손가락의 손가락뼈마디은 좌측 엄지에 비해 비교적 4도 회내된 '위치적 결함'이 있었다. MWM을 하는 동안의 엄지의 MRI영상은 이러한 위치적 결함의 '교정(correction)'을 나타내었는데, MWM하기 전의 상태와 비교했을 때 오른쪽 첫마디손가락뼈이 더 회외되었다.[1]

증거 정보에 근거한 임상적 추론
EVIDENCE-INFORMED CLINICAL REASONING

1. 이학적 검사 후에, 위치적 결함에 대한 당신의 가설을 확증하였는가? 이러한 결정을 이끌어 내는데 가장 관련 있는 임상적인 소견은 무엇이었는가?

임상가의 응답 Clinician's response

MWM의 적용이 포함된 이학적 검사만으로 위치적 결함을 확증하고 싶을지도 모른다. 그러나 현재는 첫 번째 MPJ와 IPJ에서 위치적 결함의 존재를 임상적으로 판단하는 것은 불가능할 수 있다. 그래서 임상가들은 위치적 결함의 존재를 확증하는데 특정한 MWM으로 손상과 통증의 개선을 가정하면 안 된다. 이러한 경우에, 임상적인 검사에 더하여 위치결함 가설을 명확하게 평가하기 위하여 MRI 검사가 시행된다. MRI 검사는 통증완화와 ROM 향상의 MWM에 대해 반대 방향의 위치결함을(반대편의 증상이 없는 측과 관련된) 틀림없이 찾아낸다. 이학적 검사와 MRI 측정은 보고된 결과의 타당도를 강화시키기 위해 서로의 평가결과를 알 수 없게 하여 의료전문가들에 의해 수행되어야 하는 것에 주의하는 것이 중요하다.

2. 관리를 고려한 당신의 최초 가설들은 무엇이었습니까? 멀리건 컨셉이 필요하였는가? 만약 그렇다면 왜 그러한가?

임상가의 응답 Clinician's response

관리를 고려한 초기의 가설은 초기 적용으로 환자의 최초 문제(굴곡)로 인한 통증을 경감시키는, 우측 MPJ에 수동적인 회외를 적용하는 것이었는데, 만약 충분히 자주 적용한다면 손상의 향상이 장기간 지속될 것이다. 즉, MWM의 적용으로 관찰된 최초의 현저한 효과는 이 환자의 엄지 상태의 관리에 포함되어야 하는 충분한 증거로 보일 수 있다.

치료와 관리 TREATMENT AND MANAGEMENT

치료 1 Treatment 1

임상적인 소견들에 기초하고, MRI 소견의 이득 없이 조안은 그녀의 우측 엄지손가락을 활동적으로 구부리면서 그녀의 좌측 검지와 엄지로 우측 근위지절골을 뒤칭시키는 자가-MWM을 수행하도록 교육받았다(그림 14.3). 이러한 자가-MWM은 엄지의 통증을 경감시킨다. 그녀는 통증이 없는 수행을 중점으로 하여 두 시간마다 6번 반복하도록 교육받았다.

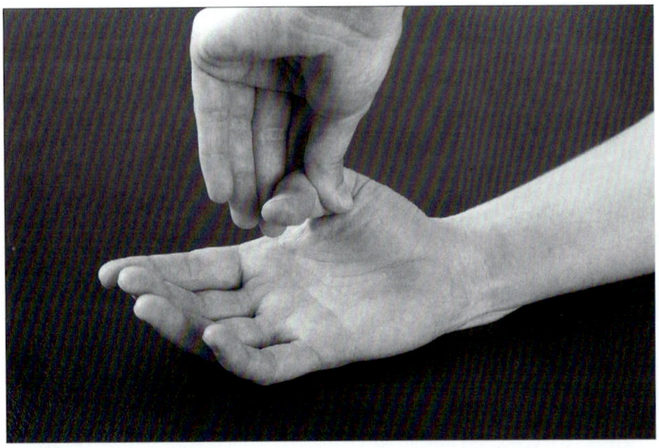

그림 14.3. 능동적인 엄지손가락 굴곡 중 혼자서 회외 MWM 하는 방법

치료 2 Treatment 2

1주일 후, 조안은 그녀의 엄지에서 통증을 지속적으로 경험한다고 보고하였는데 악화되는 활동을 할 때 첫 번째 세션에서 알아차렸으며, 그것은 엄지의 굴곡을 포함한다(예를 들어, 병이나 캔을 열거나 마작 조각 집기). 재평가에서는, MPJ 굴곡 47도와 능동 IPJ 굴곡 50도에서 MPJ와 IPJ를 따라 단지 약간의 타이트한 감각이 있었다. 이 동작에서 통증은 전혀 없었으나

MPJ에서 딸깍거리는 소리가 들린다고 하였다. 굴곡된 엄지의 MPJ에서 딸깍거리는 소리가 회외 MWM에서 과굴곡을 가하였을 때 실제로 4번 중에 2번 나타났다. 우측 MPJ의 추가적인 검사에서는 신연(distraction)은 통증이 있었으나 압박(compression)은 통증이 없었다. 내전과 외전(즉 내반과 외반)스트레스 검사에 MPJ의 외측과 내측면에서 각각 통증을 일으켰다. 환자는 이전에 교육받은 대로 엄지손가락의 자가-MWM을 계속하도록 지시받았으며, 그 기법을 적용하는 동안 통증이 없도록 하였다.

치료 3 Treatment 3

MWM의 두 번째 주가 지난 후, 조안은 전반적인 향상을 전하였으나 바느질이나 들기에서 우측 엄지에 지속적인 불편감(1–2/10)이 있다고 하였다. 여전히 '딸깍'거리는 소리가 간헐적으로 있다고 조안이 말하였다. 재평가에서는, MPJ 굴곡 50도와 IPJ 굴곡 53도에서 통증이 일어나지 않았다. 우측 MPJ의 수동 외반, 내반, 회외와 회내 검사 또한 통증이 없었다. 오직 신연이 MPJ의 중앙부의 깊은 곳에서 약간의 통증을 일으켰으며, 그것은 이전 주에 비해 50% 감소하였다.

중재의 결과
OUTCOME OF INTERVENTION

MWM의 세 번째 주가 지나고, 조안은 우측 엄지가 상당히 좋아졌다고 말하였다. 그녀는 마작을 할 때뿐만 아니라 쇼핑백 들기 또는 요리할 때 칼 사용과 같이 이전에 통증이 있던 활동들에서도 통증이 없었다. 대신에, 활동 후에 엄지에서 '피곤함'을 느끼게 되었다. 엄지 MPJ의 관절가동범위와 우측 손의 악력은 이제 좌측 손만큼 좋았다.

MPJ와 IPJ 굴곡범위는 각각 우측에서 55도와 56도였으며 좌측에서는 55도와 77도이었다. 3회 시도에서의 평균 악력은 우측이 18.6kg(표준편차 0.5)이고 좌측이 17.4kg(표준편차 0.9)이었다. 쥐기(gripping)에서는 통증이 없었다. 신연, 회외, 회내, 외전 그리고 내전을 포함하는 우측 MPJ의 수동운동검사(passive motion test) 또한 통증이 없었다. 때때로 우측 엄지손가락에서 분명한 관절 염발음이('딸깍' 아님) 있었다(과굴곡의 10번 시도에서 3번). 환자는 가정 운동을 지속하지 않도록 교육 받았다. 그리고 나서 1주 후에 다시 MRI검사를 하였다.

치료 후 MRI 스켄 MRI scans after treatment

위와 같이 동일한 절차를 이용하여(치료 전 MRI 스캔을 위해), 오른쪽 첫마디뼈이 우측 첫 번째 중수골에 비해 9도 회내되었다는 것을 알았다. 유사하게, 왼쪽 첫마디뼈는 인접 지절골에 비해 5도 회내되었다.[1] 그러므로 우측 엄지손가락의 첫마디뼈은 치료 전처럼 같은 양의 '위치적 결함'이 있었다(즉, 좌측 엄지와 비교하여 4도 회내). 최초의 '위치적 결함'이 감소되지 않았다는 것을 알았다고 해도 환자는 우측 엄지를 굴곡할 때 통증이 없었고 악력은 회복되었다.

저자의 멀리강 개념 (AUTHOR'S MULLIGAN CONCEPT)

견해 COMMENTARY

MWM은 외상 후에 엄지의 만성적인 통증과 기능부전이 있는 환자의 치료에 있어 물리치료의 효과적인 형식을 제공한다. 환자는 MWM으로 능동 운동에서 즉각적인 통증의 감소가 나타났으며, 그 결과는 MWM 기법들과 함께 확실하게 나타났다.[5-10] MWM의 성공은 일관된 교정 활주(또는 다른 부수적인 움직임)를 위한 그 방향의 선정에 상당히 의존한다. 멀리간은 교정의 방향이 보통 동작면에서 수직이라고 하였다.[11] 그러나 실제로, 활주의 방향을 정하는 과정은 가장 효율적으로 세팅하기 전에 부가적인 움직임의 여러 다른 방향들이 검사되는 반복적용의 과정 그 이상일 것이다(제 2장).

이번 사례보고에서, 저자들은 이러한 뼈의 위치로 손가락뼈과 손허리뼈의 위치와 MWM의 효과를 연구하기 위해 MRI 스캔을 이용한다. 작은 회내 위치결함은 우측 엄지손가락의 MPJ의 축면에서 나타났고 그것은 환자에 의해 손상이 묘사된 형태와 일치하는 것으로 보인다. 흥미롭게도, 완전히 임상추론(즉 통증감소와 향상된 ROM)에 기초하여 선택된 회외 MWM은, 그것의 적용 동안 이러한 위치결함을 다루었다. 만약 그 MWM의 적용에 따른 환자의 통증의 즉각적인 감소가 위치결함교정의 직접적인 결과라면 그것은 규명될 가능성이 없었다. 그러나 효과적인 MWM의 부가적인 움직임은 MRI에서 나타난 위치결함(즉 MPJ 회내)에 반대방향이었고, 위치결함은 손상의 기전과 일치하는 것으로 보인다는 결과로, MWM에서 활주 방향의 선택 또한 손상의 기전을 고려하여야 한다고 제안하는 경향이 있다. 즉, 고려해야 할 사항은 손상의 기전에 의해 유도된 것과 반대 방향에서 활주가 주어져야 한다는 것이다.

비록 그것이 통증의 경감과 기능의 향상이 있었다고 할지라도, 치료프로그램의 완성을 추적하는 추적 MRI 스캔은 치료 전 MRI 스캔에서 보인 위치결함이 변화가 없다고 나타났다. 이러한 결과는 3주간의 자가 MWM이 그 위치결함의 장기 교정 외에 기전을 통해 그것의 임상적인 효과들을 제공할 것이라는 것을 나타내고 있다. 흥미롭게도, 반복 MRI 스캔에서 보인 것과 같이 MWM을 적용하는 동안 뼈의 위치에 즉각적인 변화가 있었다. 그러므로 이러한 최초의 효과는 간단하고 오래도록 지속하는 뼈의 정렬의 교정보다 아마 더 복잡한 기전을 통해서 통증 완화와 향상된 기능을 초래하는 통각계와 운동계의 기능(기능장애)에 장기간의 변화를 자극하는데 충분할지도 모른다. 가설과 제안된 기전과 효과는 4~7장에 나와 있으며 더 많은 조사가 필요하다.

[References]

1. Hsieh C.Y.; Vicenzino B.; Yang C.H.; et al. Mulligan's mobilization with movement for the thumb: a single case report using magnetic resonance imaging to evaluate the positional fault hypothesis. Manual Therapy 7 (1) (2002) 44–49.
2. Lucas G.. Examination of the Hand.. (1972) Charles C. Thomas: Springfield.
3. Brukner P.; Khan K.. Clinical Sports Medicine. 3rd edn (2007) McGraw–Hill Book Company: Sydney.
4. Gunther C.; Burger A.; Rickert M.; et al. Grip strength in healthy Caucasian adults: reference values. Journal Hand Surgery (Am) 33 (4) (2008) 558–565.
5. Abbott J.H.; Patla C.E.; Jensen R.H.. The initial effects of an elbow mobilization with movement technique on grip strength in subjects with lateral epicondylalgia. Manual Therapy 6 (3) (2001) 163–169.
6. Folk B.. Traumatic thumb injury management using mobilization with movement. Manual Therapy 6 (3) (2001) 178–182.
7. O'Brien T.; Vicenzino B.. A study of the effects of Mulligan's mobilization with movement treatment of lateral ankle pain using a case study design. Manual Therapy 3 (2) (1998) 78–84.
8. Vicenzino B.; Paungmali A.; Buratowski S.; et al. Specific manipulative therapy treatment for chronic lateral epicondylalgia produces uniquely characteristic hypoalgesia. Manual Therapy 6 (4) (2001) 205–212.
9. Vicenzino B.; Wright A.. Effects of a novel manipulative physiotherapy technique on tennis elbow: a single case study. Manual Therapy 1 (1) (1995 Nov)

30 - 35.

10. Vicenzino B.; Paungmali A.; Teys P.. Mulligan's mobilization with movement, positional faults and pain relief: Current concepts from a critical review of literature. Manual Therapy 12 (2) (2007) 98 - 108.
11. Mulligan B.. Manual Therapy — 'NAGS', 'SNAGS', 'MWMs' etc. 6th edn (2010)

chapter

15 두려움 회피요통의 만성 증례

A chronic case of fear avoidant low back pain Toby Hall, Kika Konstantinou

Toby Hall and Kika Konstantinou

병력 HISTORY

검진 때, 피터는 38 살로 두명의 아이가 있고 건축 사무실에서 제도사로일하고 있다. 현재 허리 통증을 느끼고 있으나 일상적인 업무는 가능하다. 주요한 문제(9개월전부터)는 그가 주3회 80KM에 가까운 사이클링을 즐겼으나 허리를 다친 이후로 그럴 수 없다는 것이다.

주된 문제가 무엇인 것 같냐고 물으면 그는추간판의 탈출과 이것으로 인한 회복의 방해라고 답한다. 아울러 어떠한 치료가 필요할지에 대해 그는 아마도 추간판의 회복을 도울 수 있는 운동이 필요하다고 대답한다. 그의바램은 일상적인 사이클링과 집의 리모델링을 시작하는 것이라고한다.

현재 병력

피터는 9개월간의요통에 대한 병력을 신체챠트(Figure 15.1)에 묘사하고 있다. 그의 통증은 허리(cower back)에 국한된 그리고 어느 한쪽이 심하거나 하지 않은 간헐적인 통증으로 기술되었다. 그의 다리에 방사하는 통증이나 다른 증후의 대한 어떠한호소도 없었다. 통증이 가장 심한 경우 점수식 평정척도 NRS(Numerical rating scale)상에 7/10에 까지 달한다. 문제의 시작은 특정한 사건 없이 수주에 걸쳐 점차적으로 진행했었다. 그러나, 피터는 통증이 지속적인 굴곡부담 동작과 관련있고, 신장을 포함하는 동작에 의해 완화되었다는 것을 알고있었다. 그는 최근에 사들인 그의 집의 리모델링과 관련된 익숙지 않고 부담되는 반복적인 활동이 그의 요통의 발병이 관련있다고 했다. 분명히 그는 요통 발병 몇 주전에 리모델링을 시작했었다. 그는 바닥 깔개를 긁어서 벗겨내고, 곧 바로 나무로 된 마루바닥을 접착제로 붙여나갔다. 이 과정은 수일이 걸리고 지탱가능한 최대 범위 몸통 굴곡을 포함하거나 몸통의 굴곡이 반복됐다.

문제가 시작된 다음 그의 가정의에게서 소개받은 물리치료사에게 조언을 구했다. 물리치료사는 사이클링시의 계속된 굴곡자세와 사무실의 인체공학적 문제들에 의한 익숙치 않은 굴곡 동작들에 의해 비롯된 추간판 문제로 진단하였다. 그는 추간판을 개선하기 위해 반복한 신장 운동 뿐만 아니라 척추 안정화를 개선하는 다열근(multifidus)와 복횡근(transversus abdominis)를 위한 특정한 근육 재교육을 처방하였다. 치료사는 또한 특히 몸통 굴곡 동작시 그에게 허리의적절한 척추 전만을 유지 하라고 말했었다. 피터씨의 워크스테이션은 항상 그의 바른 척추전만 자세를 유지하도록 사정되고 정정되었다.

피터씨는 첫 2 달 동안 운동을 성실히 실행 했으며 가능한 굴곡을 피하도록 했다. 그러나, 그의 증후는 조금의 개선만이 있었고 그의 가정의가 조언한 활동성을 유지하라는 것과 사이클링보다는 걷는 것을 통해 일상에 에 적응하라는 것이었다. 그러나, 그동안 별로 나아지지 않아서, chiropractor, 침구사(acupuncturist) 및 마사지 치료사를 만났으나, 척추 교정을 통해서 단기적인 개선을 보이긴 했으나, 10세션후 포기에 이르고 어떠한 것도 그에게 도움이 되지 못하였다. 피터씨는 사이클링과 그의 집의 리모델링을 시도하였으나 이 활동이 그의 허리 통증을 약화시켰다는 것을 알았다. 그 이후로 그는 모든 몸통 굴곡을 피하고 단지 반복적이거나 지속적인 몸통 굴곡을 요구하지 않는 리모델링에 참여 할 수 있었다. 이것은 계속되는 관심과 그의 문제의 해법을 찾는 치료법을 찾도록 계속해서 그를 자극하는 것이었다.

이전병력

피터는 2,3년전에 두번의 요통을 경험했었다. 두번의 경우에는 어떠한 치료도 필요하지 않았으며 단지 2 주 동안 지속되는 통증으로 현재 것 보다 훨씬 적었다. 두 경우에서 통증은 사이클링과 함께 시작됐고 2 주간의 운동 중단으로 통증은 바로 사라졌다.

증상 행동

증세를심화하는활동이자자세는 20분이상운전을하거나사이클링그리고리모델링과관련된글곡자세의유지나반복등이30분 이상앉아있기 (특히 주저 앉기)를 포함한다. 급격한 통증은 일반적으로통증을 악화시키는 동작을 멈추면 빠르게 가라앉는다. 어려운 동작시 PSFS (Patient Specific Functional Scale)는 5단계활동지수를기록한다.각활동은 0에서 10까지의비율로나타내며, 0/50은최대의어려움을나타내며, 반면어떠한어려움도없을시 50/50으로나타난다.

PSFS는 통증이나 육체적인 손상 뿐만 아니라 신체장애의 다른 측정들보다 치료이후보여지는 변화에 대한 보다 민감하게 나타나며, 신체장애의 유효하며 믿을 수 있는 측정치이다.[1] 피터씨는 그의 4개의 통증유발 활동에대해 40점의가능최대점수중에 20점을기록하였다 (앉기, 사이클링, 리모델링 및자동차운전하기각각5/10 씩) 계속적인몸통 굴곡을 피하는 것이통증을 가라앉도록했다. 피터는 자는데 불편함이 없었고 아침에는 어떠한 통증이나 뻣뻣함없이 일어날 수있었다. 전형적인 24시간중 지속적인 굴곡을 포함한 활동을 수행하지 않는한 통증 패턴이 나타나지는 않았다.

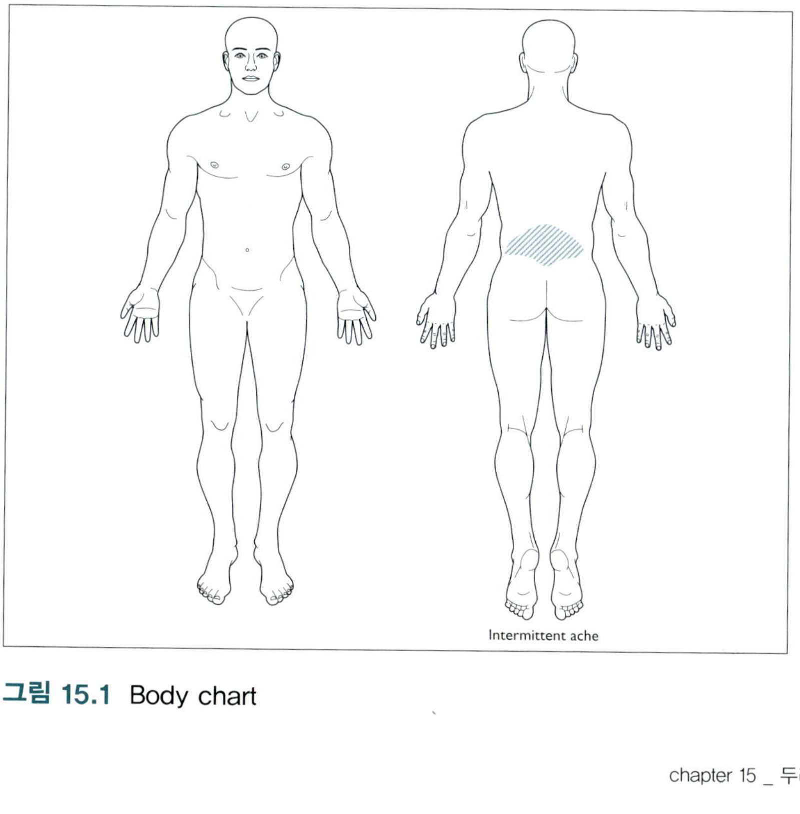

그림 15.1 Body chart

의학적 병력과 검진

피터는 식이요법에 의해 조절되는 과민성 장 증후군의 병력이 있었다. 게다가, 증세의 발현과 함께 복용해온 편두통약으로 조절해온 계속되는 편두통을 호소하고 있었다. 다른 건강상의 문제점에 대한 어떤 기록은 없었으며 그의 일반적 건강은 좋았다. 이전 엑스레이 필름에서 L5-S1 추간판의 압박은 더 이상 검출되지 않았다.

근거에 의한 임상추론

1. 환자 병력에서 어떠한 점이 예후 가설의 결정에 있어 유익할까?

임상 전문가의 반응

피터의 예후에 대한 긍정적인 측면은, 그가 명확하게 그의 재활에 있어 활동적인 참여를 한다는 것이다. 그는 정상적인 업무 활동과 운동을 유지하고, 의학적조언을 엄격히 따랐다. 그가 생각하는 목표는 적절해 보였다. 게다가, 심각한 척추 병리를 나타내는 위험 신호(red flags)' (예를들면. 복부 증후와의 상호 관계 없음, 일반적인 불쾌감 없음 또는 체중 감소)도 없었다. 더 긍정적인 예후 요인은 지속적인 굴곡이 통증을 유발하는 운동이나 굴곡이 사라졌을 때 통증이 빠르게 사라진다는 점이다. 이것은 통증 유발이 예측 가능한 패턴을 갖는 과민적이지 않은 질환을 의미한다.

그럼에도 불구하고,부정적인 측면의 우려는 물리치료사의 초기 추간판 이상의 진단 및 환자에게 제공된 설명이다. 이 왜곡된 진단은 피터가 굴곡을 전적으로 피했다는 점에서 다소간 굴곡에대한 공포를 일으키는 원인이 되었다. LBP의 회복을 예상하기 에는증후도 보여지지는 않고 있으나, 통증회피가 그의 만성요통의 진행과 치료에 대한 빈약한 반응에 잠재적 요소로 기여하고 있다. 진단이 환자에게 설명되어찔 때는 대단한 신중함이 요구된다. 몇몇 환자의 경우 잘못된 동작 패턴의 보호와 긴장을 통해 그들의 상태를 악화시키는 것을 피하는데 초점을 맞추게 되는데, 이는 만성통증으로의 진행을 스스로 부추기게 된다.

이러한 환자를 위한, 굴곡은 주요한 통증유발 운동이고 초기 추간판 병변의 징후를 나타내는 그럴듯한 설명으로 보인다 (반복적이거나 계속된 글골 부하가 통증을 악화시키며,글곡을 피함으로서 통증조절에 도움이 된다는 근거로). 그러나,환자에게 모든 굴곡활동을 제한하라는 조언과 함께 환자에게 내려진 추간판 병변에 대한 진단은 어떠한 굴곡 활동도 피하거나 두려움을 가져오는 결과를 가져오는 것으로보인다; 부정적 예후를 보이는 일련의 행동.

2. 어떠한 병 – 생리학적 가설이 이 상황에서 고려되어지고 있으며 어떠한 경우에 이러한 가설의 지지를 확인 할수 있는가?

임상가의 반응

조직회복의 일반적인 시간대에 기초해서 볼 때 9개월전에 발생한 완치되지않은 조직손상과 관련된 어떠한 염증성 변화는 아닌것으로 보이며, 특히 통증유발 동작들(avoided the pain-provocative activities)과 관계가 없다. 이는 일반적으로 단순한 요통의 현상을 감소시키나 치료되지는 않는것으로 알려져있다. 만성 진행성 통증은 명백하진 않지만 두려움 회피(fear avoidance)를 포함한 몇가지의 위험요인과 관련된것으로 보인다. 피터의 경우 초기에 굴곡을 피하는 전통적인 맥켄지법을 따른 것으로 보이며, 중립적인 척추전만의 유지가 요통을 개선시키는데 실패했으며, 이것이 전형적인 추간판 부정렬 장애에 대해 분명히 맞지 않았다. 그러나 첫 번째 물리치료사와 일반의로부터의 정보가 잘못 해석되면서 굴곡에 대한 두려움과 회피를 갖게 한 것이 더해진 보이며, 아마도 이것이 변화된 운동조절(motor control) 운동장애로 인한 보호 행동을(guarding behaviours) 만든 것으로 보인다. 저자의 경험상 이러한 일반적인 양상은 멀리건 컨셉으로 성공적으로 다루어 질 수있다. 급성요통은 문제를 심화시킨다는 이유로 특정방향의 동작의 부족을 가져온다. 이것이 장애를 심화시키며 장기화 시키게 된다. 멀리건 방법으로 통증이 없는 범위에서의 관절가동 운동이 초기에 적용된다면 이러한 문제는 피할 수 있을 것이다.

이학적검사

자세 관찰

신체평가에서, 피터는 선자세와 앉은 자세에서, 골반 전방 경사와 관련된 요추의 척추전만의 증가를 보였다. 신발을 벗고 탈의를 한 상태에서의 관찰에서 요추의 의도치 않은 굴곡이 나타날 때, 계속해서 요추의 전만을 유지하기위해 고관절과 무릎을 움직이는 경향이 있다. 왜 그러느냐고 물었을 때 그는 “이전의 물리치료사에게 추간판 문제를 심화시킬 수 있기 때문에 허리를 굽히는 것을 피하도록 하라고 했다”고 답했다.

능동적인 운동

능동적인 요추 운동에서 신전과 옆 굴곡(lateral fletion)으로 전 범위에서통증이 없었다. 그러나 허리 굴곡에 통증은 7/10을 나타내고 외견상 분절운동(아래 요추의 요추전만을 역행시키는 문제)과 전반적인 관절가동범위(ROM)은 둘다 제한되었다.환자는 손가락 끝이 지면에서만 32 cm정도까지 앞으로 구부릴 수 있었다. 이 방법은 비록요추의 가동성을 측정하는 유일한 방법은 아닐지라도 앞으로 굽힘을 측정하는 믿을만한 방법으로 보여진다. 피터씨는 앞으로 구부리기를 천천히 그리고 주저하면서 움직였다. 반복적인굴곡 운동은 ROM 과 통증에 작은 변화를 보였다. 반복적인 신장 운동은 굴곡 또는 신장의 ROM과 통증에 변화는 없었다. 굴곡과 왼쪽 굴곡을 결합한 운동에서 굴곡과 오른쪽 굴곡보다 다소 자극적이었다. 회전은 요추에서 차지하는 움직임의 양이 적기 때문에 평가하지 않았다.

계속해서 피터에게 요엉치의 신경학적 구조의 역학적인 감응도를 평가하기 위해 경추를 굴곡한 선자세에서 전방 굴곡을 요청했다. 이 움직임은 요추신경의 기계적 수용기의 이상이 있을 경우 뚜렷한 통증과 범위의 제한을 일정한 요소로 한다.

경추굴곡이 있는 요추의 굴곡, 또는 무릎관절의 가벼운 굴곡에서는 범위가 커지고 통증이 줄어들었다. 요추의 굴곡과 골반의 후방경사는 앉은 자세에서 평가되었으며 환자의 경추가 굴곡되었을 때 일반적인 요통을 가중 시켰다.

앉은 자세에서의 후방 경사와 굴곡은 범위에 제한이 있었으며, 특히 환자가 정상 적인 요추전만을 유지하기 어려웠던 하부요추가 심했다. 전방경사의 휴식자세에서 후방경사로의 움직임은 이 환자에게서 어려웠다. 움직임은 갑자기 조절이 안되게 움직이고, 흉추에서 보상운동이 나타났다. 환자에게 요추의 굴곡을 제한하는 긴장을 잃지 않도록 단순한 요구를 하거나 척추기립근을 이완하도록하였다.

신경조직 유발검사와 신경학적기능

하지거상테스트(Straight leg raise)는오른쪽에서75°였고, 왼쪽에서는 70°였다. 추가적으로 발목의 발등굽힘은 요통을 증가시켰으며 SLR의 ROM을 양쪽에서 다소 감소시켰다. 슬럼프 테스트는 다소 통증을 증가시켰으나 움직임은 양쪽에서 대칭적으로 나타났다. 신경학적인 기능은 하지와 관련되지 않은 국소통증에 국한된것으로 보여 검사하지 않았다.

수동 분절 가동성 검사

수동적인 생리적 척추사이 움직임검사는 요추 4-5, L4-L5와 요추 5-엉치 1, L5-S1의 굴곡의 제한을 보여줬다. 후전방(Postero-anterior) 압력은 L5의 극돌기중앙에 가해지고 L4에 다소 적게 가해지면서 피터씨의 일상적 통증을 유발시켰다. 복부 밑에 배게를 놓아, 가능한 요추를 굴곡시키면, PA압력이 L5중앙에 가해지면 머리쪽으로 극심한 통증을 야기하는 경향이 있는 반면, L4에 압력을 가했을 때는 변화가 없었다. PA압력은 L4-L5의 후관절에 통증을 일으키지 않는 범위에서 L5-S1의 후관절의 좌 · 우에 부드럽게 통증을 나타낼 수 있을 정도로만 제한적으로 적용되었다.

근기능

보다중립적인 요추의 정렬에 어려움으로 인해 앉은 자세나 선자세에서의 빈약한 자세조절양상을 보인다. 더나아가, 하부요추의 척추기립근의 촉진시톤의 증가를 보이며, 특히 하부요추의 극돌기의 바로 옆에서 다열근의 촉진된다. 이검사에서 나타난 점은, 방향 특이성과 관련된 심각한 관절의 저운동성으로 인해, 더이상의 국소근육군이나 운동조절에 대한 편가는 필요없을 것으로 보인다.

운동에 의한 관절유동술에 대한 반응

비염증성, 국소적, 방향특성등의 환자의 문제에서 보여지는 명확한 기계적 사실들에 비추어, 이러한 상황에서는 요추에 대한 sustained natural apophyseal glide(SNAG) 기법이 적절할 것으로 보인다. 시험적인 SNAG가 앉은 자세에서 시행되었다. 앉은 자세는 서있는 자세가 민감한 요엉치의 신경연막 구조에 가해지는 충격을 감소시키기 위해 선택되어졌다. 게다가 앉은 자세와 비교했을 때 앞쪽굴곡이 요추의 추간판에 가해지는 부하를 증가시킨다고 알려져 있다. L5의 극돌기에 접촉한 채 SNAG가 적용이 이전보다 더큰 범위에서 통증없이 환자가 굴곡이 가능하도록 해주었다. (Figure15.2)

움직임을 개선하기 위해 극돌기에 단지 약간의 압력이 요구되었다.

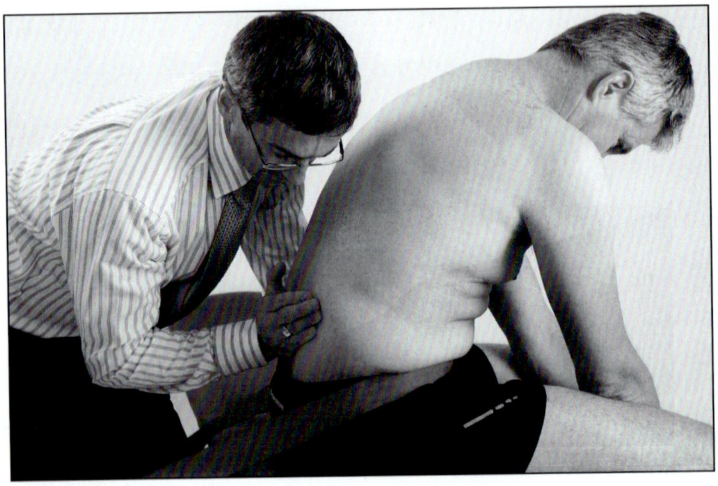

그림 15.2 Lumbar fl exion SNAG in sitting

근거-알려진 임상적 원인

1. 어떻게 신체적인 평가가 진단적인 가설을 뒷받침 하는가?

임상가의 반응

특정한 방향으로의 움직임의 제한이나 통증은 추간판의 문제를 보여준다. 한편, 반복된 굴곡이든 신장이든 어떤 것도 증후를 증가시키거나 줄이지는 못하나 아마도 어떤 진행성 염증성 병변이나 추간판의 문제를 의미하진 않는다. 게다가 명백한 허리분절의 저운동성은 아마도 특정 신경근보다는 경막의 요추부 신경연접구조의 물리적과민성의 증가를 증명하는 것이다. 이것은 SLR시 통증 유발과 앉은 자세에서의 충격에 의한 경추굴곡에 의항 통증증가가 국소부위와 척추중심의 통증이 나란히 함께 나타나다는 사실에 기초한다. 이러한 검사를 통해 얻은 정보에 의한 전체적인 중재는 환자의 증상이 L4-L5와 L5-S1 기능적 척추 분절의 운동손상 장애에 놓여있으며, 신경연접의 물리적과민성과의 관련은 적다.

2. 문제를 지속시키는 어떠한인자에 기여에 대한 인정과 멀리건개념의 치료에 대해 도수치료 전문가(Manual Physio Theropist)?

임상가의반응

피터는 징후가 나타나는 허리 굴곡의 제한이 있다는 것은 명백하다. 이 제한은앉거나 서는(앉은 자세에서의 골반 후경사와 선자세에서의 전방경사)자세로부터 앉은자세와 선자세등에 관계없이 나타났다. 피터는 이것이 그의 손상된 추간 원판을 해를 끼칠수 있다는 믿음과 통증을 유발할 수 있다는 두려움 때문에 굴곡을 피한다. 그는 굴곡활동은 조절이 잘 안되어 신장상태에서의 활동을 유지하려는 경향이 보인다. 이러한 장애는 만성적이며, 정적이고 초기 물리치료사에게 받은 적절치 못한 충고에 대한 굴곡에 대한 두려움으로 인해 도움을 받지 못하고 있다. 피터씨에게 요통의 해부학과 생리학에 대한 교육과, 특히 추간판과 굴곡에 대한 그의 두려움에 대한 과잉반응으로 인한 척추통증에 대한 그의 믿음을 바꿔주는것이중요해 보인다. 요추 SNAG기술은 주로 한분절이 단방향성 운동 결손을 보이는 환자에게 유용하다고 생각되어지는데, 이러한 경우가 정확한 예이다. 이기술은 환자에게통증없이 굴곡을 수행하고 ROM을 빠르게 개선하는 것을 보여줄 수 있는 유용한 방법이다.이 기술은 또한 두려움에 가득한 통증동작에 대해 환자를 점진적으로 노출시킴으로서 서서히 적용시킬 수있다.

피터씨의 SNAG의 목적은 정상 활동을 점진적이고 개선적으로 되찾도록 격려하며, 통증회피와 걱정을 극복하도록 하는것이다. 요추SNAG가 적용될 때 치료사는 환자의 신뢰를 얻기 위해서 정확한 척추레벨을 필요로 하는 적절한 힘의 양과 방향을 빠르게 확인해야 한다. 요추SNAG가 관절의 저운동성 문제를 관리하는데 완벽하게 적합해 보이는 반면 요추의 신경연접에 물리적 과민성의 양상으로 인해 주의가 요구된다. 최근의 연구에서 요통환자그룹에서 요추굴곡 SNAG의 즉각적 효가가 조사되었다. 환자들은 국소적 요통, 특히 주로 간헐적증세와 굴곡제한을 동반한 굴곡시, 나타나는 통증에 이러한 중재(통증감소나 ROM증가)최상의 반응을 얻었다. 긍정적 반응을 보인 대부분은 주된 악화요소로 자세나 굴곡 활동을 보고 하였다.

SNAG에 반응보이지 않는 환자군에서 증세가 다리쪽으로 방사통이 나타났으며 주로 첫번째 요통을 보고한다. Rland-Morris Disability Queationaire의 측정에서 모든 영역에 대해 중등도의 기능적 제한이 나타났다. 그러나Distress and Risk Assessment Method Questionnaire의측정에서높은심리학적스트레스를나타내지는않았다.

치료와 관리

치료 1

환자의 평가중 앉은 자세에서의 실험적인 SNAG의 양호한 반응 때문에, 이 테크닉이 초기치료에 선택되어진다. Table 15.1에 요추SNAG테크닉이 자세히 나와있다. 환자의 병력과 이학적검사등의 다양한 특징등을 통해 이러한 테크닉의 적용에 주의가 요구된다. 피터씨가 굴곡을 두려워 한다는 사실은 작은 요소가 아니다. 이학적 검사를 통해 명확히 밝혀진 징후를 보이는 레벨과 L5-S1 분절에 국한되서 나타나는 장애는 이경우에 행운이었다. 이것은 즉각적인 통증의 감소와 더불어 굴곡범위의 매우 빠른 변화를 가능하게 했다. 주의적인 측면의 실수를 막기 위해 6회 반복의 SNAG 테크닉이단지 3세트만이 초기 쎄션에 수행되고 집에서의 운동은 처방 되지 않았다.

SNAG의 즉각적인 효과는 하부요추의 분절운동의 중등도의 개선과 함께 앉은 자세에서의 굴곡운동의 통증감소를 가져왔다. 선자세에서 굴곡운동범위는 Mobilisation with Movement(MWM)이후에 5cm의 개선이 있었다. 신체적 손상의 측정치에 변화가 있는 반면 요통에 의한 전체적인 반응의 장애측정이나 통증보다 적은 반응을 보여준다. 그래서 통증과 요추굴곡의 범위의 즉각적인 개선이 회복을 위한 좋은 전조가 되고 있다.게다가 요추 SNAG의 즉각적인 효과가 가동범위와 통증감소의 변화가 주로 보고되며 연구에 사용되고 있으며, 이러한 내용은 피터씨의 치료를 관찰한 결과와도 일치한다.

피터는 자전거를 타지않으며, 다음예약까지 어떠한 집안의 리모델링도 하지 않도록 교육받았다. 이것은 일시적이며 한정된 기간에 한함을 설명하였다. 치료 쎄션을 통해 상당한 시간동안 요통의 생리학과 조직의 치유추간판의 해부학과 두려움에 대한 도피행동 등에 대한 설명이 주어졌다.

치료 2

환자는 재평가와 치료를 위해 2일후에 재방문했다. 그는 요통의 감소와 앉은 자세에서의 내성개선에 확신에 찬상당한 개선이 있었다고 알려주었다. 앉은 자세에서의 PSFS는 3/10을기록했다. 피터씨는 아울러 덜 불편하게 오래 앉아 있을 수 있었고 지난 2일간 통증빈도가 줄어들었음을 알았다고 한다. 굴곡범위에대한검사에서 5/10통증범위내에서이제바닥에서손끝이 25cm이다. 그는 굴곡을 하는데 있어 자신감을 갖게 되었으며 이전보다 망설임이 적어졌다. 앉은 자세에서의 경추의 굴곡과 함께 요추굴곡과 골반의 후방경사는 경추굴곡이 없을때 보다 여전히 좀더 통증유발적인 요소였다.

첫 번째 치료 쎄션에 대한 긍정적이고 일관된 반응을 보인 것으로 보아 앉은 자세에서의 SNAG 반복되었으며, 단 10회 반복의 5셋트가계속 되었다. 환자는 또한 집에서의 운동으로 요추자가 SNAG의 수행이 교육되었다. 피터씨는 요추자가 SNAG스트랩을 L5극돌기의 아래쪽에 어떻게 놓는지 보여 주었다. 매번 정확한 위치를 파악하기 쉽도록 작은 스포테잎 조각을 정확한 위치에 붙여 놓았다. 피터씨는 만약 그가 통증없이 굴곡을 할 수 없을 경우에는 척추에서의 스트랩의 위치를 변경하도록 했다. 그는 일과중에 다섯번에 걸쳐 10회의 운동을 수행하며 운동중 통증이 있어서는 안됨을 조언 받았다.

표 15-1. 허리 굽힘을 위한 SNAG

적응증	허리를 구부리는 동안 통증이 있거나 움직임의 소실	
자세	환자	치료대에 앉는다.
	치료 신체 부위	허리에 통증이 없는 자세
	치료사	치료사는 환자의 약간 뒤쪽, 측면에 서서 수기치료 벨트를 환자의 골반과 치료사의 넙다리 뒤쪽에 위치시킨다. 치료대위에서 환자의 안정화를 위해 밸트를 뒤쪽으로 위치한다.
	치료사의 손	안정화 손: 활주힘에 대한 반대힘을 제공하기 위해 환자의 골반 전면에 위치 활주 손: 새끼두덩은 상위척추의 가시돌기의 하부면에 위치한다.
적용 안내	• 치료대 위에서 환자가 안심할 수 있도록 수기치료벨트를 통하여 충분함 힘을 보장한다. 과도한 힘은 환자의 복부를 매우 불안정하게 할 수 있다. • 허리뼈는 일반적으로 수직방향으로 한 채, 활주 손은 반드시 후관절면을 따라 힘이 형성되어야한다. • 손 접촉 압통(tenderness)은 스폰지고무(sponge rubber)를 사용하여 최소화 할 수 있다. • 환자에게 앞으로 구부리라고 하고 통증이 있는 움직임의 힘을 피하기 위해 통증이 나타날 때 멈추라고 한다. • 특히 질환이 급성인 경우라면 예방책으로 부드러운 힘을 초기에 적용한다. 더 강한 힘은 허리뼈 움직임이 경직(stiffness)으로 인하여 제한되었을 경우 요구된다. 만약 움직임이 적당히 증진되었지만 여전히 통증이 있다면 더 강한 힘을 이용 할 수 있다. • 만약 통증없이 굽힘을 얻어내지 못한다면 약간의 힘의 각도에 변화를 준다. 일부는 후관절의 해부학적인 다양성으로 인하여 힘의 방향의 변화로 통증없는 움직임을 얻어 낼 수 있을 것이다. • SNAG가 적용되는 허리뼈 수준의 변화는 만약 움직임이 바뀌지 않거나, 혹은 처음 적용시보다 더 악화되는 양상을 보일시에 적용된다. • 통증완화에 실패한 해당허리뼈에 통증없는 움직임을 얻어내기 위한 네 번 이상의 시도는 역효과를 낳게 될 것이다. • 한번 통증없는 움직임을 얻어냈다면 6-10번 움직임을 반복하라 • 그 다음의 재평가는 유의하게 통증없는 ROM의 증가를 드러내야 한다. • 만약 재평가에서 향상된 근거가 있다면 3-5세트를 더 수행될 수 있다.	

의견	• 활주하는 힘은 환자가 시작지점으로 돌아오는 순간까지 계속 유지한다. • 환자가 최대로 끝범위를 얻어 낼 수 있도록 독려하는 것은 중요하다.
변화	• 허리뼈 굽힘을 위한 SNAGs는 다양한 자세에서 시도된다. 환자가 앉은 자세에서(Figure 15.2) 완전한 가동범위를 얻으면 그 기술은 점차적으로 선자세로 증진된다(Figure 15.4). 큰 환자를 대하는 작은 치료사는 선자세나 앉은자세의 SNAGs는 어려운데 네발기기 자세에서 이루어지는 기술은 훨씬 쉽게 적용 될 수 있다.(Figure 15.5). • 임상에서 쓰기에 SNAGs의 효율을 증진시키기 위하여 자가치료기술은 더 중요하다. Self-SNAG는 허리뼈 자가치료용 끈이나 천으로 된 벨트를 필요로 한다. 이 끈의 목적은 치료사에 의해 해당 분절의 가시돌기 위에 제공되는 힘을 그대로 적용시키기 위함이다. 환자는 후관절면을 따라 수직방향으로 끈을 당긴다. Self-SNAG는 앉은자세(Figure 15.3)나 선자세에서 실행된다. 이 운동은 일반적으로 하루에 10번 반복하여 최소한 3번 이상 반복된다.

마지막세션에서 선자세에서의 요추굴곡은 바닥으로 부터 손끝이 22cm로 개선되었다. 앉은자세에서, 굴곡시 이제통증은 없었으나, 하부요추 굴곡의 양이나 범위는 비록 개선되기는 하였으나 여전히 약했다. 피터씨는 20분간의 자전거 타기를 시도하도록 하였으나, 집의 리모델링과 관련한 활동에 대해서는 변화를 주지않았다.

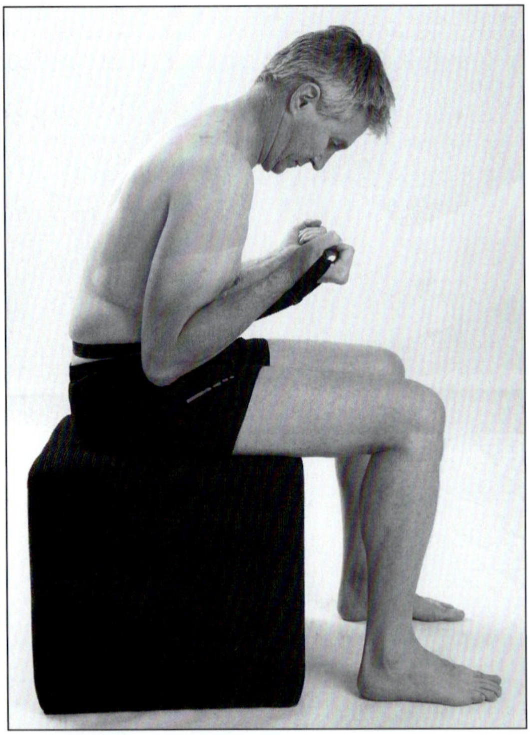

그림 15. 3 Lumbar flexion self-SNAG in sitting with a self-SNAG strap

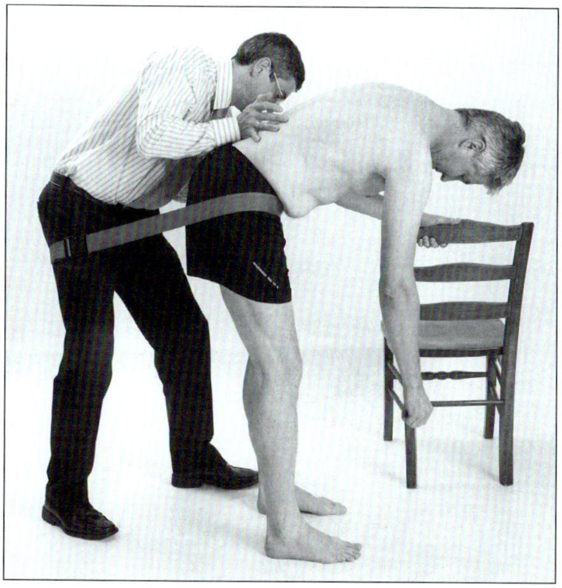

그림 15. 3 Lumbar flexion self-SNAG in sitting with a self-SNAG strap

치료 3

피터씨는 1주일후에 재평가와 치료를 위해 재방문 하였으며 이전 세션의 치료와 집에서의 운동의 결과로 더더욱 개선되었다고 말했다. 그는 PSFS 2/10의 약간의 요통을 느끼며 20분간의 자전거타기가 가능했다. 앉은 자세에서 측정치는 2/10 기록했다. 이상하게도 피터씨는 앉은 자세에서의 개선에서도 불구하고 20분이상의 운전에 어려움을 여전히 갖고 있었으며 이 때의 점수는 처음 기록인 5/10을 보였다.

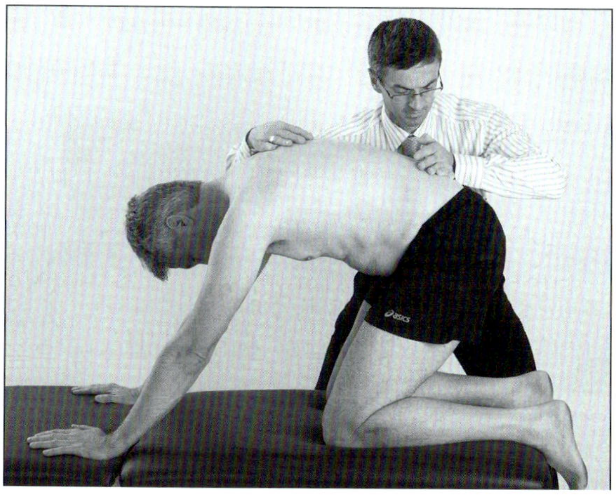

그림 15. 4 Lumbar flexion SNAG in 4-point kneeling

선자세에서 능동적인 요추굴곡은 3/10의 통증정도에서 바닥면과 손끝이 22cm를 기록했다. 선자세와 앉은자세에서의 굴곡시에 신경연접의 물리적 민감성은 경추의 굴곡이 더해지면 여전히 크게 나타났다.

가벼운 신경연접의 물리적 민감성이 있을때 SNAG 선자세에서 의학적 치료술기와 집에서의 운동등에서 진전을 보였으나, 무릎이 5° 굴곡된 상태였다. 피터씨는 선자세에서 무릎을 굽히고 자가SNAG처럼 앉은 자세에서 자가 SNAG를 계속하도록 처방받았다. 세번째 세션의 마지막에 선자세에서의 요추 굴곡은 바닥으로부터 손끝까지 15cm이었으며 통증은 없었다. 요추굴곡의 범위는 앉은 자세와 선자세 모두 개선 되었다. 피터씨는 집의 리모델링과 관련된 일반적인 활동을 다시 시도하도록, 그러나 이러한 활동의 증가에 대해 등근육의 강도가 허락하는 범위에서 한주에 걸쳐 점진적으로 시도하도록 권고받았다.

치료 4

일주일 후에 피터는 PSFS에8/40와 더불어 모든 활동에더한 개선을 보인다고했다. 운전이 가장 증상을 악화시키는 활동으로 보이며, 약 30분후에 통증을 느끼며 더 이상의 드라이빙을 피할 수밖에 없었다. 선자세에서의 굴곡에서 통증은 없었으나 바닥으로부터 손끝까지의 거리는 14cm로 제한이 있었으며, 앉은 자세에서는 통증이 없었다. 앉은 자세에서의 굴곡은 경추가 최대한 굴곡된 자세에서 통증이 심했다. 주된 양상은 이제 신경연접의 물리적 민감성으로 보인다. 운전시에 신경학적 구조가 일반적인 앉은 자세보다 자극적이었기 때문에, 운전시 무릎은 보다 신장되어 있으며 척추는 일반적으로 무너져 있다. 게다가 경추의 굴곡은 앉거나 선상태에서의 굴곡시에 여전히 요통을 유발하며 슬럼프 테스트에서 요통이 양성으로 나타났다.

앉은 상태에서의 요추SNAG테크닉은사전에 경추의 굴곡상태에 따라서 진행되었다. 이러한 테크닉이 적용된 후와 그 과정에서, 통증없는 범위가 L5에 적용됨으로서 이루어졌다. 선자세에서 굴곡범위는 바닥에서 손끝까지 10cm로 개선되었다. 집에서의 운동도 적절히 수정되었다.

치료 5

2주후에 피터씨는 PSFS에서 4/40스코어로 거의 모든 활동에서 요통을 느끼지 않는다고 했다.이것은 오직 드라이빙이나 리모델링과 관련된다. 그는 여전히 점진적으로 이러한 활동과 관련된 지구력을 기르고 있다.선자세에서의 굴곡은 바닥에서 손끝까지 6cm를 기록했다. 경추굴곡이 병행되어도 증상을 가중시키지는 않았으나 슬럼프 테스트에서 왼쪽다리의 움직임과 관련해서 다소 증세를 악화시키며 여전히 요통을 유발하고 있다.

앉은 자세에서의 요추SNAG테크닉은 경추굴곡과 왼쪽무릎 30°굴곡 상태에서 다시 진행되었다. L5에 SNAG가 적용되면서 통증없는 움직임이 가능해 졌다. 이러한 SNAG는 이전의 운동을 대체해 집에서 하도록 주어졌다. 큰 개선을 보여 환자는 치료를 마쳤다

최종 결과

1개월후의 전화통화상 피터씨는 요통없이 이전의 모든 활동들이 가능하다고 하였다

저자의 멀리건 개념

요추 SNAG는 이와 같이 특별한 경우의 관리에 성공적이다. 통증, ROM과 신체적 장애등이 이중재의 직접적인 결과로 모두 개선되었다. 피터씨는 국소적 만성요통의 병력이 분명했다. 그의 장애는 수개월간 지속되었으며 회복은 자연적 과정에 미치지 못하는 것으로 보였다. 그러나 그의 요통에 대한 이해와 믿음이 개선된 자가효율에 대한 변화가 호전을 가져왔다. 경험적 근거는 자극과 노출 공포에 노출이 공포의 감소에결정적인 역할을 했다. 게다가 여기에는 만성 요통환자에게 나타나는 인지요소와 통증과 장애의 수준에 따라 강한 관계가 있다는 몇가지 증거가 있다. 운동과 움직임은 환자의 교육과 더불어 일상적인 활동의 재시도를 격려하며, 통증회피와만성 통증 양상을 깨도록 도와주며 생물심리사회적 모델 안에서 현대적인 치료접근이 병합되어야 할것이다. 요통환자의 요추굴곡SNAG의 즉각적 효과에 대한 최근의 교차 임상 연구는 이 테크닉이 ROM에 통계학적으로 유의한 증가를 만들어 낸다는 결론을 얻었으나 위약효과보다 통증으 감소 시키지는 못했다. 최초자료의 분석에서 26명의 환자중 19명(73%)에서 SNAG에 의해 ROM이나 통증스코어에 개선을보였다. 반면 위약군에서는 26명의 환자중 단지9명(35%)만이 통증과 ROM의 개선을 보여주었다. 이러한 연구가 ROM에 요추굴곡SNAG의 즉각적인 효과를 사전적으로 지지함에도 불구하고 임상적 중요성은 아직 결정적이진 않다. 요추 SNAG에 대한 동작의 작용에 대한 어떠한 제안된 효과가 알려져있지않으며, 이러한 구체적인 조사는 아직 이루어지지않았다(4장7 참조) 그러나, 요추 SNAG의 특별함을 고려할 때, 엎드린 자세에서의 PA압박과 극돌기에 가해진 SNAG 사이에 몇가지 유사성이 있다.

리와 에반스는 L5극돌기에 가해진PA압박이 L5척추뼈의 앞쪽이동과 L5-S1분절의 굴곡을 야기한다고 보고하고 있다. 이것은 이경우에 보여지는 운동의 방향이 제한된 것과 같은 운동분절이다. SNAG의 생역학적 효과는 능동적 움직임과 함께 척추후관절면을 따라 머리쪽으로의 활주에 의해 강화될 수있다. 이것은 반드시 후관절의 활주를 자극하며 관절면의 압박을 감소시킬 것이다. 흥미롭게도, PA압박은 머리쪽을 향할 때 덜 경직됨을 보인다.

이 경우에 대한 움직임의 기전에 대한 또 하나의가능한 설명은 L5–S1분절의 잘못된위치의 교정을 통해가능하다. 이에 더해 멀리건은 굴곡시 정상적인 후관절의 활주의 부족이 추간판을 일그러뜨리며 통증을 유발한다고 본다[14]. 척추의 신장과 후관절 활주의 부족은 신장근의 활동에 의해 증가된다[33]. 요추 굴곡 SNAG는 경직된 후관절을 움직여 줄 수있으며, 이것은 신장근을 억제함으로서 손상받은 추간판의 스트레스 유발을 감소시키는 효과를 갖을 수있다.

Zusman은 수기치료에 의해 제공되는 통증완화에 대해 습관화(habituation)와 소멸(extinction)에 대한 새로운 이론적인 근거를 기술하였다. 통증은 회피하고 싶은 기억의 형태이고 한번 형성된 것은 쉽게 증가된 형태로 불러들여진다. Zusman은 다음과 같이 기술한다:

통증은 기억의 장기강화(long–term potentiation)를 부호화하는 상위척수(supraspinal)와 관련하여 밀접하게 공통점이 있는 후각통증로(dorsal horn pain pathway) 신경원의 능동–의존 민감화(activity–dependent sensitisation)를 담당하는 것으로 알려진 많은 기전들로 인하여 확실하게 증가된다.

간단하게 말해서, 장기강화는 중추민감화(central sensitisation)로 알려진 장기간의 시냅스 후 신경원의 변화를 발생시키는 말초로부터 연달아 이어지는 입력공세(a barrage of input)로부터 발생된다. 손상된 조직으로부터 오는 유해자극은 학습형태의 변화, 혹은 신경계의 가소성(plasticity)을 만들어낸다. 그러므로 신경계는 파블로프의 조건반사(Pavlovian conditioning)와 유사한 과정으로, 보다 적은 강한 자극에 반응하여 '학습'하게 된다.

행동과 관련하여, 조건화된 두려움 반응은 소멸을 통해 강도가 감소되는 것이다; 학습의 형태는 반복되는 비–강화(non–reinforced)를 이끌어내는 조건화된 자극일 때 조건화된 반응이 감소함으로서 특성화 된다. 다시 말해, 우리는 이전의 통증 활동을 통증을 일으키지 않는 방법의 반복을 통해 새로운 기억이 중첩(overlaying)되면서 이전의 통증에 대한 기억과 두려움을 없앨 수 있다. 통증 소멸의 측면에서, 목적은 점진적인 정상활동, 기능적이고 통증이 없는 방법을 조장하는 것이다. 이 사례에서, 굽힘은 고통스러웠고, 활동/움직임에서 회피성의 두려움을 나타내었다. SNAG는 어떠한 명백한 위험이 없을 경우에 두려운 움직임에 노출을 제공하였고 이것의 회피적 기억의 소멸에 기본적인 중재로 이용되었다. 점진적인 모빌리제이션은 아마 습관화를 통하여 신경계를 둔감하게 할 것이다. 이 메커니즘은 시냅스 전 신경 말단에 임펄스를 전달하는 능력이 점진적으로 감소되는 것과 관련이 있다. 피터의 경우, 허리에 반복적된 SNAG 적용으로 유해하지 않은 감각 입력은 신경계의 정상적인 상태로 회복, 통증의 민감화 완화와 필적할 만하다.

[References]

1. Pengel L.H.; Refshauge K.M.; Maher C.G.. Responsiveness of pain, disability, and physical impairment outcomes in patients with low back pain. Spine 29 (8) (2004) 879 - 883.
2. Kent P.M.; Keating J.L.. Can we predict poor recovery from recent-onset non-specific low back pain? A systematic review. Manual Therapy 13 (1) (2008) 12 - 28.
3. Vlaeyen J.W.; Linton S.J.. Fear-avoidance and its consequences in chronic mus culoskeletal pain: a state of the art. Pain 85 (3) (2000) 317 - 332.
4. Leeuw M.; Goossens M.E.; Linton S.J.; et al. The fear-avoidance model of musc uloskeletal pain: current state of scientific evidence. Journal of Behavioural Med icine 30 (1) (2007) 77 - 94.
5. O'Sullivan P.. Diagnosis and classification of chronic low back pain disorders: mal adaptive movement and motor control impairments as underlying mechanism. Ma nual Therapy 10 (4) (2005) 242 - 255.
6. O'Sullivan P.B.; Beales D.J.. Diagnosis and classification of pelvic girdle pain di sorders — Part 1: a mechanism based approach within a biopsychosocial framew ork. Manual Therapy 12 (2) (2007) 86 - 97.
7. Waddell G.. The physical basis of back pain. In: (editor: Waddell.) The Back Pain Revolution. (1998) Churchill Livingstone: Edinburgh, pp. 135 - 154.
8. McKenzie R.. The Lumbar Spine: Mechanical Diagnosis and Therapy. Waikanae: Spinal Publications (1981).
9. McKenzie R.; May S.. The Lumbar Spine: Mechanical Diagnosis and Therapy. 2nd edn (2003) Spinal Publications: Waikanae.
10. Breivik E.K.; Bjornsson G.A.; Skovlund E.. A comparison of pain rating scales by sampling from clinical trial data. Clinical Journal of Pain 16 (1) (2000) 22 - 28.
11. Kippers V.; Parker A.W.. Toe-touch test. A measure of its validity. Physical Th erapy 67 (11) (1987) 1680 - 1684.
12. Corben T.; Lewis J.S.; Petty N.J.. Contribution of lumbar spine and hip movem ent during the palms to floor test in individuals with diagnosed hypermobility sy ndrome. Physiotherapy Theory Practice 24 (1) (2008) 1 - 12.

13. Hall T.M.; Elvey R.L.. Management of mechanosensitivity of the nervous system in spinal pain syndromes. In: (editors: Boyling G.; Jull G..) Grieves' Modern Ma nual Therapy. 3rd edn (2004) Churchill Livingstone: Edinburgh, pp. 413–431.
14. Mulligan B.R.. Manual Therapy: 'NAGs', 'SNAGs', 'MWMs' etc. 5th edn (2004) Pl ane View Services: Wellington.
15. Adams M.A.; Bogduk N.; Burton K.; et al. The Biomechanics of Back Pain.. (2002) Churchill Livingstone: Edinburgh.
16. Young S.; Aprill C.; Laslett M.. Correlation of clinical examination characterist ics with three sources of chronic low back pain. Spine Journal 3 (6) (2003) 460–465.
17. Summers B.; Malhan K.; Cassar–Pullicino V.. Low back pain on passive straight leg raising: the anterior theca as a source of pain. Spine 30 (3) (2005) 342–345.
18. Mulligan B.. SNAGS: mobilisations of the spine with active movement. In: (edito rs: Boyling J.; Palastanga N..) Grieves' Modern Manual Therapy: The Vertebral Column. 2nd edn (1994) Churchill Livingstone: Edinburgh, pp. 733–743.
19. Konstantinou K.; Foster N.; Rushton A.; et al. Flexion mobilizations with move ment techniques: the immediate effects on range of movement and pain in subjec ts with low back pain. Journal of Manipulative and Physiological Therapeutics 30 (3) (2007) 178–185.
20. Stratford P.W.; Binkley J.; Solomon P.; et al. Defining the minimum level of de tectable change for the Roland–Morris questionnaire. Physical Therapy 76 (4) (1996) 359–365. discussion 66–8.
21. Main C.J.; Wood P.L.; Hollis S.; et al. The distress and risk assessment method. A simple patient classification to identify distress and evaluate the risk of poor ou tcome. Spine 17 (1) (1992) 42–52.
22. Bogduk N.. Clinical Anatomy of the Lumbar Spine. 4th edn (2004) Churchill Liv ingstone: Edinburgh.
23. Tuttle N.. Do changes within a manual therapy treatment session predict between–session changes for patients with cervical spine pain? Australian Journ al of Physiotherapy 51 (1) (2005) 43–48.
24. Konstantinou K.; Foster N.; Rushton A.; et al. The use and reported effects of

mobilization with movement techniques in low back pain management; a cross-sectional descriptive survey of physiotherapists in Britain. Manual Therapy 7 (4) (2002) 206 - 214.

25. Hall T.; Elvey R.L.. Evaluation and treatment of neural tissue pain disorders. In: (editors: Donatelli R.; Wooden M..) Orthopaedic Physical Therapy. 4th edn (2009) Churchill Livingstone: New York.
26. Schafer A.; Hall T.M.; Briffa K.. Classification of low back related leg pain–a proposed pathomechanisms based approach. Manual Therapy 14 (2) (2009) 222 - 230.
27. Moseley G.L.. Evidence for a direct relationship between cognitive and physical change during an education intervention in people with chronic low back pain. European Journal of Pain 8 (1) (2004) 39 - 45.
28. Tryon W.W.. Possible mechanisms for why desensitization and exposure therapy work. Clinical Psychology Review 25 (1) (2005) 67 - 95.
29 Woby S.; Roach N.; Urmston M.; et al. The relation between cognitive factors and levels of pain and disability in chronic low back pain patients presenting for physiotherapy. European Journal of Pain 11 (8) (2007) 869 - 877.
30. Moseley L.. Combined physiotherapy and education is efficacious for chronic low back pain. Australian Journal of Physiotherapy 48 (4) (2002) 297 - 302.
31. Lee R.; Evans J.. An in vivo study of the intervertebral movements induced by posteroanterior mobilisation. Clinical Biomechanics 12 (6) (1997) 400 - 408.
32. Allison G.T.; Edmondston S.J.; Roe C.P.; et al. Influence of load orientation on the posteroanterior stiffness of the lumbar spine. Journal of Manipulative and Physiological Therapeutics 21 (8) (1998) 534 - 538.
33. MacDonald D.A.; Moseley G.L.; Hodges P.W.. The lumbar multifidus: does the evidence support clinical beliefs? Manual Therapy 11 (4) (2006) 254 - 263.
34. Zusman M.. Mechanisms of musculoskeletal physiotherapy. Physical Therapy Reviews 9 (1) (2004) 39 - 49.
35. Zusman M.. Forebrain–mediated sensitization of central pain pathways: 'non-specific' pain and a new image for MT. Manual Therapy 7 (2) (2002) 80 - 88.
36. Myers K.M.; Davis M.. Behavioral and neural analysis of extinction. Neuron 36 (4) (2002) 567 - 584.

chapter

16 의원성 손상 후 23년의 몸통 펴기의 회복

Restoration of trunk extension 23 years after iatrogenic injury

Mark Oliver

병력 HISTORY

중재 당시, 존은 48세의 세관원 이었고 이전에 군인으로 복무 했었다. 그는 아래의 신체차트에서 나타나는 증상을 23년 동안 앓았다. 존은 반복되는 다양한 형태의 통증이 오른쪽 요엉치(lumbosacral)와 엉치엉덩이관절(sacroiliac joint)에서 나타났고, 오른쪽 서혜부에서의 경도의 통증 그리고 몸통 폄(trunk extensim)의 현저한 제한과 함께 오른쪽 요엉치부위에 간헐적으로 "움켜쥐는듯한 통증(catching pain)"을 경험 했다. 그는 또한 일시적으로 요엉치부위의 통증이 오른쪽 둔부와 대퇴후면서 무릎으로까지 방사되는 것을 경험 하였다.

과거력 및 현재 병력 Past and present history

존이 25세때 심각한 요골 골절이 있었고 이로 인해 이후에 골 이식을 위해 오른쪽 골반 전상연부(anterosuperior pelvie bim)에서의 골절제술이 필요했다. 수술 이후의 존이 깨어 났을 때, 오른쪽 요엉치부와 엉치엉덩관절의 심각한 통증을 느꼈다. 게다가, 오른쪽 다리는 길어 진 것 같았고, 몸통 폄의 심각한 제한이 나타났다. 요엉치와 엉치엉덩관절통증을 위해 다양한 카이로프락틱 중재가 통증감소에 다소 도움이 되었다. 그러나 수술 이후 몸통 펴기 제한과 다리가 길어진 느낌은 지속적으로 남아있었다. 존은 카이로프락터의 처방에 따라 다리길이 차이를 보상하기 위해 왼쪽에 1cm높이의 깔창을 사용 하였다. 최근 몇 년간 존은 운동기반의 재활프로그램의 일환으로 피트니스 강사에게 허리와 몸통강화운동을 받았다. 그러나 척추기능, 몸통운동성과 통증 어느 것 에도 효과가 없었다. 그는 매우 의욕적으로 근력강화 및 심혈관계 운동을 하였지만 효과적인 허리 및 골반주의근육 강화에 실패 하였다.

급성 통증은 대부분 웨이트 트레이닝, 격렬한 운동 또는 무거운 웨이트 리프팅이후에 나타났다. 통증이 급성일 때 척추굽힘이 현저히 제한되었다. 요엉치부의 움켜잡는 듯한(catching) 통증은 현저히 나빠지고 통증은 오른쪽 둔부와 대퇴후면을 따라 무릎까지 방사되었다. 급성 증상은 최소한 2-3달의 한번 씩 나타났고, 이는 활동과 관계 되었다. 이런 증상은 요추의 카이로프락틱 수기(munual)교정 후 3~4일에 거쳐 완화 되었다. 급성증상은 검사 당일 나타나지 않았다.

증상 양상

오른쪽 엉치엉덩관절과 요엉치 통증은 중등도의 웨이트 트레이닝과 운동에 의해 증가하였다. 그래서 존은 상당히 가벼운 무게로 운동을 해야 했고 몇몇 운동은 완전히 피해야 했다. 딱딱한 바닥에서의 달리기와 점프 같은 무리한 운동은 증상을 악화시켰다. 그래서 존은 달리기는 잔디 바닥에서만 하는 것으로 국한 했고, 오비탈 트레이너를(orbital trainer)를 사용 하였다.

통증은 딱딱한 바닥에서 바로 누운 자세로 30분이상 있거나 단단한 침대에서 잠을 잘 경우 현저히 증가하였다. 바로 누운 자세에서 일어나려고 할 때, 존은 오른쪽 엉치엉덩관절과 요엉치부의 현저한 통증을 느꼈고 이는 30-60분 동안 지속적인 저강도의 뻐근한 통증으로 이어졌다. 요엉치부와 엉치엉덩관절의 통증은 지속적인 선자세에서, 상대적으로 짧은 기간에도 불구하고 악화되었다. 그리고 존은 증상의 최소화하기 위해 한발을 내딛고 선자세를 선호 하였다. 존은 세관원으로서 방탄복을 착용해야 했고 이로 인해 오른쪽 엉치엉덩관절의 통증이 현저히 증가했다.

지속적인 앉는 자세는 문제가 되지 않았지만 증상이 급성일 때 30분이상의 앉은 자세 이후 굽힌 자세에서의 강화운동의 어려움을 겪었다. 양치를 하기 위해 세면대에 반쯤 기댄 이후에 일어날 때 종종 오른쪽 요엉치 부위의 당기는 듯한 통증을 야기하였다.

통증이 둔부로 방사 될 때, 통증부위에 테니스공을 굴리면 통증이 다소 완화 되었다. 요추증상이 급성일 때 기침이나 재채기는 오른쪽 요추부위의 동통을 유발했다.

방사선 검사

카이르프락터에 의해 수년 전 단순 촬영을 실시 하였지만 현재 평가로 사용 할 순 없다. 존이 알고 있는 것은 카이로프락터가 다리길이 차이의 소견을 보였다는 것이다(오른쪽이 왼쪽보다 김). 추가적인 검사는 이루어 지지 않았었다.

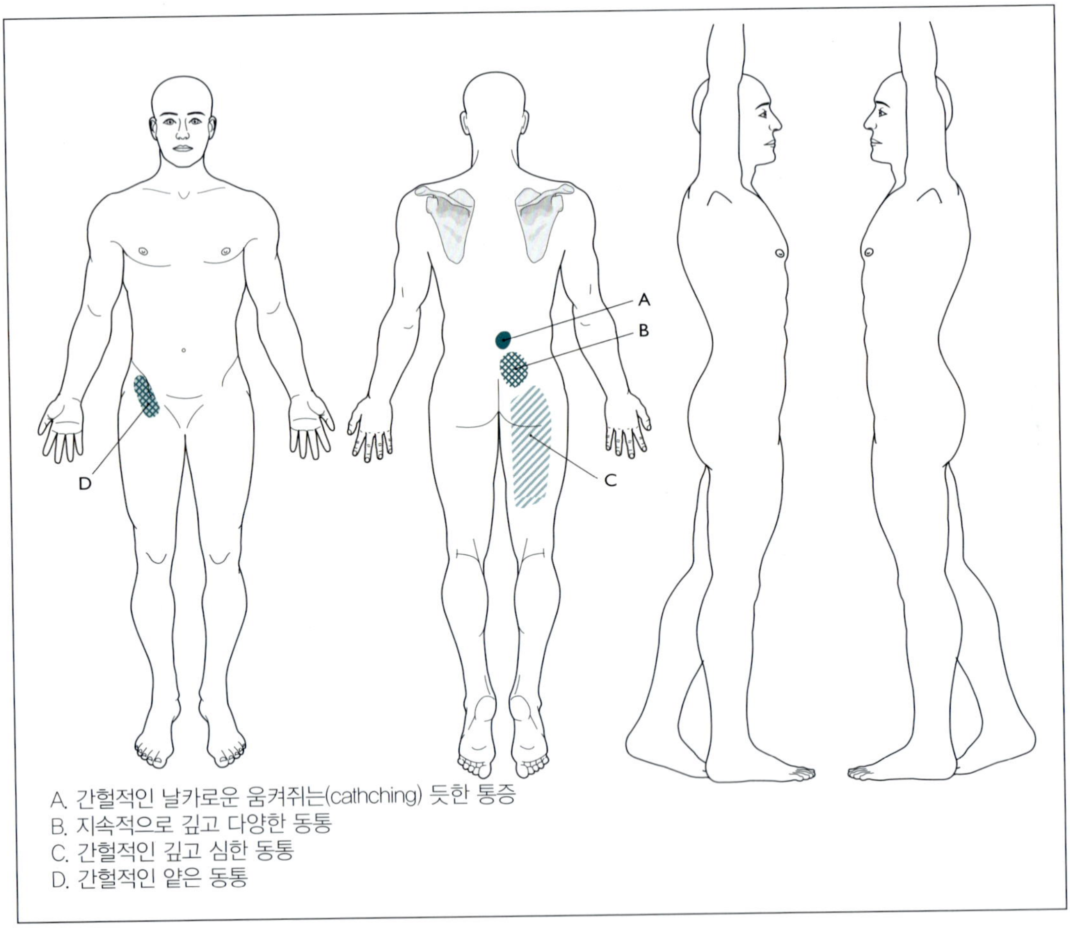

그림 16. 1 신체 차트

근거에 의한 임상적 추론
EVIDENCE-INFORMED CLINICAL REASONING

1. 23년전 통증유발에 어떤 요소가 기여했는지 가설을 세웠는가?

임상가의 반응

골이식을 위해 장골능(iliac cest)에서 추출한 기증 뼈(donor bone)는 골수 추출을 위해 장골에 뚫은 구멍을 포함하고 있었다. 환자는 마취되었고 구멍을 뚫고 골수를 추출하기 위해 상당한 힘이 가해졌다. 합병증을 일으킬 확률은 수술부위 보다 기여부(donor site)에서 더 컸고, 이것은 널리 보고 되어 있다. 대부분의 관심이 수술이후의 통증을 완화하는데 맞춰졌다. 하지만 장기간의 병적상태가 발생 할 수 있다는 언급은 거의 없었다. Coventry와 Tapper는 후장골능에서 추축하는 골이식 수년 후 발생된 엉치엉덩관절 불안정성을 앓은 6명의 환자에 대해 보고하였다.

존의 경우 골이식 절차가 요엉치와 엉치엉덩관절 통증발생의 분명한 이유였지만 골수가 전상장골능(anterior superior iliac spine)에서 추출될 때 엉치엉덩관절 인대가 직접적으로 영향을 받지는 않았다. 마취와 함께 골이식편(bone graft material) 추출을 위해 가해진 힘에 의해 엉치엉덩관절 불안정이 야기 됐을 수도 있다. 특히 관심을 둘 부분은 통증은 즉각적으로 현저한 몸통 폄제한과 동반 되었다는 것이다. 그리고 그것은 변화없이 20년동안 지속되었다. 질문에서 존은 만성 엉치엉덩관절 통증, 장기간 지속된 몸통 폄제한과 일회성의 급성 요엉치부 증상을 분명히 구분 했다. 카이로프락틱 중재는 손상 직후를 제외하고는 급성 요엉치 증상의 호전에 도움이 되었다. 수기치료는 엉치엉덩관절 통증 또는 몸통 폄 제한에는 전혀 효과가 없었다. 이 것은 관련된 두가지의 문제가 존재 하지만 이중 하나만 치료에 영향을 받았다는 것을 보여준다.

2. 왜 이 문제가 장시간동안 해결되지 못했는지 생각해 보았는가?

임상가의 답변

존은 운동을 규칙적이고 적절히 하는 똑똑하고 동기부여가 매우 잘 되어있는 사람이다. 그러나, 근력강화와 요엉치와 골반의 중요 근육 강화를 포함한 다른 재활 운동에도 불구하고 몸통 움직임제한과 통증을 극복 할 수는 없었었다. 몸통 폄의 제한과 근기능의 변화는 골이식술 직후 나타났다. 이 단계에서 가능한 원인유발 기전은 고관절, 골반과 요추사이의 상대적으로 변화된 유연성과 요추 또는 엉치엉덩관절 구조에서의 통각 및 기계적 수용기의 변화된 구심성 신경활동을 포함한다. 이는 근동원과 움직임 패턴을 변화 시킬 수 있다.

신체 검사

자세와 관찰

선자세에서, 존은 시상면에서 골반을 중립위에 둔 채로 편평등 자세를 가지고 있었다. 양 하지를 통한 체중부하는 대칭적으로 보였지만 오른쪽 다리가 외회전 되어있고 오른쪽 무릎이 왼쪽에 비해 약간 굽혀져 있었다. 오른쪽 후회측 둔부에 오목한면이 있었고 오른쪽 대퇴내측, 둔부와 하요추부의 근육 크기가 왼쪽과 비교해 약간 작았다. 그 이외에 일반적인 근육의 형태나 긴장도는 상당히 좋았다.

보행시, 약간의 트렌델렌버그(Trendelenburg) 징후가 나타났고 이는 오른쪽 하지로 체중부하시 몸통이 오른쪽으로 편위되는 증상과 동반 되었다. 선자세에서 관찰되는 오른쪽 대퇴골의 외회전은 보행시도 나타났다. 그리고 오른쪽 다리를 왼쪽만큼만 외회전하고 걷도록 요청 했을 때 트렌델렌버그 징후가 증가했고 존은 그의 걸음길이를 줄여야 겠다고 느꼈다.

선자세와 바로누운자세에서의 촉진과 관찰에서, 오른쪽 전상장골극은 약간 높았고 왼쪽보다 외측으로 위치했다. 존은 이런 비대칭을 이전에서 느껴고 관찰한적이 있었고 이는 골이식술 이후 부터 나타났다는 의견을 보였다. 편안한 선 자세에서 오른쪽 대전자가 왼쪽에 비해 후방에서 촉지되었고 일관되게 대퇴골이 외회전 되어 있었다. 대전자를 최대한 외측으로 위치시키기 위해 능동보조로 양쪽 대퇴골을 재배치 할때(즉, 대퇴골의 세로축에 대한 고관절 중립 회전) 오른쪽에서 왼쪽에 비해 더 많은 조직 저항이 있었다.

몸통 능동 움직임

일관성을 위해 Lee에 의해 제안된 용어가 다양한 척추 부위, 골반과 고관절움직임을 기술하는데 사용 되었다. 양쪽 궁둥뼈(관골, innominate bone)과 엉치는 고관절을 통해 관상축으로 하나의 단위(골반대)로 회전한다. 이것은 골반 전, 후 골반 경사라고 불린다. 이것은 골반대의 움직임을 기술 할 때 중요하다. 이를 통해 궁둥뼈과 엉치의 특이적인 움직임과 구분할 수 있다.

전방 기울임(forward bending)에서, 골반이 전방으로 경사질때 골반의 현저한 후방전위(displacement)가 나타나고 이는 고관절과 요추에서의 상대적으로 비례적인 움직임에 기여한다. 존은 이런 움직임 전략을 통해 쉽게 그의 발가락을 잡을 수 있다. 전방 기울임은 하요추부에서 약간 제한되는것처럼 보인다. 반면 중 요추부와 중 흉추에서 과굽힘이 나타난다. 작은 통증호가 바로선자세로 갈때 오른쪽 요엉치부에서 나타난다. 후상장골극(posterior superior iliac spine)에서는 어떠한 관찰되거나 촉진되는 차이가 나타나지 않는다. 그리고 하요추부에서의 비대칭도 나타나지 않는다. 처음 움직임에선 나타나는 통증호는 반복되는 동작 시 분명하지 않았다.

후방 기울임(backward bending)은 골반 후방 경사와 하 요추신전의 현저한 제한으로 극도로 제한되었다. 오른쪽 엉치엉덩관절 통증의 현저한 증가와 양쪽 요추에서의 "뻣뻣함"이 나타났다. 아래 두개의 하요추위에서의 움직임은 분명히 정상적으로 나타났다. 움직임시 현저한 무릎 굽힘이 있었다. 끝 범위에서의 과압력은 오른쪽 엉치엉덩관절과 요엉치부 증상을 증가시켰다.

몸통 오른쪽가쪽 굽힘은 오른쪽 하요추와 골반에서 제한되 보였다. 그리고 끝범위의 과압력에서 현저한 통증이 나타났다. 왼쪽 가쪽굽힘은 오른쪽 하요추의 뻣뻣함과 함께 약간 제한되었다. 요추의 왼쪽과 오른쪽 가쪽미끄럼운동(lateral glide)는 제한되지 않았지만 오른쪽 가쪽미끄럼운동시에 끝범위에서의 과압력은 낮은 정도의 오른쪽 요추통증을 유발하였다. 선자세에서의 몸통의 축상 회전은 양쪽 방향모두 약간 뻣뻣했지만 요엉치 또는 엉치엉덩관절 증상은 변하지 않았다.

몸통 후방 굽힘과 오른쪽가쪽 굽힘을 결합했을 때 현저한 하 요추과 엉치엉덩관절의 통증이 증가하였다. 반면 몸통 왼쪽 가쪽 굽힘과 후방 굽힘을 함께 했을때는 증상의 변화가 없었다.

고관절의 생리학적 움직임

최대 스쿼트에서 오른쪽 고관절 전방에서 뻣뻣한 감각이 있었고 오른쪽 하지는 강제적으로 외회전 되었고 이는 끝범위 움직임을 나타나게 했다. 선자세에서의 능동적인 고관절과 무릎관절 굽힘에서, 끝범위 과압력(무릎을 가슴쪽으로 최대한 당기면서 얻어진)의 적용은 전범위에서 시행되었고 왼쪽에서 통증이 없었다. 반면 오른쪽에서는 오른쪽 서혜부의 뻣뻣함과 대퇴의 외회전과 함께 고관절 움직임의 약간의 제한이 있었다. 존에게 고관절 회전을 중립위로 유지하고 움직임을 반복하라고 요구 했을때 고관절 굽힘 범위는 약간 더 제한되었고 서혜부에서 경도의 불편함을 호소하였다. 선자세에서의 고관절 폄은 오른쪽에서 제한되었고 이는 분명한 요추, 골반과 고관절의 외회전에 의한 보상과 동반 되었다.

이완된 바로누운자세에서, 오른쪽 다리는 왼쪽에 비해 고관절에서부터 외회전되어 있었다. 고관절 회전이 수동으로 검사 되었을때, 왼쪽에 비해 오른쪽 고관절에서 현저한 외회전증가를 보였다. 바로누운 자세에서 왼쪽에 비해 오른쪽 고관절 내회전이 제한되었고 중립에서부터 현저한 수동 저항감을 보였다. 이 동작에서는 통증이 없었다. 고관절 내전은 양쪽에서 비슷했으나 오른쪽 대퇴근막장근(tensor fascia latae)에서의 긴장도가 높게 나타났다. 오른쪽 고관절 굽힘/폄은 중등도의 전방 고관절 통증을 유발했고 왼쪽에 비해 다소 제한되었다. 고관절 외전은 무릎 굽힘과 폄자세 모두에서 왼쪽에 비해 오른쪽에서 다소 증가되었다. 왼쪽 고관절 굽힘/외전/외회전은 정상범위 였지만 오른쪽 고관절 굽힘/외전/외회전은 약 20% 더 왼쪽 보다 굽혀져있었고 양쪽 모두에서 증상은 없었다.

바로 누운 자세에서 결합된 골반과 왼쪽 고관절 굽힘은 120도인 반면 오른쪽 고관절과 골반의 굽힘은 90도 이후에서부터 제한되는 느낌이었고 약간의 서혜부 통증과 고관절에서의 뻿뻿함이 느껴졌다. 오른쪽 고관절의 외회전이 허락되었다면 움직임에 대한 현저한 저항과 유사한 끝범위 서혜부 통증 유발없이 110도가 가능 했었다.

엉치엉덩관절 움짐임 검사

궁둥뼈(관골)와 엉치의 상대적인 움직임은 ‘스토크테스트’(또한 gillet검사라고 알려진)를 통해 촉진되고 관찰된다. Hungerford등은 물리치료사가 스토크테스트에서 지지된 다리의 엉치와 연관된 궁둥뼈의 움직임 없음과 전방 회전을 구분하고 촉진할 수 있다고 하였다. 존의 경우, 왼쪽 다리를 지지하고 오른쪽 고관절을 90° 굽혔을때, 양쪽 궁둥뼈가 시각적, 촉진적으로 엉치에 대해 후방으로 회전되었다. 오른쪽 다리를 지지하고 왼쪽 고관절을 90° 굽혔을때, 왼쪽 궁둥뼈는 엉치에 대해 후방으로 회전되었다. 그러나 오른쪽 궁둥뼈은 시각적, 촉진적으로 엉치에 대해 전방으로 회전되었다.

지지 되지않은 앉은 자세에서, 존은 습관적으로 요추를 굽히고 앉았다. 그는 척추를 곧게 펴는데 어려움을 느꼈고 허리를 펴려고 할때 하요추 펴기의 끝범위에 가까운 것을 느꼈다. 앉은 자세에서, 그는 복횡근(transversus a bdominis)과 오른쪽 하요추부 다열근(multifidus)의 수의적 동원의 어려움을 가지고 있었다. 앉아서 앞으로 굽히는 검사에서는 후상장골극에서의 대칭적인 움직임을 보였다.

근 기능

두 발로 서있는 동안 외측 경사를 위해 오른쪽 골반을 떨어트리는 동작에서 상대적으로 정상이었고 증상도 나타나지 않았다. 두발로 서있는 동안 외측 경사를 위해 왼쪽 골반을 떨어뜨리는 동작에서 반대편과 비교해 약간 증가된 범위의 골반 떨어짐을 보였고 또한 더 큰 범위의 골반의 외측 변위와 전방 회전을 보였다.

왼쪽 다리의 한발서기(변형된 트렌델렌버그 검사)는 상대적으로 정상 이었지만 체중부하가 오른쪽 다리에 되었을 때 골반에서의 현저한 외측 흔들림과 함께 불량한 안정성과 하지 회전 조절을 보였다. 두 다리로 섰을 때 골반은 상대적으로 수평하게 유지되었다. 앉아서 오른쪽 다리꼬기는 어려웠다. Lee에 의해 기술된 넙다리뒤근(homsthing)과 흉배 근막(thoraco-dorsal fascia) 길이 검사는 정상이었다.

바로 누운 자세에서, Richardson등의 범위에서 정확히 수행된 수의적 복횡근 수축은 어려웠고 약했다. 그리고 왼쪽 보다 오른쪽에서 수행하기 더 어려웠다. 양쪽 대퇴가 중립 고관절 회전일 때(대전자가 최대한 외측에 위치하고) 능동적인 복횡근의 동원은 양쪽에서 현저히 쉬웠지만 여전히 오른쪽에서는 약했다. 오른쪽 대퇴를 능동적으로 중립 회전에 유지하는 동안 복링근은 자동으로 수축되었다. 하지만 여전히 왼쪽 보다는 강하지 못했다.

누운 자세에서의 능동하지거상에서, 오른쪽 다리가 더 무겁다고 느꼈고 왼쪽에 비해 들어올리기위해 더 많은 노력이 필요했다. 그리고 요추에 대해 약간의 골반의 오른쪽 회전이 동반 되었다. 양쪽 전상장골극에서 내측으로 압력을 가했을 때 다리 들기기가 쉽게 느껴졌다. 하지만 압력이 골반의 다른 방향이나 능동하지거상 방향으로 가해졌을 때는 변화가 없었다. 추가적으로 저항과 함께 몸통 굽힘/오른쪽 회전의 등척성 수축은 능동하지거상 반응을 변화 시키지 못했다. 중립 회전 자세에서 오른쪽과 왼쪽 고관절 굽힘 90°에서 정상 근력으로 검사되었다. 오른쪽 내전근 근력은 왼쪽 보다 약간 약했다(오른쪽 고관절 45° 굽힘에서 중립 회전상태로 검사됨). 능동적인 고관절 꼬기와 늘리기 검사에서 왼쪽 보다 현저히 어려웠고 더 많은 움직임 제한이 관찰 되었다.

왼쪽과 비교해, 엎드린 자세에서 수행된 오른쪽 능동하지거상은 약간 제한되었고 중상부 요추와 고관절 외회전이 보상적 움직임으로 나타났다. 존은 오른쪽 다리가 왼쪽 다리보다 무거운 느낌이라고 했다. 내측으로의 직접적인 압력을 전상장골극에서 골반으로, 대전자(greater trochanter)와 장골능위 사이 그리고 후장골능에 걸쳐 적용하였지만 능동하지거상에 변화는 없었다. 광배근(latissimus dorsi)의 동원은 능동하지거상 반응을 변화시키지 못했다. 대퇴가 중립회전위치에 있고 검사자에 의해 그곳에 유지 되었을 때, 환자가 오른쪽 다리를 들어올리기가 훨썬 어려웠다.

기능적 고관절 외전검사는 오른쪽 고관절 외전근의 약화를 나타내었고 존은 옆으로 누운자세에서 고관절과 척추를 중립으로 유지시키고 오른쪽다리를 중력에 대항하여 유지하기 어려웠다. 외전에 저항을 가하면 존은 몸통 오른쪽 굽힘근을 동원 했고 골반을 외측으로 들어올렸다. 고관절이 외회전 될때 더 큰 오른쪽 고관절 외전력을 일으킬 수 있었다.

촉진

엉치로 이어지는 대전자 뒤 둔부 후외측 움푹한곳의 촉진 시 왼쪽 보다 오른쪽에서 훨씬 심한 동통을 나타내었다. 서혜인대 수준에서의 전방 고관절은 뻣뻣했고 촉진 시 압통이 있었지만 왼쪽은 없었다. 오른쪽 후상장골극에 골간인대와 장 배측 천장인대에서 촉진 시 다소의 압통이 있었다. 엉치결절인대(sacrotuberous ligament)에서는 큰 압통이 있었다. 오른쪽 요추5번-엉치1번 추간관절(zygapophy seal jomt)에 촉진시 국소적인 압통이 있었다. 이것은 엎드린 자세에서 척추 수동폄과 함께 촉진 했을때 더큰 압통이 유발되었다.

오른쪽 이상근(piriformis), 내 폐쇄근(obturator internus)/쌍자근(gemelli, 후측), 중둔근(gluteus medius)과 (내측)대둔근(gluteus maximus)은 모두 촉진 시 압통이 있었다. 소둔근(gluteus minimus), 대퇴근막장근과 외측고관절 근막과 대퇴외측 뿐만아니라 오른쪽 고관절 내전근(hip adductor, 특히 장내전근(adductor longus))에서도 촉진 시 압통이 있었다.

수동운동검사

Lee가 기술한 기법을 사용하여 엉치엉덩관절의 수동적인 존속 움직임을 검사하였다. 초음파 영상은 엉치엉덩관절의 뻣뻣한 정도가 근 활동에 따라 다양할 수 있다는 것을 보여준다. 유지-이완 기법은 고관절 외회전근과 외전근을 이완시키기 위해 사용되었지만 그 테크닉사용이전과 비교하여 수동 종속 움직임 검사 결과의 큰 차이는 없었다.

왼쪽 엉치엉덩관절의 수동적 종속 움직임은 정상이었다. 엉치에 대한 관골의 수동 전후방 전위(엉치엉덩관절면을 따라 직접적으로)는 왼쪽에 비해 중등도로 제한되었지만 움직임이 증상으로 이어지지는 않았다. 엉치에 대한 오른쪽 궁둥뼈의 수동 종속적인 후방 회전은 심하게 제한되었고 약간의 오른쪽 엉치엉덩관절 통증을 유발했다. 오른쪽 궁둥뼈의 수동 전방회전은 왼쪽과 비교했을 대 다소 제한적이었지만 증상을 변화시키진 못했다. 하방 전위는 오른쪽 엉치엉덩관절과 요엉치에서 통증을 유발하였고 왼쪽과 비교했을 때 경도로 제한되는 느낌을 받았다. 상방 전위 또한 왼쪽과 비교 했을때 다소 제한적인 느낌을 받았다. 엎드린 자세에서, 엉치엉덩관절의 후전 전위를 검사하기 위해 오른쪽 엉치엉덩관절면을 따라 압력을 가했을 때 왼쪽에 비해 중등도의 제한을 보였고 경도의 불편함을 호소하였다. 비록 증상이 없는 환자의 우세측과 비우세측사이에서 정상적으로 엉치엉덩관절 움직임의 차이를 나타내지만 이 환자의 경우에는 차이가 현저히 나타났다.

고관절의 종속 움직임은 정상이었다. 그리고 요추에서 수동으로 종속이거나 생리학적인 움직임의 제한은 없었다.

오른쪽의 수동 '다리 당기기(leg pull)'에서 오른쪽 엉치엉덩관절의 통증이 유발되었고 왼쪽에 비해 제한되는 느낌 이었다(임상의와 환자 모두에게). 치골결합부(pubic symphysis) 움직임 검사에서는 정상이었다. 하지만 오른쪽 접합부 근처의 치골에서 촉진 시 약간의 동통이 있었다. 횡적인 전,후방 견인 엉치엉덩관절 통증 유발 검사에서는 음성을 나타내었다.

다른 검사들

slump검사와 수동하지거상 신경 유발검사에서는 음성을 나타내었다.

다리길이는 외측 복사뼈에서 대전자와 전상장골극까지 측정 되었다. 이전에 기록된 왼쪽과 오른쪽 전상장골극의 비대칭에서 불구하고 대전자가 가장 외측에 위치하도록 대퇴 정렬을 맞추고서 다리길이는 큰 차이가 없었다.

근거에 의한 임상적 추론

1. 신체검진에서 발견된 점으로 부터 무엇을 고려 했으며 어떻게 환자에 대한 이해를 도왔는가?

임상의의 답변

Hungerford등은 엉치엉덩관절의 통증을 가지고 있는 환자들과 그렇지 않은 환자들에서 스토크테스트 수행 시 엉치와 궁둥뼈의 상대적 움직임을 비교하였다. 그들은 통증이 있는 군과 대조군 모두에서 고관절 굽힘시에 궁둥뼈이 엉치에 대해 후방으로 회전한다는 것을 발견하였다. 그러나 지지측 다리에서 대조군은 천골에 대해 관골이 후방 회전된데 비해 통증군에서는 엉치에 대해 궁둥뼈 전방 회전 되었다. 오른쪽 다리로 섯을 때, 존 또한 엉치에 대해 오른쪽 관골의 전방회전됨을 보였다. 같은 환자군에서의 근전도 검사에서 엉치엉덩관절의 통증을 나타내는 쪽에서 요추골반 근육동원의 변화를 확인 할 수 있었다. 대조군에서 내복사근(imternal oblique)과 다열근이 지지측으로 체중이 이동하기 전에 활성화 되었다. 통증군에서 내복사근과 다열근 그리고 대둔근의 활성이 증상이 나타난 측에서 지연을 보였다. 반면 대퇴직근(biceps femoris)은 빠른 활성을 보였다. 연구자들은 이런 요추골반안정화를 위한 전략의 변화는 골반을 통한 체중 이동을 방해 할 수도 있다는 결론을 내렸다. 존은 증상도 연구에서 밝혀진 것과 일관되었다. 그 또한 운동 시 심부 복근과 오른쪽 하요추 다열근, 대둔근 동원의 어려움을 일관적으로 가지고 있었다.

존은 엉치엉덩관절 기능부전은 제한된 관절 움직임으로 나타났다. 그러나 과도한 관절 움직임으로 나타난건지 아니면 제한된 관절 움직임으로 나타난건지, 엉치엉덩관절의 포함은 엉치엉덩관절 인대 및 관절낭으로부터의 신경구심성 활동, 특히 고유수용감각과 통각정보를 변화시킴으로써 근활동에 영향을 줄 수 있다. 돼지의 관절낭과 엉치엉덩관절의 신경과 기계적수용기의 자극으로 다열근, 대둔근과 요방형근(quadratus lumborum)의 근 기능을 변화 시킨다. 이것은 존이 적절한 근기능을 회복하는 어려움을 격은 기전중의 하나일 수도 있다.

2. 이 경우에 MWM을 적용할 수 있는 심체 검진의 단서가 있었는가?

임상의의 답변

엉치엉덩관절은 상대적인 유연성과 근 기능 변화의 주요한 원인으로 생각 되었다. MWM의 적절한 적용은 몸통폄을 회복시킬 뿐만 아니라 관련통증을 완화 시킬 것이라고 가설을 세웠다. 하지만 또한 비정상적인 복부 근기능의 원인으로써 엉치엉덩관절을 제거 할 수 도 있다. 존의 경우 대부분의 증상과 관련 되거나 제한된 생리학적 움직임은 요추 폄과 후방 골반 경사였다. 그래서 이것들이 MWM에서 시작 움직임 방향으로 선택되었다. 스토크테스트는 보여주었다. 오른쪽다리로 체중 지지를 할 때, 오른쪽 궁둥뼈는 엉치에 대해 후방 회전되지 않았고 종속 움직임 검사에서 후방 회전과 오른쪽 엉치에 대한 궁둥뼈의 후방 전위가 가장 제한된 움직임 이었다. 그래서 이것들이 MWM에서 모빌리제이션을 위한 시작 방향으로 선택 되었다.

능동하지거상에서 전상장골극의 내측방향으로 압력은 능동하지거상을 현저히 향상 시켰고 근기능 검사에서 오른쪽 대퇴골의 중립 회전위로의 회전은 복횡근의 기능을 촉진 시켰다. 결과적으로, 이것들 또한 효과적인 MWM 기술의 유용한 요소로 고려 되었다. 흥미 있는 점은 고관절 굽힘 움직임은 중립위보다 외회전 시에 덜 제한적이고 통증 또한 덜 했다. 하지만 중립대퇴 회전자세는 복횡근의 활동을 촉진한다. 이것은 역설적으로 고려 될 수 있다. 즉, 굽힘동안 고관절 회전의 교정은 환자에게 통증을 유발 시키지만 일반적인 통증은 '중심'근육의 억제성 영향을 가지는 경향이 있다. MWM에 의해 다뤄지고 있는 두가지 문제일 수 있다. 첫번째, 궁둥뼈 후방회전의 제한은 결과적으로 굽힘 시 고관절과 절충된 것이고 대퇴를 외측으로 회전되게 한다. 두번째, 궁둥뼈의 위치와 움직임의 정상화는 중립 대퇴 회전 자세가 적절한 운동패턴을 촉진 할수 있게 한다.

엉치엉덩관절면은 개인에 따라, 방향에 따라, 그리고 횡당면이냐 관상면이냐에 따라 다양하다. 이전에 정립된 것처럼(2장) MWM 활동의 방향은 결과를 최적화 하는데 필수적이다. 그러므로 엉치엉덩관절의 MWM을 고려할 때 시상면에 대한 엉치엉덩관절면의 각도를 정립하는 것이 핵심이다(그림 16.2). 관절면은 전후 힘이 가해지는 선과 평행하다. 그곳은 최소한의 저항으로 최대한의 움직임을 타난낸다.

치료와 관리

첫 번째 치료

검사 후에 어떠한 물리적 치료도 수행되지 않았다. 환자는 수면자세의 수정에 관한 조언을 들었다. 그가 수면 시 3/4을 엎드린 자세로 있었기 때문이다. 대개는 왼쪽으로 누워서 오른쪽 고관절을 굽힘/외전/외회전 자세를 취하거나 바로 누워서 오른족 고관절을 굽힘/외전/외회전 자세를 취했다. 이 자세에서의 지속적인 끝범위 부하는 고관절과 엉치엉덩 관절의 상당한 비정정상적인 부담을 초래 할 수 있다.

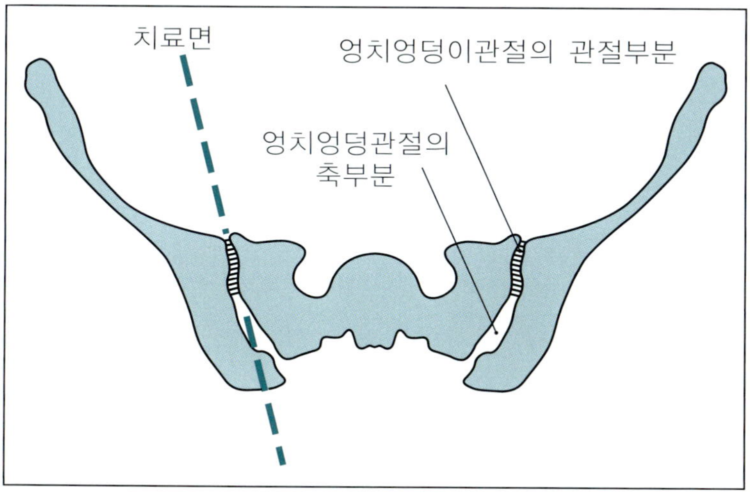

그림 16.2 엉치엉덩관절의 관절면

두 번째 치료(일주일 후)

수면자세의 교정은 증상을 변화시키지 못했고 최초 검사 이후로 신체상 변화도 없었다.

몸통 펴기시의 통증성 제한을 위한 엉치엉덩관절의 MWM(표 16.1과 그림 16.3)이 시범 치료로 적용 되었다. 환자가 일어선 상태에서, 수동적인 전방 회전력을 오른손 축을 사용하여 오른쪽 엉치엉덩관절에 내측으로 적용 하였고 반대쪽 회전의 후방 회전력을 오른쪽 관골의 전상장곡극으로 왼손을 이용하여 적용하였다. 힘은 엉치엉덩관절에 평행하게 적용되었고 환자가 요추펴기와 골반 후방경사를 하는 동안 유지 되었다. 이 테크닉은 성공적이지 못했고 환자는 움직임의 제한됨을 호소했다.

전방 회전과 전방 전위의 결합이 엉치의 오른쪽에 적용되었고, 관골에 후방회전을 적용하였다. 다소의 폄범위의 증가와 통증 감소가 나타났지만 움직임은 여전히 현저히 제한되었다. 엉치에 전방 회전/전방 전위/하방전위와 관골에 후방회전/후방전위를 결합해 적용 했을때 몸통 펴기 범위의 향상과 움직임시 통증이 제거됨을 발견 했다. 이전에 다른 방향의 힘적용이 검사 되었었다. 양손으로 엉치와 관골에 부가적 움직임을 적용하는 동안에 골반의 후방 경사를 촉진 한다. MWM은 6번 반복 되었다.

검사에서, 현저한 폄범위의 향상을 보였고 존은 척추가 굽혀지는 느낌이라고 말했다. 여전히 요추에서의 뻣뻣한 느낌이 있었지만 오른쪽 엉치엉덩관절과 요엉치부에서의 통증 감소가 있었다.

전상장골극에 적용하는 내측방향의 힘이 모빌리제이션 결합을 하는 동안 추가적으로 적용되었다. 이것은 폄범위의 추가적인 향상을 가져 왔다. 이 테크닉은 8회 반복되었고, 펴기는 재검사 되었고 또 다른 8회의 MWM이 수행 되었다. 통증이 없었기 때문에, 환자에게 더 큰 범위로 움직이도록 요구 했고 끝범위에서 오른쪽 상대퇴부의 늘어나는 감각만 나타났다.

재검사에서 몸통 폄의 현저한 증가가 있었고 움직임의 질이 훨신 향상 되었다. 치료 중재 전에 비해 전체 골반이 후방으로 경사지고 요추가 훨신 자유롭게 늘어나는 것이 보여 졌다. 왼쪽과 오른쪽 외측 굽힘 가동성은 향상되었지만 다소의 하요추부 뻣뻣함이 오른쪽 외측 굽힘 시 분명히 나타났고 오른쪽 요엉치 부위의 불편함과 동반 되었다. 오른쪽 한발서기에서, 훨씬 작은 외측 흔들림이 나타났고 존은 더 안정감을 느꼈다. 스토크테스트에서 오른쪽 궁둥뼈는 지속적으로 엉치에 대해 전방 회전 되었다. 하지만 오른쪽 능동하지거상은 더 쉽게 수행 할 수 있었다.

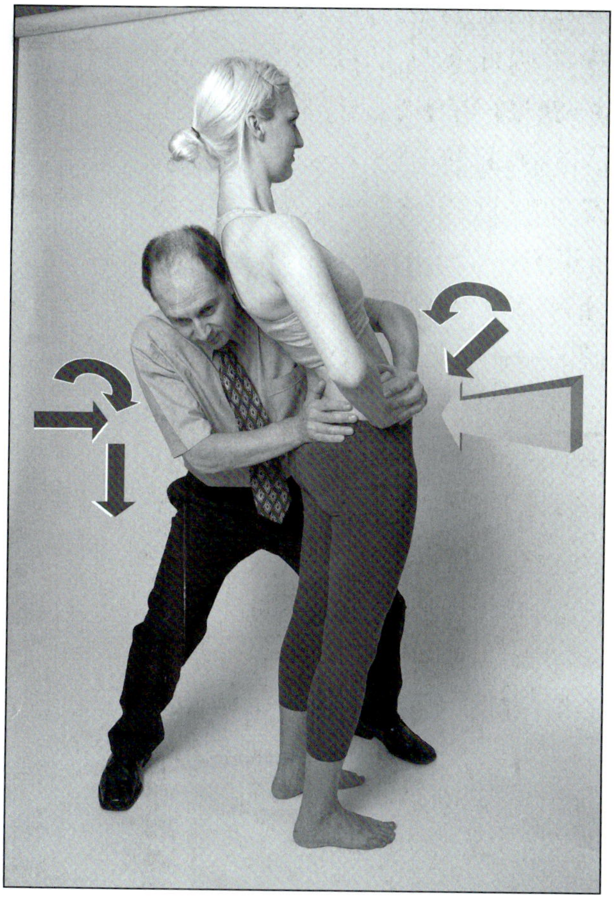

그림 16.3 벡터와 모멘트 방향의 힘을 적용하여 몸통펴기시 통증성 제한을 위한 엉치엉덩관절의 MWM

세 번째 치료(십육일 후)

존은 등과 골반이 올해 중 최고라고 말했다. 하지만 주변으로 약간의 통증은 여전히 느껴진다고 했다. 장시간 바로 누운 자세에서, 존은 여전히 약간의 통증을 느꼈다. 하지만 보행 시에는 80-90% 불편함이 덜 했다. 운동 시 더 강해지고 안정된 느낌을 받았다. 그리고 추가적인 불편함 없이 운동 수준을 높일 수 있었다. 존은 더 이상 세면대나 의자에서 굽힐 때 요엉치의 통증을 느끼지 못했다. 그리고 직장에서 무언가를 굽혀서 들 때 안정감을 가지려 하지 않아도 됐다. 개인적으로 중재 전 존은 몇몇 기능적 동작들을 위해 몸을 굽힐 때 통증호를 가지고 있었지만 현재는 통증이 전혀 없었다. ('나는 현재 굽힐 수 있고 복부가 잘 지지하는 것 같다')

검사상, 선 자세에서 전방 굽힘은 전범위에서 통증 없이 가능 했다. 반면 후방 굽힘/ 후방 골반경사는 약간 제한되었다. 존은 요추가 최대한 뻣뻣할 때 후방 굽힘 동안 90% 더 적은 통증을 호소하였다. 왼쪽 외측 굽힘은 심한 증상을 유발하지는 않았다. 반면 오른쪽 외측 굽힘은 여전히 약간 제한적이었고 오른쪽 요엉치와 상부 엉치엉덩관절에서 낮은 강도의 동통을 유발하였다. 오른다리 서기에서 골반 외측 흔들림이 더 적었다. 하지만 오른쪽 관골은 스토크테스트에서 여전히 엉치에 대해 전방회전 되었다. 능동하지거상은 직전 치료 후 검사된 것과 비슷했다.

엉치에 대한 오른쪽 궁둥뼈(관골)의 수동적인 종속 후방 회전은 경도-중등도로 제한 되었지만 통증은 나타나지 않았다. 오른쪽 관골의 수동 전후 전위는 또한 왼쪽에 비해 여전히 약간 제한되었다. 하방 전위는 왼쪽과 비교해 최소한으로 제한되었고 증상을 유발하지 않았다. 오른쪽 고관절에서 여전히 약간의 제한이 있었고 외회전 되어있었지만 이전에 비해 적었다.

요추 폄/후방 골반경사와 엉치엉덩관절 종속 관절움직임에서 상당한 향상이 있었기 때문에 엉치엉덩관절 MWM은 같은 힘의 조합을 사용해 반복되었다. 엉치엉덩관절의 MWM 8회 3세트가 수행 되었다. 그리고 요추신전/후방 골반경사의 재검사에서 움직임은 더 쉽게 수행되었다. 남은 두 세트에서, 환자는 오른쪽 고관절을 중립회전위로 회전하도록 요구되었다. 이것은 고관절 외회전 자세보다 이 자세에서 향상된 복횡근의 수축이 촉진된다는 신체 검사상의 관찰 때문에 이루어 졌다. 존은 무릎을 굽힐 필요를 느끼지 못했고 움직임 동안 '강하단'느낌을 받았다고 했다. 재검사에서, 요추펴기/후방 골반 경사 시 아주 적은 뻣뻣함을 느꼈지만, 반복시 편안했고 통증이 없었다. 오른쪽 외측굽힘은 오른쪽 요엉치부에서 약간의 통증을 유발했다.

존은 요추신전/후방 골반경사가 되도록 엉치엉덩관절에 자가 MWM을 6회 2-3세트 시행하도록 요구했다. 오른쪽 엉치엉덩관절이 현재 잘 움직이기 때문에 기법은 엉치의 중심으로 적용 하였고 두 관절에 모두 적용 되었다. 오른쪽 주먹을 꽉 쥐고 엉치의 중심에 놓은 뒤 왼손으로 보강 하였다. 환자가 요추신전/후방 골반경사를 통증 없이 수행하는 동안 전방회전과 함께 후전방향의 힘이 적용 되었다. 존이 비록 힘든 운동이 통증을 악화시켰기 때문에 체육관 운동을 중단 했었지만 수년동안 집에서 일상적인 운동을 수행해 왔었고 치료 기간동안 이것을 계속 했었다. 그것은 짐볼 운동, 무게 없는 운동과 복근, 요추 다열근과 대둔근을 위한 특화 운동을 포함했다. 이 일상적인 운동에 다소의 변경은 있었다.

네 번째 치료(이십일 후)

존은 바로 누운 자세를 하지 않는 한, 요엉치의 뻣뻣함이나 통증은 보행 시 더 이상 나타나지 않았고 어떠한 통증 없이 즉각적으로 굽힐 수 있었다. 비록 지속적인 선자세 이후 여전히 약간의 통증을 오른쪽 요엉치 부위에 느꼈고 이것을 완화하기 위해 낮은 스텝위에 한발을 올려

놓아야 했지만, 그는 상당히 오랜 시간동안 불편함 없이 서있을 수 있었다. 흥미있는 것은, 존은 치료 시작전 '고관절이 선에서 벗어나 있다'고 느꼈다고 말했다. 그가 속옷의 허리 부분을 기준을 삼아 거울을 봤을때 왼쪽 골반을 들어 올려 같은 높이에 맞춰야 했다. 하지만 지금은 교정없이 같은 높이에 있었다. 처음 검사에 비해 양측 전상장골극이 더욱 대칭적이 된 것을 관찰과 촉진을 통해 확인 했다.

척추와 골반 움직임은 전범위에서 통증없이 가능 했다. 하지만 오른쪽 요엉치 폄 끝범위와 오른쪽 굽힘 시 약간의 통증과 뻣뻣한 느낌이 있었다. 이 통증은 펴기와 오른쪽 굽힘이 결합됐을 때 미미하게 증가 되었다. 오른발 서기에서, 균형이 현저히 향상되었지만 오른쪽 하지가 여전히 약간 외측으로 회전되었다. 몸통 폄범위는 고관절을 중립 회전위로 재 위치 시킴으로서 더 이상 감소되지 않았다. 끝범위의 과압력이 동반된 능동적 고관절과 무릎관절 굽힘은 외회전 요소와 함께 약간 제한이 남았으며 오른쪽 서혜부에서의 불편함도 있었다. 존에게 고관절을 중립위에 위치시키라고 요구 했을 때 고관절 굽힘이 더 제한 되었고 서혜부 불편함이 증가 되었다. 이 결과는 바로 누운 자세에서 골반과 고관절의 수동 굽힘 시 재발 되었다. 오른발로 서서 왼쪽 고관절 굽힌 상태에서의 스토크테스트에서, 오른쪽 관골은 엉치에 대해 후방 회전 되었다. 오른쪽 엉치엉덩관절 종속 움직임은 왼쪽과 비슷해 졌다. 하지만 최소한의 관골의 후방 회전과 후방 전위의 제한이 있었다. 엉치엉덩관절의 후방 회전과 고관절 굽힘이 결합된 MWN의 엉치엉덩관절의 시범 적용은 한발을 스텝에 올려놓은 자세에서 수행 되었다(표 16.2와 그림 16.4).

이 테크닉을 사용해 통증없이 골반과 고관절의 굽힘(고관절 회전 중립위)끝범위에 도달 할 수 있었다. MWM이 6번 반복되었고 이후 선자세에서와 바로 누운 자세에서 고관절 굽힘은 모두 현저히 향상되었고 단지 약간의 제한만 남았다. 추가적으로 8회의 MWM이 2세트 수행되었고 재검사상 선자세에서 전범위에서 통증없이 굽힘되었으며 누운자세에서 고관절/골반굽힘은 고관절의 외회전없이 가능해 졌다. 환자는 한발을 스텝에 올리고 서기에서 관절가동범위를 유지하기 위해 엉치엉덩관절에 대한 자가 MWM적용을 받았다.

다섯번째 치료(삼주일 후)

증상은 최소화 되었고 존은 거의 통증없이 훨신 편하게 움직임임을 느꼈다. 동통과 뻣뻣함은 단지 바로 누워자고 난 후 발생 하였다. 그리고 이전에 비해 현저히 줄어들었다. 방탄복을 입고 장시간 서있는 경우에도 문제가 훨씬 적었다. 일반적인 운동과 특화 운동모두 훨씬 쉬워졌다.

오른쪽 가쪽굽힘과 결합된 몸통 폄의 끝범위에서의 요엉치 부위의 약간의 통증을 제외하고는 척추와 고관절 움직임은 정상이었다. 엉치엉덩관절, 고관절과 요추의 수동적 부수적움직임과 능동적 하지거상검사는 모두 정상이었다. 근기능 재검사에서 구체적인 복횡근, 요추 다열근, 대둔근과 고관절 회회전근의 동원능력은 이전에 존이 앉은 자세에서 중립척추위를 유지할 수 있는 능력 보다 현저히 향상되었다. 오른쪽 요추5-엉치1번 척추후 관절에서 촉진 시 약간의 동통이 있었지만 관절 움직임은 정상이었다. 심부 고관절 외회전근, 전방 고관절과 엉치엉덩관절 인대에서의 동통은 훨씬 덜했다.

치료는 수정과 특화된 기능적 운동의 진행으로 구성되었고 고관절 중립 회전위에서의 근력강화와 지구력 프로그램과 통합되었다. 수기치료는 필요하지 않았다.

최종 결과

6개월간의 평가가 수행되었고 존은 전혀 주요한 증상을 경험하지 않았고 통증없이 인도에서 달릴 수 있었다. 존은 잔존하는 문제들에 대해 걱정하지 않았다. 잔존 문제는 장시간 선자세를 유지 했을 때의 약간의 오른쪽 요엉치부 통증, 그리고 바로누워서 자고난 경우의 보행시 같은 부위에서의 약간의 뻣뻣함이다. 증가된 운동과 활동에서 불구하고 급성 단발성 증상은 없었다.

존은 요추, 골반과 고관절에서 전범위의 통증없는 움직임을 나타내었다.

오른족 하 요추 다열근과 대둔근, 뿐만 아니라 오른족 고관절 내,외전근 근 긴장도의 상당한 향상이 있었다. 요추5-엉치1번에서의 동통은 거의 나타나지 않았다.

존은 운동 기반의 감독된 체육관 운동을 재개 하였고 그것은 더 이상의 추가적인 치료가 필요 없는 것으로 간주 되었다. 12개월과 24개월의 후속 전화통화에서도 주요한 문제는 보고되지 않았다.

저자의 MWM에 대한 견해

20년 전은 갑작스러운 엉치엉덩관절 운동성의 소실은 비정상적인 인접 요추분절과 고관절에 스트레스를 유발 시켰고 이로인해 증상이 발현되게 된 것으로 보인다. 지배된 엉치엉덩관절과 골반 구조 또한 통증 유발자로 보인다. 엉치엉덩관절 움직임의 제한은 장요인대의 긴장도를 변화 시킴으로서 요엉치관절의 기능을 방해 한 것으로 보인다. 사체에서 양측 장요인대의 전면부 절개는 시상면에서의 엉치엉덩관절 회전의 현저한 증가를 보였다. 이는 장요인대의 긴장도와 엉치엉덩관절 움직임사이의 관계를 보여준다.

최근 시체를 이용한 요추 폄 상태로 유지하는 연구에서 단 20분 동안의 수동적인 끝범위 부하가 충분히 현저한 수준의 연부조직 변형을 일으켰다. 이것은 존이 장시간의 선자세와 바로 누운 자세에서 통증을 경험한 이유를 설명한다. 엉치엉덩관절의 MWM이 요추와 골반의 충분한 범위를 확보하는 것이 그가 이런 자세에서의 끝범위 부하는 피 할 수 있게 하였다.

통증 없이 엉치엉덩관절 움직임이 회복되었을때, MWM치료 이전에 효과가 없었던 특화 운동은 현재 근기능, 특히 복횡근, 요초 다열근, 대둔근과 고관절 외전근의 회복에 유용했다. 최근 연구에서 엉치엉덩관절 부하, 엉치엉덩관절 기계적 수용기, 통증 수용기와 골반, 고관절과 척추에서의 근 활동 사이의 관계를 보여 주었다. Hungerford등은 엉치엉덩관절 통증이 있을 때 변화된 근육 동원 과 타이밍을 보여 주었다.

Hungerford는 엉치엉덩관절 통증을 경험하지 않은 대상자의 스토크테스트에서 지지측 다리의 통증이 엉치에 대한 관골의 후방 회전과 후방, 내측과 상방 전위를 보여 주었다. 이 사례 연구에서 성공적인 엉치엉덩관절의 가동술과 결합된 움직임은 회전과 전위요소의 결합으로 이루어 졌다. 엉치에 대한 관골의 상대적인 상방 전위는 관골에 대해 엉치를 하방으로 미끄럼 운동 시킴으로써 얻어졌다. 그리고 후방 전위가 관골에 적용 되었지만, 전방전위는 동시에 엉치에 적용되었다. 엉치엉덩관절의 통증을 가진 대상자에서, 지지측 다리로 한발 서기에서 관골은 전방으로 회전되고 후방, 내측 그리고 하방으로 전위되었다. 이 사례의 경우 MWM의 미끄럼운동 방향에 상대적으로 미묘한 수정을 강조 한다. 이것은 때때로 환자특이장애측정(2장 참조)에서 향상을 최대화하기 위해 요구된다. 이 과정은 브라이언 멀리건에 의해 구어적으로 '하찮은'것으로 언급 되었다.

엉치엉덩관절의 운동범위 저하가 있는 이 경우에, 운동시 감소한 통증 또한 MWM이 관골과 엉치의 제한된 움직임을 회복시키는데 도움을 준것 같다. 그러나, 엉치엉덩관절이 과운동성이거나 불안정하다면, 게다가 부드럽고 통증없이 움직이는 '잠긴 관절(locked joint)'이라면, 엉치엉덩관절의 MWM은 가설에 근거하여 정상 움직임을 돕고 비정상 움직임을 조절 할 것이다. 그렇게 함으로써 정상적인 감각 구심성 정보를 촉진하고 보호적 신경근 반응을 일을킬수 있는 통증 자극을 피할수 있다. 이 사례에서 MWM은 수동적 지지와 적절한 안정화 운동을 포함하는 엉치엉덩관절 안정화를 위한 전략과 결합되어 사용될 수 있었다.

비록 몸통 폄이 통증과 함께 20년 동안 지속되었지만, 간단한지만 특화된 엉치엉덩관절 MWM은 요추, 골반과 고관절증상에 빠른 해결책이 되었다. 이 사례연구에서는 주요한 기계적 엉치엉덩관절의 장애에 대한 인지와 효과적인 치료의 실패는 운동을 완전히 소용없게 만든다는 것을 강조한다.

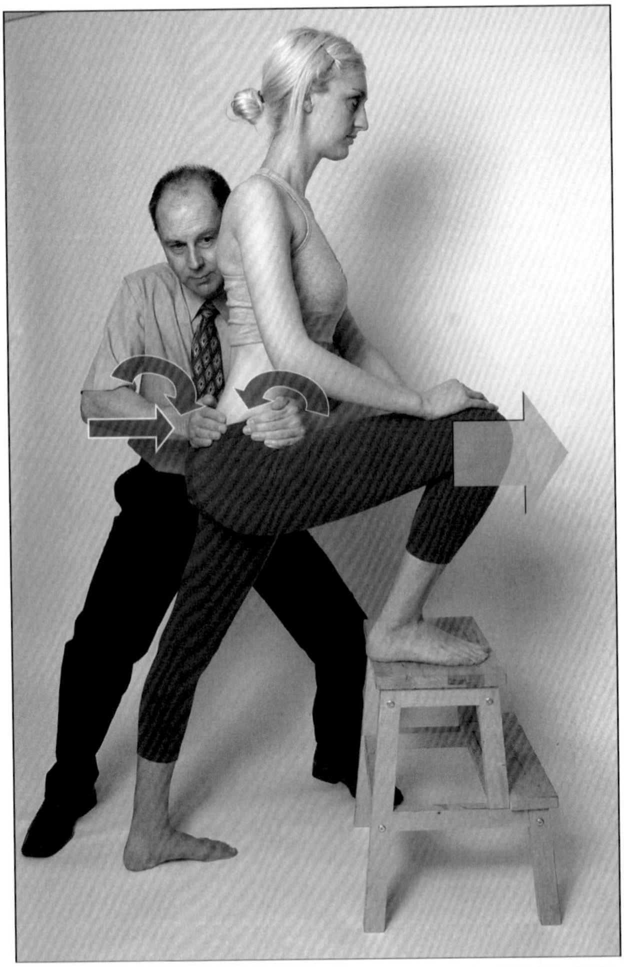

그림 16.4 고관절과 골반의 굽힘의 통증성 제한을 위한 엉치엉덩관절의 MWM

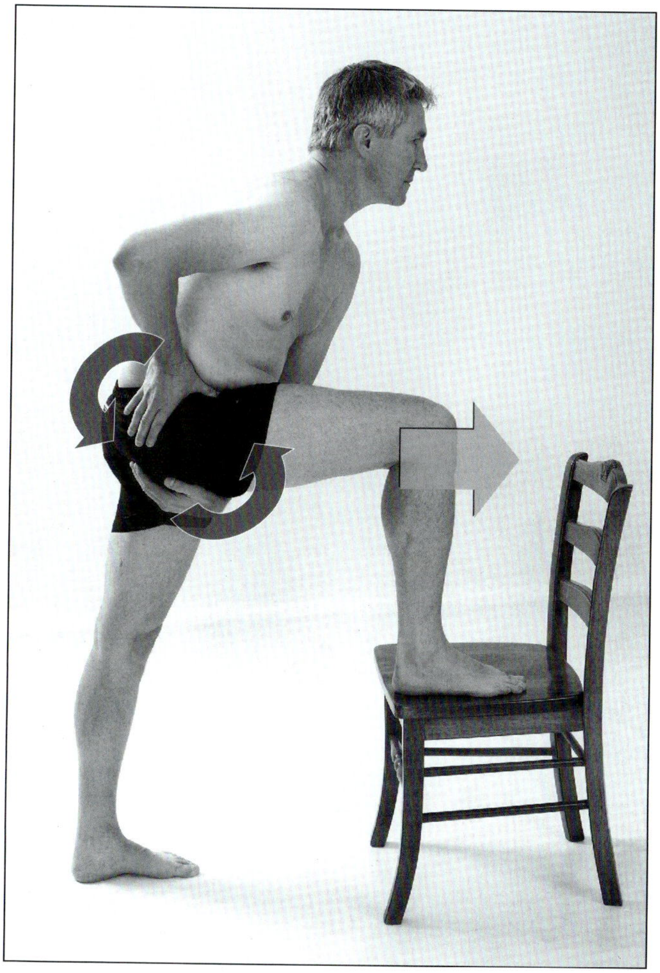

그림 16.5 한발을 올려놓고 선자세에서 고관절과 골반의 통증성 제한을 위한 관골의 후방 회전을 위한 자가 MWM

표 16-1. 몸통 폄을 위한 엉치엉덩관절 MWM(그림 16.3)

적응증	몸통 펴기 움직임 상실과 통증	
자세	환자	선자세
	치료 신체 부위	환자 옆, 치료부위 반대측에 선자세
	치료사	환자 옆, 치료부위 반대측에 선자세
	치료사의 손	오른쪽 엉치엉덩관절에 테크닉을 적용 할 때, 왼손은 오른쪽 전상장골극 전면, 오른손 무지구(thenor)와 소지구 융기(hypothenar eminence)를 오른쪽 엉치엉덩관절에 최대한 근처 오른쪽 엉치에 위치한다.
적용 안내	• 임상의는 전상장골극에 올려 놓은 손으로 오른쪽 궁둥뼈에 후방회전, 내측회전(수직축 주위로)과 후방 전위를 적용한다. 그리고 엉치에 올려 놓은 무지구와 소지구를 통해 엉치에 전방회전/하방 전위/전방 전위를 적용한다. • 힘은 엉치엉덩관절 치료면과 평행하게 적용 된다. • 만약 관절면이 시상면에서 약간 기울어져 있다면, 엉치에 위치한 손은 전외측으로 힘을 주고 전상장골극에 놓은 손은 후내측으로, 서로 엉치엉덩관절면에 평행하게 힘을 적용한다. • 전상장골극에 후방 전위 요소를 적용하기 위해, 임상의는 왼쪽팔꿈치를 들어 올려야 한다. 이는 엉치엉덩관절을 향해 전완선(Line of the forearm)을 따라 힘을 적용하게 위해서이다. • 환자는 지지를 위해 임상의의 왼쪽 전완을 잡고 능동적으로 무릎을 약간 굽히고 척추를 펴도록 지시 받는다. • 임상의의 머리, 목과 상부 어깨의 왼쪽 외측면은 척추가 펴질동안 환자에게 가벼운 지지를 제공해야 한다. • 환자는 동작동안 경추 펴기는 하지 않도록 지시 받는다. • 임상의의 스트레스를 피하고 테크닉의 효과를 확실히 하기 위해 척추를 펴는 동안 단지 뒤로 기울임이 아닌 환자가 골반 후방경사를 하는 것은 중요하다. • 치료사의 손은 후방 골반 경사를 가이드 할 수 있다. 종종 '꼬리뼈를 떨어 뜨리고 펴세요'라고 요구하는 것이 도움이 된다. • 전범위와 통증 없는 요추 펴기는 가능해 진다. • 시범 치료로서, 3회의 움직임 2세트가 최초에 수행되고 몸통 펴기가 재검사된다. • 최초 치료가 성공적이었다면, 6-8회 움직임 2-3세트가 수행 된다.	
의견	• 몸통의 무게와 영향력은 끝범위의 과압력 적용을 위해 중요하다. • 환자가 모빌리제이션의 내측 회전 요소를 적용함으로써 도울 수 있다. 환자는 한손을 가각 전상장골극에 놓고 서로의 방향으로 '쥐어짠다'. 그런 다음 임상의는 한 손을 치료되는 쪽의 환자의 손에 놓고 남아 있는 모빌리제이션 요소를 적용한다.	

변화	• 엉치엉덩관절 MWM은 어떤 방향에서의 통증성 몸통 움직임제한을 위해 수행 될 수 있다. • 엉치에 주어지는 힘 적용점은 반응에 따라 달라 질 수 있다. • MWM은 네발기기, 안거나 또는 바로누운자세/엎드린 자세에서 수행 될 수 있다. • 필요하다면, 관골은 후방 또는 전방 회전, 내측 또는 외측 회전으로 틀어 질 수 있다. • MWM은 자가 치료로서 수행 될 수 있다. • MWM은 환자가 운동을 수행 할 때 수행 될 수 있고 근 기능을 향상 시킬 수 있다. • 종종 MWM 동안 고관절 중립 회전위의 유지가 적절한 근기능을 ,특히 복횡근 활동, 촉진 시킬 수 있다. • 폄과 함께 몸통 굽힘제한이 있다면, 같은 모빌리제이션 힘의 결합이 양쪽 방향 모두의 움직임을 향상시킬 가능성이 있다. • 몸통 폄을 향상시키기 어렵다면, 비록 굽힘이 제한 되지 않지만, 몸통 굽힘을 위한 엉치엉덩관절 MWM이 펴기 회복에 도움이 될 수 있다.

표 16-2. 고관절과 골반의 굽힘을 위한 엉치엉덩관절 MWM(그림 16.4)

적응증	엉치엉덩관절 움직임 제한에 의한 고관절과 골반 굽힘의 통증과 제한	
자세	환자	의자 또는 낮은 평상에 한발을 올려 놓고 선자세
	치료 신체 부위	이완된 바로선 자세에서의 골반
	치료사	환자 옆, 치료부위 반대측에 선자세
	치료사의 손	오른쪽 엉치엉덩관절에 MWM을 적용 한다면, 왼손을 환자의 복부를 지나 왼쪽 전상장골극에 올려놓는다. 오른손의 무지구는 오른쪽 엉치엉덩관절에 최대한 가깝게 천골의 오른쪽 사분면(quadrant)서 위치 시킨다.
적용 안내	• 전방회전/전방 전위력은 오른손을 통해 엉치에 적용되고 후방회전은 왼손을 통해 궁둥뼈에 적용된다. • 힘은 엉치엉덩관절의 치료면에 평행하게 적용된다. • 고관절이 중립 회전위에 있는지 확인하라. • 임상의가 힘을 유지 할때, 환자에게 고관절과 무릎을 굽히도록 요구하라. • 끝범위에서 1-2초가 유지하고, 환자가 시작자세로 돌아 간다. • 임상의는 손으로 환자의 골반을 가이드 할 수 있다. • 환자는 한손을 굽혀진 대퇴에 놓고 굽혀진 팔꿈치는 치료사의 어깨에 놓고 지지 받을 수 있다. • 최초에, 3회 움직임 2세트가 수행되고 고관절 굽힘이 재 검사된다. • 최초 치료가 성공적이었다면 6-8회의 움직임 2-3세트가 수행 된다.	

의견	전상장골극의 임상의의 손은 고관절이 끝범위 굽힘이 되지 않도록 막는데 사용된다. 이것은 관절을 보호하는데 도움이 되고 엉치엉덩관절의 움직임을 국소화 하는데 도움을 준다.
변화	• 만약 골반이 넓고 치료사가 반대편 엉치엉덩관절에 힘을 적용하는 것이 어렵다면, 임상의는 치료 할 엉치엉덩관절 같은 편에 설 수 있다. • 고관절과 엉치엉덩관절의 움직임에 집중한다면, 환자는 중립 척추위를 유지한다. • 척추 굽힘 치료가 포함 된다면, 환자는 고관절 굽힘시 척추 굽힘이 함께 장려 될 수 있다. • MWM은 자가 치료 절차로 수행 될 수 있다(그림 16.5). 왼손이 오른쪽 좌골 결절의 하후방을 감싸기 위해 왼쪽 대퇴 내측으로 지나간다. 오른손의 첫째 손샅(first web space)은 오른쪽 전상장골극 위에 펼친다. 그리고 나서 환자는 오른쪽 궁둥뼈의 후방 회전을 위해 오른쪽 좌골 결절을 전방으로 당기고 오른쪽 전상장골극을 후방으로 민다. 자세를 유지한 채, 환자는 몸통을 굽히면서 적용된 추가적인 끝범위 과압력과 함께 전방으로 기대면서 오른쪽 고관절을 굽힌다.

[References]

1. Whitecloud T.S.. Complications of anterior cervical fusion. Instructional Course Lectures 27 (1978) 223 - 227.
2. Arrington E.D.; Smith W.J.; Chambers H.G.; et al. Complications of iliac crest bone graft harvesting. Clinical Orthopaedics and Related Research (329) (1996) 300 - 309.
3. Banwart J.C.; Asher M.A.; Hassanein R.S.. Iliac crest bone graft harvest donor site morbidity: a statistical evaluation. Spine 20 (9) (1995) 1055 - 1060.
4. Chan K.; Resnick D.; Pathria M.; et al. Pelvic instability after bone graft harvesting from posterior iliac crest: Report of nine patients. Skeletal Radiology 30 (5) (2001) 278 - 281.
5. Fernando T.L.; Kim S.S.; Mohler D.G.. Complete pelvic ring failure after posterior iliac bone graft harvesting. Spine 24 (20) (1999) 2101 - 2104.
6. Kurz L.T.; Garfin S.R.; Booth R.E. Jr.. Harvesting autogenous iliac bone grafts: a review of complications and techniques. Spine 14 (12) (1989) 1324 - 1331.
7. Russell J.L.; Block J.E.. Surgical harvesting of bone graft from the ilium: point of view. Medical Hypotheses 55 (6) (2000) 474 - 479.
8. Seiler J.G. III; Johnson J.. Iliac crest autogenous bone grafting: donor site complications. Journal of the Southern Orthopaedic Association 9 (2) (2000) 91 - 97.

9. Younger E.M.; Chapman M.W.. Morbidity at bone graft donor sites. Journal of Orthopaedic Trauma 3 (3) (1989) 192–195.

10. Robertson P.A.; Sherwood M.J.. The morbidity of autogenous bone graft donation. In: (editors: Lewandrowski K.-U.; Wise D.L.; Trantolo D.J.; Yaszemski M.J.; White A.A. III.) Advances in Spinal Fusion: Molecular Science, Biomechanics, and Clinical Management. (2004) Marcel Dekker: New York, pp. 683–697.

11. Coventry M.B.; Tapper E.M.. Pelvic instability: a consequence of removing iliac bone for grafting. The Journal of Bone and Joint Surgery 54 (1) (1972) 83–101.

12. Sahrmann S.A.. Diagnosis and Treatment of Movement Impairment Syndromes.. (2001) Elsevier: Sydney.

13. Holm S.; Indahl A.; Solomonow M.. Sensorimotor control of the spine. Journal of Electromyography and Kinesiology 12 (3) (2002) 219–234.

14. Indahl A.; Holm S.. The sacroiliac joint: Sensory-motor control and pain. In: (editors: Vleeming A.; Mooney V.; Stoekart R..) Movement Stability and Lumbopelvic Pain: Integration of Research and Therapy. (2007) Churchill Livingstone: Edinburgh, pp. 101–111.

15. Indahl A.; Kaigle A.M.; Reikeras O.; et al. Interaction between the porcine lumbar intervertebral disc, zygapophyseal joints, and paraspinal muscles. Spine 22 (24) (1997) 2834–2840.

16. van Dieen J.H.; Selen L.P.; Cholewicki J.. Trunk muscle activation in low-back pain patients: an analysis of the literature. Journal of Electromyography and Kinesiology 13 (4) (2003) 333–351.

17. Hungerford B.; Gilleard W.. The pattern of intrapelvic motion and lumbopelvic muscle recruitment alters in the presence of pelvic girdle pain. In: (editors: Vleeming A.; Mooney V.; Stoekart R..) Movement Stability and Lumbopelvic Pain: Integration of Research and Therapy. (2007) Churchill Livingstone: Edinburgh, pp. 361–376.

18. Hungerford B.; Gilleard W.; Hodges P.. Evidence of altered lumbopelvic muscle recruitment in the presence of sacroiliac joint pain. Spine 28 (14) (2003) 1593–1600.

19. Indahl A.; Kaigle A.; Reikeras O.; et al. Sacroiliac joint involvement in activation of the porcine spinal and gluteal musculature. Journal of Spinal Disorders and Techniques 12 (4) (1999) 325–330.
20. Indahl A, Kaigle A, Reikeras O, et al. Pain and muscle responses of the sacroiliac joint. Fourth Interdisciplinary World Congress on Low Back and Pelvic Pain. Montreal 2001.
21. Kendall F.P.; McCreary E.K.; Provance P.G.; et al. Muscles: Testing and Function with Posture and Pain.. (2005) Lippincott Williams & Wilkins: Philadelphia.
22. Lee D.G.. The Pelvic Girdle: An Approach to the Examination and Treatment of the Lumbopelvic-hip Region. 3rd edn (2004) Churchill Livingstone: Edinburgh.
23. Hungerford B.A.; Gilleard W.; Moran M.; Emmerson C.. Evaluation of the ability of physical therapists to palpate intrapelvic motion with the Stork test on the support side. Physical Therapy 87 (7) (2007) 879–887.
24. Albert H.; Godskesen M.; Westergaard J.. Evaluation of clinical tests used in classification procedures in pregnancy-related pelvic joint pain. European Spine Journal 9 (2) (2000) 161–166.
25. Richardson C.; Jull G.; Hodges P.; et al. Scientific Basis and Clinical Approach. In: Therapeutic Exercise for Spinal Segmental Stabilization in Low Back Pain. (1999) Churchill Livingstone: Edinburgh.
26. Mens J.M.; Vleeming A.; Snijders C.J.; et al. Validity of the active straight leg raise test for measuring disease severity in patients with posterior pelvic pain after pregnancy. Spine 27 (2) (2002) 196–200.
27. Mens J.M.; Vleeming A.; Snijders C.J.; et al. The active straight leg raising test and mobility of the pelvic joints. European Spine Journal 8 (6) (1999) 468–473.
28. Richardson C.A.; Snijders C.J.; Hides J.A.; et al. The relation between the transversus abdominis muscles, sacroiliac joint mechanics, and low back pain. Spine 27 (4) (2002) 399–405.
29. van Wingerden J.P.; Vleeming A.; Buyruk H.M.; et al. Stabilization of the sacroiliac joint in vivo: Verification of muscular contribution to force closure of the pelvis. European Spine Journal 13 (3) (2004) 199–205.

30. Bussey M.D.; Milosavljevic S.; Bell M.L.. Sex differences in the pattern of innominate motion during passive hip abduction and external rotation. Manual Therapy 14 (5) (2009) 514–519.
31. Hungerford B.; Gilleard W.; Lee D.. Altered patterns of pelvic bone motion determined in subjects with posterior pelvic pain using skin markers. Clinical Biomechanics 19 (5) (2004) 456–464.
32. Solonen K.A.. The sacroiliac joint in the light of anatomical, roentgenological and clinical studies. Acta Orthopaedica Scandinavica.. Supplementum 27 (1957) 1–127.
33. Mulligan B.R.. Manual therapy 'NAGS', SNAGS', 'MWMs' etc. 5th edn (2004) Plane View Services: Wellington.
34. Pool-Goudzwaard A.; Van Dijke G.; Mulder P.; et al. The iliolumbar ligament: Its influence on stability of the sacroiliac joint. Clinical Biomechanics 18 (2) (2003) 99–105.
35. Oliver M.J.; Twomey L.T.. Extension creep in the lumbar spine. Clinical Biomechanics 10 (7) (1995) 363–368.
36. Damen L.; Spoor C.W.; Snijders C.J.; et al. Does a pelvic belt influence sacroiliac joint laxity? Clinical Biomechanics 17 (7) (2002) 495–498.
37. Mens J.M.; Damen L.; Snijders C.J.; et al. The mechanical effect of a pelvic belt in patients with pregnancy-related pelvic pain. Clinical Biomechanics 21 (2) (2006) 122–127.
38. Mosely G.L.. Motor control in chronic pain: new ideas for effective intervention. In: (editors: Vleeming A; Mooney V; Stoekart R.) Movement Stability and Lumbopelvic Pain: Integration of Research and Therapy. (2007) Churchill Livingstone: Edinburgh, pp. 513–525.

chapter

17 만성 기능 장애 ; 하키 고관절

Hocky hip, a case of Chronic dysfunction

Wayne Hing, Brian 멀리건

병력

27세 미혼여성으로 법률사무소에서 일하는 Bree는 왼쪽 고관절 전방(서혜부)에 통증을 호소한다. 그녀는 직장일 이외에도 그녀의 주요 운동인 필드하키 게임을 하거나, 훈련하는 등 매우 바쁜 생활을 보내며 지내왔다. 그녀는 현재 국내/국제 필드하키 클럽에서 골키퍼를 맡고 있고, 그 곳에서 게임 또는 클럽 훈련 시즌에 참가하는 등 한 주에 6번의 훈련 시즌에 참여한다.

Bree의 주증상은 왼쪽 고관절 전방에 국한된 통증이었다. 그녀는 이 통증(통증 A)을 날카롭다(sharp)고 표현했으며, 가장 심할 때는 숫자통증척도(NRS, numerical rating scale)로 7/10이다. 그녀는 또한 통증을 악화시키는 활동 후 다른 통증(통증 B)을 호소하였는데, 이 통증은 활동 후에 '약한(weak)' 느낌의 둔한 통증 양상이었으며 지속적으로 남아있다고 하였다. 이러한 증상들은 신체도(body chart, 그림 17.1)에 표시되어 있다. 달리기나 계단 오르기 등 고관절과 다리를 사용하는 움직임이나 스쿼트(squat)나 런지(lunge) 자세 중 고관절 끝범위에서 통증 A가 악화되었다. 오랜 시간 앉아 있을 때는 통증 B가 악화되었다. Bree는 아침이 가장 통증 없이 편하고, 그 때는 고관절에 핀이나 바늘 등의 날카로운 감이나 달칵거림(clicking) 또는 찝힘(catching) 등과 같은 증상이 없다고 하였다. 그녀의 직업과 고관절 간에는 어떠한 연관성도 찾을 수 없었다.

현재 병력

고관절 전방의 통증은 8개월 전 처음 시작되었다. 그 당시 Bree는 게임 도중 그녀의 고관절 전방 전체에 걸쳐 점점 심해지는 '당김(tightness)'를 느꼈다. Bree는 그 게임 후에도 계속적으로 하키 훈련과 게임에 참여할 수 있었으나, 시간이 지남에 따라 그 증상의 강도과 심각성이 점점 증가하고 있다는 것을 알아차렸다. 그녀는 이 왼쪽 고관절의 당김 증상이 준비운동을 했을 때는 나타나지 않거나 감소하였으나, 이제는 유지되거나 시간이 지남에 따라 심해지기 시작했다고 말했다. 특히 차거나 돌진하는 동작에서 이러한 증상들이 나타났다고 했다. Bree는 그 지역의 팀 물리치료사(local regional team PT)에게 평가 받고, 왼쪽 고관절 굴근의 염좌 진단이 났다. 초기에 이 팀 물리치료사는 근육 문제에 중점을 두어 국소 연부조직 치료와 운동, 스트레칭 등을 시행하였다.

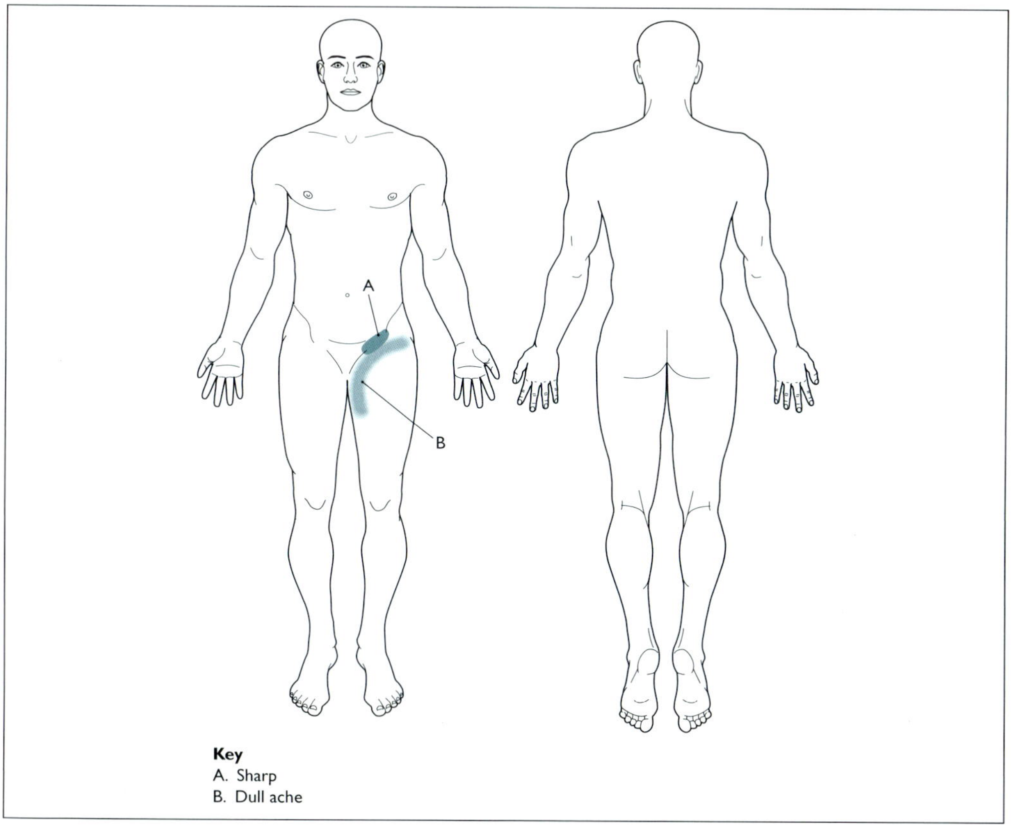

그림 17.1 고관절 굴곡 동안의 MWM 외측 gliding

Bree는 게임하는 날과 주말에는 되도록 치료를 받고자 했으나, 그러한 노력도 오래 지속되지는 못하였고 결국엔 그녀 스스로 하키 하는 양을 줄여야겠다고 생각하게 되었다. 그 후 4-6개월간 치료를 지속했고 증상 또한 감소되어 Bree는 단거리 달리기는 가능하게 되었고 클럽 중심의 소량의 운동을 시작할 수 있었다. 그러나 아직 하키 게임을 하거나 그 훈련을 하는 것은 불가능하였다. 그 팀의 스포츠 의료진은 고관절 굴근의 통증 유발점에 국소 마취주사를 놓았는데, 이는 운동 중 통증 양상에 대한 진단 검사로 사용되었다. 이 주사는 그녀의 증상에 대한 완벽한 해결책은 아니었고, 단순히 통증의 원인이 아니라 치료의 필요성이 있다는 것으로 해석되었다. 이 단계에서는 고관절 굴근 건병증(tendinosis)에 대한 가(假)진단도 이루어졌다.

치료는 고관절 굴근에 대한 원심성 부하(eccentric loading), 침술요법, 굴근 부분과 대퇴근막장근에 대한 심부 연부조직 마사지를 포함하였다. 앞서 언급한 연부조직에 대한 치료 뿐 아니라 고관절 가동술(종축 견인)도 숙련된 물리치료사에 의해 시행되었다. 이 무렵 Bree는 약간 회복되었다 느꼈으나, 훈련 및 게임에 참가하였을 때 여전히 통증 A(7/10), 통증 B(3/10)가 있었고 하루에 한번 디클로페낙(Diclofenac) 75mg을 복용하고서야 안정을 되찾았습니다.

손상 발병 후 9개월 무렵에도 Bree는 여전히 게임 및 훈련을 완전히 소화하지는 못하였습니다. 특히 낮은 런지 및 스쿼트 자세를 수행하지 못하였고, 하키 공을 찰 때는 상당한 통증이 나타났습니다. Bree는 현재의 고관절 통증이 나타나기 이전에는 왼쪽 고관절 및 골반과 관련해 어떠한 질환도 병도 없었습니다.

증상 행동

고관절 및 다리 중점의 훈련에서 통증이 증가되었다. 이러한 훈련에는 체육관 운동, 달리기, 하키 훈련이 있었으며, 특히 고관절 굴곡 동작과 연관된 움직임(런지, 스쿼트, 스프린팅, 계단이나 가파른 언덕 달리면서 오르내리기 등)에는 통증이 더욱 심해졌다. Bree는 많은 양의 차기(kicking), 런지, 각각의 다리에 축을 두는 연습 등 하키 골키퍼의 역할과 관련된 특정 동작들에 초점을 두어 훈련하였다. 훈련 시에는 보호를 위해 패딩을 입었으며, 이 패딩은 무게를 더욱 증가시키고 골키핑과 관련된 동작 패턴에 기여하였다. 그녀가 이야기 하길, 증가된 통증 A(7/10)가 (통증을) 악화시키는 동작을 중단하자 바로 사라진 반면, 잔여 통증(통증 B)는 4-6시간 유지되다 사라졌다. 통증 B는 더 오랜 시간 유지되고, 더욱 악화되고 있는 것 같다고 Bree는 느꼈다. 그녀는 장시간 앉아있기(예, 장거리 비행) 시 통증 B가 유발된다는 것을 알았다.

Bree는 일어나 있는 동안 아침 강직을 경험하지 못했으나, 가끔 오랜 시간 한 자세로 누워 있거나, 침대위에서 돌아누울 때 어설프게 비틀리면서(twisting) 약간 통증을 경험하였다. 24

시간 동안, 그녀가 이미 알고 있던 증상을 심화시키는 동작 이외에 통증을 유발하는 일정한 패턴은 없었습니다.

의학적 병력과 조사

Bree의 상황에 영향을 주거나, 치료를 방해하는 어떠한 의학적 과거력 또는 어떠한 질환도 없었다. Bree는 초반에 이 통증으로 디클로페낙(Diclofenac)을 복용하였으나, 그 외에 이 통증 또는 다른 질환 때문에 처방된 어떠한 약도 없었다. 초기 X-ray는 정상이었으며, 지금까지 다른 검사를 받은 적도 없다.

근거에 의한 임상적 추론

1. 병력 문진 후 (Bree의 고관절 통증과 관련하여 당신의 생각과 가설은 어떠한가?)

임상가의 반응

Bree가 왼쪽 고관절 굴근 염좌로 인하여 고통 받았을 것이라는 점을 병력의 정보로 알 수 있다. 보고된 징후과 증상은 연관통없이 날카롭고 국소적인 통증을 포함하는 연부조직 염좌와 일치하였다. 근육 염좌는 흔히 스포츠 활동 중의 근육 손상의 경우가 많으며, 고관절 굴근과 같이 두 관절 근육(2-joint m.)에 주로 원심성 작용을 하는 근육에 빈번히 일어난다. 고관절 굴근 염좌는 고관절을 굴곡시키거나 하이킥를 찰 때 근육의 과사용으로 발생할 수 있다. 이러한 염좌 종류(type)은 스프린팅 또는 차기와 같은 폭발적인 고관절 굴곡 행동 또는 고관절 신전 시 원심성으로 인한 과부하 때문에 일어난다. 이는 파워풀한 차기 동작을 하는 운동선수들에게 흔한 질환이다. 이러한 요소는 Bree의 병력과 증상과 매우 일치한다.

그러나 병력 중에 많은 특징들(features)은 이 손상과 일치하지 않는다. 근육 염좌 가설에 반하여, Bree의 경우 이러한 종류의 손상에 쓰이는 보존적 치료가 효과가 없었을 뿐 아니라 국소 마취 주사도 실패하였다. 일반적으로 근육 염좌 손상의 치료 기간은 손상 정도와 직접적으로 관련된다. 적은(minor) 근육 염좌 손상은 치료되는 데 1주 걸리는 반면, 심한(severe) 손상의 경우 4-8주가 걸린다. Bree의 증상의 치료 기간이 극도로 긴 것으로 보아 이 손상에는 다른 원인이 있는 것으로 생각된다. 근육 염좌의 예후는 일반적으로 좋으나, 이 또한 손상의 정도에 관련되어 있다. 적은(minor) 손상의 경우 일반적으로 치료 후 잔여 장애(residual disability) 없이 이 전으로 완전히 회복이 가능하다. 그러나, 심한(severe) 손상의 경우 ROM 제한과 약화를 유발할 수 있다.

지금까지로 보아 증상의 요소로써 다른 구조물에 대해서도 이해할 수 있다. 전방 고관절 통증은 고관절(퇴행성 관절염 등)또는 천장 관절의 병리적 상태, 장요근(iliopsoas) 활액낭염에 의해 일어난다. 병력을 통해 Bree의 증상에 부하를 주는 요소를 알 수 있다. 업무 시 앉기, 영화 보기, 운전하기 등 지속적으로 앉아 있는 점은 그녀의 통증을 악화시키는 요인이고, 이는 고관절 가설을 지지한다. 엉치엉덩관절(sacroiliac joint) 기능장애 또한 환자의 14%에게서 서혜부의 관련통증을 야기시킨다. 또한 엉치엉덩관절 기능장애는 골반의 불안정성을 야기할 수 있으며, 반대쪽 골반과 고관절에 기능적으로 과부하를 주어 손상을 줄 수도 있다. 장요근 활액낭염은 악화하는 동작 수행 시 전방 고관절 통증이 나타날 뿐 아니라, 이번 케이스에는 없었으나 '딱'하고 소리나는 통증과도 보통 관련성이 있다.

대퇴비구(femoroaceta-bulau) 충돌 또한 고관절 통증을 유발하고 대부분 활동적인 청소년들에게서 빈번하게 보인다. 악화시키는 동작으로는 주로 계단 오르기, 체육 활동, 지속적으로 앉아 있기가 있으며, 이번 케이스와도 일치한다. 대퇴비구 충돌 진단이 의심되면 물리적 검사와 방사선학을 필요로 한다. 수동적 고관절 굴곡, 내전, 내회전을 동반하는 충돌 검사는 환자의 통증을 재유발할 수 있다.

요약하면, 다양한 조직들이 관련성이 있는 Bree 케이스의 경우 만성적인 요소와 연부조직 치료와 같은 통증 해결의 부족, 약에 대하여 낮은 반응도까지도 고려되어야 한다.

2. 당신은 초기 단계에 치료적 가설을 세웠나요? 당신의 경험과 과학적 근거를 기반으로 하여 환자의 병력 중 어떠한 요소가 치료적 가설을 지지합니까?

임상가의 반응

치료의 가설은 연부조직을 치료하는 것이지만, 또한 고관절의 근본적인 치료로 확대 된다. 엉덩이 앞쪽의 통증이 나타나는 원인에는 여러가지가 있다. 이러한 기능장애가 관절내부(예, 관절순파열 또는 대퇴골관절구 충격)에 있든 관절외부(고관절 굴곡근 염좌 또는 건염, 또는 장요근 활액낭염)에 있든 간에 확실한 진단을 내리기 위해서는 초기에 신체검진이 필요하다.

Bree는 관절 앞쪽 구조물들에 다이나믹한 부하와 스트레스로부터 유발되는 고관절의 간헐적인 날카로운 통증들로 인해서 그녀의 증상들이 나타나는 세부적인 움직임과 활동들에 대해 설명하였다.

이러한 역학적으로 분명한 증상들은 수기치료가 치료적 중재로 유리하게 작용될 수 있다는 것을 나타낸다. 게다가, 치료에 대한 좋지 않은 반응은 치료를 선택하는데 있어서 다시 한번 더 고려해 볼 필요가 있다. 9개월 동안 Bree는 그녀의 고관절 굴곡근의 보존적인 치료에도 반응을 보이지 않았고, 고관절의 견인치료는 오직 짧은 기간만 통증이 경감되었고, 그녀가 활동을 다시 하면 증상은 또다시 나타났다. 안정적인 자세에서 고관절을 살짝 굴곡 외전시킨 후 종방향으로 견인시키는 것은 수기치료적 중재가 가설이 될 수 있다는 근거가 된다.

이학적 검사

자세 관찰

서있는 자세에서 볼 때, Bree는 요추 만곡이 약간 감소되어있고, 상반신과 비교햇을 때 골반이 앞쪽에 위치해 있었다. 기능적으로, Bree는 엉덩이를 더 굽히는 경향을 보였고, 초기 움직임에서 요추에서의 움직임이 적었다. 걷는 동안에는 뚜렷한 이상은 보이지 않았다.

능동적이고 결합된 움직임 검사

요추의 굴곡, 신전, 외측굴곡 모두에서 정상적인 범위와 움직임을 보였고, 어떠한 증상도 나타나지 않았다. 세부적으로 왼쪽 엉덩이에서 능동굴곡(100°)과 외회전(40°) 내회전(25°)에서 움직임이 감소하였는데, 이는 저항과 과압력으로 인한 통증 때문이였다.

복합적인 움직임인 굴곡 외전 외회전(FABER test)에서는 정상범위에서 거의 40% 정도 제한을 보였다. 능동적인 내전 움직임 또한 가장 끝 범위에서 제한을 보였는데, 이는 통증 보다는 저항의 느낌과 더 연관되어 있었다. 왼쪽 앞쪽 엉덩이의 통증(통증 A)은 쪼그려앉기를 하거나 왼쪽 다리를 앞에두고 런지동작을 할 때 통증이 다시 나타났다. 오른쪽 다리를 앞에두고 런지동작을 할 때, Bree는 왼쪽 엉덩이 앞쪽 부위가 통증보다는 당긴다고 하였다.

수동 분절 가동성 검사

Bree의 왼쪽 엉덩이에 수동적인 생리학적 움직임을 검사했을 때, 굴곡(105°), 외회전(40°), 내회전(30°)에서 불편함과 끝범위의 제한이 나타났다. 나머지 다른 움직임들은 모두 정상범위를 보였다. 게다가, 그녀의 왼쪽 엉덩이에서는 굴곡에 100−105°로 제한이 나타나고 통증(5−

6/10) 또한 있는데 반해 오른쪽 엉덩이는 모든 방향에서 검사했을 때 ROM이 정상이었다.

엉치엉덩관절 검사는 통증을 유발시키는 검사를 사용하여 실행되었는데, 증상이 나타나지 않았다. 요추의 구조물들에 수동적인 활주검사에서도 특이사항이 없었고, 그녀의 증상들이 다시 나타나지 않았다.

근육평가

일반적인 근육길이검사에서 왼쪽과 오른쪽 비복근, 가자미근, 대퇴사두근, 슬괵근, 그리고 오른쪽 고관절 굴곡근에서 모두 정상으로 나타났다. 왼쪽 고관절 굴곡근은 적어도 20°의 길이감소를 보였고, 끝범위에서 수동적으로 과압력을 줬을 때 Bree의 왼쪽 앞쪽 엉덩이에서 당기는 증상이 다시 나타났다. 토마스검사 자세에서 제한된 고관절 굴곡에서 이러한 감각이 또다시 나타나였으며, 이에 반해 제한된 내전은 정상이였다.

ASIS근처에 있는 대퇴직근, 봉공근, 전 대퇴근막장근의 기시부를 촉진했을 때 모두 불편함을 호소하였다.

근거에 의한 임상적추론

신체검진이 끝난 후 Bree의 증상에 대한 가설은 무엇이며 이를 뒷받침해준 근거는 무었인가?

임상가의 반응

신체검진이 끝난 후, 앞쪽 고관절 굴곡근의 다발성 손상이 주된 가설로 생각된다. 요추 또는 엉치엉덩관절의 검사는 음성반응으로 이것에 대한 병리학적 근거는 부족하다. 모든 고관절 움직임의 수동관절운동 범위에서 제한을 가지는 Bree의 증상들은 관절의 문제가 원인이 될 수 있다는 증거가 된다. Cyriax는 비수축성 구조물(관절낭과 인대)의 검사는 관절 검사 시 수동적 신장이 필요하다고 말하였다. Bree의 평가에서 나타난 움직임 패턴의 소실로 인해 감소된 관절가동운동범위와 관절 범위에서 마지막 느낌은 관절의 기능장애와 연관 될 수 있다.

관절의 증세와 증상들은 잠재적으로 볼 때 관절가동범위의 소실과 관계있는 골관절증을 나타낸다.

이러한 질병들을 발견하는 기술들이 더 발전하고 보편화 됨에 따라 선수들에게서 진단되는 관절순(labral pathology) 병리의 가능성 또한 선택 될 수 있다.

과거에는 막연하게 임상가들은 반복되는 서혜부 또는 대퇴부의 증상들은 관절순의 병변 가능성을 경고했었다.

그것은 또한 Bree의 회복에 있어서 만성적인 엉덩이 근육조직의 건염과 같은 질병에 원인이 될 수 있다.

치료를 위해서 MWM은 필요한가? 그렇지 않다면, 멀리건 개념에서의 다른 어떤 치료를 가설로 생각해 볼 수 있는가?

임상가의 응답

과거부터 현재까지 MWM은 Bree를 위한 관절가동술로써 시도되어 오지 않았다. 비록 고관절에서는 부족하지만 다른 관절치료에서는 MWM이 성공적이라는 문헌들이 많이 나와있다. 게다가, Bree가 설명한 이전의 치료에서 제한된 짧은 기간동안의 반응은 가동술이 발전되어져야 한다고 생각된다(i.e.체중지지)

치료와 관리

치료 1

테이블 17.1은 이러한 케이스에서 수행되어지는 MWM 테크닉에 대해 상세히 설명되어 있다. 여기는 고관절 굴곡을 증가시키기 위한 가쪽활주 MWM 기법도 포함되어 있다. 이것에 대한 이유는 Bree의 주된 호소가 런지와 스쿼트의 제한이기 때문이다. 가쪽활주 고관절 MWM 기법을 적용하는 동안 나타나는 즉각적인 효과는 Bree가 그녀의 무릎을 가슴으로 잡아당겨서 과압력을 주는 동작을 통해 수행된 고관절 굴곡 전범위(120°)로 증가되었고 어떠한 통증도 나타나지 않았다. 10회 2세트로 반복되었다. 약간의 MWM을 통한 치료 후에 굴곡각도가 통증없이 완전한 범위까지 나타났다.

스쿼트와 런지의 기능검사에서 범위가 증가하는 향상을 보였는데, 여전히 이러한 체중지지 자세에서는 약간의 제한과 끝범위에서는 통증이 나타났다. Bree는 고관절 MWM에서 어떠한 부작용도 언급하지 않았다. 고관절 굴곡근 스트레칭과 대퇴직근과 장요근의 연부조직 마사지를 포함하여 부가적인 치료들이 이장에서 언급되어 있다. 이는 그녀가 초기 관절운동범위와 근육길이가 증가되었고 더 편안해지는 결과를 가져왔다. Bree는 또한 이 단계에서 비스테로이드성 항염증제 복용을 중단하였다. 왜냐하면 이러한 약은 위장에 역효과를 줄 수 있는 위험

요소와 연관되어있고, 또한 약에 의한 통증조절 없이 치료에 대한 반응을 살펴볼 필요가 있기 때문이였다. Bree는 그녀의 상태가 호전되고 증상들이 반응을 보여 재검사를 하기 전까지 하키훈련을 매일 하는 것 보다는 매 3일 동안만 받도록 하였다. 이러한 훈련의 감소는 고관절과 그에 연관된 구조물들에게 부하의 양을 제한시켜 줄 것이라고 생각되었다.

표 17-1. 체간 신전을 위한 엉치엉덩관절 가동술과 결합된 움직임 (그림 16.3)

적응증	**서혜부/고관절 전방의 통증 또는 고관절 굴곡이나 이것과 관계된 움직임이 일어 나는 동안 발생하는 움직임의 손실.**	
자세	환자	치료 테이블 옆쪽에 가까운 곳에 반듯하게 눕는다.
	치료 부위	증상이 있는 쪽 고관절을 90도 굴곡시킨다. (통증이 유발되면 각도를 조금 줄인다)
	mobilization belt (움직임 벨트)	벨트는 치료사의 허리 주위와 환자의 대퇴골 주위에 두르고 편안하게 서혜부에 가까이 놓는다.
	치료사	환자의 환측 다리 옆쪽으로 서서 환자의 다리를 굴곡시킨다. 외측의 신장력은 환자의 다리와 침대로부터 떨어져 골반의 움직임을 가진 치료사의 대퇴골의 수 직판으로 작용된다.
	치료사의 손	한 손은 골반의 안정을 도와주는 전상장골극(ASIS) 근처에 있는 환자의 장 골능선(iliac crest) 위의 mobilization belt(움직임 벨트) 안에 위치한다. 치료사의 다른 한 손과 팔은 MWM과 같이 나타나지는 넓적다리(thigh)를 유지하고 안정화시키는데 기여하는 대퇴골을 지지하고 안내하는데 주로 쓰 인다.
적용 안내	• 고관절의 MWM은 고관절의 굴곡, 내회전, 외회전, 신전의 생리학적 움직임에서만 사용되 어질 수 있다. • 외측 신장 미끄러짐(glide)은 생리학적 움직임이 완료될 때까지 지속된다. • 미끄러짐(glide)이 유지되는 동안 고관절은 기대하던 생리학적 관절가동범위(그림 17.2 a,b)로 움직여진다. • 이 과정은 미묘한 변수에 의해 착수된 최대한의 범위를 얻기 위한 'fine-tuning'을 필 요에 의해 거의 6-10회 반복된다. • 만약 통증이 없어지지 않거나 더 나빠지면 미끄러짐(glide) 변수는 수정되거나 또 다른 미끄러짐(glide)을 사용해야 할 것이다. • 차후의 수동적 생리학 또는 능동적 고관절 움직임의 재평가는 통증이 없는 관절가동범위의 중요한 개선에서 드러날 것이다. • MWM 테크닉은 조건에 따라 서서히 증가된 관절가동범위를 포함하고 있는 체중지지에 적용된 테크닉에 의해 나타난 치료 세션에 의해 점점 발전될 것이다.	

마지막 논평	• gliding은 최초에 순수한 외측 gliding으로 얻어지지만, gliding의 비틀림과 변화는 통증이 없는 gliding과 관절가동범위 개선으로 얻어지는 것을 필요로 한다. 이것은 gliding의 힘과 각도와 같은 바뀌는 변수에 의해 얻어질 수 있다. • 환자가 starting position으로 돌아갈 때까지 절차를 통해 gliding을 유지한다. • 과압력은 가능한 끝범위에서 적용되어야하고 수 초간 지속해야한다. • 목적은 고관절의 통증이 없는 최대한의 관절범위를 획득하는 것이다.

치료 2

Bree를 4일 뒤 재평가 했다. 그녀는 통증과 불편함의 단계와 기능적인 단계들에서 매우 향상되었다고 말했다. 날카로운 엉덩이통증A는 감소(4/10)하였고, 통증이 나타나는 빈도도 적어졌으며, 통증 B는 발생되지 않았다. Bree는 이제 전보다 스쿼트 동작을 더 아래까지 할 수 있게 되었고, 런지동작도 마지막 범위에서 불편함이 훨씬 개선되었다. 신체검진에서 그녀의 왼쪽 고관절 굴곡 수동운동범위는 초기 개선된 각도인 115°가 계속 유지되었다. 그러나 여전히 마지막 끝 범위에서는 제한이 있었다. 이러한 굴곡증가에도 불구하고 수동 내회전(30°), 외회전(40°)에서는 여전히 움직임 제한을 보이고 과압력이 가해졌을 때 통증이 나타났다. 초기 치료기간동안 양성적이고 지속된 반응 때문에 굴곡을 위한 고관절 가쪽 활주 MWM은 동일한 양으로 반복되어 사용되었다.

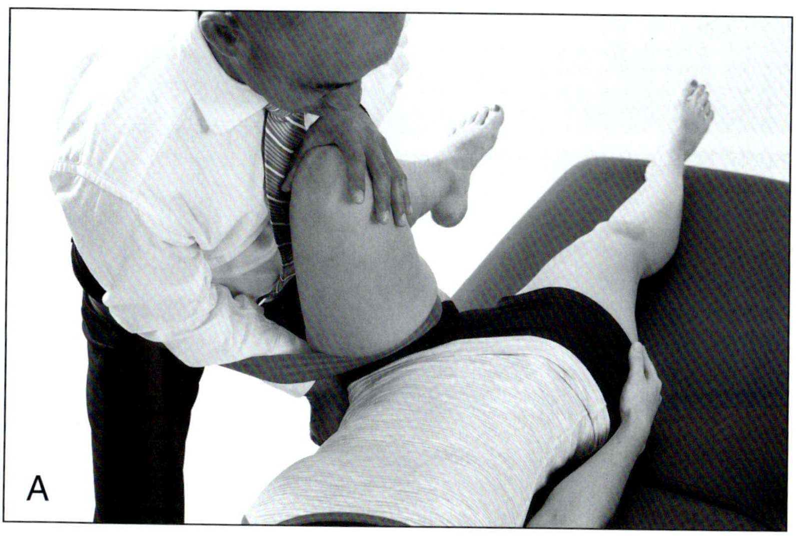

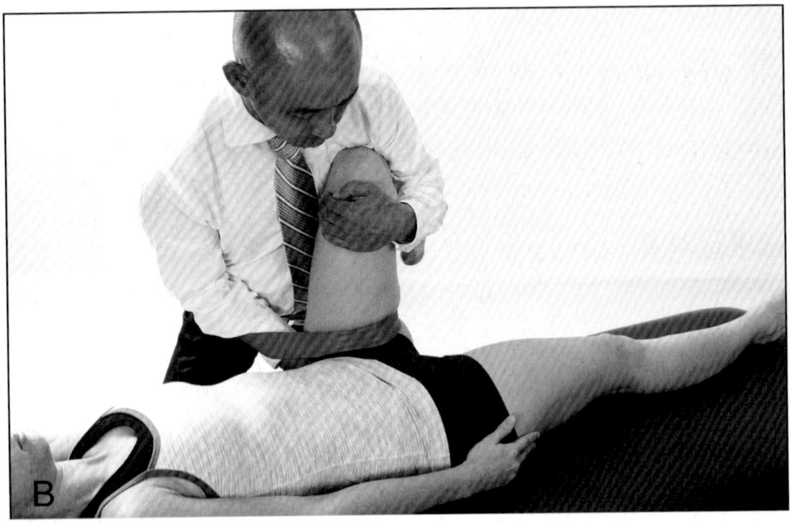

그림 4.1 A

두번째 치료세션의 말미에 Bree는 고관절 굴곡의 전 가동범위를 시행하게 되었고(120도), 큰압박에도 통증이 없게되었다. 그녀는 통증없이 전범위를 움직이고 내,외회전에서 거의 전범위(40도)를 만들어 낼 수 있을 정도로 향상되었다. 게다가. Bree는 오직 마지막 동작에서만 단단함을 가진체 완전한 스쿼트 자세를 할 수 있게 되었다.

Bree의 가정에서의 운동 프로그램은 새롭게 가능해진 관절운동범위를 유지하는것과 관계된 근육조직, 고관절의 스트레칭을 포함하고 있다.

치료 3

일주일 후 Bree는 마지막 치료때부터 지금까지 지속된 향상의 기록과 치료를 위해서 재방문했다. 그녀는 편안하게 뛸 수 있게 되었고 체육시간에 통증이 없음을 알게되었다. 하키 트레이닝을 하는동안(워밍업, 뛰기, 하키에 필요한 세부적인 차기,돌진하기등을 포함한) 그녀는 거의 통증을 느끼지 못했고 (통증A 2/10) 트레이닝 후에 잔여 통증은 거의 없었다(pain B1/10). 시합에서, Bree는 고관절 관절가동범위에 있어서 끝범위의 큰압박에도 불편함 없이 마지막 치료에서 가지고 있었던 굴곡(120), 외회전(45)를 유지하고 있었다. 하지만 내회전(40)에서는 큰압박을 주었을때 불편함을 동반한 제한된 상태를 가지고 있었다. 고관절 굴곡근의 등척성 수축과 신장성 수축에서 통증이 없었다.

예전 섹션으로부터 지속된 향상의 관점으로보면, 고관절 MWMs는 굴곡, 내/외회전과 신전, 관절 가동의 전범위와 정상의 관절 끝느낌을 가지기 위한 FABERS을 위해 반복되어졌다.

세번째 치료세션의 끝에는 고관절의 모든 동작을(내회전을 포함한) 능동적으로 할 수 있었고 과압력에서도 통증이 없었다.

Bree의 고관절 굴곡근 강화 도수 평가를 통해서 지금은 통증이 완전히 없고, 고관절 가동범위도 회복되었다. 강도에서의 조그만 감소는 반복된 평가를 통해 피로감이 두드러지는 경향이 있다. 그러므노 Bree는 특정부분의 고관절 굴곡근 강화 운동을 할대 일반적인 유연성 운동과 함께 시행해야 한다고 조언을 받았다. 또한 훈련강도를 점진적으로 늘리고 하키의 수비 훈련을 하여 다시 하키운동으로 복귀를 할 수 있게 되었다.

치료 4

2주후 Bree는 모든 활동에서 더 향상된 결과를 보여주었다. 그녀는 고관절의 불편함 없이 5km를 달릴 수 있게 되었고 스쿼트와 런지 웨이트 트레이닝을 통증없이 전범위에서 할 수 있었으며 하키를 위한 전 트레이닝도 가능하게 되었다. 평가에 있어서도 고관절 굴곡, 내/외회전, FABER 평가에서 전 가동범위를 통증없이 나타냈다. 토마스테스트(Thomas position test)에서도 고관절 굴곡근의 통증이나 제한, 장경인대의 길이와 신장성 수축에 있어서도 문제가 없었다. 러닝 후의 회복 구성요소를 유지하는것과 아이스를 이용한 훈련 프로그램, 유연성 운동, 워밍 다운 계획까지 조언을 들었다. 더 이상의 치료 기간은 설정되지 않았다.

중재의 결과

Bree는 마지막 치료 세션 2주 후와 한달 후 각각 추가 검사를 받았다. 그녀는 꾸준한 트레이닝과 운동을 통해 뛸때 아무런 문제없이 편하게 뛸 수 있게 되었다. 그녀는 마지막 치료세션 3개월 후 최종 검사를 받았다. 그녀의 왼쪽 고관절 증상은 완벽하게 해결되었고, 다시 하키 선수로 돌아가서 모든 훈련을 소화해냈다.

저자의 멀리건 개념 논평

이번 장은 고관절 굴곡근 염좌로 인한 왼쪽 전방 고관절의 통증을 가지고 있는 유망한 운동 선수의 케이스를 다루고 있다. 그것은 근복적으로 관절 기능장애와 연관되어 있는 근력과 유연성의 문제를 구성요소로 한 복합적인 병리를 보여주고 있다. 치료의 반응과 계속 진행되고 있는 증상은 관절 기능장애가 MWM을 사용한 적절한 관리에 초점이 맞추어 질때 까지는 개선되지 않을것으로 보인다. Bree의 케이스에는 고관절 MWM의 멀리건 컨셉 테크닉이 어떻게 관절 기능장애를 가지고 있는 국소적 근육근막 손상을 침범한 서혜부와 대퇴부의 복합적인 만성 문제를 빠르게 해결할 수 있는지를 보여준다. 근육의 병리와 억제는 고관절 움직임의 제한, 통증과 직접적으로 연관되어 있다. 도수 견인 테크닉은 이 케이스 초기에 적용할 경우 신전의 지속적인 특성(sustained static nature of the stretch)으로 인해 제한된 관절동작운동이 발생해서 초기에는 성공하지 못할 수도 있다. 이것은, 근육이완이나 통증억제에서의 어떠한 개선이 견인이 중단되자마자 즉시 사라지는것을 의미한다.일반적으로 도수 치료의 평가는 가능하다면 구체적 증상에 대해 직접적으로 시행되어야 한다. 그러나 몇몇 케이스에서는 이러한 방법을 여러 다른 구조물들에 나타나는 증상으로 인해 다양한 병리를 가지고 있기 때문에 어려울 수도 있다. 예를 들면 고관절 통증과 제한은 고관절 굴곡근 자체의 문제이나 근본적으로는 관절 퇴행의 문제로 인한 것이고, 이처럼 여러 병리가 복합되어 나타난 결과일 수 있기 때문이다.

지금의 케이스와 같은 유사한 상황 MWM의 통증이 없는 현상은 여러가지 병리와 통증을 동반하는 증상과 반응성을 고려해야 함에도 불구하고 수기치료의 적용을 따른다. Bree의 케이스에서는 MWM은 고관절의 전 가동 범위를 획득했고, 근 기능을 회복하고 고관절 통증도 없어졌다.

[References]

1. Kaltenborn F.. Mobilisation of the Extremity Joints. 3rd edn (1980) Olaf Norlis Bokhandel: Oslo.
2. Noonan T.; Garrett W. Jr.. Muscle strain injury: diagnosis and treatment. Journal of the American Academy of Orthopaedic Surgeons 7 (4) (1999) 262 - 269.
3. Rouzier P. Hip flexor strain. Sports medicine advisor 2009. Online. Available from: http://www.med.umich.edu/1libr/sma/sma_iliopsoa_sma.htm (cited May 2010).
4. Anderson KM, Strickland SM, Warren R. Hip and groin injuries in athletes. The American Journal of Sports Medicine. 29(4):521–33
5. Margo K.; Drezner J.; Motzkin D.. Evaluation and management of hip pain: an algorithmic approach. Journal of Family Practice 52 (8) (2003) 607 - 617.
6. Slipman C.W.; Jackson H.B.; Lipetz J.S.; et al. Sacroiliac joint pain referral zones. Archives of Physical Medicine and Rehabilitation 81 (3) (2000) 334 - 338.
7. Macintyre J.; Johnson C.; Schroeder E.L.. Groin pain in athletes. Current Sports Medicine Reports 5 (6) (2006) 293 - 299.
8. Webner D.; Drezner J.A.. Lesser Trochanteric Bursitis: a rare cause of anterior

hip pain. Clinical Journal of Sport Medicine 14 (4) (2004) 242 – 244.

9. Wisniewski S.J.; Grogg B.. Femoroacetabular Impingement: An overlooked cause of hip pain. American Journal of Physical Medicine & Rehabilitation 85 (6) (2006) 546 – 549.
10. Laslett M.; Young S.B.; Aprill C.N.; et al. Diagnosing painful sacroiliac joints: a validity study of a McKenzie evaluation and sacroiliac provocation tests. Australian Journal of Physiotherapy 49 (2) (2003) 89 – 97.
11. Peeler J.; Anderson J.E.. Reliability of the Thomas test for assessing range of motion about the hip. Physical Therapy in Sport 8 (1) (2007) 14 – 21.
12. Cyriax H.; Cyriax P.J.. Illustrated Manual of Orthopedic Medicine. 2nd edn (1993) Butterworth Heinemann: Edinburgh.
13. Pua Y.H.; Wrigley T.V.; Cowan S.M.; et al. Hip flexion range of motion and physical function in hip osteoarthritis: mediating effects of hip extensor strength and pain. Arthritis & Rheumatism 61 (5) (2009) 633 – 640.
14. Cibulka M.T.; White D.M.; Woehrle J.; et al. Hip pain and mobility deficits—hip osteoarthritis: clinical pratice guidelines linked to the international classification of functioning, disability, and health from the orthopaedic section of the American Physical Therapy Association. Journal Orthopedic and Sports Physical Therapy 39 (4) (2009) A1 – A25.
15. Binningsley D.. Tear of the acetabular labrum in an elite athlete. British Journal of Sports Medicine 37 (1) (2003) 84 – 88.
16. Manning M.; Barron D.; Lewis T.; et al. Soft tissue injuries: hip and thigh. Emergency Medicine Journal 25 (10) (2008) 679 – 685.
17. 멀리건 B.. Mobilisations with movement (MWMs) for the hip joint to restore internal rotation and flexion. Journal of Manual and Manipulative Therapy 4 (1) (1996) 35 – 36.
18. Bisset L.; Beller E.; Jull G.; et al. Mobilisation with movement and exercise, corticosteroid injection, or wait and see for tennis elbow: randomised trial. British Medical Journal 333 (7575) (2006) 939 – 944.
19. Abbot J.H.. Mobilization with movement applied to the elbow affects shoulder range of movement in subjects with lateral epicondylalgia. Manual Therapy 6 (3)

(2001) 170－177.

20. Graumlich J.F.. Preventing gastrointestinal complications of NSAIDs. Risk factors, recent advances, and latest strategies. Postgraduate Medicine 109 (5) (2001) 117－120.
21. Biederman R.E.. Pharmacology in rehabilitation: nonsteroidal anti-inflammatory agents. Journal of Orthopaedic and Sports Physical Therapy 35 (6) (2005) 356－367.
22. MEDSAFE. Information for Health Professionals: Non-selective NSAIDS — Cardiovascular, skin, and gastrointestinal risks. Online. Available: http://www.medsafe.govt.nz/profs/PUArticles/NSAIDSRisks.htm (cited May 2010).
23. Hopkins J.T.; Ingersoll C.D.. Arthrogenic muscle inhibition: a limiting factor in joint rehabilitation. Journal of Sports Rehabilitation 9 (2) (2000) 135－159.
24. Hurley M.V.. The effects of joint damage on muscle function, proprioception and rehabilitation. Manual Therapy 2 (1) (1997) 11－17.
25. Di Lorenzo L.; Jennifer Y.; Pappagallo M.. Psoas impingement syndrome in hip osteoarthritis. Joint Bone Spine 76 (1) (2009) 98－100.
26. Klassbo M.; Harms-Ringdahl K.; Larsson G.. Examination of passive ROM and capsular patterns in the hip. Physiotherapy Research International 8 (1) (2003) 1－12.
27. Sims K.. Assessment and treatment of hip osteoarthritis. Manual Therapy 4 (3) (1999) 136－144.
28. Hoeksma H.L.; Dekker J.; Ronday H.K.; et al. Manual therapy in osteoarthritis of the hip: outcome in subgroups of patients. Rheumatology (2005) 1－4.

chapter 18 넙다리 통증: 진단 딜레마

Thigh pan : a diagnostic dilemma

Toby Hall

병력

피터는 46세로 회계사이고 자신의 회계사무실에 근무하며 결혼하여 4명의 자녀를 두고 있다. 그는 주로 앉아서 일하고 가끔 그의 허리가 신경쓰이게 하며 그가 일을 쉴 만큼 심하지는 않더라도 넙다리 통증을 유발한다. 피터는 매우 바쁜 생활방식을 가지고 있으며 주로 그의 아이들을 방과 후에 다양한 스포츠 활동에 참여하게 하는데 시간을 보낸다. 그는 또한 그의 막내아들 운동팀의 코치이며, 주당 2회 훈련 회기를 맡고 있다. 그의 몸 상태는 의학적 도움은 필요없다고 스스로 생각하고 있으며 치료에 대해 알아보고 있다. 그에게 무엇이 문제냐고 물었을 때, 피터는 '만성 넙다리뒷근(hamstring) 뻣뻣함'이라고 대답했다. 그에게 도움이 될 수 있는 치료가 무엇이냐고 물었을 때, 그는 특별한 근육 문제에 대해 '운동 또는 신장'이 필요하다고 제안했다.

현재 병력

피터의 주요 문제는 약간의 둔한 통증처럼 간헐적으로 뒤쪽 넙다리로 방사되는 오른쪽 허리 통증을 따라 오른쪽 뒤쪽 넙다리에서 느껴지는 날카로운 통증이었다(그림 18.1). 점수식 평정척도(numerical rating scale, NRS)로, 넙다리 통증은 가장 아플 때 5/10 강도, 허리통증(lower back pam)은 3/10 강도 이었다. 피터는 다리, 발, 또는 반대편에서는 다른 통증이나 증상은 나타나지 않는다고 하였다. 날카로운 뒤쪽 넙다리 통증(thing pam)은 각각의 증상을 유발하는 다른 활동들과 함께, 양 쪽 허리통증과 뒤쪽 넙다리 통증(thigh pam)에 완전히 독립된 것으로 보였다.

날카로운 뒤쪽 넙다리 통증은 약 3년 전에 피터씨가 달리기 중 오른쪽 뒤넙다리근의 중간 힘살부위가 찢어졌을 때부터 시작되었다. 그는 400m 경주를 하였고, 트랙의 3/4 정도를 돌았을 때 뒤넙다리근이 찢어졌다. 통증이 심해 그는 달리기를 멈추었다. 뒤넙다리근의 타박상과 부종이 다음 주까지 이어졌고 그는 다리를 절었으며 걷기가 매우 힘들었다. 그 때에 피터씨는 치료를 받지 않았고 단지 통증이 회복될 때까지 기다렸다. 타박상과 부종이 줄어들었더라도, 통증은 2주 이상 천천히 감소되었고 그는 그 후에 계속해서 뒤쪽 넙다리에 날카로운 통증을 경험하였다. 그는 스포츠 마사지 치료를 시도했으며 뒤쪽 넙다리에 깊은 조직 마사지를 받았지만 별 도움이 되지 못했고 3회기 치료 후에 그만두었다. 그의 아들 운동팀에서 부모님 중 한 분이 물리치료사였고 그는 이번 휴가에 물리치료를 받기를 권유했다. 피터씨의 목표는 통증없이 그의 아들의 운동팀에서 아이들과 함께 달리기를 할 수 있는 것이다.

이전 병력

뒤넙다리근의 통증이 발생하기 이전에, 피터씨는 10대 시절에 오스트레일리아 식 축구를 하면서 여러 번 뒤넙다리근의 찢어짐을 경험했다. 뒤쪽 넙다리의 날카로운 통증에 더해, 피터씨는 오른쪽 뒤쪽 넙다리로 방사하는 오른쪽 허리통증이 5년 동안 있었다고 기록했다. 이것은 사실상 재발된 것이었고, 피터는 그의 앉아서 일하는 직업과 관련 있다고 확신했다. 지난 3년 동안 허리 통증의 강도는 증가하지 않았지만 자주 아팠다. 그의 허리 통증은 그가 보고서를 준비하느라고 바쁠 때처럼 오랜 기간 의자에 앉아 있을 때 수일 간 갑자기 재발하는 경향이었다. 평균적으로, 이 통증은 매달 발생하고 있지만 사실상 약한 정도이고 그의 일에 본질적으로 달려 있는 것이었다. 그는 그의 허리 통증에 대해 어떤 의학적 충고를 생각해보지 않았고 대신에 저절로 통증이 가라앉을 때까지 기다리는 경향이 있었다.

증상 행동

날카로운 넙다리 통증을 악화시키는 활동이나 자세에는 빨리 걷기, 조깅, 앉아 있기, 특별히 허리를 곧게 펴서 앉아 있기 등이 포함된다. 유발된 통증은 즉시 뒤넙다리근육에 뻗쳐진다. 허리통증과 둔한 넙다리 통증을 악화시키는 활동으로 2시간 이상 지속적으로 앉아 있기(30분 이상 차를 운전하는 것처럼 특별히 통증이 심한 허리가 굽혀진 앉기 자세)와 선 자세로 허리를 굽힘해야 하는 어떤 업무 등이 있었다. 환자 특별 기능 척도(Patient Specific Functional Scale, PSFS)는 장애를 측정하는 믿을 만하고 타당한 척도이다. 이 척도는 장애, 통증, 그리고 신체적 손상에 대한 다른 측정보다 다음의 치료를 변화시키는 데 더욱 민감도가 높다고 알려져 왔다. 피터는 앉기, 운전하기, 걷기, 달리기 그리고 앞으로 굽히기에 대해 50점 만점에 20점을 기록했다. 50/50점은 문제의 시작 전처럼 같은 수준으로 활동을 수행할 수 있는 능력을 가리킨다. 더 낮은 점수는 이러한 활동에 있어서 통증으로 인해 유발된 방해가 더 크다고 인지된다.

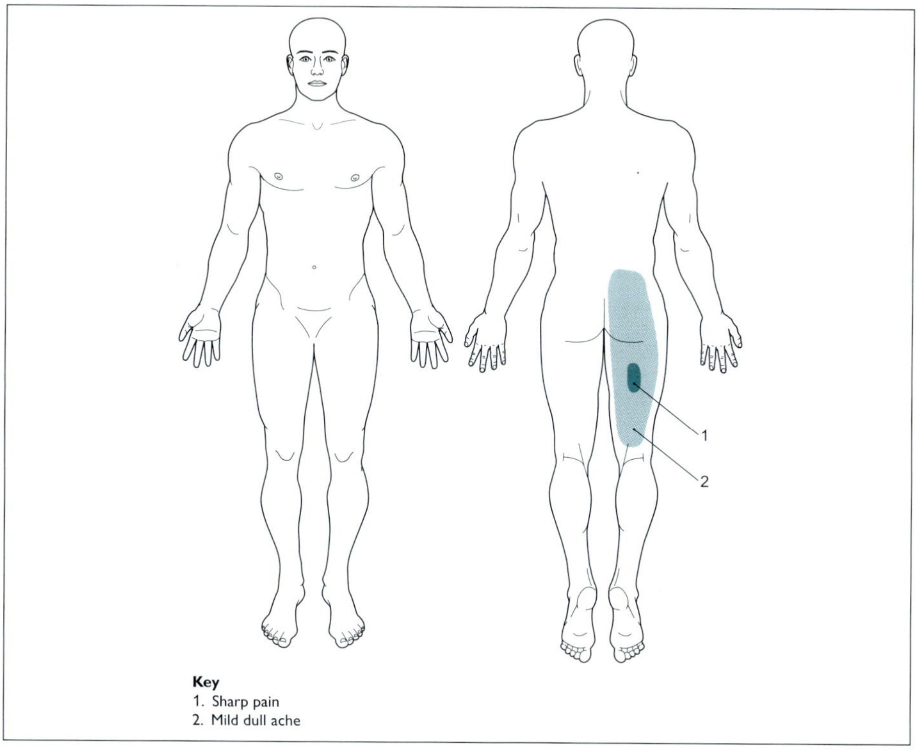

그림 18.1 신체챠트

피터는 자극적인 움직임을 멈추자마자 낮은 감수성을 가리키는 허리와 관련된 통증이 일반적으로 빨리 가라앉는다고 기록했다. 낮은 감수성에 대한 유사한 소견은 날카로운 넙다리 통증에 대해 결정되었다. 서기와 걷기는 허리와 넙다리 통증을 감소시켰다. 그는 잠자는데 어려움이 없었고 아침에 통증이나 허리의 뻣뻣함 없이 일했다. 전형적인 24시간 이상 앞서 언급한 활동 후 뒤따르는 증상의 유발보다 다른 통증 양식은 없는 것으로 보였다.

의학적 병력과 조사

피터의 임상적 발현이나 관리에 영향을 줄 만한 다른 의학적 상태는 없었다. 그는 문제가 나타나는 동안 또는 다른 상태 동안 어떠한 의학적 처치도 받지 않았다.

근거에 의한 임상적 추론

1. 병력으로부터, 증상은 관련되지 않은 것으로 보인다. 당신은 신체검사(physical examination)로 두 개의 분리된 임상적 문제점들을 찾을 것이라는 가설을 세웠는가?

임상가의 반응

피터는 증상이 두 개의 부위에 나타났고 처음에 대충 보았을 때는 완전히 관련이 없었다. 두 개의 증상은 다른 활동으로 유발되고 덜해 졌고 다른 시간에 찾아왔다. 추가로, 손상 기전과 뒤따르는 통증과 넙다리 타박상은 뒤넙다리근 중간 힘살부위(mid-belly) 좌상에 최근의 손상 부위와 관련있었고, 아마도 등급2의 근육 찢어짐이 그 즈음에 중요한 장애에 근거하였다. 허리통증이 뒤넙다리근 손상 이전에 나타났기 때문에 이것은 논리적으로 두 개의 분리된 조직이 통증의 원인임을 가리킨다.

뒤넙다리근 힘줄 또는 근육힘줄접합부에 손상은 더욱 심하고 치유에 더 오래 걸린다고 보고되어왔다. 그러나, 3년은 근육 손상 심지어 근육힘줄단위와 관련되더라도 알려진 생물학적 치유 시간을 훨씬 넘어선다. 지속되는 통증은 그러므로 허리뼈, 엉치엉덩관절, 허리엉치 신경막 조직과 뒤쪽 근막계, 머리부터 발까지 어떤 부위를 포함하여 넙다리뒤근육으로부터 과거의 구조적 기능장애를 암시하였다. 모든 이러한 구조의 기능장애는 넙다리뒤근 문제의 재발과 지연에 관련되었다.

피터의 경우에서, 신체검사를 위한 흥미로운 두 개의 부위는 요추와 엉치엉덩관절이다. 넙다리뒤근 손상과 회복의 실패는 허리뼈의 불충분한 기능때문일 것이다. 두 개의 부위의 연합이 요추와 골반 움직임의 제한된 범위의 허리 통증과 감소된 넙다리뒤근의 신장성을 가진 환자에서 설명되고 있다. 더욱이, 허리 손상의 과거 병력이 관련통의 증가된 위험과 허리와 관련된 넙다리뒤근 손상과 관련되었다. 이러한 이유로, 피터의 넙다리뒤근 통증에 기여하는 다수의 가능한 구조들에 대한 신체 검사가 필요하다.

2. 피터는 수 년 동안 증상을 경험하여 왔다. 이러한 관점에서 피터의 진단은 무엇이겠는가? 이 점에 있어서 수기치료를 위해 도움이 되거나 되지 않은 것을 과거력을 통해 발견하였는가?

임상가의 반응

피터는 지속적인 자세에 의한 허리 통증과 동적인 체중부하에 의해 유발된 날카로운 넙다리뒤근 통증을 가지는 그의 증상을 유발시키는 매우 특별한 움직임과 활동들을 묘사하고 있다. 이러한 증상에 대한 분명한 역학적 특성은 수기치료 중재에 유리하다.

그의 증상과 예후에 대한 그의 설명에 대하여 정신과적인 문제는 없어 보이며 심각한 척추나 다른 조직의 병리를 가리키는 위험신호도 또한 없어 보인다. 피터가 진술한 목표는 당연해 보이며, 그러나 문제의 장기적 본질은 예후에 대하여 타당하게 하는 주의일 것이다.

신체 검사

자세 관찰

선 자세에서 신체 검사로 피터씨는 정상의 요추전만증을 보이지만 골반은 앞쪽으로 전위되어 비교적 위쪽 몸통의 중요한 '굽은등' 자세를 보인다. 보행은 특별히 주목할만한 비정상적인 움직임은 보이지 않았다. 그는 골반을 뒤쪽경사로 하여 앉는 경향을 보였고 허리 굽힘의 끝범위에 매우 가까웠다. 앉은 자세에서 그의 자세를 능동적으로 교정해보라고 하였을 때 그는 위쪽의 허리뼈로 움직임을 시작하고 골반은 뒤쪽으로 경사진 자세로 그리고 아래쪽 허리는 굽힘자세로 계속 유지했다. 수동적 교정으로 골반을 중립자세로 가져올 수 있었다. 피터의 골반은 그가 앉은 자세에서 엉덩관절을 단독으로 굽힘하려 할 때 그리고 그가 왼쪽 보다는 오른쪽으로 무릎관절 폄을 수행할 때 더욱 뒤쪽으로 경사되었다. 피터는 이것을 의식적으로 방지할 수 없었다. 이러한 양상은 허리통증과 연관되었다.

능동적이고 결합된 움직임 검사

선 자세에서, 피터씨의 허리 굽힘은 통증이 심했고 요추를 통틀어 관찰된 분절의 가동성은 감소되었다. 범위는 바닥에서 손끝까지 20cm 이상으로 제한되었고 제한 요소로는 약간의 허리통증(점수식 평정척도 상 3/10)과 오른쪽 뒤쪽 넙다리에서 끌어당기는 감각과 더불어 뻣뻣함으로 보였다. 폄은 정상 범위를 보였고 증상은 없었다. 가쪽굽힘은 왼쪽 방향으로 약간 제한되었지만 증상은 없었다. 오른쪽으로 가쪽굽힘은 정상 범위였고 증상은 없었다. 증가된 말초신경 민감도에 대한 아래 1/4의 스크린 검사는 정상이었다. 허리 굽힘은 더욱 제한되었고 목뼈를 굽힘하면서 오른쪽 발을 함께 발등쪽굽힘하는 것과 더불어 허리와 뒤쪽 오른쪽 넙다리에서 더욱 통증이 유발되었다. 이것은 왼쪽 발목의 발등쪽굽힘의 경우는 아니었다.

결합된 움직임 검사는 허리뼈 굽힘과 왼쪽 굽힘의 결합으로 가장 잘 유발되며, 허리통증이 증가되고 양간의 뒤쪽 넙다리 통증이 유발되었다. 능동 또는 결합된 허리뼈 움직임은 날카로운 뒤넙다리근 통증을 유발하지 않았다.

스토크테스트(Stork test)는 골반의 양쪽면에 대해 체중 지지면에 대해 골반에 비교적 궁둥뼈의 뒤쪽 돌림과 더불어 정상적인 조절 양식을 보였다.

신경조직 유발검사와 신경학적 기능

하지거상(Straight leg raise)는 오른쪽에서 45°였고, 뒤쪽 넙다리에서 통증이나 뻣뻣함의 느낌을 유발하였다. 왼쪽 다리는 하지거상가 65°였고 단지 신장된 통증만 유발되었다. 추가적으로 오른쪽 발목 발등쪽굽힘은 뒤쪽 넙다리 통증을 증가시켰고 중요하게 가동범위를 감소시켰으며, 왼쪽 발에는 해당되지 않았다. 척추를 완전히 굽힘시켜 시행한 슬럼프 검사(slump test)는 허리와 넙다리 통증을 유발시켰으며 왼쪽 다리와 비교하여 오른쪽에서 20°의 무릎 폄이 감소되었다. 더욱이, 무릎 폄은 또한 제한적이었고 골반이 앞쪽경사의 끝범위에 위치해 있을 때 오른쪽에서 통증이 있었다. 이러한 움직임은 약간의 날카로운 넙다리뒤근의 통증을 유발했다. 왼쪽에 대비해서 오른쪽에서 궁둥신경과 정강신경(sciatic & tibial nerve)은 명확하게 부드럽고 직접적인 도수적 압력을 제공했다. 신경학적 검사는 축삭전도의 소실에 대한 신호없이 평범하였다.

엉치엉덩관절 통증 유발과 다른 검사들

'압박'과 '신연' 검사(앞위엉덩뼈가시를 통해 제공된)와 넙다리 밀기 검사(thrust test)는 통증을 유발하지 않았다. 엉치엉덩관절에 대한 다른 검사는 하지 않았다. 엉덩관절 굽힘 가동성은 양쪽으로 정상이었고 증상은 없었다.

수동 분절 가동성 검사

굽힘과 왼쪽 굽힘의 결합된 자세로 허리뼈와 함께 피터의 일상적인 허리통증을 유발하는 L4-L5 돌기사이관절(facet joint)을 덜 신장시켜 오른쪽 L5-S1위에 한쪽으로만 뒤앞 압력을 적용하였다. 수동적인 생리적 척추사이 움직임 검사를 통해 L4-L5 또는 L5-S1 움직임 분절 중 한쪽에서 굽힘의 제한은 없는 것으로 보였다.

넙다리뒤근 검사

바로 누어서 넙다리뒤근 길이 검사(90/90 검사)는 뒤쪽 넙다리 통증을 유발하였고 왼쪽과 비곳하여 오른쪽에서 25° 감소되었다. 늘려진 자세로 뒤넙다리근 수축은 또한 뒤쪽 넙다리 통증을 유발했다. 유사하게 오른쪽 안쪽 넙다리뒤근의 중간 힘살 부위의 촉지는 뒤쪽 넙다리에 통증을 유발했다. 바로누운 자세에서, 넙다리뒤근의 편심성(eccentric) 수축동안 촉지에 대한 통증 유발은 증가했다.

근거에 의한 임상적 추론

신체 검사 후, 두 개의 통증에 대한 당신의 가설은 무엇이었으며 이것을 지지하는 소견은 무엇이었는가?

임상가의 반응

피터의 허리뼈 질환은 운동조절 기능부전의 굽힘 양식과 다소 일관되어 보인다. 허리 굽힘 활동과 자세는 허리 굽힘의 가동범위 끝과 골반 뒤쪽경사 자세로 앉아있는 그에게 통증을 유발하고 그는 그의 앉아있는 자세를 중립적인 전만으로 교정하는데 어려움을 갖고 있다. 다수의 연구에서 허리 통증을 가지는 사람들에서 이러한 조절 손상의 유사한 양식을 보여주고 있다. 예를 들면, 굽힘 활동과 관련된 허리통증을 가지는 공장 노동자는 앉을 때 엉덩관절을 덜 굽힘하고 척추는 건강한 사람들의 조절보다 더 흔한 앉기 자세로 허리 굽힘의 가동범위 끝 가까이에 의미있게 놓여진다. 굽힘 조절 손상은 골반 앞쪽 경사 동안 뒤넙다리근의 독립적인 신장에 의해 유발되면서 허리와 뒤쪽 넙다리 통증을 설명하지만 날카로운 뒤쪽 넙다리 통증은 아니다. 비록 허리뼈 움직임이 앉기에서 전 가동범위에 있다고 하더라도, 선 자세에서는 앞으로 숙이는 것에 중요한 제한이 있었고, 허리뼈 연골구조에 대한 체중 부하의 불능을 가리키며, 이것은 조절손상과 일치하였다. 체중 부하의 무력화는 넙다리뒤근의 뻣뻣함 뿐만아니라 궁둥신경과 허리엉치신경얼기와 관련된 말초신경 민감도에 대한 강한 신호이다.

움직임의 정상 양식이 스토크테스트에서 알려지면서 가능한 통증 인자로서 오른쪽 엉치엉덩관절의 관련성은 가능성이 없어진다. 엉치엉덩관절에서 발생하는 뒤쪽 골반 통증을 가진 환자는 증상이 없는 쪽으로 서 있을 때 엉치뼈에 대해 궁둥뼈(innominate) 체중지지에 대한 움직임 양식의 변화를 전형적으로 보여주고 있다. 이 검사는 최근에 믿을 만하다고 보여지며 엉치엉덩관절 기능부전에 다한 조기 확인을 보조한다. 통증 유발 검사에 대한 소견은 또한 엉덩관절 보다도 엉치엉덩관절 문제를 지지하지 않는다. Laslett 등은 만일 넙다리 밀기 검사와 앞위엉덩뼈가시의 신연과 압박 검사가 모두 음성이라면 이것은 엉치엉덩관절이 통증인자로서 가능성이 없다고 보고하고 있다.

종아리뼈에서 넙다리두갈래근과 긴종아리근 사이에 강한 근막으로 연결된 증거들이 있다. 이런 이유로 발등쪽굽힘으로 뻗은다리올리기는 뒤쪽 다리의 근막 구조에 스트레스를 가할 것이다. 그러나 근막이 연루된 다른 소견들이 없기 때문에 다리에서 근막의 기능부전에서 발생하는 증상들은 이 경우에 없다. 그러나 검사 범위에 말초신경 민감도에 대한 증거는 일관되게 있었다.

비록 통증이 시작되는 조직에 대한 특별한 진단은 항상 달성되지 않더라도, 원인이 되는 분절에 대한 확인은 어디에서 든지 가능하다. 피터의 경우에, 허리통증과 둔한 뒤쪽 넙다리 통증에 대한 통증 원인은 L4-L5와 L5-S1 분절로 보이며 이런한 분절 움직임에 뒤앞 압력을 적용하여 나타나는 통증의 재현에 기초하였다. 소견 평가는 조절 손상에 대한 부적응적 굽힘 양식으로 일관되게 나타난다. 간단한 용어로 이러한 분류는 3 개의 요점에 기초한다. 첫째, 증상 재현은 허리뼈 굽힘 움직임 또는 자세와 지속적으로 연관된다. 둘째, 허리뼈는 굽힘 자세로 유지되고, 지속적으로 통증을 유발한다. 마지막으로, 비록 증상이 없는 수준에서 정상적인 분절 가동성이 있더라도, 환자는 이것이 민감한 분절에 유발하는 스트레스를 줄이기 위해 척추를 앞으로 굽힘하는 것이 어렵다는 것을 알고 있다. 불량한 자세와 변화된 운동조절에 대한 이러한 양식은 허리뼈 굽힘의 마지막 범위가 민감한 구조에 스트레스를 가하는 닫힌고리 과정을 시작하는데, 이것은 민감한 통증 상태를 더 지속하도록 한다. 이러한 닫힌고리는 진행중인 만성 통증을 설명할 것이고, 이것은 스트레스를 받는 움직임 분절에 진행중인 유해수용기의 민감화를 통해 말초적으로 몰아간다(6장을 보라).

중심 민감화는 조직 손상의 필연적인 결과이다. 이러한 경우에, 그러나 통증이 중심으로 중재된다는 강력한 증거는 없고 뚜렷한 해부학적 위치 내에서 사실상 간헐적이며, 증상이 있는 구조에 비체중부하를 하는 특별한 활동에 의해 완화된다. 더욱이, 검사에서 정신과적 요인이 만성통증 상태를 악화시킨다는 양상은 없었다.

넙다리 통증과 관련된 허리와는 대조적으로, 날카로운 뒤쪽 넙다리 통증은 독립된 뒤넙다리근 신장과 등척성 수축 모두에 통증이 있으면서 뒤넙다리근에 국소화되는 모습이다. 게다가, 넙다리뒤근의 촉지에 비정상적 민감화에 대한 국소화된 부위의 증거가 있으며, 통증 유발은 더욱이 넙다리뒤근 늘리기와 편심성 수축 동안 증가된다. 생물학적 기전(중심 민감화와 통증 진행에 있어서 변화보다 다른 것)이 이러한 신호를 설명할 수 있는 계속 진행중인 뒤넙다리근 병리에 관련된 것은 알려지지 않고 있다. 근육 외상은 일반적으로 명확한 기간 내에 치유된다. 그러나 근육 손상은 재생이라기 보다는 흉터 조직과 함께 치유된다. 최초의 넙다리뒤근 외상이 중간에서 심한 정도였기 때문에(다리의 타박상과 더불어 혈종), 흉터조직과 아마도 유착이 형성되었다는 것은 명확하다. 만일 흉터조직이 회복 상태 동안 충분하게 스트레스 받지 않았다면 이것은 기능적으로 장애가 될 것이다. 이것은 잠재적으로 이전의 넙다리뒤근이 찢어진 부위에서 재발성 통증을 설명할 것이다.

몇몇 방법으로 넙다리뒤근 문제가 허리뼈 굽힘 양식을 악화시키고 반대로 허리뼈 굽힘 양식이 넙다리뒤근 문제를 악화시킨다. 오른쪽 넙다리뒤근의 제한된 신장성은 증가된 골반 뒤쪽경사와 허리뼈 굽힘을 진척시키고 그러므로 L4-L5와 L5-S1 분절에 스트레스를 증가시킨다. 반대로, 좀 더 중립적인 허리뼈와 골반 위치로 바른 자세에 적응하려고 시도하는 것은 잠재적으로 짧아지고 민감화된 넙다리뒤근에 스트레스를 증가시킨다. 그러므로, 넙다리뒤근 문제를 다루도록 또한 허리 조절 문제를 다루도록 결정되었다. 돌 하나로 새 두 마리를 잡는 것이다.

2. 치료를 위해 MWM이 적용되었는가? 만일 그렇지 않다면 당신이 생각하는 멀리건 개념 치료 가설을 대체하는 것이 있는가?

임상가의 반응

멀리건은 뒤쪽 넙다리로 연관된 다리 통증이 있는 허리 통증 환자에 대해 각 4개의 치료기법의 적용시도를 추천한다. 이러한 기법은 문(gate) 기법, 굽힘하지거상(bent leg raise, BLR) 기법, 신장 하지거상(Traction SLR, TSLR)기법, 그리고 압박 하지거상(Compression SLR, CSLR)기법을 포함한다. 이러한 기법은 MWM 범주를 실현하고 어떤 임상 상황에서 매우 효과적인 가동술 기법일 수 있다. 이러한 절차의 효과성에 대해 검사한 연구는 없었다. BLR과 TSLR 모두 검사되었고 넙다리뒤근의 늘림과 하지거상(TSLR)의 개선에 즉각적인 효과를 보였주었지만, 장기간의 효과에 대한 연구는 아직 없다. 중요한 말초신경 민감화를 가진 환자는

BLR 기법에 가장 호의적으로 반응하고 이것은 넙다리뒤근 신장성 문제를 또한 다룰 것이라는 것이 저자의 임상적 경험이다. BLR 기법은 역학적으로 민감화된 신경이 신경의 긴장 증가 없이 그 길이에 따라서 부드럽게 가동되는 신경 '슬라이더'에 비유될 수 있다. Rozmaryn 등은 손목굴증후군의 표준적인 보존적 관리에 신경 미끄러짐(gliding)을 추가했을 때 효과가 있음을 보여주었다. 더욱이, 신경 미끄러짐 방법이 다리에 연관통이 있는 허리통증 환자에서 통증을 줄이고 기능을 개선하는데 효과적이라는 몇몇 증거들이 있다. 대조적으로, TSLR은 궁둥신경을 팽팽하게 하는데 효과적일 것이며 잠재적으로 허리엉치 또는 엉치 신경조직의 민감화가 있는 부위에서 통증을 악화시킬 것이다. 그러므로, BLR 기법은 이러한 경우에 관리를 보조하는데 선택되어야 할 첫째 기법이다.

치료와 관리

첫 번째 치료

표18-1에서 첫째 치료 회기(그림 18-2)에서 사용된 BLR 기법을 상세하게 기술하였다. 허리통증과 뒤넙다리근 문제에 대한 낮은 자극 감수성과 만성적 성질 때문에 기법은 엉덩관절 굽힘 최대 가동범위에서 수행되었다. 그러나 무릎관절은 환자의 편안함을 유지하기 위해 위치되었다. 게다가, 넙다리뒤근 수축으로 인한 통증을 피하기 위해 등척성 수축에 대한 저항은 부드럽게 적용되었다. 피터는 허리나 넙다리에 대한 통증 없이 치료기법을 잘 참아냈다. 기법은 3회 수행되었다.

BRL 기법의 적용으로 선 자세에서 앞으로 굽힘이 5cm 의 즉각적인 증가효과를 보았다. 더욱이 오른쪽의 SLR은 15˚에서 60˚로 증가하였고 통증은 중간수준으로 감소되었다. 90/90 넙다리뒤근 신장 검사에서 더 이상 통증은 없었지만 왼쪽과 비교하였을 때 가동범위는 약간 감소하였다.

피터는 BLR 기법을 응용한 가정운동을 교육받았다(표 18-1과 그림 18-2). 그는 하루에 10회 운동을 3번하도록 지도받았다.

BLR 기법에 대하여 가끔씩 중립적인 골반 위치에 대하여 고유수용성 인식에 대한 재훈련을 하였다. 피터씨는 엉덩관절 90˚ 굽힘으로 앉은 자세에서 이것을 수행하기 어렵다는 것을 알기 때문에, 엉덩관절 굽힘 각도를 줄이기 위해 의자 높이를 올렸다. 몇 회 연습 후 피터는 중립적인 골반 위치를 달성할 수 있었다. 그는 각각 5초 동안 자세를 유지하면서, 높은 의자에서 이 운동을 매 5회씩 하루에 적어도 5회 수행하도록 지도받았다.

피터는 뒤넙다리근 신장이나 조징을 하지 않고 현재의 신체적 활동을 유지하도록 충고받았다.

표 18-1. 하지거상(SLR)을 개선하기 위한 굽힘하지거상(BLR)

적응증	허리/뒤쪽넙다리통증과하지거상(SLR) 동안 움직임 소실; 넙다리뒤근신장성의 제한	
자세	환자	치료매트의 옆면에 바로 눕는다.
	치료 신체 부위	통증이 있는 쪽 엉덩관절 90 ° 굽힘(통증이 유발되면 더 적은 각도). 같은쪽 무릎 90°굽힘(통증이 유발되면 더 많은 각도).
	치료사	환자의 굽힌무릎이 치료사의 어깨위에 올려져 쉬게 하면서 환자의 증상이 있는 다리옆에선다. 치료사는 어깨위에서 올려져 쉬고있는 다리를 지지한 팔을 통해 아래로 미는 동안 치료사가 몸통을 펴면서 넙다리뼈선을 따라 견인력을 적용한다.
	치료사의 손	한손은 안정성을 제공하기 위해 치료매트에 휴식하고, 다른 손은 넙다리 위치를 조절하기 위해 환자의 넙다리뼈를 잡는다.
적용 안내	• 넙다리뒤근의 등척성수축은 환자에게 치료사의 신체에 대항하여 동시에 엉덩관절을 펴고 무릎을 굽히라고 요구되는 것으로 생각된다. 수축은 5초동안 지속된다. 견인력이 유지되는 동안 엉덩관절은 굽힘범위에서 더욱 움직여지고 등척성 뒤넙다리근수축은 다시 수행된다(그림 18.2). 이러한 과정은 엉덩관절굽힘의 최대범위가 달성 될 때 까지 엉덩관절굽힘범위에서 임의적인 지점에서 거의 5회 반복 된다. • 만일 다리나 허리통증이 유발 된다면 무릎은 더욱 굽혀지거나 엉덩관절은 더욱 벌림되어야 한다. • 완전한 과정을 3회반복한다. • 선자세에서 앞으로 숙이기 또는 SLR의 뒤따르는 재평가는 움직임의 통증없는 범위에서의 미 있는 개성을 보여야한다. • BLR 기법은 상태가 허락될 때 무릎폄의 점진적인 증가범위로 기법을 적용하여 뒤따르는 치료로 진행 될 수있다. • 자가치료기법(그림 18.3)은 BLR의 효과를 최대화 시키는데 매우 중요하다. 손상된 발을 의자에 올려 놓고 환자가 서기 위한 하나의 운동이다. 환자는 굽힌 무릎이 그의 어깨에 도달할 때 까지 양손을 다리의 안쪽면으로 미끄러져 내려간다. 만일 증상이 유발된다면 환자는 통증을 짧게 멈추고 뒤넙다리근의 등척성수축을 5초동안 수행하고 다시 더욱 움직이 도록 지도받는다(의자의 저항에 대항하여 엉덩관절을 펴고 무릎관절을 굽히는 것에 의해). 이러한 과정은 수차례 반복 될 수 있다. 교대적으로, 치료사는 허리뼈가 앞으로 숙이기에 증상을 완화 시키도록하기 위해 SNAGs을 적용하는 것을 선택할 것이다. 운동은 일반적으로 하루 동안 적어도 3회, 10번씩 반복한다.	
의견	• 엉덩관절을 압박하지 않도록 그리고 사타구니 통증을 유발하지 않도록 조심하라. • 견인은 넙다리뼈선을 따라 적용되고 이것은 골반이 뒤쪽으로 돌림하는 것을 유발하여 엉덩관절에 스트레스를 감소시킨다. • 환자가 시작 자세로 돌아 올 때 까지 과정을 통해 견인을 유지한다. • 최대로 달성하는 목적은 엉덩관절의 통증 없는 굽힘이다.	

두 번째 치료

피터는 치료 3일 후에 재평가를 위해 방문했다. 그는 허리와 넙다리 증상에 대해 의미있는 개선을 보고했다. 빠른 보행 동안 더 이상 뒤쪽 넙다리의 날카로운 통증이 없었고 허리 통증은 인지할 만큼 있지 않았다.

재평가에서 선 자세에서 앞쪽 굽힘 범위는 손끝에서부터 바닥까지의 거리는 현재 15cm 이었다. 오른쪽 SLR은 55° 였으며 넙다리뒤근 90/90 검사는 이전 치료의 마지막과 다르지 않았다. 앉은 자세에서 허리골반 자세는 정상 의자와 높은 앉기 자세 모두에서 개선되었다.

첫째 치료회기의 긍정적이고 지속적인 반응을 고려하여 BLR 기법이 반복되었고 5회 진행되었다. 추가로 높은 의자에서 앞쪽 골반경사에 대한 동적 조절운동의 개선이 일부 있었다.

2회 치료회기의 마지막에서 선 자세에서 앞으로 숙이기는 손끝에서 바닥까지 10cm 이었으며 오른쪽 SLR은 현재 65° 이고 넙다리뒤근 90/90 검사는 범위가 왼쪽에 비해 단지 10° 미만이었다. 더욱이 피터는 정상 의자에서 중립적 골반 자세를 달성할 수 있었다. 따라서 그의 가정운동 프로그램은 계속 진행되었다(그림 18-3). 그는 오른쪽 무릎 굽힘을 90° 에서 70° 범위로 펴면서 골반을 중립 위치로 하여 앉도록 지도받았다. 최초 평가에서 앉은 자세에서 무릎 폄이 넙다리뒤근의 뻣뻣함 때문에 뒤쪽 골반경사를 유발했다는 것은 명확했다.

세 번째 치료

피터는 치료 2의 결과로 더욱 개선되었다고 보고했다. 그는 일하면서 더욱 편안하게 앉을 수 있었고 허리나 뒤쪽 넙다리 통증을 거의 인지하지 못했다.

선 자세에서 앞으로 숙이기는 이제 손끝에서 바닥까지 10cm 이다. 오른쪽 SLR은 65° 이고 넙다리뒤근 90/90 검사는 좌우로 단지 5° 차이이다. 앉은 자세에서 피터의 자세는 더욱 개선되었다. 그는 앉은 자세에서 중립적인 허리뼈 앞굽음과 중립적인 골반경사 위치에서 앞뒤로 독립적으로 움직일 수 있었다. 그는 또한 골반조절 실패 없이 무릎 굽힘 90° 에서 70° 로 펴는 것을 조절할 수 있었다. 넙다리뒤근 뿐만 아니라 L4-L5와 L5-S1에서 허리뼈 촉지에서 첫 회기보다 압통이 줄었음을 보였다. 넙다리뒤근의 등척성 수축은 통증이 없었으며, 편심성 수축에서도 마찬가지였다.

이전의 회기에서 지속적으로 개선되었기 때문에 BLR 기법은 반복되었고 이제 무릎 굽힘을 70° 로 할 수 있다. 게다가, 높은 앉기에서 골반의 앞쪽경사 동적 조절운동에 대한 개선이 일부 있었다.

3회기 치료의 끝에서 선 자세에서 앞으로 숙이기는 손끝에서 바닥까지 5cm로 개선되었고 통증은 없었다. 넙다리뒤근 90/90 검사는 양 쪽에서 범위가 대칭적이었다. 피터는 부드럽게 걷기와 조깅을 시작하여 점차적으로 진행하지만 부드러운 조깅만 할 것을 충고받았다. 상태가 괜찮다면 신장하는 동안 골반 경사와 허리뼈앞굽음을 중립 위치로 확실하게 유지하면서 무릎 폄의 범위를 점차적으로 늘려 넙다리뒤근을 신장할 것을 재교육받았다.

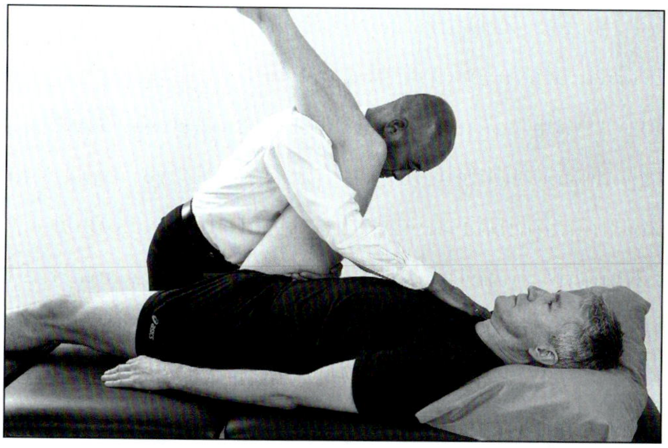

그림 18.2 BLR기법

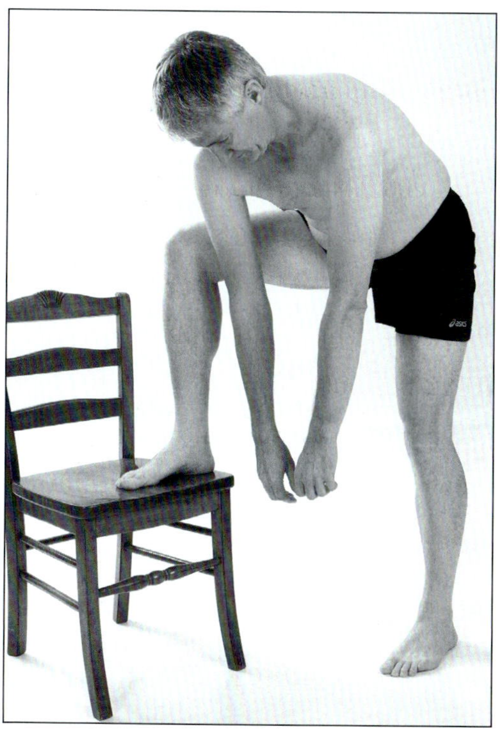

그림 18.3 가정운동

네 번째 치료

3주 후에 피터는 모든 활동을 할 수 있을 만큼 개선되었다고 보고했다. 그는 넙다리뒤근의 불편 없이 조깅을 거의 1km 가까이 할 수 있었고 근무지에서 낮에 일하는 동안 최소한의 불편(2/10)으로 앉을 수 있으며 허리가 불편하기 전 약 1시간 동안 운전할 수 있었다. PSFS 상에서 장애는 40/50으로 평가되었다.

선 자세에서 앞으로 숙이기는 손끝에서 바닥까지 5cm 였고 통증은 없었다. 오른쪽 SLR은 70° 였으며 넙다리뒤근 90/90 검사는 대칭적이었다. 넙다리뒤근 촉지에서 통증은 없었으며 심지어 편심성 수축에서도 없었다. 앉은 자세에서 피터씨의 자세와 무릎을 점차로 펴면서 골반을 중립으로 조절하는 능력도 탁월했다.

피터는 그가 점차적으로 참을 수 있는 만큼 조깅하도록 충고받았다. 그는 매일 일상적인 유연성 운동으로 허리뼈를 확실히 중립으로 유지하면서 넙다리뒤근 유연성운동을 시작하도록 충고받았다. 이제 더 이상 치료회기는 계획하지 않았다.

피터는 마지막 치료 회기 후 3개월 만에 전화로 연락이 되었다. 그는 매일 조깅과 신장운동 프로그램을 점차적으로 진행해나갔고 어떤 문제 없이 5km를 편안하게 달릴 수 있었다. 그의 허리 문제는 앉은 자세를 조심스럽게 주의하면서 완전히 관리되었다.

저자의 멀리건 개념 견해

피터의 경우는 어떻게 멀리건 개념 기법이 다양한 구조로부터 발생하는 만성적이고 복잡한 허리와 넙다리 통증과 운동조절, 말초신경 민감화 그리고 근막 기능부전에 관련된 문제에 대한 빠른 해결을 촉진할 수 있는지 설명하고 있다.

멀리건 개념은 특수한 경우에 치료 실패로 비판받았다. 그러나 많은 질병들은 복잡하고 많은 구조들과 관련된다. 그 예로, 미식축구 손상 후 뒤따르는 뒤쪽 넙다리 통증은 이 경우와 매우 유사하게, 넙다리뒤근 병리와 궁둥신경 민감화와 관련될 것이다. 단독의 멀리건 개념 치료기법은 제한이 허리의 관절 질병 또는 말초신경 민감화 이던지 간에 SLR 범위의 개선을 보여주었다. 기법 적용에 대한 이러한 이중성은 틀림없이 약화라기 보다는 멀리건 개념에 대한 강화이다.

BLR 기법의 의도는 통증과 다른 신체적 손상을 줄일 뿐만아니라 정상 가동성을 회복시키는 것이다. Dixon과 Keating은 SLR 범위의 개선은 실제적인 변화가 발생한다고 주장하기 위해서는 6° 보다 커야 한다고 주장했다. 피터씨의 경우에, 4회기의 치료 후에 이러한 기준을 지키면서 SLR 범위가 25° 변화하였다. 범위는 PSFS로 측정하였을 때 증상과 장애를 동시에 개선시켰다.

통증과 손상과 연관된 허리에 대한 BLR 기법의 효과를 조사한 하나의 연구 사례가 있다. 이것은 이중 맹검법과 무작위 그리고 위약 조절 방법을 통해 BLR 기법의 즉각적인 효과를 평가하였다. 두 그룹 사이에 SLR 범위에 있어서 24시간 중재 후에, 보정된 평균 차이값은 7° 이었고 통증 점수는 NRS 상에서 중재 그룹에서 의미있게 감소하였다.

피터의 경우에, 증상은 4번의 치료회기 후 NRS 상에서 5/10에서 2/10으로 변화하였고 임상적으로 의미있는 변화에 대한 측정오차의 범위를 초과하였다. 이러한 변화에 근원적인 하나의 기전은 신경 민감화 질병에 있어서 유익하다고 보이는 '슬라이더' 기법과 유사하게, 민감한 신경조직의 가동성으로 생각될 것이다. 피터씨의 경우에, 아마도 허리와 넙다리 통증에 기여하는 말초신경 민감화에 대한 의미있는 신호들이 있었다. 그러나, 이것이 단지 BLR 기법에 대한 치료 효과일 것 같지는 않다(5-7장을 보라).

BLR 기법에 대한 유익한 효과에 근원적인 또 다른 기전은 넙다리뒤근의 신장 내성의 변화일 것이다. 증가된 넙다리뒤근 신장성은 중심의 신경생리학적 진행(5-7장을 보라)과 밀접하게 연결되고 BLR 기법은 근육신장 내성에 영향을 주는 신경생리학적 반응을 촉발시킨다고 가설을 세우는 것이 타당한 것처럼 보인다. 넙다리뒤근의 신장성 증가는 이러한 경우에 앞쪽 골반 돌림의 증가 때문에 민감화된 아래허리 움직임 분절에 줄어든 스트레스를 초래하면서 통증이 심한 허리 조직에 스트레스를 줄일 것이다.

통증 완화의 또 다른 기전은 Zusman에 의해 묘사된 습관화와 소멸을 포함할 것이다. 손상된 조직으로부터의 자극은 학습 형태 변화 또는 신경계의 가소성을 만들어낸다. 신경계는 그러므로 조건반사적 상황에 유사한 과정으로, 증가적으로 덜 강력한 자극에 반응하도록 '배우는' 것이다. 통증 소멸에 대해서, 목적은 진행성의, 기능적 그리고 통증 없는 방법으로 정상 활동을 강화하는 것이다. 피터의 경우에, 앞으로 숙이기와 넙다리근 수축은 모두 통증이 심했다. BLR 기법은 혐오한 기억의 소멸을 사용한 중재에 기초하여 어떤 명시적인 위험의 부재에서 이전의 통증이 심한 움직임에 노출을 제공해왔을 것이다.

점진적인 가동술은 또한 습관화를 통해 신경계를 둔하게 할 것이다. 이러한 기전은 신호르 전달하기 위한 시냅스 전 신경종말의 능력에 있어서 점진적인 감소와 관련된다. 이러한 경우에, 반복적인 BLR 기법으로부터 무독성의 감각 입력은 신경계가 더욱 정상 상태로 회복되면서 통증 민감화가 끝나고 대체될 것이다.

[Refferences]

1. Donnelly C.; Carswell A.. Individualized outcome measures: a review of the literature. Canadian Journal of Occupational Therapy 69 (2) (2002) 84 - 94.
2. Pengel L.H.; Refshauge K.M.; Maher C.G.. Responsiveness of pain, disability, and physical impairment outcomes in patients with low back pain. Spine 29 (8) (2004) 879 - 883.
3. Ekstrand J.; Gillquist J.. Soccer injuries and their mechanisms: a prospective study. Medicine and Science in Sports and Exercise 15 (3) (1983) 267 - 270.
4. Hoskins W.; Pollard H.. The management of hamstring injury — part 1: issues in diagnosis. Manual Therapy 10 (2) (2005) 96 - 107.
5. Jarvinen T.A.; Jarvinen T.L.; Kaariainen M.; et al. Muscle injuries: optimising recovery. Best Practice and Research in Clinical Rheumatology 21 (2) (2007) 317 - 331.
6. Hoskins W.; Pollard H.. Hamstring injury management — part 2: treatment. Manual Therapy 10 (3) (2005) 180 - 190.
7. Hoskins W.T.; Pollard H.P.. Successful management of hamstring injuries in Australian Rules footballers: two case reports. Chiropractic and Osteopathy (4) (2005) 13.
8. Halbertsma J.P.; Goeken L.N.; Hof A.L.; et al. Extensibility and stiffness of the hamstrings in patients with non-specific low back pain. Archives of Physical Medicine and Rehabilitation 82 (2) (2001) 232 - 238.
9. Verrall G.M.; Slavotinek J.P.; Barnes P.G.; et al. Clinical risk factors for hamstring muscle strain injury: a prospective study with correlation of injury by magnetic resonance imaging. British Journal of Sports Medicine 35 (6) (2001) 435 - 439. discussion 40.
10. Burnett A.F.; Cornelius M.W.; Dankaerts W.; et al. Spinal kinematics and trunk muscle activity in cyclists: a comparison between healthy controls and non-specific chronic low back pain subjects — a pilot investigation. Manual Therapy 9 (4) (2004) 211 - 219.
11. O'Sullivan P.B.; Mitchell T.; Bulich P.; et al. The relationship beween posture and back muscle endurance in industrial workers with flexion-related low back

pain. Manual Therapy 11 (4) (2006) 264 – 271.

12. Smith A.; O'Sullivan P.; Straker L.. Classification of sagittal thoraco–lumbo–pelvic alignment of the adolescent spine in standing and its relationship to low back pain. Spine 33 (19) (2008) 2101 – 2107.
13. Hungerford B.; Gilleard W.; Hodges P.. Evidence of altered lumbopelvic muscle recruitment in the presence of sacroiliac joint pain. Spine 28 (14) (2003) 1593 – 1600.
14. Laslett M.; Aprill C.N.; McDonald B.; et al. Diagnosis of sacroiliac joint pain: validity of individual provocation tests and composites of tests. Manual Therapy 10 (3) (2005) 207 – 218.
15. Hartig D.E.; Henderson J.M.. Increasing hamstring flexibility decreases lower extremity overuse injuries in military basic trainees. American Journal of Sports Medicine 27 (2) (1999) 173 – 176.
16. O'Sullivan P.. Diagnosis and classification of chronic low back pain disorders: maladaptive movement and motor control impairments as underlying mechanism. Manual Therapy 10 (4) (2005) 242 – 255.
17. Hall T.M.; Elvey R.L.. Management of mechanosensitivity of the nervous system in spinal pain syndromes. In: (editors: Boyling G.; Jull G..) Grieves Modern Manual Therapy. 3rd edn (2005) Elsevier Churchill Livingstone: Edinburgh, pp. 413 – 431.
18. Hungerford B.A.; Gilleard W.; Moran M.; et al. Evaluation of the ability of physical therapists to palpate intrapelvic motion with the Stork test on the support side. Physical Therapy 87 (7) (2007) 879 – 887.
19. Weinert C.R. Jr.; McMaster J.H.; Ferguson R.J.. Dynamic function of the human fibula. American Journal of Anatomy 138 (2) (1973) 145 – 149.
20. Phillips D.R.; Twomey L.T.. A comparison of manual diagnosis with a diagnosis established by a uni–level lumbar spinal block procedure. Manual Therapy 1 (2) (1996) 82 – 87.
21. Zusman M.. Forebrain–mediated sensitization of central pain pathways: 'non–specific' pain and a new image for MT. Manual Therapy 7 (2) (2002) 80 – 88.
22. O'Sullivan P.B.; Beales D.J.. Diagnosis and classification of pelvic girdle pain

disorders — Part 1: a mechanism based approach within a biopsychosocial framework. Manual Therapy 12 (2) (2007) 86 - 97.

23. Waddell G.. The Physical Basis of Back Pain. In: The Back Pain Revolution. (1998) Churchill Livingstone: Edinburgh. 135 - 54.
24. Hopper D.; Deacon S.; Das S.; et al. Dynamic soft tissue mobilisation increases hamstring flexibility in healthy male subjects. British Journal of Sports Medicine 39 (9) (2005) 594 - 598. discussion 8.
25. Jarvinen T.A.; Jarvinen T.L.; Kaariainen M.; et al. Muscle injuries: biology and treatment. American Journal of Sports Medicine 33 (5) (2005) 745 - 764.
26. 멀리건 B.R.. Manual therapy, Nags, Snags, MWMS etc. 5th edn (2004) Plane View Services: Wellington.
27. Hall T.; Hardt S.; Schafer A.; et al. 멀리건 bent leg raise technique — a preliminary randomized trial of immediate effects after a single intervention. Manual Therapy 11 (2) (2006) 130 - 135.
28. Hall T.M.; Cacho A.; McNee C.; et al. Effects of the 멀리건 traction straight leg raise technique on range of movement. Journal of Manual & Manipulative Therapy 9 (3) (2001) 128 - 133.
29. Hall T.M.; Beyerlein C.; Hansson U.; et al. 멀리건 traction straight leg raise: A pilot study to investigate effects on range of motion in patients with low back pain. Journal of Manual & Manipulative Therapy 14 (2) (2006) 95 - 100.
30. Butler D.. The sensitive nervous system. (2000) NOI Group Publications: Adelaide.
31. Shacklock M.. Clinical Neurodynamics.. (2005) Elsevier: Edinburgh.
32. Rozmaryn L.M.; Dovelle S.; Rothman E.R.; et al. Nerve and tendon gliding exercises and the conservative management of carpal tunnel syndrome. Journal of Hand Therapy 11 (3) (1998) 171 - 179.
33. Schafer A, Hall TM, Briffa K, Ludtke K, Mallwitz J. Outcomes differ between subgroups of patients with low back and leg pain following neural manual therapy — a prospective cohort study (submitted for publication).
34. Cornwall J.. Commentary. 13 (2005) Journal of Physiotherapy: New Zealand. (3):113 - 4.

35. Kornberg C.; Lew P.. The effect of stretching neural structures on grade one hamstring injuries. Journal of Orthopaedic and Sports Physical Therapy 10 (12) (1989) 481 - 487.

36. Dixon J.K.; Keating J.L.. Variability in straight leg raise measurements: Review. Physiotherapy 86 (7) (2000) 361 - 370.

37. Childs J.; Piva S.; Fritz J.M.. Responsiveness of the Numeric Pain Rating Scale in patients with low back pain. Spine 30 (11) (2005) 1331 - 1334.

38. Coppieters M.W.; Alshami A.M.. Longitudinal excursion and strain in the median nerve during novel nerve gliding exercises for carpal tunnel syndrome. Journal of Orthopaedic Research 25 (7) (2007) 972 - 980.

39. Coppieters M.W.; Butler D.S.. Do 'sliders' slide and 'tensioners' tension? An analysis of neurodynamic techniques and considerations regarding their application. Manual Therapy 13 (3) (2008) 213 - 221.

40. Coppieters M.W.; Bartholomeeusen K.E.; Stappaerts K.H.. Incorporating nerve-gliding techniques in the conservative treatment of cubital tunnel syndrome. Journal of Manipulative Physiological Therapy 27 (9) (2004) 560 - 568.

41. Zusman M.. Mechanisms of musculoskeletal physiotherapy. Physical Therapy Reviews 9 (2004) 39 - 49.

42. Myers K.M.; Davis M.. Behavioral and neural analysis of extinction. Neuron 36 (4) (2002) 567 - 584.

chapter

19 젊은 운동선수의 바깥 발목 염좌에 대한 두가지 개별 사례연구

two single case studies of lateral ankle sprain in young athletes

Bill Vicenzino, Toby Hall과 Tracey O'Brien

주: 이 연구는 O'Brien과 Vicenzino 개정 번안함[1]

서문 Preamble

앞의 장은 치료사가 임상적 사고와 이유에 따라서 동작과 함께 모빌라이제이션(MWM)을 적용한 환자사례를 심도있게 다루었다. 이번 장에서는 이전에 발매된 책과, 앞 장에서 이야기한 사례[1] 그리고 다른 방법에 대한 내용으로 구성되었다. 이 앞의 두 사례연구와 다르게 임상추론의 설명이 더 추가 되었다. 이 개별 사례 연구는 이전 단계(이 책의 전 장에 의한)보다 더 높은 수준(추가된 치료)의 근거와 치료사들이 특수한 환자들의 치료결과를 나타낼 수 있는, 실행이 가능하고 연습할 수 있는 것들이 제공된다. 하나 또는 더 많은 사례연구가 합쳐지면서 치료사가 환자를 관리할 때나 혹은 그들을 다른 실험에 의해서 더 발달시킬 수 있을 때, 여기에 부여된 적용과 무작위 임상실험, 아마도 이런 증거에 근거한 발전으로 이루어질 모든 것들이 제공될 수 있을 것이다. 예를들면, 테니스엘보우에서의 가쪽미끄럼운동 MWM은 멀리건 책에서 처음 설명되었고, 여러가지 사례보고와 개별사례연구[2]나 연속된 임상, 실습, 실험[3-10]이 있었으며, 그 전에는 국가건강과 의료연구기관 설계적용(National Health and Medical

Research Council project grant application;#252710)을 기반으로 한 전체적 무작위 임상시험(n=198)등, 최근 여러 높은 수준의 의학기관에서 출판되고 논문들에 의해서 이유가 설명되었다.

이 책에서는 최근에 발바닥쪽굽힘(plantarflexion)손상과 안쪽번짐(inversion)발목부상을 당했고, 예전에 발목 염좌를 당한 적이 없는 두 명의 남자 환자, Rohan과 Cameron에 대한 사례연구가 독자들에게 제공될 것이다. MWM을 공부하는데 필요한 소개와 설명에 대한 간단한 서술 후에, 이 장에서는 위에서 적용된 개별사례연구 설계방법에 핵심요소의 개념을 설명할 것이다. 이 연구를 자세히 설명하자면, Rohan과 Cameron이 느끼는 통증, 장애 및 기능적 움직임에 대한 측정결과를 취합한 것을 가지고 치료하고 관리하는것에 대해서 첫번째로 설명할 것이다. 또한 우리는 임상번역이나 책의 다른 사례 보고를 연계하여 임상답변 설명을 덧붙여 이야기 할 것이다.

병력 History

로한은 17살 농구 선수이며 오른쪽 발목에 3일된 부상이 있으며 현재 가쪽복사뼈(lateral malleolus)에 통증이 있다.(그림 19.1a) 체중지지를 하지 않기 위해 목발을 하고 다니며, 발목 모든 움직임에 대해서 통증이 있으며 외측복사뼈와 발 중간에 붓기가 나타나 있다. X-레이 결과에서 골절은 없었다.

카메론은 18살 축구 선수이며 이틀 전에 왼쪽발목에 부상을 당했다. 그는 징후와 증상은 계단오르기 어려움, 발목 움직임이 줄었고, 가쪽복사뼈와 표시된 (그림 19.1b) 발목에 붓기가 있다. 그는 체중지지가 가능하지만 발바닥쪽굽힘(dorsiflexion)이 줄었고, 입각기(stance phase) 단계에서 시간이 줄었다.

증거 정보에 근거한 임상적 추론
Consideration for evidence informed clinical reasoning

1. 이 비슷한 두 가지 부상 초기사례에서의 바깥쪽 발목 통증이 있는 병리학적-역학적 가설은 무엇인가?

임상가의 응답 Clinician's response

발바닥쪽굽힘/안쪽번짐의 이상은 가장 흔한 발목부상 원리이다. 앞목말종아리인대(ATFL)에 손상이 오는 것이 가장 빈번한 결과지만, 다른 구조가 관련되어 있을 수도 있다.[3] 정상뼈와 종아리뼈 전후 인대 염좌나 높은 발목쪽 염좌는 비교적 드물며[4], 더 심한 발목염좌[3]에서만 발생이 된다. 그럼에도 불구하고, 이러한 부상은 이전에 생각했던 것 반대로 경험적인 임상 증거가 더 일반적으로 있다.[4] 외측발목 통증과 기능장애에 대한 다른 보고된 원인은 다음과 같다: 발목 관절주위의 골절; 목말머리의 뼈 연골의 골절; 종아리뼈건의 탈구(dislocation); 만성 활막염(synovitis); 앞쪽 뒤쪽 혹은 전외측충돌(impingement); 반사 교감신경 퇴행 위축(reflex sympathetic dystrophy); 거골하관절의불안정; 퇴행성관절염; 골증식(osteophytic) 충돌; 유리체와 거골하관절 충돌. 이러한 상태들이 발목 통증의 관리를 복잡하게 하고 만성발목통증과 기능장애로 이어질 수 있다.

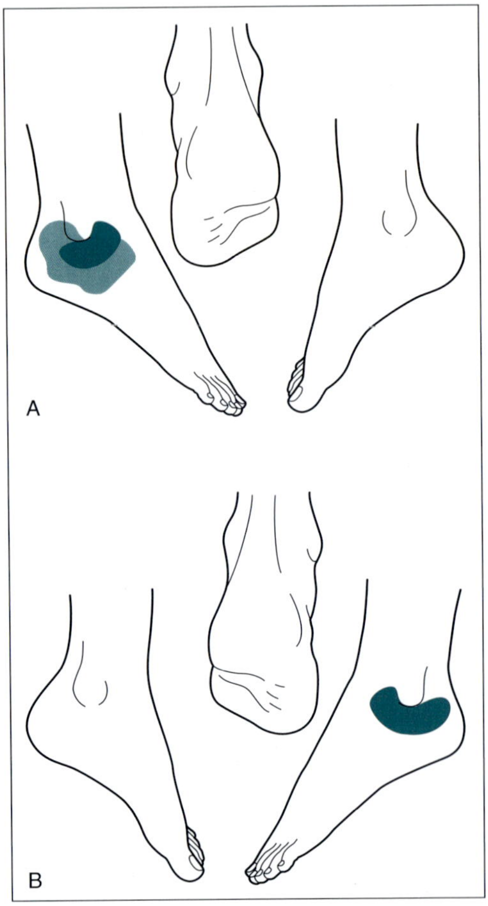

그림 19.1. (a)Rohan과 (b)Cameron에 대한 신체도표 양쪽 발목과 발 안쪽으로 부종이 나타남

2. 멀리건의 개념에 따른 측면 발목염좌의 병태생리학(pathophysioligy)에 관한 기본 전제는 무엇인가? 어떠한 근거로 이러한 계획을 지원할 수 있을 것인가?

임상가의 응답 Clinician's response

사람이 발목을 구를 때, 마치 안쪽번짐염좌나, 앞목발종아리인대 파열, 혹은 종아리뼈 말단부가 전방이나 하방으로 부분탈구 되는 이유로 인해 외측복사뼈 쪽으로 가는 인대들이 힘을 받게 될 때라고 멀리건은 주장했다. 이것이 그 근거인데, 균형이 잡히지 않는 몇 명의 환자의 아마도 비골의 앞쪽에 아급성이나 만성의 발목 불안정에 의해서 그럴 것이라고 멀리건은 설명했다. 그러나 이러한 부분탈구를 측정하는 것은 현재 임상환경에서는 불가능하다. 이점에 관해서는 제4장을 참조해야한다.

3. 멀리건의 외측발목염좌에 대한 관리법이 있는가?

임상가의 응답 clinician's response

외측발목염좌는 치료사에 의해 일반적이고 자주 치료되어진다. 편리한 치료적 접근법으로는 전기치료와 수기치료 그리고 모빌라이제이션(mobilization)이 있으며, 그뿐 아니라, 강화운동, 고유수용성감각기능 회복과 특별한 스포츠 운동법이 있다. MWM은 비교적 최근의 임상적 치료방법이며, 아직 급성발목 통증에 대한 수기치료에 대해서는 쓰이지 않고 있다. 결과적으로 그것은 완벽히 조사되어있지가 않다.

치료와 관리 Treatment and Management

이 조사된 두가지 개별 사례연구에 대한 치료 기술은 외측복사뼈에 대한 MWM이다. 이 기술은 비골끝 쪽에 외측후방과 상방으로 미끄럼운동를 유지하는 도수 방법과, 이것을 하는 동안 통증이 없는 범위 끝에서 발목을 능동적으로 내전시키는 방법을 포함하고 있다.(표 19.1) 만약 통증이 전부 없는 범위라면 치료사는 수동적으로 좀 더 강하게 압박을 줘 볼 수 있다. 이 두 가지 사례에서, MWM은 치료를 하는 동안 4번을 반복하며 그 다음에 후속조치로 미끄럼운동이 된 상태에서 간단한 테이핑테크닉을 적용시킬 수 있으며, 이것은 MWM의 효과를 최적화 할 수 있다.

임상적 추론 근거를 위한 고찰
Consideration for evidence informed clinical reasoning

1. MWM의 임상적 효과를 지지하는 증거는 무엇인가? 왜 경험적 증거도 없이 이 기술을 적용할 것인가?

임상가 답변 Clinician's response

우리는 어떤 조사나 임상실험에도 도수적인 MWM이 효력이 있는지 찾지 못했다. 높은 수준의 임상실험이 없었기 때문에 이 개별사례연구의 목적은 MWM의 임상효과를 설명하고자 한다. 도수적인 MWM에 대한 아무런 조사가 없었으며, 이것은 이전의 발목 염좌예방 MWM 테이핑테크닉의 가능성을 공부하게 될 것이다. Moiler등은 125명의 농구선수중에 433번(대조군 209번, 테이핑 224번)의 실험을 했는데, 11번의 발목 염좌가 발생하였다. 단지 두 번의 염좌만 테이핑그룹에서 발견되었고, 이는 비골테이핑이 통계적으로 더 유리하다는 의미인 것이다(교차비[odds ratio−OR]0.2; 95% 신뢰구간[confidence interval−CI]: 0.04 to 0.93: 치료효과 발현의 필요 증례수[number needed to treat− NNT]22;95% CI:12−312).

표 19−1. 비골 첨부의 위치조정 MWM의 적용법에 대한 설명

적용	일차적으로 발바닥굽힘/안쪽번짐 후의 발목을 내전할 때 통증과 제한이 있는 경우. 이차적으로 발목을 족저굴과 족배굴 했을 때 제한이 있을 경우.	
자세	환자	바로 누워있는 자세
	치료 부위	다리는 치료 테이블에서 살짝 들고 치료사의 손으로 지지를 해서 발과 발목이 족저굴과 내전이 자유롭게 움직일 수 있는 자세
	치료사	치료사는 환자의 발 위치에서 마주보며 서있는 자세.
	치료사의 손	치료사의 손 안쪽 대부분으로 정상뼈을 지지하고 있는다. 이 손의 손가락은 경골의 뒷쪽면에 위치하며 종아리뼈이 자유로운 움직임을 할 수 있도록 해준다. 치료사의 다른 손으로 종아리뼈 끝쪽의 전/하방 쪽 위치를 잡는다. 이 손의 손가락은 아래쪽 다리의 뒷쪽면을 감싸고 다른 손가락은 경골을 지지해준다. 충양근(lumbrical)활동 (2~5번째 손가락 중수지관절과 엄지의 수근중수골 관절은 굴곡 한다)을 하고 비골을 잡고 있는 한 손은 종아리뼈을 후방 전방 외측방향으로 미끄럼운동시켜준다. 만약 정확한 활주가 되었다면 환자는 아마도 통증이 없이 더 큰 범위의 움직임을 할 수 있을 것이다.

적용 안내	• 종아리뼈를 움직이는 방향은 후방, 상방과 외측방향으로 한다. • 올바른 종아리뼈의 미끄럼운동적용방법은, 발이 약간 외전된 상태에서의 움직임이다. • 종아리뼈의 활주를 유지하는 동안 환자가 적극적으로 발을 내전하도록 가르친다. • 만약 테크닉이 잘 적용되었을 시, 환자는 아마도 통증이 없이 상당히 큰 범위의 안쪽번짐을 할 수 있게 될 것이다. • 변화를 주었을 때에도 만약에 통증이 계속 있다면, 이 테크닉을 쓰지 않아야 한다. • 활주적용에 대한 독립적인 능동활동을 재평가 하기전에 여러번 반복해서 해주어야 한다. 재평가는 통증이 없는 범위의 움직임에서 상당한 개선이 보여야한다. • 모든 범위와 통증 없는 내전의 움직임은 치료사가 부드럽게 수동적으로 1~2초 동안 내전 과압력(overpressure)으로 비골미끄럼운동를 적용하면서 달성할 수 있다. 이 또한 통증이 없는 움직임이 중요하다.
지 시	• 부드럽고 과도하지 않은 힘이 비골에 적용되었는지 확인한다. 과도한 힘으로 불편함이나 통증발생이 생기는 원인을 예방하도록 기술적용을 해야 할 것이다. 이것은 국소적으로 명백한 압통과 붓기가 있는 급성기 발목염좌에 있어서 특히 주의해야한다. 비골에 대한 모든 경우에 두꺼운 스폰지조각을 부드럽게 대줄 수 있는 것도 좋다. • 환자는 어떠한 모빌라이제이션이나 능동적 움직임 범위에서 통증이나 다른 증상들이 없어야한다. 통증이 있다면 비골에 주는 모빌라이제이션의 방향이나 힘에 대해서 변화를 주어야만 한다
변 화	• 안쪽번장범위가 완전히 복원되고 통증이 없어진다면 이것은 발바닥쪽굽힘과 안쪽번짐의 결합에 의한 기법의 발달을 가능하게 한다. • 어떤 경우에는 발등굽힘에 제한이 오거나 발목 내전염좌 후의 통증이 있을 수 있다. 족저굴과 내전의 치료에 따라, 발등굽힘 또한 같은 모빌라이제이션방식으로 인해서 복원할 수 있다. 또한 발등굽힘은 체중지지 자세에서 반복함으로서 더 좋은 진행과정을 만들 수 있다.

2. 이 MWM의 기본적인 근거는 무엇인가?

외측면 발목 염좌에 대한 수기치료적인 MWM치료기법의 기초근거는 종아리뼈 먼쪽이 전하방으로 부분탈골에 의한 병리적-해부학적인 이유에 기반해 있다. 그것은 MWM 치료테크닉(테이핑 테크닉과 같이 적용되는)이 부분 탈골된 종아리뼈의 재조정이 효과가 있다는 가설이다. 이러한 가설에 대한 직접적인 조사는 없었지만, 아직 이것은 부분탈골의 반대 방향으로 힘을 적용하는 것이 적절한 것 같다고 생각되어진다.

도수 MWM을 위해서 작은 메커니즘 기반의 연구가 있었지만, East 등은 최근연구에서 점프를 할 때의 비골의 재배열 테이핑에 의한 작동원리에 대한 연구가 있었다. (n=30, 10번 종아리뼈 재배열 테이핑, 10번 위약(placebo)테이프, 10번 테이프 없이) 그들은 발목 안쪽번짐염좌에 대해서, 땅에 닿게 될 때 가장 부상받기 쉬운 단계에서, 발목이 더 안정적인 위치에 있게 하기위해서, 테이핑에 의한 비골의 발바닥굽힘의 제한과 전경골근 EMG 활동을 줄이는 것에 대해서 보고하였다. 비골 첨부에 아탈구 스트레스와 테이핑의 운동학적인 효과 사이의 관계에 대해서는 아직 불확실하지만, 다음에서 더 자세히 이야기 할 것이다. 더 자세한 연구는 MWM의 작동원리에 대한 조사, 수기치료나 테이핑을 통한 종아리뼈의 앞쪽부분탈골에 대해서 더 조사를 해야 한다.

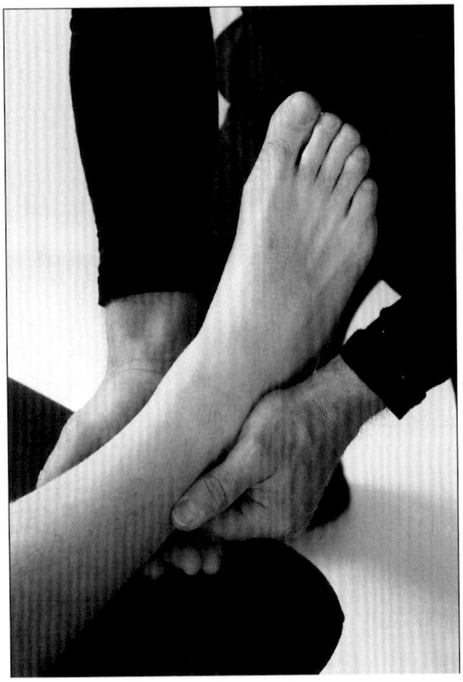

그림 19.2. 종아리뼈 먼쪽의 위치조정하는 MWM(표 19.1 설명참조)

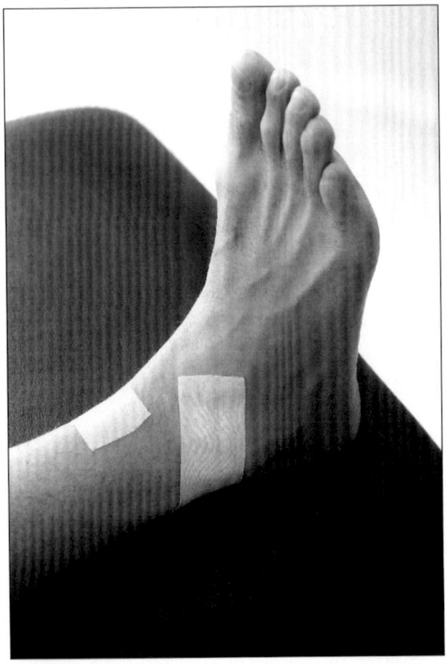

그림 19.3. MWM 미끄럼운동 구성을 유지하는 발목테이핑

3. 만약에 발목 염좌 치료에 대한 MWM의 임상적인 효과가 있거나, 비골첨부의 전하방된 것을 줄일 수 있는 방법이 있다면, 어떤 이유로 인해 그 치료기술을 선택해야 할까?

임상가 응답 Clinician's response

MWM 테크닉은 병원에 온 발목 염좌 환자에게 암묵적인 평가 기술인데, 인터뷰와 진단에 의한 이학적검사방법에 따라서, 치료사들은 제2장의 MWM을 적용할 수 있을 것이다. 만약 환자의 구체적인 장애가 MWM 치료에 의해서 더 좋아진다면 이것은 MWM이 발목 부상 관리에 더 좋은 특정 증거가 될 것이다. 마찬가지로 MWM 으로 인해서 사실상 환자의 주요 문제나 특별한 장애에 변화가 없다면, 다른 접근법으로 치료하는 것을 고려해 봐야 할 것이다. 물리치료에 의해 반응이 없다면 더 심각한 질병(예, 골절 충돌증후군, 유리체, 종아리뼈 힘줄 아탈구)에 대해서 생각해 봐야 한다면 다른 의료 종사자들에게 보내야 할 것이다.

측정결과 Outcome Measure

통증과 기능적 시각상사척도 visual analogue scales;VAS

현재 통증 인식의 수준은 시각상사척도에 의해서 측정되었다. 통증VAS는 10cm의 수평선으로 한쪽 끝은 '통증 없음 다른 한쪽 끝은 상상할 수 있는 최악의 통증'로 구성되어 있다. 기능VAS는 환자가 24시간동안 통증인식을 감지하는데 사용되어 왔다. 10cm의 수평선으로 한쪽 끝은 '기능없음(걷지못함)' 이고 다른 한쪽 끝은 '모든기능(스포츠를 할 수 있음)' 이다. 이 통증과 기능 VAS가 끝나기 전까지 환자와 치료사 둘 다 점수에 대해서 알아서는 안 된다. 이 좌표의 임상적 유용함과 안정성은 이전에 증명되었다.

안쪽번짐 관절가동범위 Inversion range of motion inversion

내전은 신뢰성이 있는 변형된 발판 고니어메터(modified pedal goniometer)로 측정된다. (그림19.4) 환자는 침대에 오랫동안 앉아있는 자세로 다리와 발에 벨크로 끈을 사용하여 고정후에 페달을 밟는다. 페달 고니오미터의 발 받침대는 42도 발바닥쪽굽힘을 유지하며, 고니오메터의 축과 내전된 발의 뒤쪽이 완전히 밀착되어야한다.

발등굽힘의 관절가동범위 Dorsiflexion range of motion

발등굽힘 측정은 환자가 벽을 마주 보고 체중지지가 된 상태에서 측정한다. 엄지발가락과 벽 사이의 거리를 측정하는 것으로, 그동안 무릎은 벽에 닿아야한다. 보통 줄자로 거리를 측정하게 된다. 측정을 하는 동안 발뒤꿈치는 바닥에 닿아야한다. 이 방법은 체중지지 발등굽힘의 측정방법으로는 신뢰도가 있다.

발목 수행검사 스타일 Ankle performance test scale

이 검사는 Kaikkonen 등에 의해서 묘사되었으며 심각하지 않은 발목 움직임 측정에 쓰이는데 왜냐하면 이것은 임상적 상황에서 확실하고 신뢰할 수 있는 발목 기능의 적절한 평가이기 때문이다.(표19.2) 치료사는 환자와 측정시간 사이에 표준화된 입력을 할 수 있다.

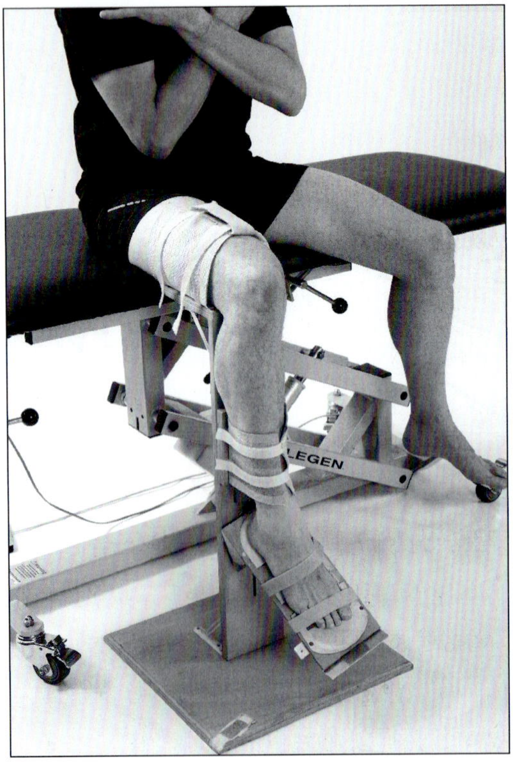

그림 19.2. Kaikkonen 등[17] 등급, 척도(criteria)와 숫자 등급 척도(numerical rating scale)에 연관

도표 19-2. Kaikkonen 등[17] 등급, 척도(criteria)와 숫자 등급 척도(numerical rating scale)에 연관

질문		점수
1.활동중에 증상이 나타나는가? 통증 부종 경직 압통 또는 무력감(giving way)		
	어떤 종류의 증상도 없음	15
	약한 증상(한가지 증상만 나타남)	10
	중정도 증상(두세가지 증상이 나타남)	5
	심한 증상(네가지 또는 그이상 증상이 나타남)	0
2. 정상적인 보행을 할수있는가?		
	네	15
	아니오	0
3. 정상적인 달리기를 할 수있는가		
	네	15
	아니오	0
4. 계단내려오기를 할 수 있는가?		
	13.5초 이내	10
	13.5-15초 이내	5
	15초 이상	0
5. 손상된 다리에서 뒷꿈치 들기		
	40회 이상	10
	30-39회	5
	30회 이하	0
6. 손상된 다리에서 발가락 들기		
	40회 이상	10
	30-39회	5
	30회 이하	0
7. 손상된 다리에서 한다리 서기	55초 이상	10
	50-55초	5
	50회 이하	0
8.발목관절의 느슨함(laxity) (임상적 anterior drawer sign ADS)		
	40회 이상	10
	30-39회	5
	30회 이하	0
9. 족배굴곡 가동범위(체중지지 없이 고니오메터로 측정)		
	〉또는 = 10도	10
	5-9도	5
	〈 5도	0

설명노트(Explanatory notes)
(a) 전체 점수는 각 기준에 대해 얻은 점수를 추가하여 계산된다. kaikkonen은 집단의 발목 등급을 점수가 85 이상이라면 매우 좋음, 70-80점 사이는 좋음, 55-65점 사이는 보통, 50점 이하는 안 좋은 것으로 결정하였다.
(b) kaikonen 등 은 44개의 계단을 걸어 내려오는 시간을 초시계로 확인하고 기록하기로 제안 하였다. 그 계단은 높이 18cm, 계단 폭 22cm로 되어있고 전체 발바닥이 계단에 전부 닿으며 내려와야 한다. Kaikkonen은 발목이 멀정한 환자들은 18초 안에 계단을 내려오고 평균 18-20초 안에 계단을 내려오는 것으로 확인하였다. 그리고 발목에 문제가 있는 환자들의 경우는 20초 이상 걸려서 내려오는 것으로 확인하였다. 현재 실험은 33개의 계단과 17cm의 높이 28cm의 계단폭으로 진행되었다. 따라서 이 실험 결과는 발목이 정상인 기준 13.5초, 평균은 13.5-15초, 발목이 안 좋은 기준은 15초 이상으로 봐야한다.
(c) 뒤꿈치를 들여 부상 다리의 발가락으로 유지하고 메트로놈을 사용하여 분당 60 회 속도로 진행되었다. 자유로운 움직임은 최소 1cm로 요구되었다.
(d)부상당한 한 다리로 서는 자세는 무게를 앞발로 지탱하여 반대 쪽 무릎을 구부리고 손을 뒤로 하는 균형검사이다

사례보고 디자인절차
CASE STUDY DESIGN PROCEDURE

각각 두 사례에 대한 사례연구 설계는 다르게 나타난다. 통상, 단일 사례 연구 설계는 모두 문자로 표현할 수 있는 다른 많은 단계를 포함하고 있다. 예를 들어, A는 일반적으로 기준이거나 치료하지 않는 단계이며, B는 일반적으로 흥미로운 주제가 검사에 들어가는 단계이다. 그리고 C는 사후 개입 치료하지 않는 단계이다. 두 개의 단일 사례 연구설계는 여기 ABAC와 BABC에 사용 되었다. 로한은 BABC 프로토콜에 지정되었고 카메론은 ABAC 프로토콜에 지정되었다. 첫 번째 치료 단계 B는 로한을 위한 것이었고 6개의 치료 세션에 참여하고 2주이상의 기간이 걸린 유일한 치료 단계는 카메론을 위한 것이었다. 로한은 두 가지의 B단계를 받았다, 두 번째는 일주일 넘게 3가지 세션에 참여하였다. 3개의 측정 세션으로 1주 넘게 소요되는 치료하지 않는 단계인 A는 로한이 참여하였다, 반면 카메론은 초기 치료하지 않는 A 단계로 1주 넘게 소요되는 5개의 측정 세션이 포함되었다. 카메론에게 첫 주는 치료 없이 부상의 진행 정도 확인 하는 기간으로 관찰되었고 반면 로한은 다양한 세션의 치료를 받고 기록하였다. 이상적으로, 카메론의 두 번째 주 치료 없는 관찰기간은 첫 번째 치료단계의 로한과 더 확실하게 비교해 볼 수 있도록 진행 되었다. 이것은 그가 치료 클리닉에 참석했기 때문에 정당화하기 어려웠다. 치료 이후 평가의 C 단계는 1주 넘게 3가지 측정 세션에 참여 하였다. 연구는 5주 동안 진행 되었다. 각 세션은 발목 성능 테스트 관리, 통증과 기능 VASs, 그리고 안쪽번짐범위 측정과 족저굴로 시작되었다. B단계에서 MWM은 검사 후에 진행되었다. 사전에 안쪽번짐범위 측정을 진행하였고, MWM 적용 이후와 안쪽번짐 검사하는 동안 통증 VAS측정이 사전-

사후 적용으로 진행되었다. 발바닥쪽굽힘 측정은 체중지지에서 사전-사후 MWM으로 진행되었다. 환자들은 연구 기간 동안 어떠한 피드백도 받지 못하였다. MWM 의 치료법을 모방하기 위하여 35mm길이의 단단한 가죽끈 테이프(BDF 호주) 두개가 제공되었다(표 19.3).

치료결과 outcome of treatment

개별적인 치료세션동안 나타난 치료효과의 특성패턴의 측정된 결과(사전-사후 치료 적용)과 연구(단계 A, B 그리고 C)의 과정은 표 19.5에서 19.8사이에서 그래픽으로 제공된다.

안쪽번짐의 범위와 통증 range of inversion and pain

MWM 치료 기술 적용하는 동안 안쪽번짐가동범위를 향상되어(표 19.5a) 적용한 이후에 범위가 낮아졌다. 또한 적용 이후에 통증이 바로 감소되었다(표 19.5b). 이는 로한과 카메론 모두 같았다. 안쪽번짐은 2와 6(각각 9%와 17%)였고 통증감소가 바로 따라왔다. MWM은 첫째 치료세션에서 3 그리고 2.4cm 또는 38%와 60% 각각 MWM 이전과 비교하여 통증이 크게 감소하였다.

기능 function

기능의 인식수준이 (B)단계에서 (A)와 (C)단계와 비교하여 두 환자에 대한 치료는 높은 비율로 증가하였다(그림 19.6).

발등굽힘의 범위 range of dorsiflexion

발등굽힘은 MWM 치료 기술 적용을 따라서 향상되었다.(그림 19.7). 한번의 MWM치료세션만으로 발등굽힘 지수의 최대 증가는 약 1cm였다(그림 19.5).

그림19.5 (a) 안쪽번짐가동범위는 MWM치료 기법을 적용하는 동안과 이전, 이후에 기록했다. 치료를 시행한 날의 자료만 표시되었다. 치료이전, 치료 중, 치료이후 각 군의 적용에 대한 세가지 점수자료는 연속적으로 왼쪽에서 오른쪽으로 선으로 연결되었다. (b)안쪽번짐하는 동안 통증 VAS 자료가 기록되었고 치료를 하는 날에 MWM치료 기술 적용하고 나서 기록하였다.

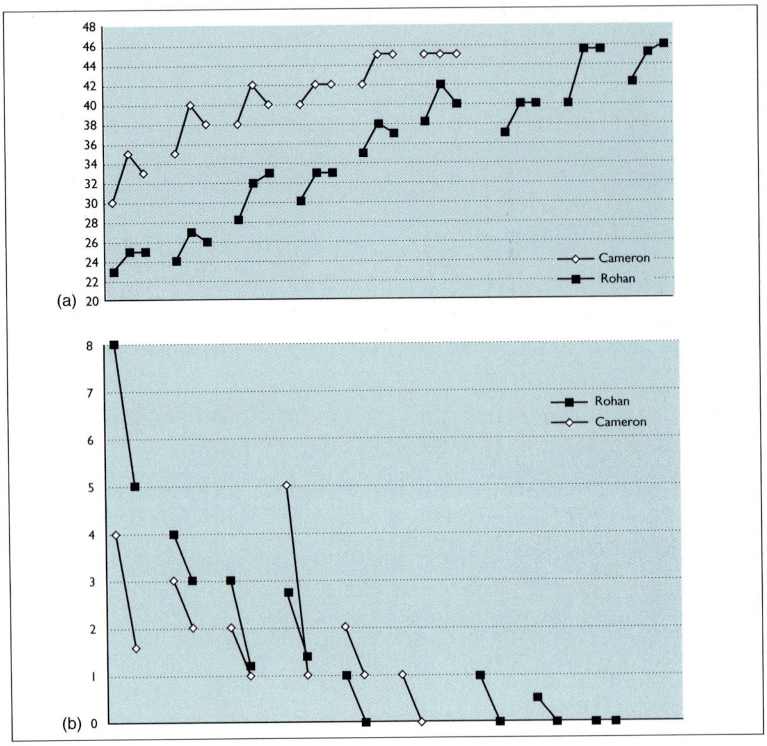

그림 19.5. (a) 안쪽번짐가동범위는 MWM치료 기법을 적용하는 동안과 이전, 이후에 기록했다. 치료를 시행한 날의 자료만 표시되었다. 치료이전, 치료 중, 치료이후 각 군의 적용에 대한 세가지 점수자료는 연속적으로 왼쪽에서 오른쪽으로 선으로 연결되었다. (b)안쪽번짐하는 동안 통증 VAS 자료가 기록되었고 치료를 하는 날에 MWM치료 기술 적용하고 나서 기록하였다. 카메론은 한번의 치료 단계만 기록(B).

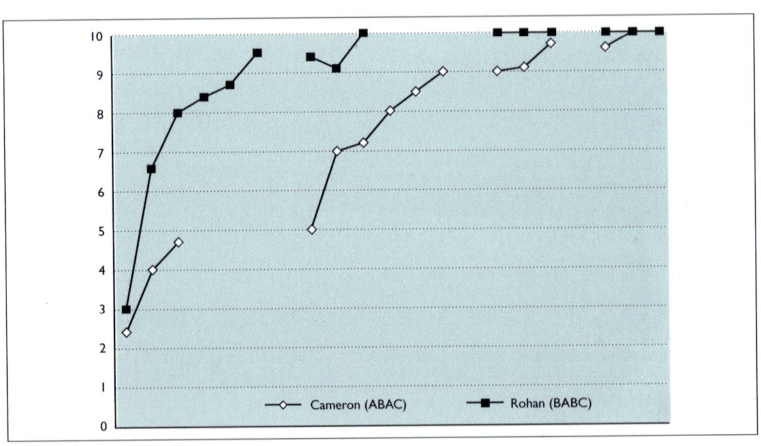

그림 19.6. 모든 연구 단계를 거치는 동안 두 환자의 24시간 이전부터 당시까지의 기능적 능력을 표시.

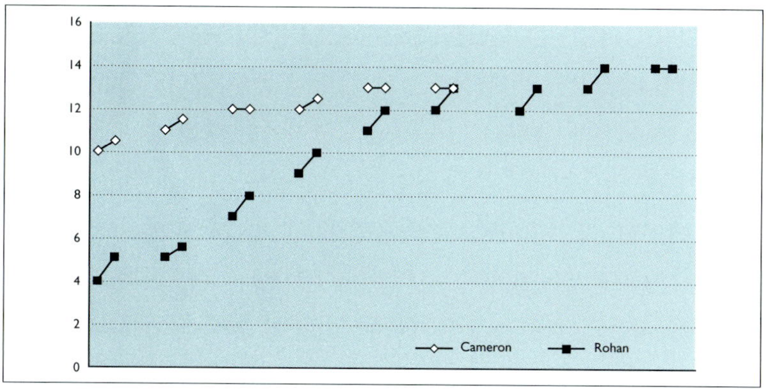

그림 19.7. MWM 치료 기법의 적용 전후 두 환자 발등굽힘 지수(㎝). 사전-적용에서 사후-적용 자료 모두 선에 쌍으로 연결 되어있다. 치료 단계만 기록.

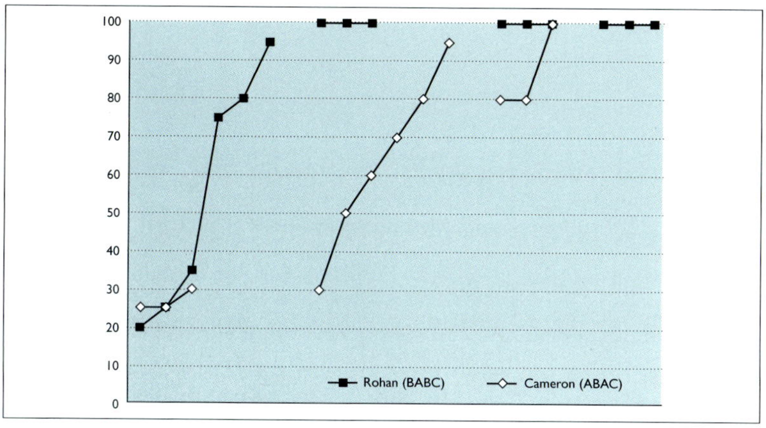

그림 19.8. 발목 수행능력 검사 프로토콜에서 두 환자에 대한 결과 카메론은 A단계 5일중 3일만 측정값을 기

발목 수행능력 검사Ankle performance test

두 환자에 대한 검사 점수 첫 번째 치료 단계 B는 6회 치료를 하고 호전이 나타났다(그림 19.8). 로한(BABC 설계)에 대한 첫 번째 B단계 선의 경사는 7.4였다(P=0.0006, R2=095) 그리고 카메론 (ABAC 설계)에 대한 B단계의 경사는 5.3 (P=0.0003; R2=0.97)이었다. 진행의 자연적인 비율은 카메론의 A 단계(치료이전 단계)에서 1.5(P=0.058)였다.

두 측정결과의 관계 Relationship between outcome measures

발목 수행능력 검사점수와 기능(R=0.92), 발목 수행능력검사 점수와 통증(−0.90), 발목 수행능력 검사점수와 발등굽힘(0.87) 그리고 발등굽힘과 기능(0.80) 사이에는 강한 상관관계가 존재 한다. 하지만 통증과 기능(−0.72), 안쪽번짐과 발등굽힘(0.60), 발목 수행능력검사점수와 안쪽번짐(0.59), 안쪽번짐과 기능(0.52), 그리고 통증과 안쪽번짐(−0.48) 사이에 유의하지만 상관관계는 약하게 나타났다. 모든 상관관계는 0.01 수준으로 유의한 결과를 나타냈다. 모든 측정 결과는 발목 부상에 따라 발목 기능의 호전을 판단 할 수 있는 확실한 측정이 되어서 각 피어슨 상관계수를 사용하여 상호관련 있게 나타났다. 흥미롭게도, 내전은 발목 수행능력검사 점수와 발등굽힘 기능은 발목 수행능력 검사 점수와 기능은 밀접하게 관련되지 않았다. 이 조사는 Kaikkonen의 결과와 유사했고 안쪽번짐범위가 그들의 검사프로토콜에서 생략된 이유였다.

증거정보에 대한 임상적 추론 Consideration in evidenced informed clinical reasoning

1. 이 사례들은 발목염좌에 따른 비골의 위치 결함의 개념인가?
   어떤 그럴듯한 가설이 호전된 것을 설명 할 수 있는가?

임상가의 응답 Clinician's response

이러한 사례연구는 바로 이 두 가지 이유로 인하여 종어리뼈의 위치 결함의 개념을 지원하지 않는다.(1) 위치 오류는 이러한 경우로 측정되지 않았다. 그리고 (2) 위치 결함은 발목 부상의 급성 단계에 측정할 수 있게 남아서 보여진다. 위치 결함을 보여주는 유일한 조사연구는 급성 환자가 아니라 아급성과 만성 발목부상을 조사했다. 연구 방법론으로 쉽게 분별되지 않는 이 두 사례보고의 결과에 대한 몇 가지 다른 설득력이 있는 설명이 있다. 이러한 다른 설득력있는 설명 중 일부는 이전 장(제 4-7장)에 상세하게 나와 있습니다.

2. 어떻게 자연 치유보다 MWM적용이 더 빨리 호전 될 수 있다고 자신 할 수 있나?

임상가의 응답 Clinician's response

외상으로 인한 부상에 발생되는 초기 환자의 징후와 증상에 일반적으로 빠른 해결책의 있다고 알려져 있다.(예. 발목의 안쪽번짐염좌) 본 연구에서 발목부상의 자연치유는 A단계 카메론으로 하고, 로한을 비교대상으로 하여 측정되었다. 이 비교는 모든 결과에 대해 MWM을 적용하였을 때 호전율이 우수한 것으로 측정되어 나타났다. 따라서 치료기술의 효과는 중재 없이 적용했을 때 추가로 호전되는 것을 목격했다(예, 자연 치유)

저자 멀리건의 개념 견해 AUTHORS' MULLIGAN CONCEPT COMMENTARY

이 두 사례 연구는 급성 외측발목 염좌에 멀리건 MWM 치료기법을 적용하여 신속하고 유의한 호전이 된다는 멀리건의 주장을 증명하고 있다. 안쪽번짐과 발등굽힘의 관절가동범위에서 신속하고 임상적으로 의미있는 호전을 관찰하였고 통증의 빠른 감소와 Kaikkonen의 발목 수행능력 점수와 기능 VAS와 같은 전체적인 측정 결과로 설명되었다. 가장 중요한 것은 이 두 급성 단계 발목 부상사례에서 MWM 시작 후 첫 주만에 통증의 측정에서 호전율, 기능과 장애가 자연치유보다 더 우수하다고 보여준다. MWM 기법 효과의 두 가지 특성이 본 연구에서 입증되었다. 그들은 통증과 움직임에서 즉각적이고 급속하게 호전되었고 날이 지나갈수록 점차적으로 호전되었다. MWM 기법의 이러한 특성은 제4장에서 논의되었다.

[References]

1. O'Brien T.; Vicenzino B.. A study of the effects of Mulligan's mobilization with movement treatment of lateral ankle pain using a case study design. Manual Therapy 3 (2) (1998) 78 - 84.
2. Vicenzino B.; Wright A.. Effects of a novel manipulative physiotherapy technique on tennis elbow: a single case study. Manual Therapy 1 (1) (1995) 30 - 35.
3. Brukner P.; Khan K.. Clinical Sports Medicine. 2nd edn (2001) McGraw-Hill: Sydney.

4. Briner W.; Carr D.; Lavery K.. Anterioinferior tibiofibular ligament injury: not just another ankle sprain. Physician and Sports Medicine 17 (11) (1989) 63–69.
5. Martin D.E.; Kaplan P.A.; Kahler D.M.; et al. Retrospective evaluation of graded stress examination of the ankle. Clinical Orthopaedics and Related Research 328 (1996) 165–170.
6. Meislin R.; Rose D.; Parisien S.; Springer S.. Arthroscopic treatment of synovial impingement of the ankle. American Journal of Sports Medicine 21 (2) (1983) 186–189.
7. Mulligan B.R.. Manual Therapy: 'NAGS', 'SNAGS', 'MWMs' etc. 5th edn (2004) Plane View Services: Wellington.
8. Moiler K.; Hall T.; Robinson K.. The role of fibular tape in the prevention of ankle injury in basketball: A pilot study. Journal of Orthopaedic and Sports Physical Therapy 36 (9) (2006) 661–668.
9. Hetherington B.. Lateral ligament strains of the ankle, do they exist? Manual Therapy 1 (5) (1996) 274–275.
10. Mulligan B.R.. Manual Therapy. 'NAGS', 'SNAGS', and 'MWMs' etc. (1995) Plane View Services: Wellington.
11. East M.N.; Blackburn J.T.; DiStefano L.J.; et al. Effects of fibular repositioning tape on ankle kinematics and muscle activity. Athletic Training & Sports Health Care 2 (3) (2010) 113–122.
12. Stratford P.; Gill C.; Westaway M.; et al. Assessing disability and change on individual patients: a patient specific measure. Physiotherapy Canada 47 (1995) 258–263.
13. Melzack R.; Katz J.. Pain measurement in persons in pain. In: (editors: Wall P.; Melzack R..) Textbook of Pain.. (1994) Churchill Livingstone: Edinburgh, pp. 337–351.
14. Tweedy R.; Carson T.; VicenzinoLeuko B.; Nessa Ankle. braces: effectiveness before and after exercise. Australian Journal of Science and Medicine in Sport 26 (3–4) (1994) 62–66.
15. Boyle J.; Negus V.. Joint position sense in the recurrently sprained ankle. Australian Journal of Physiotherapy 44 (3) (1998) 159–163.

16. Bennell K.L.; Talbot R.C.; Wajswelner H.; et al. Intra–rater and inter–rater reliability of a weight–bearing lunge measure of ankle dorsiflexion. Australian Journal of Physiotherapy 44 (3) (1998) 175 – 180.
17. Kaikkonen A.; Kannus P.; Jarvinen M.. A performance test protocol and scoring scale for the evaluation of ankle injuries. American Journal of Sports Medicine 22 (4) (1994) 462 – 469.

chapter

20 테크닉 문제해결

Technique trobuble shooting

Bill Vicenzino, Toby Hall, Wayne Hing and DarrenRivett

MWM의 원칙들과 현실적 적용은 매우 간단하고 복잡하지 않아 보인다, 하지만 각 기법의 의도한 결과에 도달하기 위해서는 정교한 조율이 필요할 것이다. 시술자가 처음 시범 MWM을 적용 했을 때 환자특이장애측정의 즉각적인 향상이 없거나 테크닉 자체가 통증을 유발 할 때도 시술자가 치료를 취소해서는 안된다. 아마도 시술자손의 위치나 힘의 양과 방향이 필요한 만큼이 아니였을 수도 있기 때문에 수정이 필요하다. 과학에서 만큼 수기 치료 절차의 임상적 적용에서의 기교가 있다. 어떤 예술의 형태에서와 같이, 유능한 물리치료사는 테크닉에 능수능란해 지기위한 연습이 필요하다. 경험있는 물리치료사는 첫 번째 시도가 완벽히 성공적이지 못하더라도 포기하지 않을 것이다. 그리고 더 큰 효과를 얻기 위해 다양하고 정교하게 조율된 절차를 시도할 것이다. 기본적인 원칙들이 더 정확하게 적용 될수록 더 많은 경우에서 긍정적이고 지속적인 치료효과를 보였던 경험이 있다. 브라이언 멀리건은 이것을 'tweakology(조정학) 또는 tweaking(조정하기)'이라고 불렀지만 아마도 테크닉 문제 해결이 더 정확한 용어일 것이다. 다음은 MWM 기법을 사용할 때 자주 발생되는 문제, 쟁점과 어려움들이다. 우리는 이런 쟁점들의 몇몇 가능한 원인과 어떻게 수정 될 수 있는지에 대한 목록을 만들었다. 이 목록은 완전하지 않지만 독자가 일반적인 문제에 대해 스스로 확인 할 수 있고 가능한 교정적 전략의 기반을 제공하고자 디자인 되었다. 이 테이블의 정보에 관한 세부적 기반은 2장에에서 주요하게 다루었다.

표 20-1. 문제 해결

쟁점	가능한 원인	가능한 수정 방안
당신의 수기 미끄럼 운동 적용이 환자의 환자특이장애측정을 변화 시키지 못했다.	수기 미끄럼운동의 적절한 힘이 부족하다.	• 힘의 적용과 함께 관절면을 움직였는지 확인하라 – 이런 즉각적인 피드백을 인지하거나 받지 않았다면 MWM을 반복하지 말아라. • 도수적용 힘을 증가하면서 시도하라 – 수기 치료사는 전반적인 환자특이장애측정의 향상에 필요한 최소한의 힘만 적용해야 한다는 개념을 기억하면서 • 자신의 신체 위치에 대한 자가 평가 – 당신의 체중, 지렛대와 역학적으로 최적화 할수 있도록 효율적으로 정렬되어 있는가? • 적용하는 힘을 효과적으로 증가 시킬 수 있다면 치료용 벨트를 사용 하라
	미끄럼운동이 지속되지 않는다.	• MWM의 전 기간 동안 미끄럼운동를 지속하라 • 당신의 신체 역학과 체중의 사용과 지렛대를 재평가 하라. • 미끄럼운동을 지속하고 한손을 자유롭게 할 수 있도록 치료용 벨트를 이용하라
	미끄럼운동의 방향이 부적절하다.	• 방향 우선을 재고하라. • 약간의 미끄럼운동의 각도/방향의 변화 또는 회전/회선요소를 더함으로써 미끄럼운동의 방향을 정교히 수정하라.
	미끄럼운동의 위치가 정확하지 않다.	• 수기 접촉 지점을 미세하게 수정하라. 일반적으로 관절선과 가능하면 가깝게. • 선택된 관절을 재평가 하고 적용을 정교히 수정하라 (수기 접촉 지점의 미세한 수정) • 선택한 관절에서 원했던 향상을 얻지 못한다면, 말초관절통증을 위한 척추 – 또는 – 축성 통증을 위한 척추의 다른 수준에 MWM의 적용을 고려하라.

테크닉이 적용되는 동안 환자이 더 나쁘다고 환자가 보고한다.	미끄럼운동 적용의 실제 접촉부위가 아플수 있다. 이것은 환자특이장애측정이 시작되기 전(또는 MWM에서 움직임 전)이 대개의 경우이다.	• 끝 범위에서 통증이 없다면 과압력을 적용하라. 과압력은 통증이 없어야만 한다. • 즉각적인 테크닉 적용 중단 • 접촉이 통증을 유발하는 것인지 확인하기 위해 접촉 지점을(손에 살이 많은 부위를 사용) 다양화 하라 또는 물리치료사의 손과 환자 사이에 완충제(예, 폼 패드)를 사용하라 • 더 적은 힘의 사용이 접촉지점 통증을 감소시키는지 확인하라. 그러나 여전히 환자특이장애측정의 적절한 향상의 효과가 있어야 한다.
	접촉지점에 통증이 없지만 환자특이장애측정이 제자리에서 미끄럼운동과 함께 수행 될 때, 환자특이장애측정이 나쁘다.	• 미끄럼운동 방향을 변화 시켜 거나 현재 방향을 미세하게 수정하라 ; 회전(rotation) 또는 '회선(spin)'요소를 미끄럼운동에 추가하는 것을 고려하라. • MWM의 성공적인 시도에서 환자특이장애측정이 악화된다면 최대 4회의 시험까지만 하고 지속하지 마라.
환자가 MWM을 할 때에는 향상을 보이지만 적용 직후 더 악화된다고 보고한다.	MWM이 몇몇 범위에 걸쳐 움직임 따라가지 못했다. 예를들어, 환자특이장애측정이 통증없는 움켜쥐는 힘인 테니스엘보 환자를 위한 MWM이 후에 발생 할 수도 있다; 환자가 물리치료사가 미끄럼운동을 적용하기 전에 움직이고 범위에 걸친 굽힘과 폄을 그 지점에서 반복 했을 때(동작을 위한 MWM)	• 당신이 모든 범위에 걸쳐 MWM을 수행 하는지 확인하라(제 자리에서 지속되는 미끄럼운동와 함께 동작이 일어남에 집중하면서) 치료 후 즉시 MWM이 완성된다. 즉, 관절에 물리치료사의 손이 없이 환자가 움직이기 전 • 이것은메이트렌드 시스템에 의해 조정된다. 치료 후의 동통이나 둔통을 예방하는데 도움을 주는 통증 없는 2도(큰 진폭, 그러나 저항이 없는)의 수동적 생리학적 움직임과 다소 유사하다.

환자가 치료 직후 향상되었지만 MWM 적용 이후 몇 시간에서 48시간 이내에 현저한 악화를 보고한다. (예를 들어 심각한 통증)	환자가 치료 이후 아주 좋은 느낌이었고 (즉, 반응 했다.) 한동안 하지 않았던 모든 기능적 활동을 했다. (일반적으로 오랫동안 하지 않았던 활동)	• 당신은 환자에게 현저히 향상된 느낌이라도 신체가 새로운 기능적 수준에 적응하기 위해 일정 시간이 필요하다고 경고 해야 하고 환자에게 점차적으로 완전한 활동으로 복귀하라고 충고 해야 한다. • 환자에게 완전한 활동으로의 점차적 복위의 척도를 충고하라. 이것을 달 성하기 위해, 당신은 환자가 이 문제를 극복하면 하고자 하는 것을 확인 하기 위해 임상검사와 인터뷰를 통해 완성 해야 한다.
	치료량(volume)이 너무 많았다.MWM이 적용 될 때 통증의 증가가 없었고 성공적인 MWM의 적용의 모든 다른 조건이 맞았다고 가정하고)	• 반복과 반복의 세트(량, volume)를 줄여라
당신이 생각한 것이 미끄럼운동 방향의 선택과 모든 방향에서 미끄럼운동(어느 것이 최선인지 확인하기 위해)를 검사함으로써 MWM의 환자의 반응을 평가하기 위한 체계적인 접근이라고 생각하는 것	임상적 관찰은 나타낸다. 최적의 미끄럼운동를 찾기 전에 MWM을 적용 할 때 성공적이지 못한 시도가 많을수록, 테크닉은 더욱 더 효과적이지 못할 것이다.	• 사용하기에 최선의 방향을 나타내는 연구 기반의 근거가 없기 때문에 방향 선택의 문제를 다루는데 있어 다른사람에 의해 기록된 것들이 유익 할 수 있다. 적용된 수기의 힘을 적용하는 방향을 선택하기 위해 멀리건의 몇몇 임상적 관찰과 함께 임상적 추론 기술을 사용함으로써 당신은 방향을 선택함에 있어 체계적인 접근을 할 수 있다. • 이 책에서 멀리건은 가장 효과적인 MWM은 대개 횡단면에서의 손상된 동작/과제를(환자특이장애측정) 위한 미끄럼운동 또는 회선(spin, 장축 회전)의 적용을 포함한다고 보고 했다. 이 책에서 외측 미끄럼운동이 멀리건에 의해 가장 자주 기술 되었다. • 당신은 성공적이지 못한 MWM을 단지 4회만 수정을 시도 해야 한다는 것을 기억하라 그리고 현저한 향상이 없다면 다른 것을 하라. • 방향선택을 위한 기초로써 현재의 문헌은 더 많은 연구와 함께 근거를 가질 수 있다는 것을 인식 하라.
	미끄럼운동(모빌리제이션)의 몇몇 방향이 실제로 통증을 증가 시킬 수 있다.	• 선택된 방향이 환자특이장애측정 또는 통증을 악화 시키거나 변화를 주지 않는다면 지속하지 마라.

MWM직후 환자특이장애측정의변화가 없다.(MWM 동안 현저한 향상이 있었을 때)	불충분 한 양(반복과 세트)	• 그 시점에서 양을 증가 시켜라. • MWM과 함께 통증없는 끝범위가 획득 되었을 때 과압력을 적용했는지 확인 하라.
이후 치료시 당신의 검사에서(예를 들어 48-72이후), 환자특이장애측정의 향상이 유지되지 않았다.	불충분한 양(반복과 세트)	• 치료 세션에서 양을 증가시켜라. 하지만 가장 중요한 것은 환자가 자가 치료를 더 자주 수행하도록 확인 하는 것이다. • 자가 치료와 함께 MWM의 효과를 지속하는데 도움을 주기 위해 환자에게 종종 테이프를 부착 할 수 있다.
	자가 치료가 비효과적이다.	• 환자가 치료테크닉의 자가 적용 하는 동안 환자특이장애측정을 향상 시킬 수 있는지 확인하라. 환자의 자가 치료가 효과적이지 못하다면, 환자의 기법의 향상을 도와야 한다. • 환자의 기법의 향상을 향상 시킬 수 없다면, 자가 치료(MWM과 테이핑 모두)를 위해 가능한 다른 테크닉을 시도하라. 이것이 효과가 없다면, 당신이 환자를 더 자주 치료하거나 - 또는 - MWM의 사용을 포기하고 다른 접근을 사용하라. • 끝범위가 획득 되었는지 확인하라. 그러나 단지 끝범위에서 통증이 없는 경우에만.
당신의 환자가 선택된 MWM에 잘 반응하고 당신의 치료적용시와 추후 치료에서 향상을 보인다. 그러나 여전히 100% 낫지는 못했다.	문제가 복잡 다면적이다.	• 다른 부위의 치료를 고려하고 위해 당신의 임상 검사의 결과를 재평가 하라. 적응가능 하다면, MWM이 다른 부위에 시도 될 수 있다. 2장에 나온 안내지침을 사용하면서
	전체적으로 환자의 증상을 나타내는 부분중에 MWM에 잘 반응하는 부분은 해결되었고 몇몇 다른 근본적 다른 과정과(또는) 병리가 현재 잔존 증상의 원인 이다.	• 근본적 과정과 병리와 관련된 당신의 결정을 재평가하라 - 그리고 나서 MWM(수기 치료)의 적용만으로 최대한의 향상을 만들어 달성했는지 고려하라. 몇몇의 경우, 많은 경우가 아닌, 다른 물리적 기법들(예, 운동, 보조기, 전기치료)과 어쩌면 약물 또는 다른 중재가 완전한 해결을 얻기 위해 필요하다.

색인 Index

Index

Index

Index

Index

Index

Index

Index

Index

Index

Index

Index